HEPATOLOGIA CIRÚRGICA

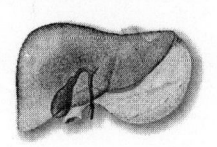

HEPATOLOGIA CIRÚRGICA

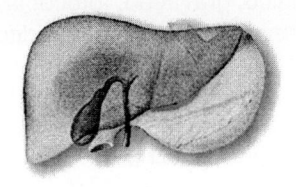

Armando de Capua Junior
Maurício Iasi

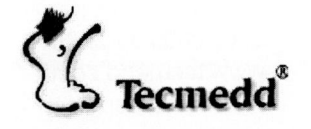

Tecmedd®

CIP - Brasil Catalogação na Publicação
Câmara Brasileira do Livro, SP.

Copyright ® 2003 - **Tecmedd Editora.**

É proibida a duplicação ou reprodução deste volume, no todo ou em parte, sob quaisquer formas ou por quaisquer meios (eletrônico, mecânico, gravação, fotocópia, distribuição na web e outros), sem permissão expressa da Editora.

2004

PRODUÇÃO EDITORIAL

Diretor Responsável
José Roberto M. Belmude
Coordenação Científica
Armando de Capua Junior
Maurício Iasi
Editoração
Studio R.A.
Laser Filme
Jean Carlos Barbaro
Capa
José Roberto Maronato Belmude

ISBN 85-8665031-5

Reservado todos os direitos de publicação, em língua portuguesa, à:

Tecmedd® Editora
Matriz:
Av. Maurílio Biagi, 2850 – City Ribeirão
14021-000 – Ribeirão Preto – SP
Fone: (16) 3993-9000 – Fax: (16) 3993-9010

Filial:
Rua Amaral Gurgel, 127 10º Andar Salas 101/102 – Vila Buarque
01221-000 – São Paulo – SP
Fone: (11) 3337-1121 – Fax: (11) 3338-2648

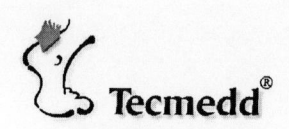

Tecmedd®

SAC 0800 99-2236
www.tecmedd.com
editora@tecmedd.com

V

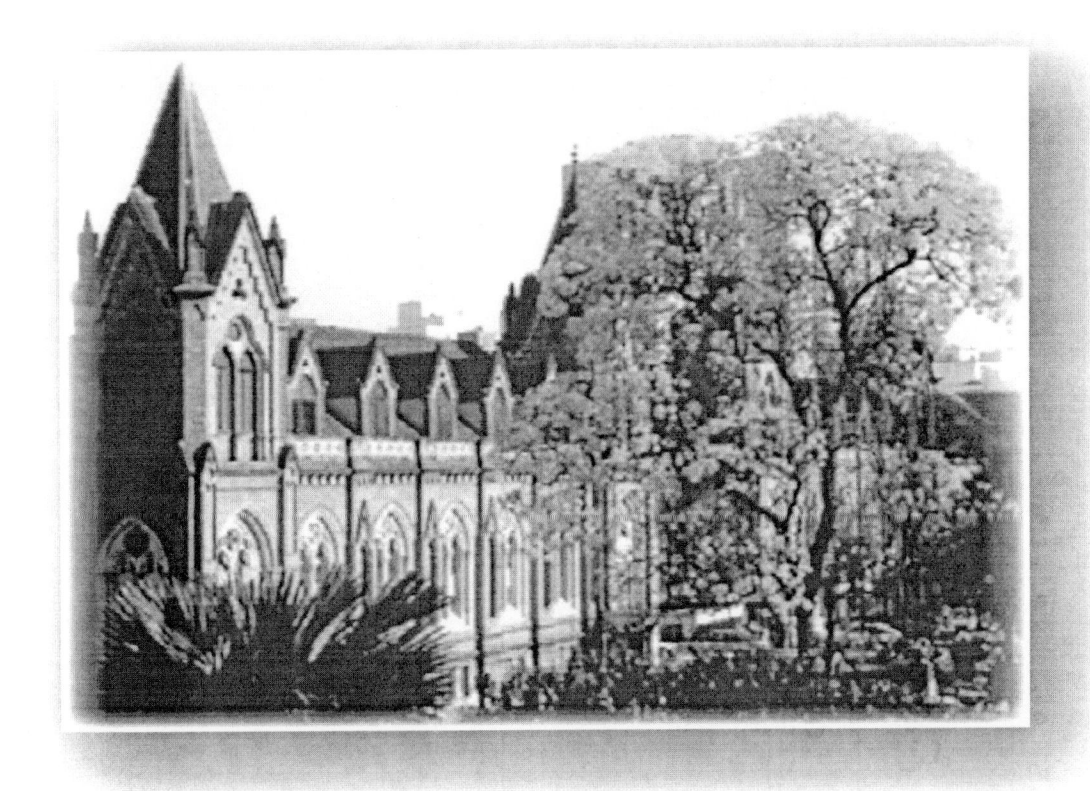

SANTA CASA de SÃO PAULO
que sempre acolheu aos desvalidos sem distinção de
CREDO, RAÇA ou POSIÇÃO SOCIAL

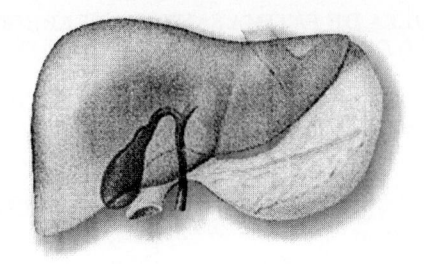

autores

ADHEMAR MONTEIRO PACHECO JÚNIOR
Professor Adjunto Doutor do Departamento de Cirurgia da Santa Casa de São Paulo
Chefe do Grupo de Vias Biliares e Pâncreas da Santa Casa de São Paulo

ÁLVARO RAZUK FILHO
Professor Doutor da Disciplina de Cirurgia Vascular do Departamento de Cirurgia da Faculdade de Ciências Médicas da Santa Casa de São Paulo
Coordenador Técnico da Radiologia Vascular da Santa Casa de São Paulo

ARMANDO DE CAPUA JUNIOR
Professor Titular do Departamento de Cirurgia da Faculdade de Ciências Médicas da Santa Casa de São Paulo
Chefe do Grupo de Fígado e Hipertensão Portal da Santa Casa de São Paulo

ARMANDO DE CAPUA NETO
Especialista em Cirurgia Pediátrica
Plantonista do Serviço de Emergência do Hospital Waldemar Carvalho Pinto Filho

CHIBLEY MICHEL HADDAD
Professor Titutar do Departamento de Cirurgia da UNIFESP

DARCY LISBÃO MOREIRA DE CARVALHO
Mestre e Doutor pelo Departamento de Cirurgia da Faculdade de Ciência Médicas da Santa Casa de São Paulo
Assistente do Departamento de Cirurgia do Hospital São Luiz Gonzaga

EDUARDO CARONE FILHO
Cirurgião de transplante hepático do Hospital Sírio Libanês/A.C. Camargo
Doutor em Cirurgia pela Faculdade de Medicina da Universidade de São Paulo

FÁBIO GONÇALVES FERREIRA
Pós-Graduando do Grupo de Fígado e Hipertensão Portal da Faculdade de Ciências Médicas da Santa Casa de São Paulo
Plantonista do Serviço de Emergência do Hospital Waldemar Carvalho Pinto Filho

FLÁVIO S. SOUZA
Assistente da Clínica de Anestesiologia da Santa Casa de São Paulo
Título Superior de Anestesia da Sociedade Brasileira de Anestesia

GASPAR DE JESUS LOPES
Professor Associado da Disciplina de Gastro Cirurgia da Escola Paulista de Medicina – UNIFESP
Livre Docente do Departamento de Cirurgia da UNIFESP

GIUSEPPE D'IPPOLITO
Professor Doutor do Departamento de Diagnóstico por Imagem da Escola Paulista de Medicina – UNIFESP
Coordenador do Setor de Tomografia e Ressonância Magnética do Hospital São Luiz

GUSTAVO PEIXOTO SOARES MIGUEL
Prof. do Departamento de Cirurgia da Universidade do Espirito Santo
Transplante hepático

ILKA DE FÁTIMA SANTANA FERREIRA BOIN
Professora Doutora do Departamento de Cirurgia da Faculdade de Ciências Médicas da UNICAMP

IVO CIPRIANO BRANQUINHO
Professor Assistente de Tecnologia de Informática da Faculdade de Ciências Médicas da Santa Casa de São Paulo
Mestre em Comunicação e Semiótica

JOSÉ AUGUSTO DE JESUS RIBEIRO
Mestre da Disciplina de Cirurgia Vascular do Departamento de Cirurgia da Faculdade de Ciências Médicas da Santa Casa de São Paulo
Médico Assistente da Disciplina de Cirurgia Vascular do Departamento de Cirurgia da Santa Casa de São Paulo

JOSÉ CARLOS RITTER
Assistente da Clínica de Anestesiologia da Santa Casa de São Paulo
Título Superior de Anestesia da Sociedade Brasileira de Anestesia

JOSÉ CÉSAR ASSEF
Professor Adjunto Doutor do Departamento de Cirurgia da Faculdade de Ciências Médicas da Santa Casa de São Paulo
Chefe da Videolaparoscopia do Departamento de Cirurgia da Santa Casa de São Paulo

JOSÉ GUSTAVO PARREIRA
Mestre em Cirurgia do Departamento de Cirurgia da Santa Casa de São Paulo
Assistente do Serviço de Emergência da Santa Casa de São Paulo

JOSÉ RICARDO T. PEDRO
Assistente da Clínica de Anestesiologia da Santa Casa de São Paulo
Título Superior de Anestesia da Sociedade Brasileira de Anestesia

JUAN CARLOS LIANOS
Cirurgião Pediátrico pela Universidade Estadual de Botucatu
Cirurgião de Transplante pela Faculdade de Ciências Médicas da Santa Casa de São Paulo

LÍGIA MATHIAS
Professora Doutora da Disciplina de Anestesiologia da Faculdade de Ciências Médicas da Santa Casa de São Paulo
Chefe do Serviço de Anestesiologia da Santa Casa de São Paulo

LUIS SÉRGIO LEONARDI
Prof. Titular do Departamento de Cirurgia da UNICAMP
Chefe do Programa de Transplante Hepático

LUIZ ARNALDO SZUTAN
Professor Adjunto Doutor do Departamento de Cirurgia da Faculdade de Ciências Médicas da Santa Casa de São Paulo
Diretor do Departamento de Cirurgia da Faculdade de Ciências Médicas da Santa Casa de São Paulo

MARCELO TATIT SAPIENZA
Professor Doutor do Serviço de Medicina Nuclear do Departamento de Radiologia da Universidade de São Paulo
Diretor do Serviço de Medicina Nuclear do Hospital Samaritano

MÁRCIA S. F. IASI
Gastrohepatologista da HEPATO
Hospital Israelita Albert Einstain / Beneficiência Portuguesa –SP e Hospital Brasil

MARIA DE FÁTIMA SANTOS
Mestre em Cirurgia do Departamento de Cirurgia da Faculdade de Ciências Médicas da Santa Casa de São Paulo
Plantonista do Serviço de Emergência do Hospital São Luiz Gonzaga

MARÍLIA IRACEMA LEONARDI
Assistente do Programa de Transplante Hepático da UNICAMP

MARÍLIA MARTINS SILVEIRA MARONE
Professora Doutora do Departamento de Medicina da Santa Casa de São Paulo
Presidente da Sociedade Brasileira de Medicina Nuclear

MARTA BELAZZI PADRÃO ISENSEE
Gestora do Departamento de Cirurgia e da OPO Santa Casa
Enfermeira Especialista em Administração Hospitalar

MAURICIO IASI
Cirurgião da HEPATO – Hospital Israelita Albert Einstain – Beneficência Portuguesa –SP
Prof. da Pós graduação do Departamento de Cirurgia, Faculdade de Ciências Médicas da Santa Casa de São Paulo

NANCY T. B. CORDOVANI
Prof. Assistênte do Departamento de Pediatria
Gastrohepatologista do Programa de Transplante Hepático da Faculdade de Ciências Médicas da Santa Casa de São Paulo

ODON F. DA COSTA
Coordenador do Setor de Radiologia Vascular e Intervencionista do Hospital Sírio Libanês

PAULO CHAPCHAP
Cirurgião de transplante hepático do Hospital Sírio Libanês/A.C. Camargo
Doutor em Cirurgia pela Faculdade de Medicina da Universidade de São Paulo

PAULO HERMAN
Professor Assistente Doutor do Grupo de Fígado da Faculdade de Medicina da USP

REGINA GOMES DOS SANTOS
Gastrohepatologista da HEPATO
Hospital Israelita Albert Einstaen / Beneficiência Portuguesa –SP e Hospital Brasil

RICARDO A. B. UVO
Prof. Assistente da Disciplina de Cirurgia Pediátrica da Faculdade de Ciências Médicas da Santa Casa de São Paulo
Responsável pelo Grupo de Fígado da Cirurgia Pediátrica da Faculdade de Ciências Médicas da Santa Casa de São Paulo

ROBERTO ANTONIO MASTROTI
Prof. Adjunto Doutor da Disciplina de Cirurgia Pediátrica da Faculdade de Ciências Médicas da Santa Casa de São Paulo
Chefe da Disciplina de Cirurgia Pediátrica da Faculdade de Ciências Médicas da Santa Casa de São Paulo

RODRIGO ALTENFELDER SILVA
Professor Adjunto Doutor do Departamento de Cirurgia da Santa Casa de São Paulo
Chefe do Serviço de Emergência e Internação do Hospital São Luiz Gonzaga

RONALDO ELIAS CARNUT REGO
Mestre em Cirurgia Geral pelo Departamento de Cirurgia da Faculdade de Ciências Médicas da Santa Casa de São Paulo

SAMIR RASSLAN
Professor Titular do Departamento de Cirurgia da Faculdade de Ciências Médicas da Santa Casa de São Paulo
Diretor do Serviço de Emergência da Santa Casa de São Paulo

SÉGIO TÉRCIO CÚRIA
Especialista em Ultra-sonografia pelo Colégio Brasileiro de Radiologia
Diretor do Serviço de Ultra-sonografia da Uroclínica

SÉRGIO SAN GREGORIO FÁVERO
Professor Adjunto Doutor do Departamento de Cirurgia da Faculdade de Ciências Médicas da Santa Casa de São Paulo
Chefe do Transplante de Fígado da Santa Casa de São Paulo

VINCENZO PUGLIESE
Prof. Assistente-Doutor do Grupo de Fígado da Faculdade de Medicina da USP
Cirurgião de transplante hepático do Hospital Sírio Libanês/A.C. Camargo

WALDEMAR M. GREGÓRIO
Assistente da Clínica de Anestesiologia da Santa Casa de São Paulo
Título Superior de Anestesia da Sociedade Brasileira de Anestesia

WALTER KEGHAN KARAKANIAN
Professor Assistente da Disciplina de Cirurgia Vascular da Faculdade de Ciências Médicas da Santa Casa de São Paulo
Médico do Setor de Radiologia Vascular e Intervencionista do Hospital Sírio Libanês

WANGLES DE VASCONCELOS SOLER
Coordenador da OPO Santa Casa
Mestre do Departamento de Cirurgia da Faculdade de Ciências Médicas da Santa Casa de São Paulo

prefácio

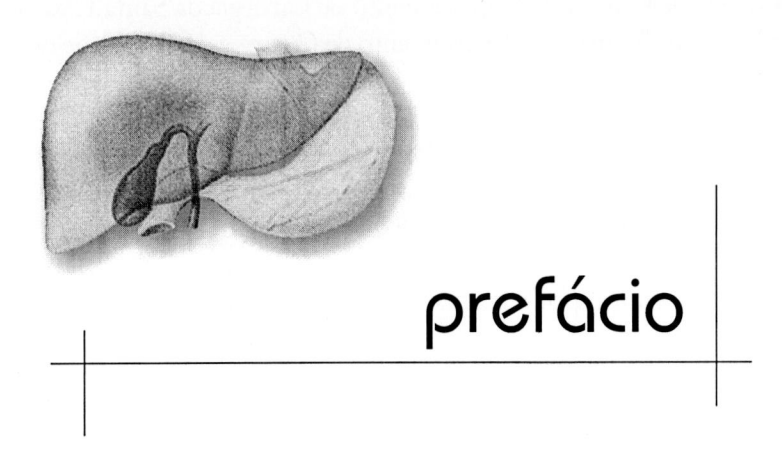

Ao tomar conhecimento de que os dois ilustres professores de medicina da Faculdade de Ciências Médicas da Santa Casa de São Paulo, Armando De Capua Junior e Maurício Iasi, autores do livro Hepatologia Cirúrgica, desejavam marcar uma audiência na Provedoria, logo julguei que iriam convidar-me para alguma exposição sobre novas conquistas no campo técnico científico que com brilhantismo e capacidade, os dois vêm desenvolvendo com o máximo de competência e dedicação. Qual não foi a minha surpresa ao recebê-los, quando agradavelmente tomei conhecimento de que ali estavam para comunicarem-me o lançamento do livro que acabavam de escrever e que gostariam que o mesmo fosse prefaciado pelo Provedor da Irmandade, o que muito me lisonjeou.

Fiz ver a eles, entretanto, que sendo advogado, muito pouco ou quase nada poderia contribuir com as minhas manifestações a respeito da obra, todavia, senti que aquela solicitação representava, para os dignos portadores do pedido, a homenagem que os mesmos queriam prestar à Provedoria e a Irmandade, pela colaboração permanente que ambas Instituições, a Santa Casa de um lado e a Faculdade de Medicina de outro, numa simbiose a bem de toda a comunidade paulista e brasileira, vem realizando em auxílio mutuo na consecução do exercício da misericórdia que em última análise representa a prática da caridade.

Acredito que o lançamento desse novo livro, tendo em vista os trabalhos realizados pelos autores durante os longos períodos dedicados à Santa Casa e à Faculdade de Ciências Médicas, constituem penhor seguro que seus colegas médicos, residentes e alunos, poderão tomar novos conhecimentos na evolução da Hepatologia Cirúrgica e com isso enriquecer ainda mais suas atividades no campo da medicina. Basta lembrar que o **Professor Doutor Armando De Capua Junior**, ingressou na Santa Casa em 1968, formando-se pelo 1º turma, fazendo residência médica cirúrgica na própria Irmandade nos anos de 1969/1971;

- Foi Chefe do Pronto Socorro Central em 1971;
- Mestrado na Escola Paulista de Medicina 1977;
- Doutorado na Faculdade de Ciências Médicas da Santa Casa de São Paulo em 1980;
- Chefe da Área de Fígado e Hipertensão Portal desde 1984;

- Chefe de Clínica do Departamento de Cirurgia da Santa Casa de São Paulo 1990;
- Professor Titular do Departamento de Cirurgia da Faculdade de Ciências Médicas da Santa Casa de São Paulo 1992;
- Chefe do Departamento de Cirurgia de 1996 a 2000;
- Mais de 60 trabalhos publicados e mais de 100 trabalhos apresentados em Congressos;
- Participou de mais de 70 Bancas Examinadoras em Teses e Concursos;
- Teses Orientadas – Doutorado: 05 e Mestrado: 05;
- Teve 04 Trabalhos Premiados;
- Homenageado por 6 turmas da Faculdade de Ciências Médicas da Santa Casa de São Paulo;
- Foi Presidente do Centro de Estudos e Pesquisas Alípio Corrêa Neto, da Sociedade de Gastroenterologia e Nutrição de São Paulo, do Departamento de Cirurgia da Associação Paulista de Medicina;
- É Irmão Remido da Irmandade da Santa Casa de Misericórdia de São Paulo.
- Por seu turno o **Professor Doutor Maurício Iasi** foi graduado pela Faculdade de Ciências Médicas de Pouso Alegre em 1983;
- Residência em Cirurgia Geral – Hospital das Clínicas da Universidade de São Paulo em 1984/1985, participou do desenvolvimento experimental e dos primeiros transplantes hepáticos na era da ciclosporina;
- Residência em Cirurgia Pediátrica – Faculdade de Ciências Médicas da Santa Casa de São Paulo em 1986/1987. Foi Coordenador do projeto experimental de transplante hepático-primeiros estudos sobre preservação de órgãos;
- Mestrado em Medicina no Departamento de Cirurgia Pediátrica da Faculdade de Ciências Médicas da Santa Casa de São Paulo em 1992;
- Coordenador do Programa de Transplante Hepático na Santa Casa de São Paulo em 1992;
- Estágio no exterior em 1993 – transplante hepático e intestinal – Universidade de Pittsburgh-EUA;
- Doutorado em Medicina no Departamento de Cirurgia da Faculdade de Ciências Médicas da Santa Casa de São Paulo de 1993 a 2000;
- Foi Professor da Pós Graduação no Departamento de Cirurgia da Faculdade de Ciências Médicas da Santa Casa de São Paulo;
- Responsável pelo primeiro transplante intestinal brasileiro, na nova era dos imunossupressores – Faculdade de Ciências Médicas da Santa Casa de São Paulo;
- Coordenador do Convênio de colaboração Científica entre a Universidade de Pittsburgh e a Santa Casa de São Paulo em 2001;
- Membro da Diretoria da Associação Brasileira de Transplante de Órgãos – 2001, Coordenador do Registro Brasileiro de insuficiência intestinal e do Registro Brasileiro de Transplante Hepático;
- Atualmente é Membro da Comissão de Transplantes da Associação Médica Brasileira;
- Mais de 100 trabalhos publicados na área de transplantes, em revistas nacionais e internacionais e experiência clínica em cerca de 200 transplantes de órgãos abdominais.

Para os médicos, residentes e alunos da Casa não é novidade, mas os de fora, ignoram que a Santa Casa de Misericórdia de São Paulo é o mais antigo hospital da cidade, fundado em 1560, com 443 anos de atividades sem interrupção, e que abrigou em suas dependências os alunos da nossa gloriosa Faculdade USP e da Escola Paulista de Medicina até 1948, quando a primeira mudou-se para o Hospital das Clínicas e a segunda para o Hospital São Paulo. Deixando de ser aquela época um hospital universitário, o padrão da Santa Casa decaiu muito, razão pela qual, em 1963, quando Provedor Christiano Altenfelder Silva, um grupo de grandes lutadores tendo à frente o médico Emílio Athié, resolveu fundar a Escola de Ciências Médicas da Irmandade, que hoje ostenta o 1º lugar entre as escolas de medicina particulares no Brasil e a 4º entre as Públicas e Particulares, possibilitando assim à Santa Casa destaque de primeiro hospital no atendimento ao SUS no Brasil, ou seja, na prática da filantropia, Hospital de Referência e Hospital de Vigilância do Ministério da Saúde.

Tudo isso devemos aos médicos que ali trabalham, destacando-se, entre outros, os autores deste livro, a quem auguramos o mais absoluto sucesso.

Octávio de Mesquita Sampaio
Provedor

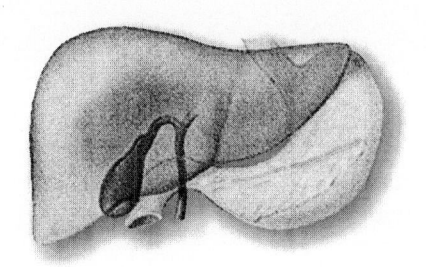

índice

capítulo 1
A História da Cirurgia do Fígado e Hipertensão Portal na
Santa Casa de São Paulo 1

capítulo 2
Ultra-sonografia dos Nódulos Hepáticos 5

capítulo 3
Diagnóstico por Imagem do Fígado 9

capítulo 4
Radiologia Intervencionista nas Doenças Hepáticas:
Diagnóstico e Terapêutica 37

capítulo 5
Medicina Nuclear no Diagnóstico das Lesões
Hepáticas Focais 47

capítulo 6
Radiologia Intervencionista nas Obstruções do Sistema
Hepáto-Colédoco 59

capítulo 7
Radiologia Intervencionista no Tratamento da
Hipertensão Porta 65

capítulo 8
Transplante Hepático: Intervenção
Radiológica 71

capítulo 9
Abscessos Hepáticos 77

capítulo 10
Cistos Hepáticos 83

capítulo 11
Trauma Hepático 89

capítulo 12
Lesões Traumáticas e Acidentes das
Vias Biliares 109

capítulo 13
Fluxo Portal 119

capítulo 14
Trombose de Veia Porta: Importância Clínica Quando e
Como Tratar 127

capítulo 15
Aspectos Imunológicos dos
Esquistossomóticos 133

capítulo 16
Desconexão Ázigo-Portal no
Esquistossomótico 137

capítulo 17
Recidiva Hemorrágica após Desconexão Ázigo-Portal
em Esquistossomótico 145

capítulo 18
Cirurgia de Warren no Tratamento da Hemorragia
Digestiva no Esquistossomótico 151

capítulo 19
Indicação de Cirurgia Emergencial em Hemorragia Digestiva
Alta por Varizes Esofagogástricas em
Esquistossomóticos e Cirróticos 165

capítulo 20
Hipertensão Portal em Crianças 173

capítulo 21
Atresia Biliar 179

capítulo 22
Cisto de Colédoco 191

capítulo 23
Doença de Caroli 199

capítulo 24
Tratamento do Carcinoma Hepatocelular: Ressecção x
Transplante Hepático 205

capítulo 25
Hepatoblastoma 211

capítulo 26
Quimioembolização de Tumores Hepáticos 227

capítulo 27
Ablação por Radiofrequência de Tumores
Hepáticos 245

capítulo 28
Tratamento das Metástases Hepáticas do Câncer
Colorretal 253

capítulo 29
Colangiocarcinoma 263

capítulo 30
Ressecções Hepáticas 273

capítulo 31
Captação e Transplante de Órgãos 285

capítulo 32
Indicação e Resultado do Transplante Hepático
em Adultos 297

capítulo 33
Indicações de Transplante de Fígado
em Pediatria 307

capítulo 34
Anestesia em Pacientes com Doença Hepática e no
Transplante de Fígado 327

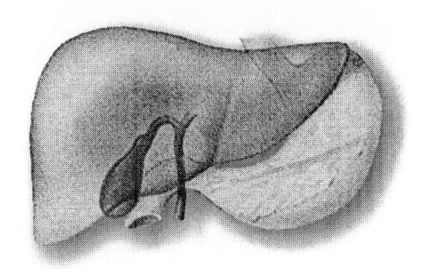

A História da Cirurgia do Fígado e Hipertensão Portal na Santa Casa de São Paulo

Armando de Capua Junior
Armando de Capua Neto
Ivo Cipriano Branquinho

capítulo 1

A história da cirurgia do fígado e hipertensão portal na Santa Casa de São Paulo começou em 1904 quando *Arnaldo Vieira de Carvalho* na 1ª cirurgia de mulheres realizou a 1ª esplenectomia em São Paulo *(Figura 1)*.

A partir de então numerosas foram as contriuições de médicos da Santa Casa ao seu conhecimento.

Em 1947, *João de Oliveira Mattos* publica sua experiência com as esplenectomias.

Ainda nos anos 40, *Sebastião Hermetto Júnior* preconiza a utilização da Técnica de Talma Drummond para o tratamento da ascite antecedendo a esplenectomia em hepatopatas.

Na década de 50, *Álvaro Dino de Almeida* realizou estudos que redundaram em duas teses versando sobre anastomoses esplenorenais e concluiu que as anastomoses venosas centrais (porto-cava, esplenorenais e mesentérico cava) pela sua morbimortalidade deveriam ser abandonadas e propõe a esplenectomia e ligadura da veia gástrica esquerda como tratamento da hemorragia digestiva alta por varizes esofagianas.

Em 1960, *Ulisses Lemos Torres* lança as bases da cirurgia de esplenectomia e desconexão ázigo portal no tratamento das varizes esofagianas sangrantes na Revista Arquivos Médicos da Santa Casa e logo a seguir, juntamente com o cirurgião *Mário Degni*, publicou em vários idiomas sua experiência com a nova cirurgia, cirurgia esta que com algumas modificações é por nós utilizada como de eleição no tratamento da complicação hemorrágica da esquistossomose mansônica.

Em 1984, foi criada a área de fígado e hipertensão portal que desde então tem sido coordenada por um de nós *(Armando De Capua Junior)*. Com a concentração de doentes tornou-se possível estudos mais profundos que resultaram em mais de 10 teses, dezenas de trabalhos publicados em revistas nacionais e internacionais e mais de uma centena de apresentações em congressos.

Em março de 1992, começaram os trabalhos preparativos para a realização da 1ª transplante de fígado na Santa Casa de São Paulo o que concretizou-se em 24/06/1995 quando a equipe chefiada pelo *Prof. Maurício Iasi* realizou-o com sucesso e desde então quase uma centena deles foram realizados.

Em 1998, o Departamento de Cirurgia assumiu a OPO zona norte que se tornou modelo na captação de órgãos e tem incrementado sobremaneira os transplantes em nossa instituição e outros hospitais co-irmãos.

Em 1999, foi realizado o primeiro transplante hepático inter-vivos e em 2000 a equipe de transplante realizou o 1º transplante intestinal no Brasil na era da imunosupressão.

A experiência acumulada nestes anos todos nos impôs o dever de partilha-la com os colegas esperando que possamos contribuir de alguma forma para o tratamento de nossos irmãos desvalidos.

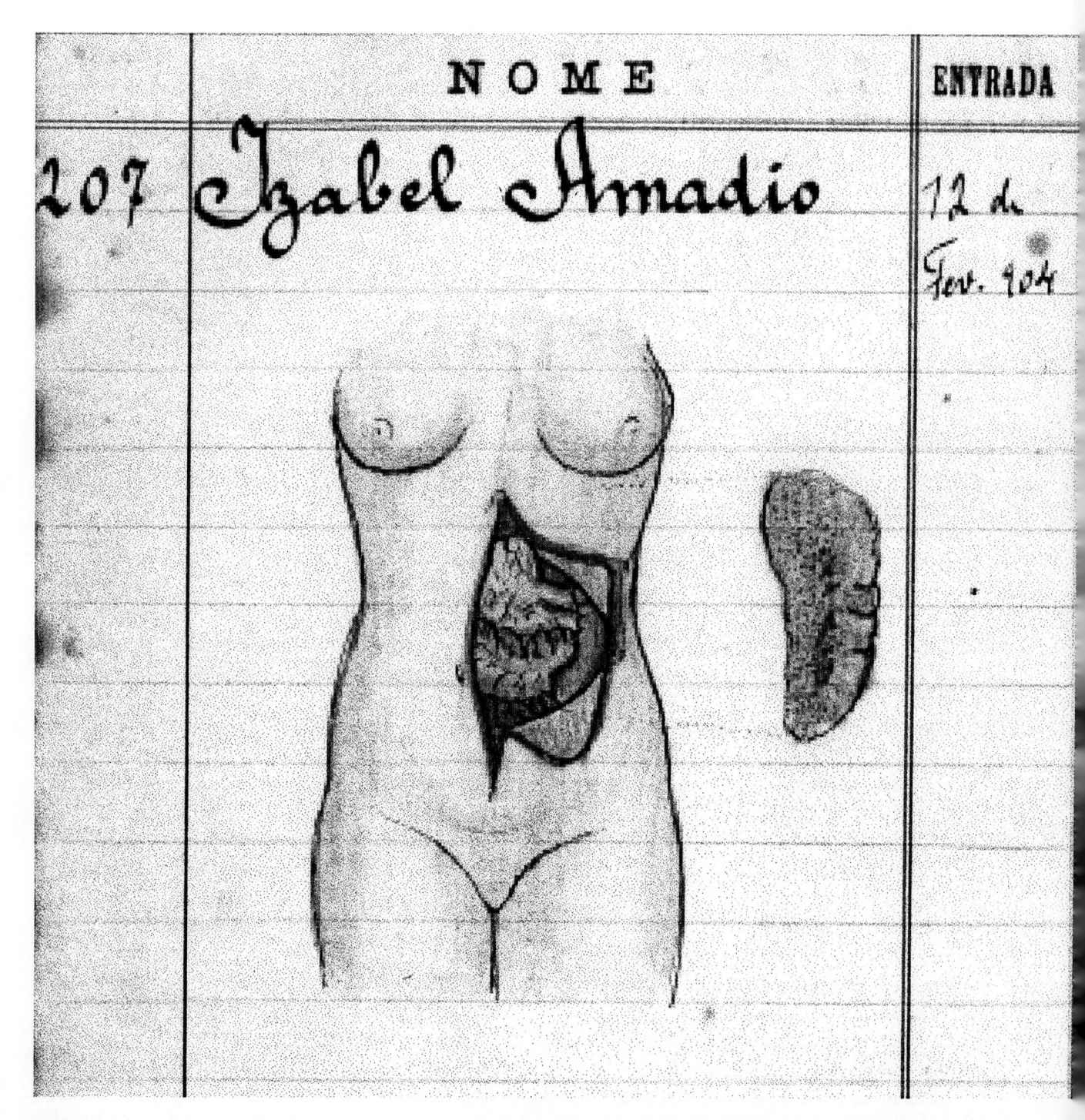

Fig. 1

Id.Nat.E.P.	ANAMNESE	DIAG[N]
50 a Ital Casada Colona	Ha 1 anno mais ou menos tem o ventre tumefacto, dizendo-lhe que era agua. Agora ha 1 mez e meio cresceu de novo o ventre e não pode sarar com remedios. Não tosse, não sua, defeca bem, urinas boas, Utero bom, cahido para a esquerda, e no hypochondrio esquerdo ha um tumor, duro, boselado, pouco doloroso. Meteorismo central, mudando com a posição.	Spleno- galia

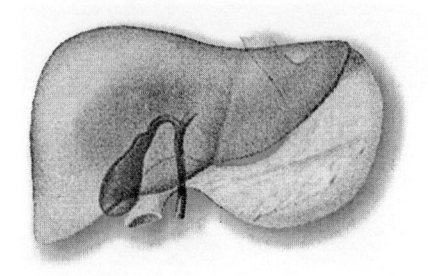

Ultra-sonografia dos Nódulos Hepáticos

capítulo 2

Sergio Curia

Durante os últimos anos a ultra-sonografia utilizada como diagnóstico na medicina, apresentou um desenvolvimento espantoso devido a melhoria da imagem, a diminuição do tamanho dos aparelhos em uso e a facilidade de aplicação de um método de diagnóstico na maioria das vezes não invasivo e de baixo custo.

HISTÓRIA DA ULTRA-SONOGRAFIA

Em 1794, *Spallanzani* publicou a primeira teoria sobre osenso de orientação dos morcegos através do ultra-som. Em 1880 o casal *Curie* com o descobrimento do efeito piezoelétrico, estabeleceram as bases físicas para a ultra-sonografia de hoje. Evoluindo a partir da II Guerra Mundial o desenvolvimento do altímetro sonar por *Chilkowsky* para a tentativa de localização de submarinos alemães, até que em 1942, *Dissik* introduziu o método de estudo e avaliação na medicina. Desde então, a ultra-sonografia para o estudo do corpo humano apresentou enorme progresso.

MÉTODO

A ultra-sonografia utiliza o efeito piezoelétrico *(uma corrente elétrica alternada, causando um efeito mecânico que é a deformidade dos cristais de quartzo que se encontram nos transdutores)* para finalmente a formação de ondas sonoras. Estas ondas, se propagam através dos tecidos formando um "eco" acústico que de novo é captado pelos cristais e transformado em pontos luminosos *(imagens)*.

TÉCNICA

Durante o exame do fígado o paciente deve permanecer na posição supina e com manobras de inspiração pode-se fazer um rastreamento total do órgão. Deve-se levar em consideração que o procedimento não deve ser fixo e rígido. Todas as manobras de mudanças de decúbito podem ser utilizadas para permitir uma melhor avaliação do órgão.

EFEITOS BIOLÓGICOS

O *American Innstitute of Ultrasound in Medicine's (AIUM)* pesquisou e declarou em Agosto de 1976 que, a utilização de baixas taxas de frequências *(megahertz)* não demonstrou efeito biológico significante em tecidos expostos a intensidades menores do que 110 mW/cm^2.

INDICAÇÃO

O ultrason é um exame de fácil acesso não invasivo de baixo custo sendo suficiente para detectação de nódulos hepáticos, porém não sendo o melhor para o diagnóstico específico do nódulo, porque nem sempre as margens das diversas etiologias apresentam-se de forma típica.

NÓDULOS HEPÁTICOS

BENIGNOS

Sólidos

1. Hemangioendothelioma *(maior incidência no período neonatal)*. Massa sólida homogênea com aspecto hiper/hipoecogênico*)*;

2. Hamartoma *(maior incidência na infância)*. Massa heterogênea, com regiões sólidas ecogênicas e císticas de permeio;

3. Hemangiomas capilares *(acahdo ocasional em adultos)*. Nódulo sólido ecogênico bem definido *(Figura 1)*;

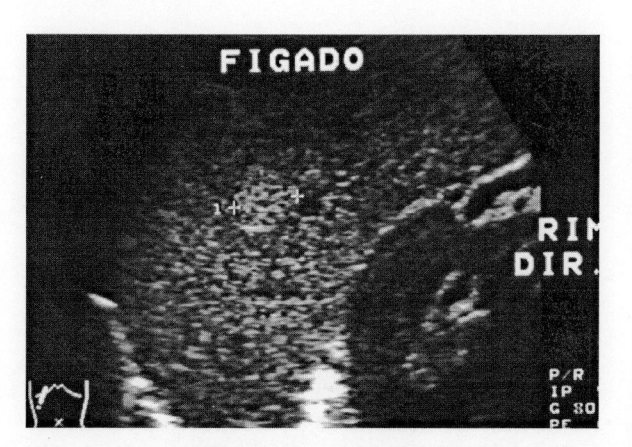

Fig. 1 - *Hemangiomas.*

4. Hemangioma cavernoso. Grande imagem lobulada hipo ou anecoide *(Doppler)*;

5. Adenomas *(maior incidência em adultos podendo também serem visualizados em crianças acometidas de depósito de glicogênio ou anemia de Fanconi)*. Pode aparecer como massa ecogênica que se situa em regiões hipo ou anecogênicas de maneira uniforme *(Figura 2)*;

6. Adenoma biliar cístico. Massas císticas complexas *(abscessos) (Figura 3)*;

7. Hiperplasia nodular focal *(acometido em qualquer idade e mais raramente na infância)*, 25% aparecem como hipoecoicas; 25% como ecogênicas e o restante como massas heterogênea;

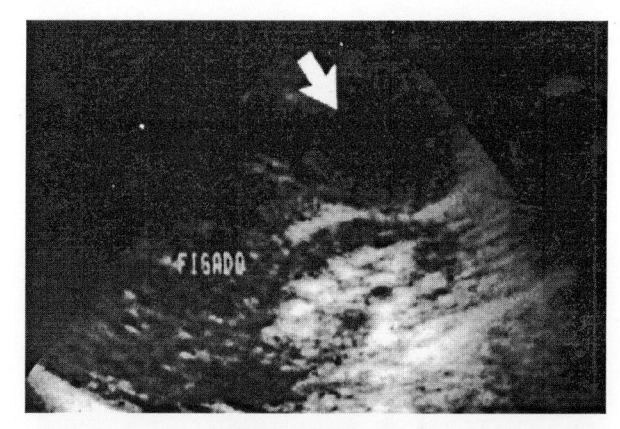

Fig. 2 - *Adenoma.*

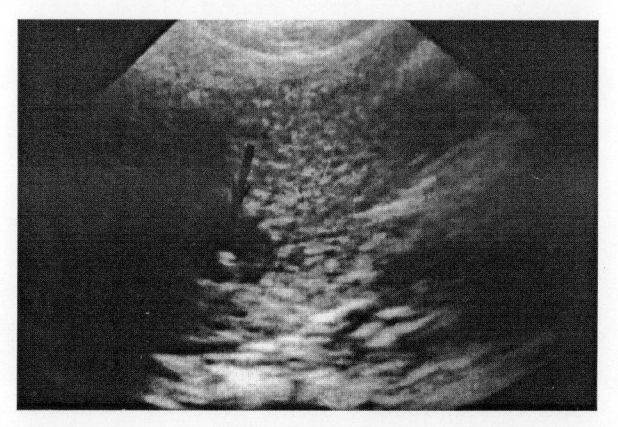

Fig. 3 - *Abscesso.*

8. Cistos *(Figura 4)*.

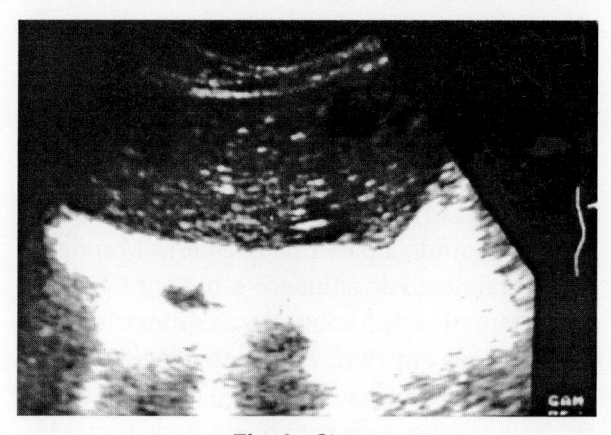

Fig. 4 - *Cistos.*

MALIGNOS

1. **Hepatoblastoma:** *(maior incidência na pré-infância)*. Aparece como grande massa infiltrativa heterogênea;

2. **Hepatoma:** *(maior incidência nos adultos)*. Aparecem de todas as formas variando da imagem cística até ecogênica *(Figura 5)*;

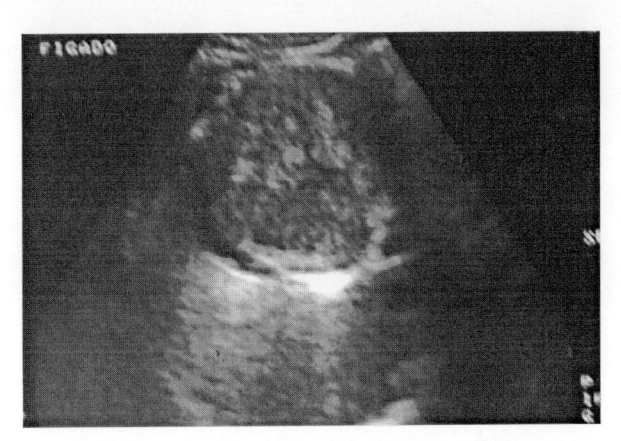

Fig. 5 - *Hepatoma.*

3. **Rhabdomyosarcoma:** Massas heterogêneas sólidas hipoecogênicas com áreas císticas de permeio;

4. **Metastases:** Únicas ou múltiplas com formas e dimensões variadas. Podem aparecer como eco/hipo/isoecogênicas, heterogêneas com todas estas formas associadas, em "alvo" e complexas (císticas e sólidas):

a) **Ecogênica:** Carcinomas particularmente dos intestinos, pâncreas, ovário ou hepatoma;

b) **Hipoecoides:** Qualquer tumor mas particularmente aqueles que se desenvolvem de forma homogênea (linfomas);

c) **Císticas:** Particularmente dos tumores mucosecretores de ovário, cólon, pâncreas e estômago. A aparência cística pode ocorrer em qualquer metastase com necrose central;

d) **Metastases calcificadas:** Carcinomas do cólon particularmente do tipo mucinoso secretor, pseudomucinosos, cistoadenocarcinoma do ovário, adenocarcinoma do estômago e raramente adenocarcinoma de mama ou melanoma;

e) Os tumores que respondem bem ao tratamento podem apresentar aumento em sua ecogênicidade mas mais frequêntemente observa-se redução nas suas dimensões com necrose central;

f) **Nódulos com aspecto em "olho de boi":** Carcinoma hepatocelular, metástases dos tumores do intestino, adenomas hepáticos no depósito de glicogênio, abscessos incluindo os abscessos fúngicos.

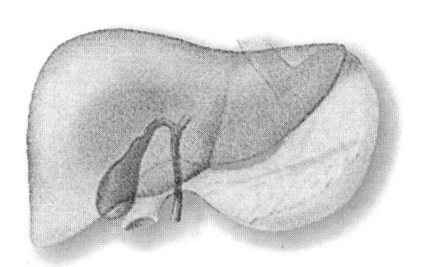

Referências Bibliográficas

01. R.A.L. BISSET, A.N.KHAN: Differential Diagnosis Abdominal Ultrasound: 2, 31-44.

02. WERNER SWOBODNIK, MARTIN HERMANN, JENS E. ALTWEIN, RALF F. BASTING. Atlas of Ultrasound Anatomy: 52-66.

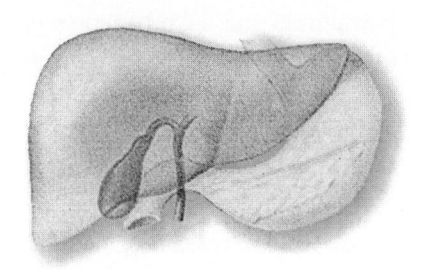

Diagnóstico por Imagem do Fígado

Giuseppe D' Ippolito

capítulo 3

INTRODUÇÃO

TOMOGRAFIA COMPUTADORIZADA

Desde a sua criação, no final da década de oitenta, a Tomografia Computadorizada *(TC)* espiral ou helicoidal vem mudando de forma substancial o desempenho dos exames tomográficos. As suas principais vantagens como veremos adiante, estão ligadas à rapidez com a qual o exame pode ser executado. Os princípios que regem a TC espiral são o moto constante da mesa de exame sobre o qual repousa o paciente; o giro continuo da ampola de RX ao redor da região de interesse em sincronia com a velocidade de deslizamento da mesa, a capacidade de memória e velocidade do computador em reconstruir imagens de alta definição; a capacidade de dissipação de calor *(resfriamento)* da ampola de RX e finalmente a tecnologia *"slip-ring"*, sinônimo de TC espiral. *Slip Ring* é o sistema de contato por escovas entre o tubo de RX e um trilho circular sobre o qual o tubo desliza ao redor do paciente, eliminando assim a necessidade de cabos para energizar a ampola.

O equipamento permite que sejam realizadas fatias ou cortes finos e contíguos, contínua e ininterruptamente durante um intervalo de tempo no qual o paciente se move no sentido longitudinal. Isto é possível porque o tubo de RX se resfria rapidamente, não sendo necessárias pausas entre um corte tomográfico e outro. Desta maneira o exame de tórax ou abdomen pode ser realizado em apenas 30 segundos, ou seja, durante uma ou duas apnéias, evitando os artefatos respiratórios e mudanças indesejadas de posição de pequenas lesões pulmonares ou hepáticas, por exemplo.

A velocidade do equipamento não somente aumenta a sensibilidade do método mas também a sua especificidade, uma vez que através da injeção endovenosa do contraste iodado é possível estudar em alguns segundos a fase arterial e venosa da lesão, caracterizando-a em função do tipo de realce. A rapidez em adquirir e reconstruir as imagens, associada à capacidade do computador, permite realizar reconstruções tridimensionais dedicadas para partes moles e não apenas para estruturas ósseas, como era de costume.

A principal aplicação do método reside no planejamento cirúrgico de tumores intracranianos, torácicos ou abdominais. O advento da TC espiral, pelas vantagens descritas, tem tido um grande impacto particularmente no estudo da patologia torácica e abdominal. Nos serviços onde existe este tipo de equipamento, a maioria senão todos os exames de tórax e abdome, são realizados com esta técnica. Alguns dados ilustram a capacidade diagnostica da TC espiral neste campo. Na detecção de metástase hepática, por exemplo, a TC espiral permite identificar de 10 - 15% mais nódulos que a TC convencional e até 50% a mais quando a lesão tem diâmetro inferior à 1,0 cm. Obtemos também melhores resultados utilizando-se esta nova tecnologia na procura e caracterização do tumor hepático benigno, bem como no estadiamento pré-operatório do hepatocarcinoma e avaliação da resposta ao seu tratamento, entre outras indicações.

RESSONÂNCIA MAGNÉTICA

O fenômeno da Ressonância Magnética *(RM)* foi originalmente descrito em 1946 por *Bloch* e *Purcel (Universidades de Stanford e Harward)* que receberam o prêmio Nobel de Física em 1952 por suas experiências no campo da RM. *Damadian*, em 1971 foi o primeiro a descrever a aplicação clínica da RM, e desde então as suas aplicações tem se expandido em progressão aritmética.

A RM utiliza radiação eletromagnética, considerada de baixa energia, não ionizante, e sem efeitos deletérios conhecidos. A alma de um aparelho de RM é o magneto, que por definição é um material que natural ou artificialmente possui a capacidade de atrair alguns metais, mas não somente metais, como também qualquer corpo carregado positiva ou negativamente como por exemplo os íons de hidrogênio, elemento abundante nos tecidos biológicos.

Através da excitação dos átomos de hidrogênio, situado no interior do campo magnético se obtém a imagem em Ressonância Magnética. A qualidade da imagem em RM é função da intensidade do campo magnético *(alto campo ou baixo campo)* entre outras variáveis. As principais vantagens da RM são o alto contraste entre partes moles, permitindo uma soberba representação anatômica; a capacidade de se estudar um órgão nos três planos ortogonais e qualquer plano intermediário desejado; o fato de não utilizar radiação ionizante *(como o RX, por exemplo)* e a baixa toxidade dos contrastes paramagnéticos utilizados em RM, muito inferior ao contraste iodado, aplicado nos exames tomográficos.

Por outro lado, as limitações do método estão ligadas a baixa resolução para parênquima pulmonar e cortical óssea, onde a TC é ainda superior. Pacientes com marcapasso, clips metálicos cerebrais ou cardíacos, ou com válvulas metálicas não podem ser submetidos ao exame. Mais recentemente algumas destas peças estão sendo feitas de materiais não ferromagnéticos que permitem o estudo por RM.

ANATOMIA HEPÁTICA AXIAL

Os avanços recentes em cirurgia hepática oncológica tem estimulado a realização de hepatectomia não regradas, combinadas, subsegmentectomias e nodulectomias. Apesar da localização segmentar do tumor hepático não ser o único parâmetro de ressecabilidade, esta informação é importante para o planejamento cirúrgico.

O estudo tomográfico e por ressonância magnética do fígado, no plano axial, permite identificar e localizar com precisão a lesão hepática, utilizando as diversas nomenclaturas e segmentações anatômicas *(Tabela 1)*.

Tabela 1 - *Anatomia segmentar hepática e nomenclatura correspondente*.

ANATOMIA SUBSEGMENTAR	NOMENCLATURA		
	Counaud	Bismuth	Goldsmith & Woodburne
Lobo Caudato	I	I	Lobo Caudato
Lateral Superior Esquerdo	II	II	Segmento Lateral
Lateral Inferior Esquerdo	III	III	Segmento Lateral
Medial Esquerdo	IV	IV$_a$, IV$_b$	Segmento Medial
Anterior Inferior Direito	V	V	Segmento Anterior
Anterior Superior Direito	VIII	VIII	Segmento Anterior
Posterior Inferior Direito	VI	VI	Segmento Posterior
Posterior Superior Direito	VII	VII	Segmento Posterior

Retirado de: Soyer P. AJR 161; 572-573, 1993.

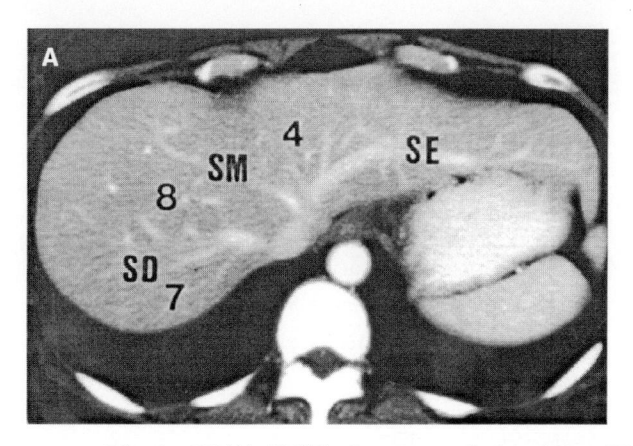

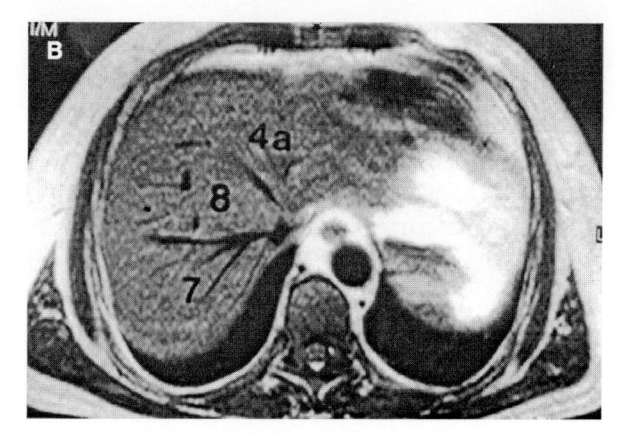

Fig. 1 - *TC(A), FM(B). Segmentação hepática. SD = veia hepática direita; SM = veia hepática média; SE = veia hepática esquerda.*

As nomenclaturas mais utilizadas na Europa, Japão e Brasil, são as de *Couinaud* e de *Bismuth*; nos EUA a nomenclatura de *Goldsmith e Woodburne* é aquela que até recentemente era a mais aceita. Os pontos anatômicos que estes autores utilizam são semelhantes e facilmente distinguíveis nos cortes axiais obtidos através a TC e RM.

A divisão de *Bismuth* parece ser a mais detalhada e precisa, discriminando com precisão a anatomia segmentar e subsegmentar do fígado.

As veias supra-hepáticas são os principais pontos de referência anatômica. Nos cortes axiais mais altos *(craniais)* a veia hepática direita divide o lobo hepático direito *(LHD)* do esquerdo *(LHE)*; a veia hepática esquerda divide a LHE em segmento lateral *(segmentos I e II)* e medial *(segmentos IVa e IVb)*. A veia hepática direita divide o LHD em segmento anterior *(segmento VIII)*, posterior *(segmento VII)* *(Figura 1)*.

A fissura transversa, por onde passa o hilo hepático, serve de linha divisória entre os segmentos superiores *(segmentos II, IVa, VII e VIII)*, dos inferiores *(segmentos III, IVb, V, e VI, segundo Bismuth)*. O lobo caudato, *(segmento I)*, é delimitado anteriormente pela fissura transversa e posteriormente pela VCI *(Figura 2)*.

TOMOGRAFIA COMPUTADORIZADA - TÉCNICA

O advento da TC espiral ou helicoidal permitiu grandes avanços na detecção e caracterização das lesões hepáticas. Isto deve-se às razões já mencionadas na introdução deste capítulo. É importante observar porém, que a simples utilização da técnica espiral não garante um exame tomográfico adequado e potencialmente eficaz. A maneira como se programa a seqüência de cortes axiais e a forma de injeção do contraste iodado são primordiais na obtenção de resultados satisfatórios.

Os cortes axiais pré-contraste são necessários para o diagnóstico de alterações hepáticas difusas, *(como esteatose, hemocromatose e cirrose, por exemplo e que apresentam aspecto tomográfico patognômico)* e caracterização de lesão hepática focais que apresentam comportamento específico, comparando-se a fase não contrastada com o padrão de realce após a injeção endovenosa do meio de contraste.

A razão entre a velocidade da mesa do tomógrafo e o giro do tubo de RX ao redor do paciente durante um segundo é denominado *"Pitch"*. O pitch é igual à 1 quando utiliza-se, por exemplo, um colimação de 10 mm de espessura e a mesa se move à uma velocidade de 10 mm/se-

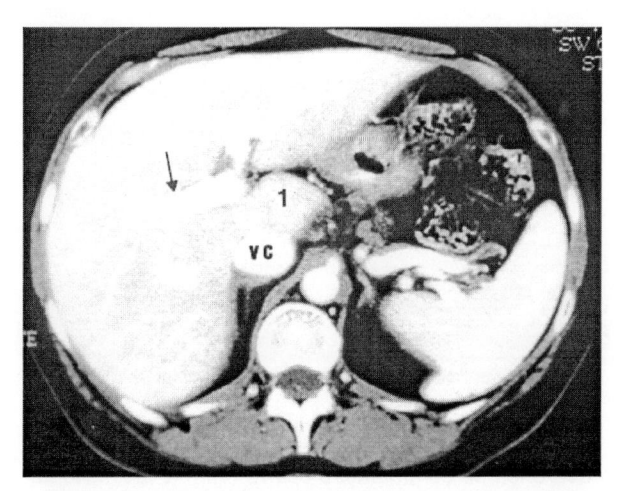

Fig. 2 - *Segmentação hepática. A v. porta (→) divide os segmentos superiores (7 e 8) dos inferiores (5 e 6). Lobo caudato (1); v.c. = veia cava inferior.*

gundo. O pitch é igual à 1.5 ou 2.0 quando o corte selecionado tem 10 mm de espessura e a velocidade da mesa é de 15 ou 20 mm por segundo e assim por diante. Estes parâmetros podem ser manipulados arbitrariamente, porém é importante observar que cortes mais finos *(5 - 7mm de colimação)* e pitch próximo de 1 permitem imagens com maior definição e resolução espacial. Por outro lado, utilizando-se tais parâmetros, pode-se cobrir áreas menores, em uma única apnéia limitando assim o estudo de todo o volume hepático. Isto deve-se ao diâmetro longitudinal do fígado normal que é ao redor de 16 cm. Utilizando-se cortes de 10 mm com pitch de 1 é possível se estudar todo fígado em 16 segundos, ou seja, em uma única apnéia. Ao reduzirmos a espessura do corte para 5 mm, e mantendo-se o pitch de 1 *(5 mm/seg.)* serão necessários, 32 segundos para cobrir a mesma distância, o que em pacientes dispnéicos ou com baixa reserva respiratória não poderá ser obtido em uma única apnéia, provocando artefatos de respiração e obrigando a realizar duas sequências. Na hepatomegalia esta limitação pode-se agravar, obrigando o examinador a selecionar cortes mais espessos e/ou pitch maior. O tempo de aquisição da sequência tomográfica *(Scan)* também depende da capacidade de dissipação do calor do tubo de RX. Quanto maior esta capacidade, maior poderá ser o tempo de emissão de RX.

É importante observar portanto, que para cada indicação existe uma técnica tomográfica ideal, que depende não somente do paciente mas também das características técnicas do tomógrafo.

O uso da técnica espiral está indicado sempre que se procura identificar e caracterizar lesões hepáticas focais através do seu comportamento antes, durante e após a injeção do contraste. Por outro lado, quando o contraste iodado endovenoso é contra-indicado *(ex.: IRA, alergia severa ao iodo)*, ou desnecessário *(ex.: avaliação da esteatose hepática)*, recomenda-se a utilização da técnica axial convencional, que permite medidas de densidade mais fidedignas e definição de contornos mais precisa.

O uso de contraste iodado hidrossolúvel é indispensável para se extrair o máximo da capacidade do método em localizar e caracterizar a lesão hepática. O realce do fígado depende do volume e velocidade de iodo injetado, bem como do peso e do grau de hidratação do paciente. Para um mesmo volume de contraste, injeções mais rápidas fornecem contrastação hepática máxima em tempos mais curtos.

O volume de contraste ideal para uma contrastação hepática adequada varia com o peso do paciente; porém, para simplificar, podemos afirmar que em média são necessários entre 42 e 50 gr. de iodo *(no mínimo 40 gr.)*, ou em outras palavras, 120 ml de contraste à 76% ou 150 ml de contraste à 60%.

A velocidade de injeção também é crítica para se obter resultados aceitáveis. Para a maioria dos estudos hepáticos sugere-se a velocidade de 2 ml/seg. de contraste injetado "em bolo", o que significa um tempo total de injeção equivalente à 60 segundos *(para um volume de 120 ml de contraste)*, Porém, para se detectar lesões hipervascularizadas *(ex.: hepatocarcinoma)*, é necessária maior velocidade de injeção *(4 - 5 ml/seg.)*, que pode apenas ser obtida através de bomba injetora automática.

Pode-se utilizar contraste iodado hidrossolúvel iônico ou não-iônico, pois apresentam poder de contrastação semelhante. Porém, apesar do custo mais elevado, dá-se preferência aos não - iônicos devido ao fato de apresentarem efeitos colaterais *(ex.: náusea e vômitos)* mais leves e menos frequentes. O grande volume de contraste, injetado em tempos curtos *(2-5ml/seg.)*, aumenta a incidência de efeitos colaterais indesejáveis. A interrupção de sequência tomográfica devido à estes efeitos anula

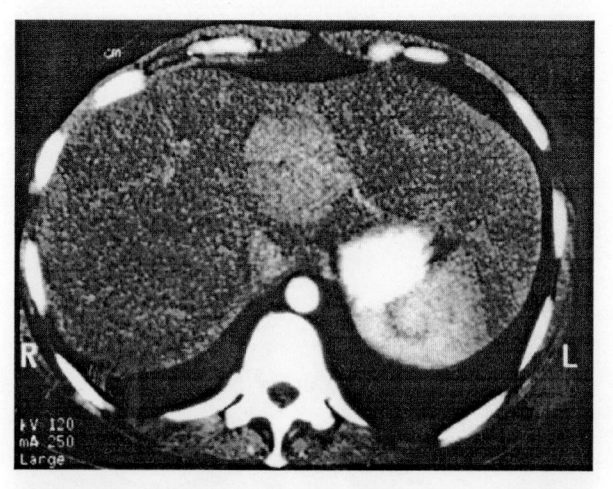

Fig. 3 - *Curva de contrastação da aorta e do fígado durante a fase arterial, portal e de equilíbrio. A maior diferença de contrastação ocorre entre a fase arterial e portal. A contrastação máxima hepática ocorre durante a fase portal (50 à 90 segundos do início da injeção do contraste).*

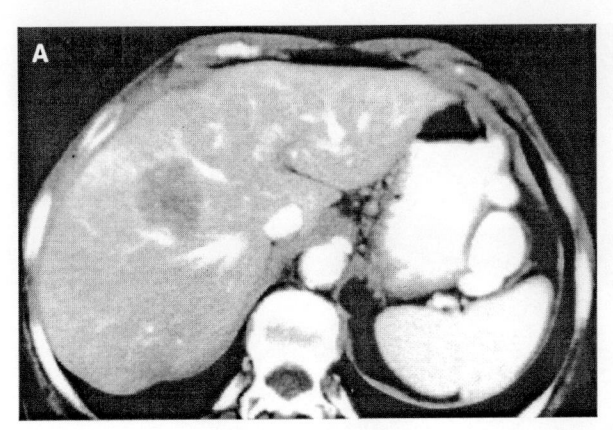

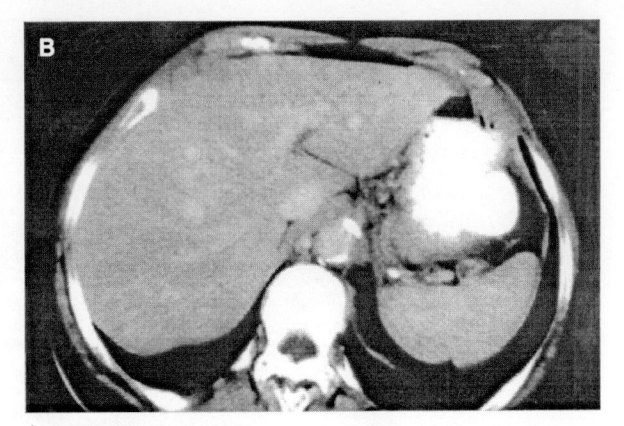

Fig. 4 - *TC espiral fase arterial. A massa no LHE corresponde à hiperplasia nodular focal e é identificada apenas nesta fase do exame.*

as vantagens provenientes da técnica espiral, tornando-a inútil. Prioriza-se portanto o uso de contrastes não-iônicos, nos estudos tomográficos do fígado.

A disseminação do uso da TC espiral fez com que seja necessário entender a farmacocinética do contraste. O realce do fígado e a curva de atenuação do fígado/aorta pode ser dividida em três fases: arterial, portal *(ou de redistribuição)* e de equilíbrio *(Figura 3)*. A fase arterial inicia-se de 20 à 30 segundos após o início da injeção do contraste, estende-se até 50-60 seg. e é caracterizada por um rápido realce da aorta e artéria hepática, e um realce mais lento e progressivo do parênquima hepático, que possui irrigação predominante pelo sistema portal. Na fase portal ou de redistribuição, que inicia-se após 50-60 seg. do início da injeção e estende-se até 90-100 seg., a densidade da aorta cai rapidamente uma vez que o contraste difunde-se do espaço intravascular para o extravascular e o parênquima hepático continua a se realçar devido ao aporte sanguíneo portal. Na fase de equilíbrio que inicia-se após aproximadamente dois minutos do início da injeção, o realce hepático e aórtico declinam progressivamente, em função da filtração glomerular renal. Nesta fase, a curva de contrastação aórtico/hepática é paralela e descendente.

Lesões hipervascularizadas, tais como o hepatocarcinoma *(HC)* ou a hiperplasia nodular focal *(HNF)* possuem irrigação predominantemente arterial, portanto serão detectadas preferencialmente nesta fase, onde há o máximo de contrastação arterial e ainda não há contribuição do sistema portal *(Figura 4)*. Metástases hipovascularizadas *(ex.: adenocarcinoma de cólon)*, por outro lado, são melhor caracterizadas na fase portal, quando o realce hepático é máximo, assim como o contraste entre o parênquima e a lesão metastática hipovascular *(Figura 5)*. A fase de equilíbrio ou retardo não é geralmente utilizada para detecção dos nódulos hepáticos, mas sim para caracterização de lesões como o hemangioma, que apresentam comportamento típico, homogeneizando-se nesta fase *(Figura 6)*.

Em alguns casos, como na pesquisa de HC por exemplo, é necessário realizar o exame tomográfico em 4 fases *(pré-contraste, arterial, portal e de equilíbrio)*, devido às características da lesão. Em outras situações, como na detecção da metástase do câncer colo-retal, a fase portal é suficiente para se obter elevada sensibilidade.

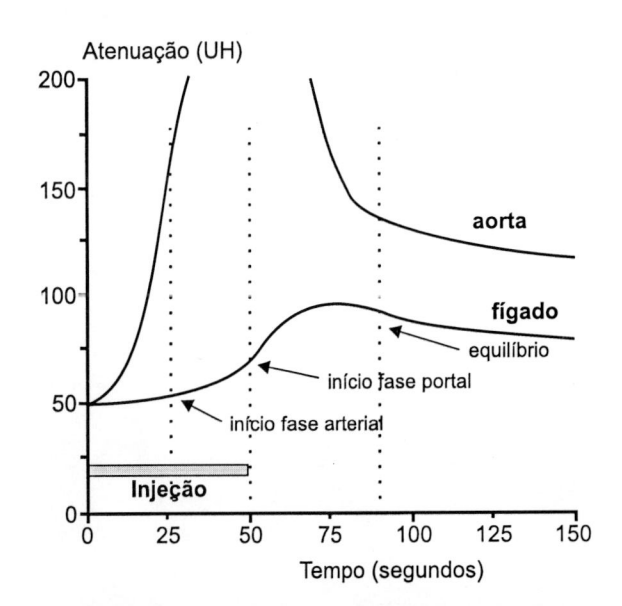

Fig. 5 - *TC espiral fase portal. Metástase hepática hipervascularizada e com aspecto "em alvo", localizada no segmento 8. Na fase de retardo, o nódulo hepático é dificilmente caracterizado.*

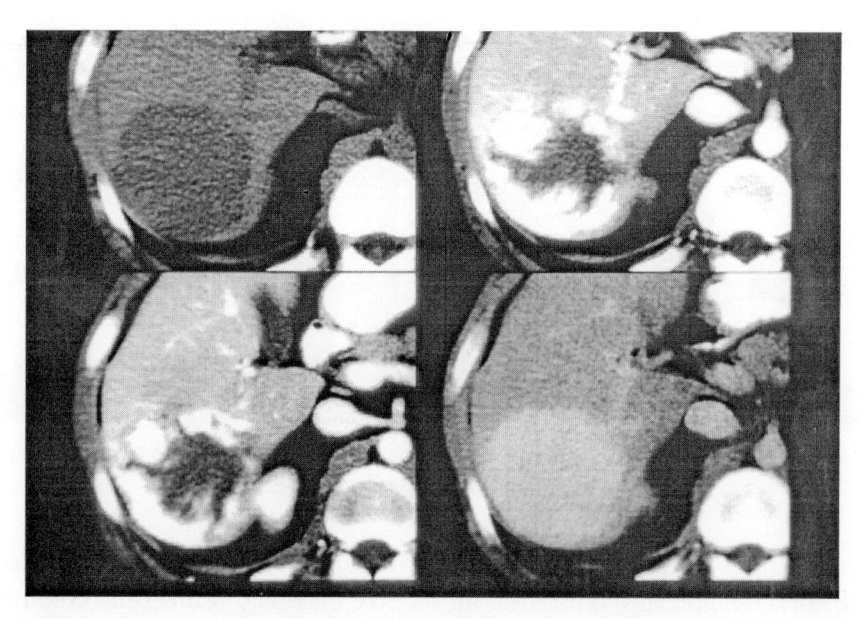

Fig. 6 - *TC espiral na fase portal, equilíbrio e retardo. Hemangioma hepático típico nos segmentos 5 e 6, apresentando realce centrípeta na fase portal e homogeneização nos cortes de retardo.*

PORTO-TC

A técnica de angio-TC foi introduzida no início dos anos oitenta. Até recentemente a porto-TC foi considerada o padrão-ouro para detecção pré-operatória de metástase hepática e somente igualada ao US intra-operatório. Com o advento da TC espiral e novas técnicas e contrastes em RM, a porto-TC tem sido relegada à um segundo plano principalmente por se tratar de método invasivo.

O princípio da porto-TC consiste no fato do parênquima hepático apresentar irrigação predominantemente portal ao contrário da maioria das metástases hepáticas que possuem irrigação preferencialmente arterial. Ao injetarmos contraste diretamente no sistema portal, através da cateterização seletiva da artéria mesentérica superior, sob supervisão radioscópica, aumentamos o realce parenquimatoso, acentuando o contraste com as metástases hepáticas hipovascularizadas, que se apresentam como nódulos hipodensos. Na nossa experiência, e de outros autores, este método tem demonstrado sensibilidade superior à TC axial com contraste e à RM, permitindo identificar um maior número de pequenas lesões *(Figura 7)*.

Alguns autores afirmam que o grande número de pseudo-lesões torna a porto-TC um método de difícil interpretação. Em trabalho recente, realizado no nosso serviço, analisando os exames de porto-TC de pacientes em estadiamento de câncer colo-retal, observamos que defeitos de perfusão são frequentes *(60%)*, porém facilmente

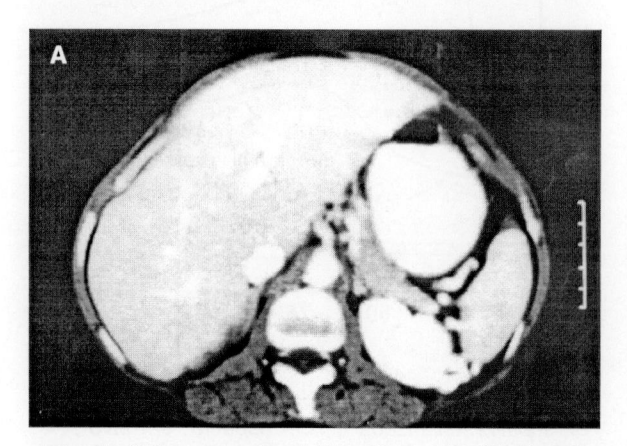

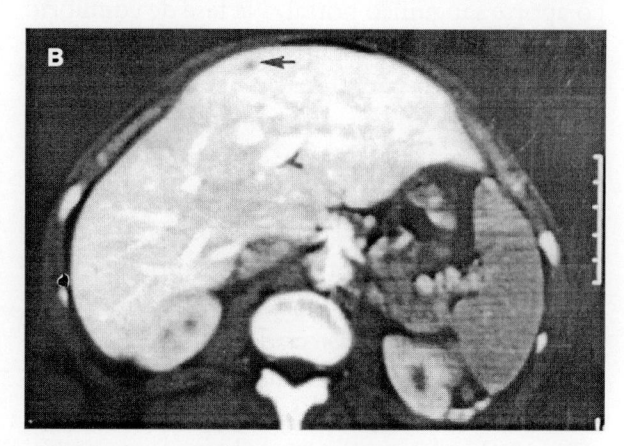

Fig. 7 - *TC convencional (A) e Porto-TC (B). Estadiamento de CA de reto. Nódulo hipovascularizado com 4 mm de diâmetro, localizado na periferia do LHE e identificado apenas na Porto-TC (B).*

distinguíveis de lesões verdadeiras, o que não invalida o método.

A associação da portografia com a TC espiral e a RM pode dar um novo impulso à este método *(porto-espiral, porto-RM)*.

ARTÉRIO - TC

A artério-TC consiste na cateterização seletiva da artéria hepática comum sob controle radioscópico e obtenção de cortes axiais tomográficos, durante a injeção intra arterial do meio de contraste. Esta técnica é particularmente indicada na pesquisa do hepatocarcinoma *(HC)*. A detecção do HC pode ser potencializada pela injeção intra arterial de contraste iodado lipossolúvel *(Lipiodol®)*, que possui afinidade por lesões hipervasculares como o HC e que retém o contraste por semanas à meses. Os cortes tomográficos realizados 14 - 30 dias pós injeção do Lipiodol®, permitem identificar a lesão que retém o contraste *(Figura 8)*, ao contrário de outras lesões, como o hemangioma, por exemplo, que não possuem esta capacidade. A artério - TC tem sido substituída pela TC - espiral e RM contrastada, com técnica de quatro fases, para detecção do HC.

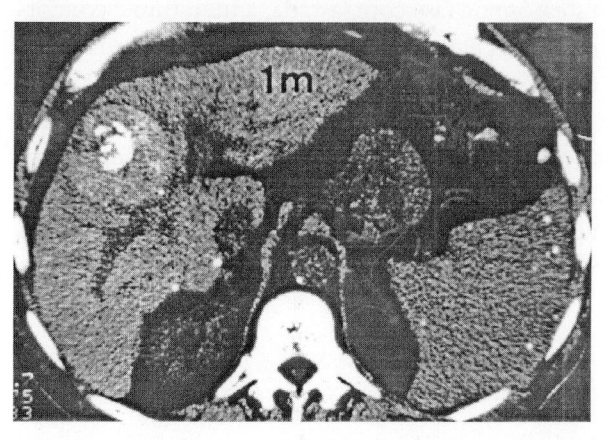

Fig. 8 - *Artério-TC com Lipiodol®. O corte tomográfico realizado 1 mês após a injeção de contraste evidencia massa hepática com retenção do Lipiodol® compatível com hepatoma.*

RESSONÂNCIA MAGNÉTICA - TÉCNICA

Devido à complexidade do tema, que se reveste de interesse principalmente para especialistas em diagnóstico por imagem, neste capítulo abordaremos apenas as principais indicações da RM do fígado e a utilidade do contraste paramagnético.

A difusão dos equipamentos de RM, redução de custos e evolução tecnológica, associado à não utilização de radiação ionizante e a baixa toxicidade dos contrastes paramagnéticos, *(quando comparados aos contrastes iodados utilizados em TC)*, tem contribuído para a ampliação das indicações da RM no estudo da doença hepática.

A RM é usada primordialmente na avaliação do paciente com câncer. As principais indicações são a detecção da metástase hepática e HC e diagnóstico do nódulo hepático incaracterístico aos outros métodos de diagnósticos por imagem, mais difundidos, como o US e TC. Segundo alguns autores, a RM tem sensibilidade superior à TC axial com contraste para detecção da metástase hepática e à TC espiral para detecção do HC. A RM hepática também é útil em pacientes com esteatose hepática ou cirrose *(com suspeita de nódulo hepático)* e naqueles casos nos quais o contraste iodado é contra-indicado.

Atualmente, aparelhos de RM operando em baixo campo magnético *(M < 0,5T)*, médio *(0,5 < M < 1,0T)* e alto campo magnético *(M>1,0T)*, tem capacidade de obter imagens diagnósticas de boa qualidade no estudo da doença hepática. No entanto, convêm observar que nos estudos abdominais, artefatos provenientes da respiração, movimentos peristálticos e involuntários são críticos para a degradação da qualidade da imagem. Aparelhos operando em alto campo permitem exames mais rápidos, reduzindo assim a interferência dos artefatos supramencionados. A velocidade na aquisição da sequência é também responsável por estudos contrastados com técnica semelhante à TC espiral obtendo-se imagens nas diversas fases de difusão do contraste *(arterial, portal e de equilíbrio)* com resultados semelhantes, senão superiores à TC, e com as vantagens inerentes à RM.

Por outro lado, não é apenas o campo magnético que rege a qualidade da imagem obtida nos exames de RM, mas também outras características técnicas, como por exemplo, a potência dos gradientes, bobinas utilizadas e sequências de pulso disponíveis no equipamento.

O contraste paramagnético *(Gadolíneo)* tem sido indicado principalmente para caracterização da lesão hepática indefinida, nas sequências sem contraste, ou na detecção do HC e metástases hipervasculares. Alguns trabalhos mostram que a injeção

EV do Gadolíneo *(Gd)* permite identificar um número significativamente maior de lesões hepáticas, por outro lado, quando se restringe o objetivo do estudo à pesquisa de metástases hepáticas, outros autores demonstram que as sequências com e sem contraste apresentam sensibilidade semelhante.

O Gadolíneo *(Gd-DTPA ou Gd-DOTA)* apresenta toxicidade muito inferior ao contraste iodado; o contraste paramagnético não é nefrotóxico, portanto pode ser utilizado em pacientes com insuficiência renal, produz raros efeitos colaterais e reações alérgicas extremamente incomuns.

DOENÇA HEPÁTICA DIFUSA

Esteatose

A esteatose hepática é decorrente do acumulo excessivo de triglicerídes nos hepatócitos. Encontra-se associada à hepatopatia alcoólica, diabetes mellitus, obesidade, desnutrição, nutrição parenteral, síndrome consumptiva, hepatite severa, corticoterapia e quimioterapia, além de doença de depósito do glicogênio, uso excessivo de tetraciclina, trauma e gravidez. A infiltração gordurosa do fígado pode progredir e regredir rapidamente. Pode ser difusa, focal ou multifocal e simular lesões parenquimatosas de natureza tumoral.

A TC sem contraste é um excelente método, sensível, específico e não invasivo para o diagnóstico de esteatose hepática, correlacionando a quantidade de triglicerídes por mm³ com as medidas de densidade tomográfica. O aumento de depósito de gordura no fígado promove uma redução da sua densidade e dos coeficientes de atenuação tomográfica. Na esteatose hepática o fígado apresenta densidade inferior à do baço e os vasos hepáticos são identificados como estruturas hiperdensas na fase sem contraste *(Figura 9)*. Em pacientes normais a densidade do fígado é superior à do baço. Esta relação encontra-se invertida no fígado esteatótico *(Figura 10)*. Apesar de alguns autores sugerirem que é possível o diagnóstico de esteatose na fase contrastada, a literatura é concordante em eleger a fase sem contraste como a mais eficaz.

A esteatose focal tem predileção por algumas áreas do fígado, onde ocorrem defeitos de perfuração focal, devido à drenagem/irrigação vascular aberrante. Estas áreas encontram-se no segmento IV, próximo da fossa da vesícula biliar, ligamento

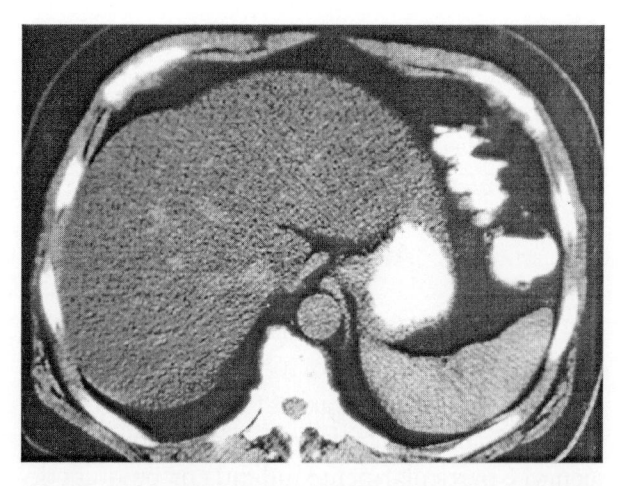

Fig. 9 - *TC sem contraste. Esteatose hepática. Fígado com densidade visualmente inferior à do baço.*

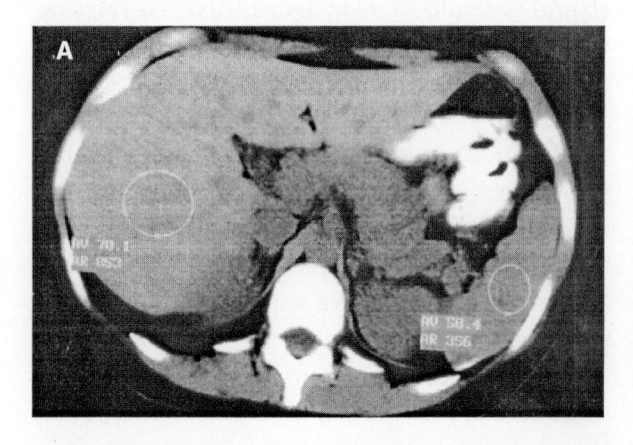

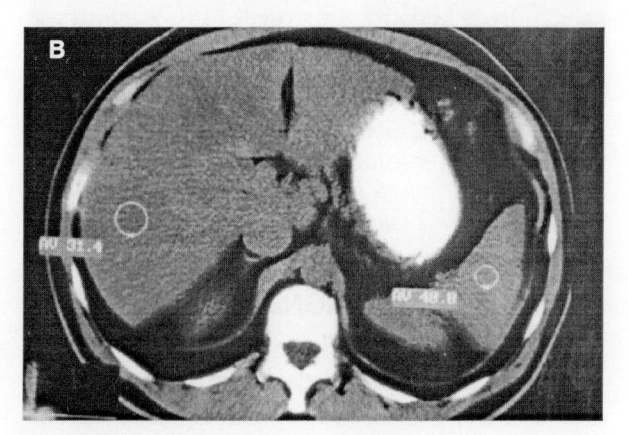

Fig. 10 - *TC sem contraste. O fígado normal apresenta densidade superior à do baço. (Fígado - 70UH; Baço = 58UH) (A). TC sem contraste. Fígado esteatótico com medidas de densidade inferiores à do baço (Fígado = 31UH; Baço = 48UH) (B).*

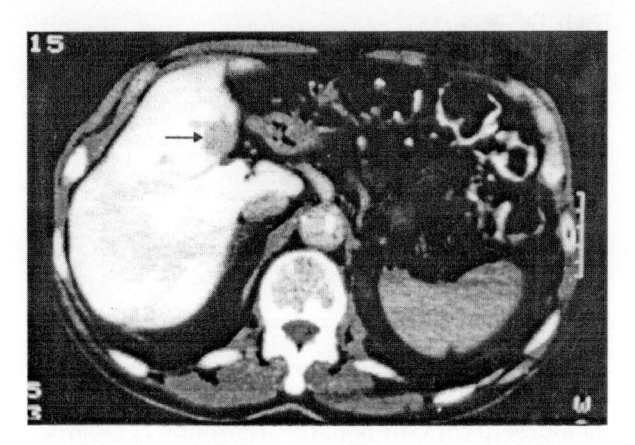

Fig. 11 - *Pseudolesão no segmento IV por defeito de perfusão focal. (→)*

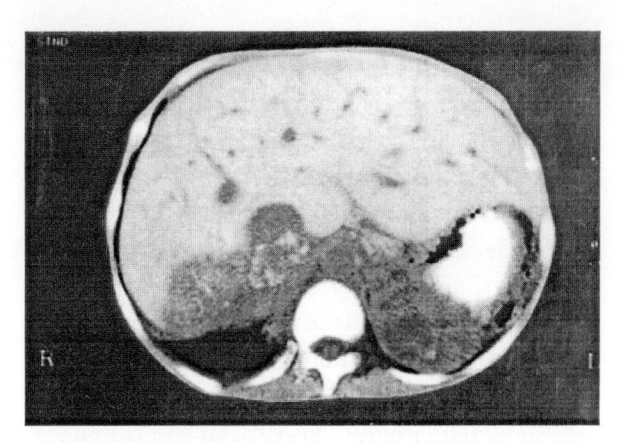

Fig. 12 - *Paciente com talassemia e hemocromatose apresentando fígado com densidade muito elevada.*

falciforme, fissura transversa *(porta-hepatis)* e lobo caudato *(Figura 11)* e podem ser confundidas com lesões verdadeiras na fase contrastada. Reconhecer a sua localização característica e identificar vasos hepáticos que atravessam estas áreas permitem fazer o diagnóstico de esteatose focal na maioria dos casos.

HEMOCROMATOSE E HEMOSSIDEROSE

O termo hemocromatose é reservado, segundo alguns patologistas, ao excessivo depósito de ferro nas células hepáticas e de outros órgãos *(pâncreas, tubo digestivo, rim, coração e adrenais)* com dano tecidual. Hemossiderose consiste no acúmulo de ferro no sistema retículo - endotelial do fígado, baço e linfonodos, sem dano tecidual. A hemocromatose pode ser primária ou secundária e se caracteriza por hepatomegalia *(presente em 90% dos casos)*, fibrose hepática e cirrose. O HC encontra-se presente em 14-30% dos pacientes com hemocromatose.

A TC sem contraste é um método sensível e não invasivo para detectar distúrbios de depósito de ferro e outros minerais, no parênquima hepático *(ex.: doença de Wilson)*. Medidas de densidade hepática superiores à 80 UH na fase pré-contraste, são altamente sugestivas de hemocromatose/hemossiderose *(Figura 12)*. Por outro lado medidas normais de densidade *(50-70UH)* não excluem este diagnóstico, uma vez que é possível a associação com esteatose em pacientes obesos ou alcoólatras, o que reduziria a densidade hepática. Os principais diagnósticos diferenciais da hemocromatose são: doença de depósito do glicogênio, doença de *Wilson*, hiperalimentação e intoxicação por amiodarona.

Recentemente a RM tem sido utilizada no diagnóstico de hemocromatose, mostrando-se mais específica que a TC. No exame de RM nota-se redução difusa da intensidade de sinal emitido pelo fígado nas imagens ponderadas em T1 e T2, devido ao efeito paramagnético do ferro.

DOENÇAS DE DEPÓSITO

Geralmente os achados tomográficos e por RM de doença de depósito do glicogênio são inespecíficos, observando-se hepatomegalia com ou sem alteração difusa da densidade, semelhante à esteatose ou hemocromatose. É importante lembrar a associação do adenoma hepático *(Figura 13)* e do HC em pacientes portadores da doença de depósito do glicogênio tipo I *(doença de von Gierke)*.

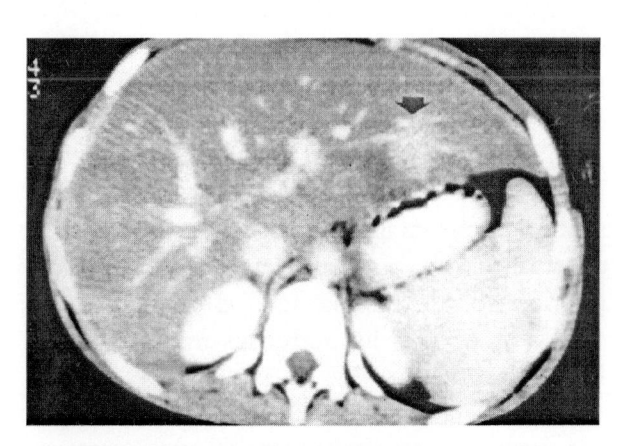

Fig. 13 - *Paciente com doença de depósito de glicogênio e adenoma hepático (→).*

CIRROSE

As alterações morfológicas que a cirrose promove na morfologia e estrutura hepática se traduzem nos exames de diagnóstico por imagem por: alteração no contorno e tamanho hepático, heterogeneidade do parênquima, nódulos de regeneração e fibrose. Na cirrose hepática observa-se lobulação, irregularidade do contorno hepático, hipertrofia do lobo hepático esquerdo e lobo caudato e atrofia do lobo hepático direito, promovendo alargamento das fissuras interlobares e deslocamento póstero-lateral da vesícula biliar *(Figura 14)*.

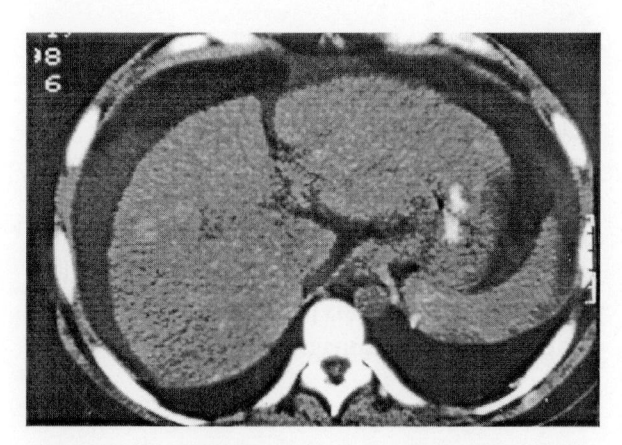

Fig. 14 - *Cirrose hepática: Aumento do LHE e lobo caudato, contornos bocelados e parênquima heterogêneo com múltiplos nódulos hiperdensos (nódulos de regeneração).*

A heterogeneidade do parênquima hepático pode ser visibilizada não somente ao US mas também na TC e RM e deve-se à uma combinação de fibrose gordurosa e depósito de ferro. É interessante observar que a TC sem contraste e as imagens de RM ponderadas em T2, são aquelas que permitem uma melhor apreciação desta distorção do parênquima hepático.

Nódulos de regeneração são frequentemente identificados em pacientes com cirrose e se apresentam como imagens hiperdensas na TC sem contraste em função da presença de ferro no seu interior. Por esta mesma razão, estes nódulos podem se apresentar hipointensos em T1 e T2 na RM.

Fibrose pode ocorrer em até 32% dos fígados cirróticos e manifesta-se na TC sem contraste e na RM como área focal geralmente periférica, mais frequentemente no segmento medial e nos segmentos anteriores do lobo hepático direito, associada a retração da cápsula hepática. Na TC sem contraste esta área costuma ser hipodensa e com realce semelhante ou discretamente superior ao do parênquima hepático circunstante.

Outras lesões encontradas em associação à cirrose hepática são: cistos peri-biliares decorrentes de inflamação peri-portal com obstrução e dilatação das glândulas peri-biliares; hiperplasia adenomatosa, considerada como lesão potencialmente maligna e precursora do hepatocarcinoma; o próprio hepatocarcinoma *(Figura 15)*, que será oportunamente discutido e linfonodomegalia abdominal, geralmente no hilo hepático e presente em até 65% dos pacientes com cirrose, principalmente naqueles com cirrose biliar primária.

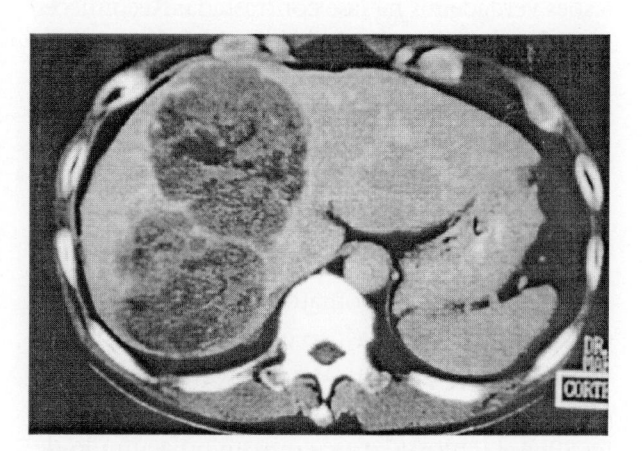

Fig. 15 - *Hepatocarcinoma multicentrico. Massas hipovascularizadas, com área de necrose central e capsula periférica hipervascularizada.*

SÍNDROME DE BUDD - CHIARI

Na TC, a síndrome de Budd-Chiari caracteriza-se por heterogeneidade do parênquima hepático, áreas hipodensas periféricas mal definidas, veias hepáticas pequenas ou ausentes, veia cava inferior afilada e circulação colateral peri-portal *(Figura 16)*. O realce hepático é bastante heterogêneo, geralmente preservando o lobo caudato, que encontra-se aumentado. O realce heterogêneo deve-se provavelmente a inversão de direção do fluxo na veia porta, notando-se trombose portal em até 20% dos casos. A RM permite identificar o afilamento ou trombose nas veias hepáticas, veia cava inferior e veia porta.

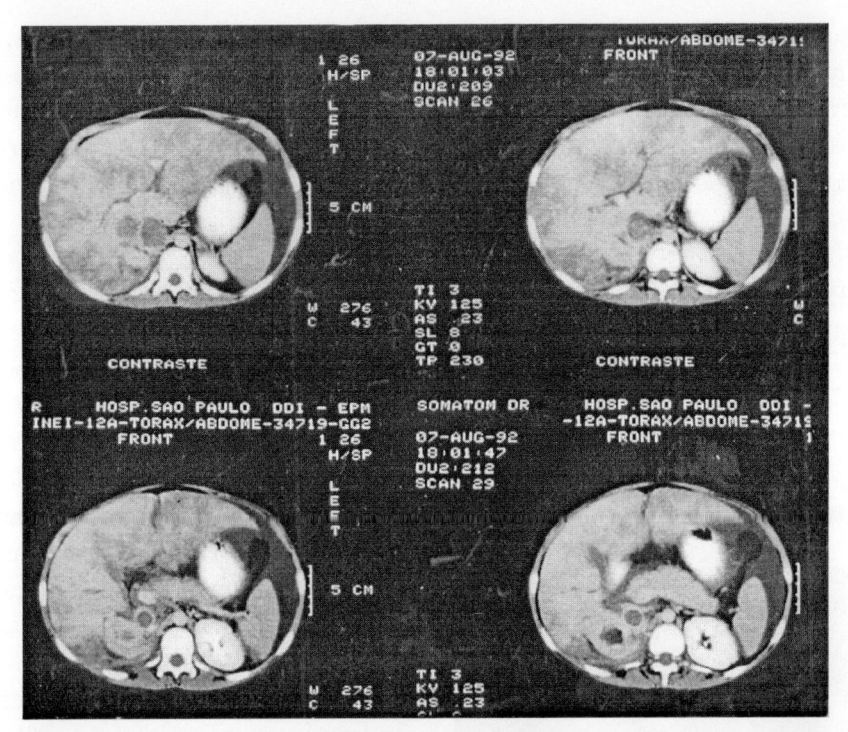

Fig. 16 - *Recidiva de carcinoma de adrenal direita com trombose da VCI e VV suprahepáticas. Congestão hepática.*

HEPATOPATIA ACTÍNICA

A hepatite actínica ocorre geralmente em pacientes submetidos à doses superiores à 3000-5000 cGy. A TC demonstra alterações hepáticas frequentemente de 2 à 4 meses após o término da radioterapia. Na fase sem contraste não é possível identificar a presença de lesão, uma vez que a área afetada apresenta densidade semelhante à do fígado normal. Porém, após a injeção do contraste é possível visibilizar uma área hipovascularizada de contornos nítidos e bem delimitados, correspondendo ao campo de irradiação. Nos cortes de retardo *(20 à 40 minutos após o contraste)*, nota-se um realce tardio na área afetada devido a excreção lenta do meio de contraste pelos hepatócitos danificados. As alterações tomográficas supramencionadas, podem ocorrer em pacientes assintomáticos ou com discreta alteração na função hepática.

LESÃO PARENQUIMATOSA FOCAL BENIGNA

CISTO SIMPLES

Cistos simples, usualmente de origem biliar, ocorrem com uma frequência que varia de 1 à 14% em séries de autópsia, mais frequentemente em mulheres e geralmente em pacientes assintomáticos.

Na TC e na RM o cisto simples caracteriza-se como lesão arredondada, com conteúdo líquido homogêneo *(densidade entre zero-10UH na TC)*, sem septos, com paredes finas e sem realce após a injeção do contraste *(Figura 17)*. O ultra-som é o exame de escolha para diagnosticar o cisto simples e acompanha-lo, quando necessário. A TC e a RM são utilizados quando há indicação cirúrgica, em

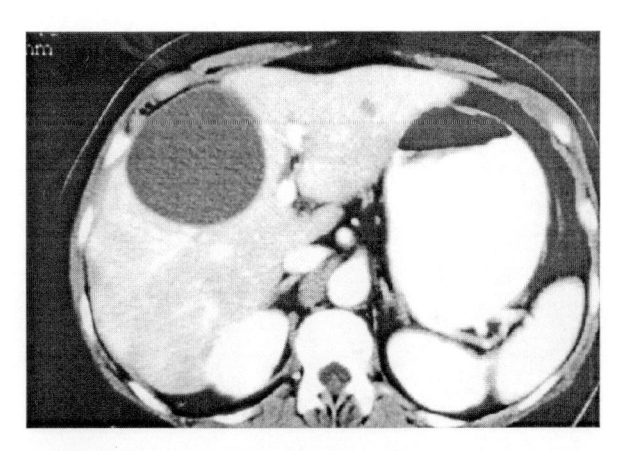

Fig. 17 - *Cisto hepático simples: hipodenso, homogêneo, com paredes finas, sem realce, septos ou calcificações.*

paciente sintomático, para melhor planejamento operatório e para verificar a presença de possível complicação, como por exemplo hemorragia intracística. O cisto é considerado complicado na presença de septos, conteúdo espesso, hemorragia ou infecção *(Figura 18)*.

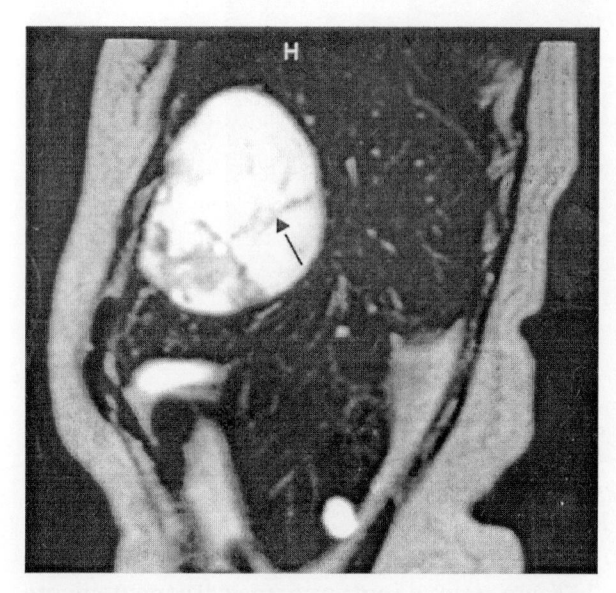

Fig. 18 - *RM (sagital/T2). Volumoso cisto hepático atípico, com septos espessos (→). Pequeno cisto simples na ponta do LHD.*

Cisto Hidático

O cisto hidático possui aspecto bastante característico à TC, apresentando-se como formação cística, com conteúdo líquido geralmente homogêneo, paredes espessas e com calcificação em até 30% dos casos. Frequentemente é possível identificar vesículas intracísticas, com densidade discretamente diferente do cisto-mãe *(Figura 19)*. Na RM observa-se imagens semelhantes, porém, a incapacidade do método em representar adequadamente calcificações, o torna preterido em favor da TC.

Abscesso Piogênico

A TC é considerada o método mais sensível para detecção e caracterização do abscesso piogênico sendo capaz de diagnostica-lo em até 97% dos casos. O abscesso piogênico apresenta-se como lesão hipodensa e com densidade que pode variar entre zero e 45 UH. Sua cápsula é geralmente espessa e se realça após a injeção do contraste. O abscesso exerce efeito de massa comprimindo o parênquima adjacente.

A presença de gás no interior da lesão é indicativa de infecção *(Figura 20)*, porém é observada em apenas 20% dos casos. Grandes volumes de ar no interior do abscesso sugerem comunicação com o tubo digestivo. Na RM observa-se lesão cística de paredes espessas, com comportamento semelhante àquele observado na TC, sendo possível *(em alguns casos)* identificar gás no interior do abscesso. A TC também é utilizada para dirigir punções diagnósticas e/ou drenagens *(Figura 21)*, quando o abscesso hepático apresenta acesso difícil pelo US. As vezes não é possível diferenciar o abscesso de lesão de outra natureza, como por exemplo metástase cística ou com conteúdo necrótico *(Figura 22)*.

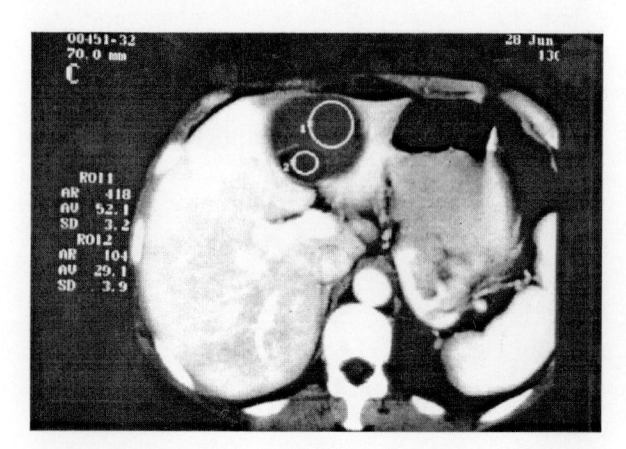

Fig. 19 - *TC com contraste. Cisto hidático. Cisto "dentro" de cisto com densidades discretamente diferentes.*

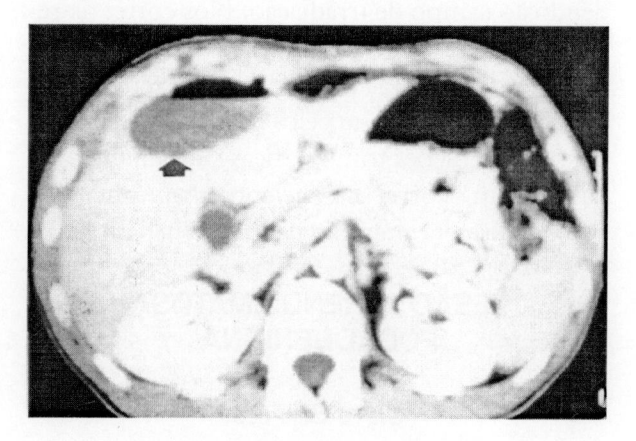

Fig. 20 - *Abscesso hepático. Cisto com nível hidroaéreo indicando infecção (→).*

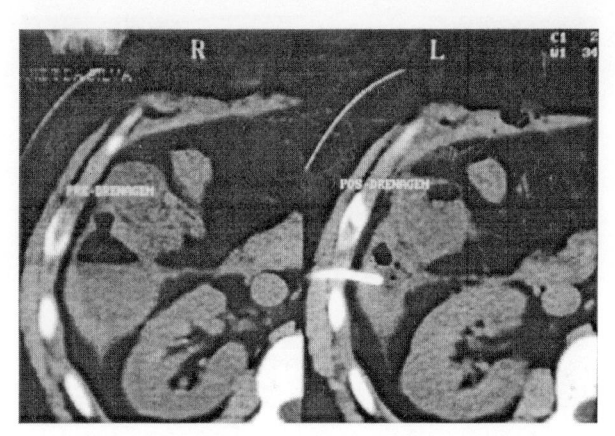

Fig. 21 - *Drenagem percutânea de abscesso hepático, dirigida por TC. Controle pré e pós - drenagem.*

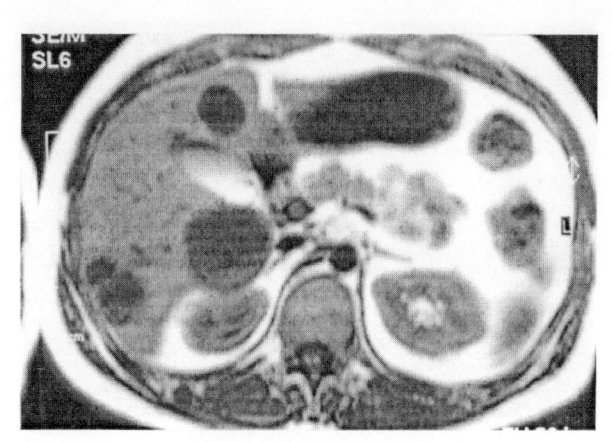

Fig. 22 - *RM (Axial/T1). Metástases císticas de leiomiossarcoma gástrico.*

Abscesso Amebiano

As teleradiografias de tórax encontram-se alteradas em 50-75% dos pacientes com abscesso hepático, de origem amebiana. As anormalidades mais frequentemente observadas são elevação da cúpula diafragmática direita, derrame pleural, atelectasia e condensação em base pulmonar direita.

O aspecto tomográfico do abscesso amebiano é inespecífico e semelhante ao abscesso piogênico, porém com paredes mais espessas e com maior realce, na fase contrastada *(Figura 23)*. Na TC e na RM, o abscesso amebiano pode também se assemelhar à metástase hepática necrótica. O quadro clínico e epidemiológico permitem diferenciar estas entidades com certa facilidade.

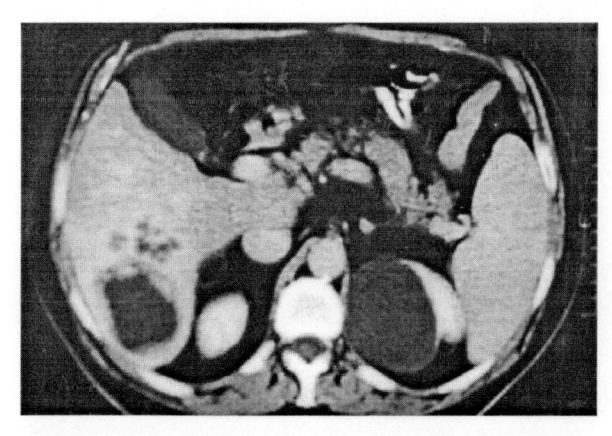

Fig. 23 - *Abscessos amebianos em LHD com intenso realce periférico. Cisto renal à esquerda.*

Hemangioma

O hemangioma é o nódulo sólido mais comum no fígado, sendo encontrado em até 20% de indivíduos em séries de autópsias, ou acidentalmente em exames de rotina, mais frequentemente ao US. São geralmente assintomáticos, e é rara a hemorragia maciça ou o hemoperitôneo. O hemangioma hepático é geralmente único e periférico, mas pode ser múltiplo, medindo desde alguns milímetros até 20 cm de diâmetro *(Figura 24)*. Pode crescer, diminuir e modificar de aspecto com o tempo. Calcificações são raras, ocorrendo em menos de 10% dos casos.

A TC, junto com o US e a RM, divide o título de método de escolha para o diagnóstico de hemangioma hepático. Na fase pré-contraste pode-se observar lesão hipodensa, homogênea e periférica, quando superior à 2-3 cm de diâmetro. A fase contrastada é indispensável, observando-se em 80-90% dos casos, um padrão de contrastação típico que consiste em realce periférico precoce, globular/nodular, centrípeta tendendo à homogeneização nos cortes de retardo *(Figura 25)*. Em lesões maiores que 3-5 cm de diâmetro é possível observar com frequência áreas de ausência de realce central que correspondem à fibrose, necrose, hemorragia ou trombose vascular *(Figura 24)*.

Utilizando-se a TC convencional, apenas 55% dos hemangiomas são considerados típicos. Na nossa experiência, a TC espiral permite caracterizar com eficiência o hemangioma hepático, em mais de 80% dos casos.

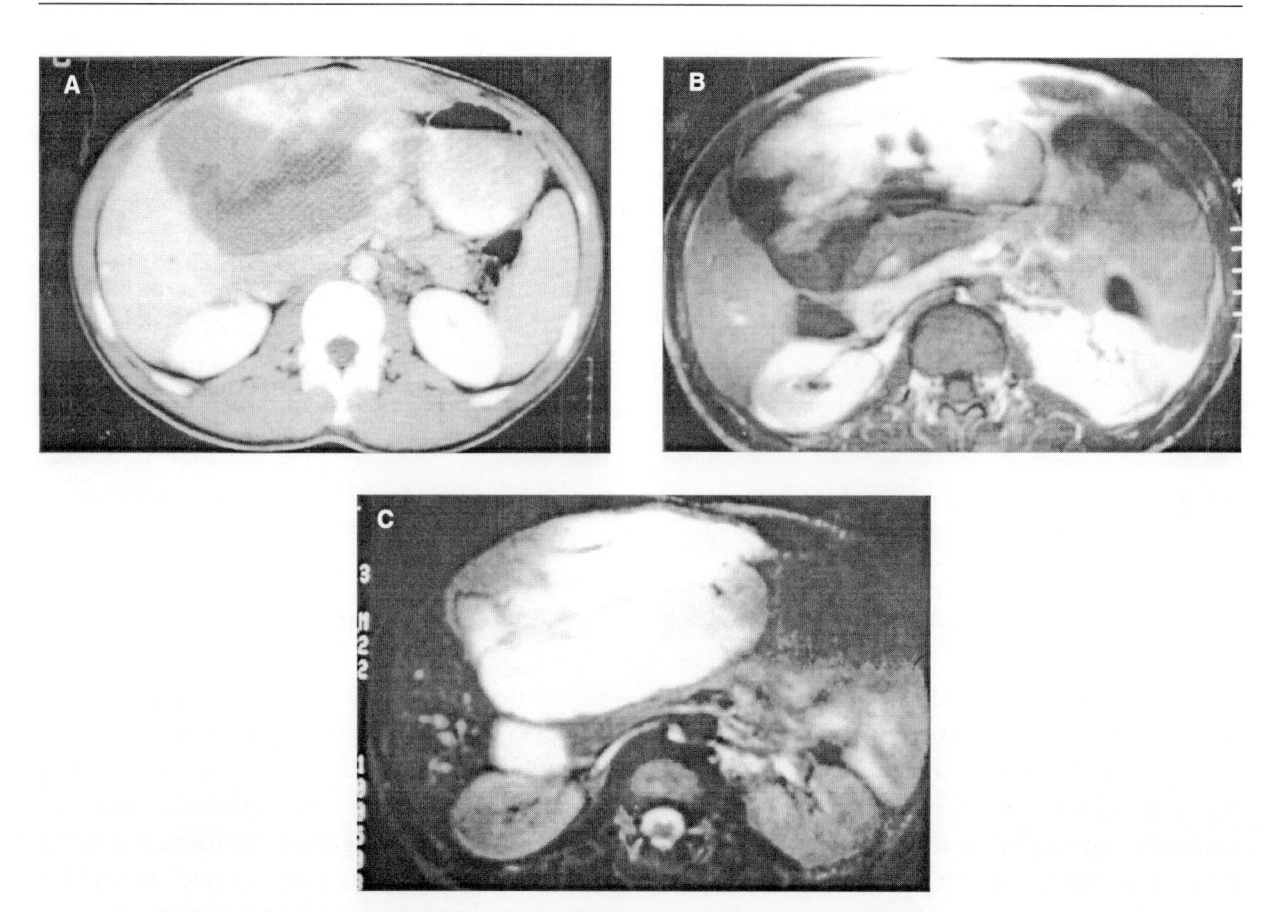

Fig. 24 - *TC com contraste (A). Grande massa hepática no LHE com realce periférico centrípeta com as mesmas características observadas na RM com contraste (B). Na RM (T2), o hiper sinal do hemangioma é característico (C). Notam-se áreas centrais de necrose/hemorragia.*

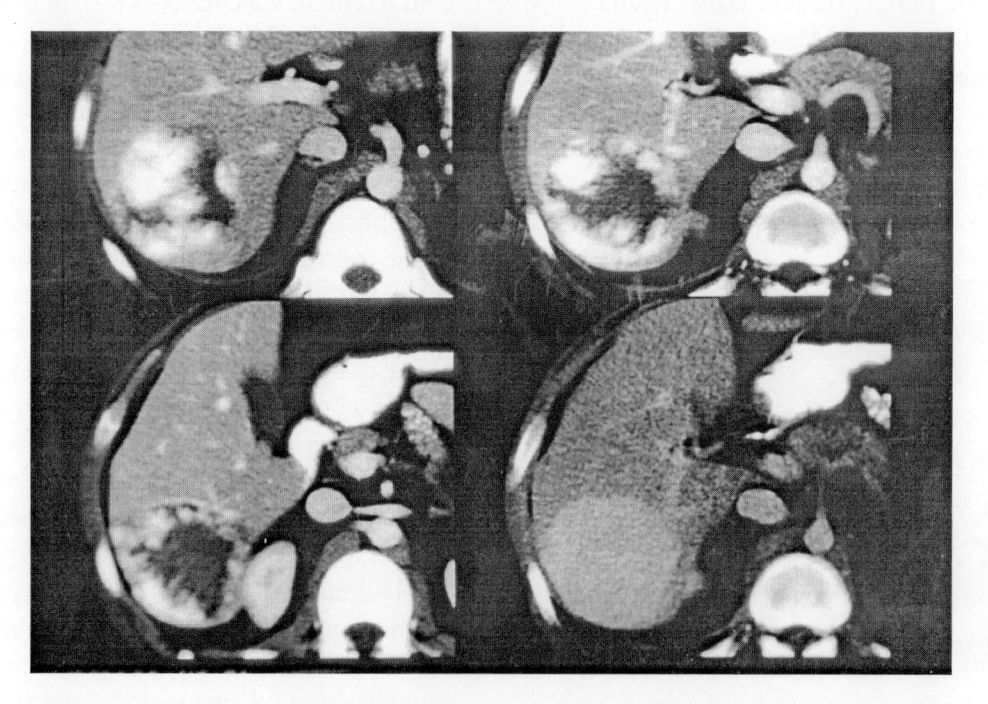

Fig. 25 - *TC em 3 fases (pré-contraste, fase portal e de retardo). Na fase pré-contraste o hemangioma é hipodenso e homogêneo. Após a injeção do contraste nota-se realce globular periférico, com homogeneização nos cortes de retardo, devido ao preenchimento lento dos espaços vasculares de maior calibre.*

A RM por sua vez, é considerada o método mais sensível para detecção do hemangioma hepático, e somente não é mais utilizada devido ao seu custo discretamente superior à TC e ao fato de ser um método mais novo e menos difundido. No entanto, devido à não utilização de contraste iodado ou radiação ionizante e a capacidade de identificar lesões inferiores à 1,0cm de diâmetro *(dificilmente identificadas na TC, mesmo espiral)*, consideramos a RM como o método de escolha para a confirmação diagnóstica do hemangioma encontrado no US *(Figura 26)*. Na RM o hemangioma apresenta-se como nódulo hipointenso e homogêneo em T1 e muito hiperintenso *(brilhante)* em T2, como o cisto hepático. O diagnóstico diferencial é possível através da injeção do contraste paramagnético, com padrão característico e semelhante ao observado na TC *(Figura 24)*.

Devido ao fato do hemangioma ser frequentemente atípico ao US e encontrado em pacientes em estadiamento tumoral, torna-se crítica a sua confirmação diagnóstica. Acompanhar estas lesões pode ser ineficaz uma vez que o hemangioma pode se modificar com o tempo. Biópsias dirigidas, apesar de serem desaconselhadas por diversos autores, já foram por nós realizadas, com agulhas finas *(20-22G)* sem complicações. Outros autores, mais recentemente, tem realizado biópsias dirigidas de hemangioma hepático utilizando agulhas de 18G, sem complicações. No entanto, parece que a melhor maneira de se confirmar o diagnóstico de hemangioma seja a sugerida por *Ferrucci*, em 1991, ao afirmar que utilizando-se dois métodos de diagnósticos por imagem *(US, TC, RM, MN ou angiografia)*, concordantes para hemangioma típico, a eficácia combinada dos métodos, supera os 95%. No nosso entender, os melhores métodos são o US e a RM, devido a sua elevada sensibilidade e baixa morbidade.

HIPERPLASIA NODULAR FOCAL

A hiperplasia nodular focal *(HNF)*, é a segunda lesão benigna mais comum no fígado, após o hemangioma. É uma massa de hepatócitos hiperplásticos, com cicatriz fibrótica central. Geralmente, a HNF é periférica, única *(95%)*, bem definida, sem cápsula e com diâmetro variando entre 3 e 5 cm. Hemorragia, necrose e calcificações são raras, porém quando presentes dificultam o diagnóstico diferencial com o hepatocarcinoma fibrolamelar *(HCF)*. A HNF é considerada por alguns autores uma lesão hiperplástica correlacionada a uma área de malformação vascular. É mais frequente em mulheres, na 3ª à 5ª décadas e pode estar relacionada ao uso de anticoncepcionais orais. Geralmente, a lesão é assintomática e não possui potencial maligno.

Na US, a HNF se apresenta usualmente como lesão isoecogênica ao parênquima hepático e portanto não detectável.

Após o advento da TC espiral, a HNF tem sido diagnosticada com mais frequência. Isto deve-se ao fato da lesão ser frequentemente isodensa ao parênquima hepático *(ou hipodensa)*, na fase pré - contraste e apresenta um realce arterial precoce com "clareamento" rápido, após 2 ou 3 minutos, não permitindo a sua identificação nos cortes de retardo *(ex.: 5 minutos)*, como ocorre no hemangioma hepático, que mantém o realce diversos minutos após a injeção de contraste *(Figura 25)*. O realce da HNF é bastante característico, permitindo identificar a cicatriz fibrótica central, e a artéria nutriente *(Figura 27)*.

Na RM, a hiperplasia nodular focal apresenta-se hipointensa nas imagens ponderadas em T1 e isointensa ao parênquima hepático no T2. Após a injeção dinâmica do contraste paramagnético, nota-se padrão de realce semelhante àquele observado na TC espiral *(Figura 28)*. Em alguns casos, a HNF pode ter comportamento incaracterístico e semelhante ao adenoma hepático e ao HCF. Nestas ocasiões é oportuno prosseguir a investigação diagnóstica através do mapeamento com enxofre

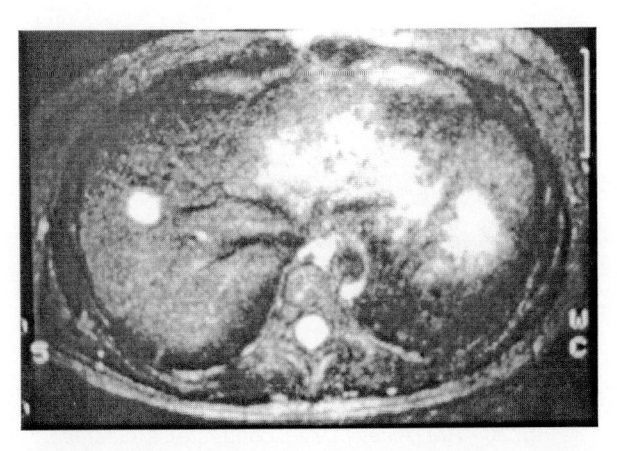

Fig. 26 - *RM (Axial/T2). Pequeno hemangioma típico, hiperintenso em T2, localizado no segmento VIII.*

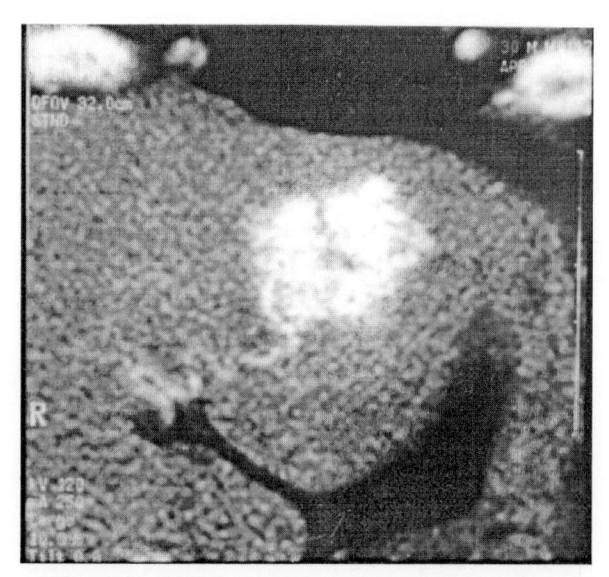

Fig. 27 - *TC com contraste (fase arterial). Lesão hipervascularizada, com cicatriz central e a. nutriente. Diagnóstico: Hiperplasia nodular focal.*

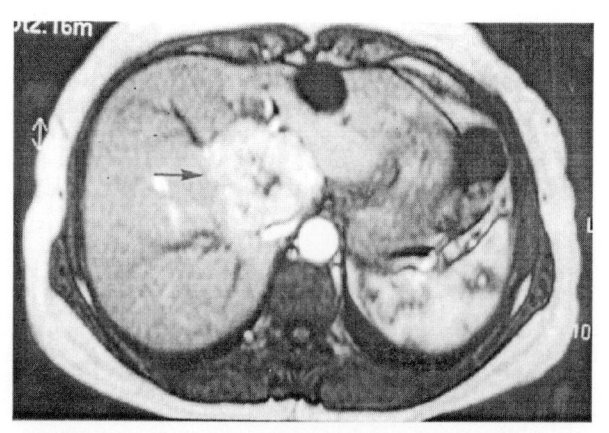

Fig. 28 - *RM (T1/com contraste). HNF. Massa hipervascularizada(→) na fase mais precoce e apresentando cicatriz central. Nota-se cisto simples no LHE.*

coloidal. Pela presença de células de *Kupffer*, a HNF comporta-se de forma semelhante ao parênquima hepático normal adjacente em até 60% dos casos, permitindo confirmar o diagnóstico.

Adenoma Hepático (AH)

O adenoma é um tumor hepático benigno, originário de hepatócitos e menos frequente que o hemangioma e HNF. É usualmente encontrado em mulheres jovens *(20-40 anos)*, relacionado ao uso de anticoncepcionais orais e à doenças de depósito de glicogênio.

É um tumor geralmente único, medindo entre 5 e 10 cm de diâmetro e que pode sangrar com frequências e com consequências catastróficas. Após a suspensão do anticoncepcional oral, o AH pode regredir e até desaparecer.

A importância do diagnóstico de adenoma, deve-se ao risco de hemorragia e é por esta razão que a TC sem contraste é indispensável, no sentido de se detectar áreas de sangramento *(Figura 29)*. O realce do AH é incaracterístico nas diversas fases do contraste.

Na RM, o adenoma pode se apresentar como nódulo hiperintenso nas imagens ponderadas em T1 *(45% dos casos)*, devido à sangramento, gordura e depósitos de glicogênio intratumoral. Este aspecto é bastante peculiar e também encontrado no hepatocarcinoma *(pelo componente ferroso)* e nas metástases de melanoma *(devido à melanina) (Figura 30)*. Nas imagens em T2 e na fase contrastada o aspecto do AH é incaracterístico.

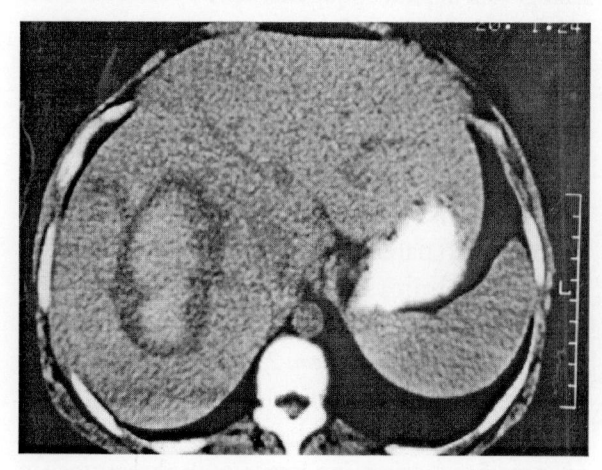

Fig. 29 - *TC sem contraste. Volumoso adenoma hepático com sinais de sangramento central.*

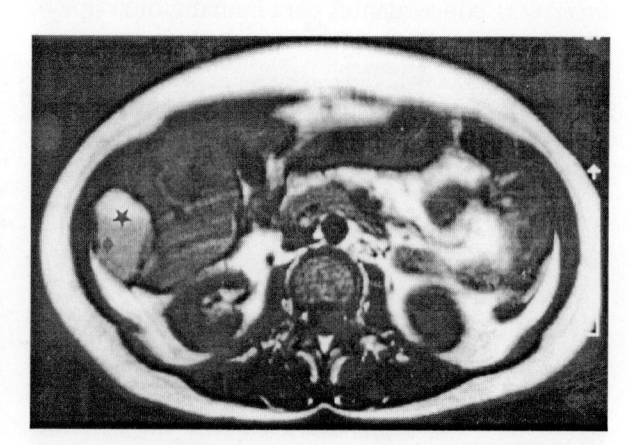

Fig. 30 - *RM (Axial/T1/sem contraste). Metástase hepática de melanoma(V), hiperintensa em T1, devido à presença de melanina.*

Ao contrário da HNF, o adenoma apresenta-se como nódulo frio no mapeamento com enxofre coloidal, devido à ausência de células de *Kupffer*.

LESÃO PARENQUIMATOSA FOCAL MALIGNA

HEPATOCARCINOMA

O Hepatocarcinoma *(HC)* é o tumor hepático primário maligno mais comum, estando diretamente relacionado, no nosso país, à cirrose hepática e hepatite viral tipo B.

A importância dos métodos de diagnóstico por imagem reside em rastrear, diagnosticar e estadiar o HC e até participar no tratamento. Uma vez que a cirurgia é ainda a melhor opção terapêutica, é importante estabelecer o número de segmentos envolvidos, invasão vascular, disseminação linfática e hematogênica para que a ressecção cirúrgica ou o transplante possam ser considerados entre as diversas alternativas de tratamento.

O HC pode ser morfologicamente classificado em expansivo, infiltrativo, multifocal e difuso, sendo o primeiro, o mais comum e responsável por cerca de 50% dos HC. O HC expansivo se caracteriza por massa bem definida, encapsulada e heterogênea, frequentemente sendo possível identificar áreas centrais de necrose ou fibrose e com diâmetro de até 10 cm ou mais *(Figura 31)*. A cápsula fibrótica tumoral, que pode ser identificada na TC e RM, sugere crescimento lento do tumor, menor agressividade e maior facilidade de ressecção cirúrgica. O HC difuso ou infiltrativo é mais raro e difícil de ser diagnosticado, uma vez que mimetiza-se na heterogeneidade do fígado cirrótico *(Figura 32)*. O HC pode invadir os vasos hepáticos e portais em até 40% dos casos, sendo possível identificar o trombo no interior destas estruturas vasculares, através dos diversos métodos de diagnóstico por imagem *(Ex.: US, TC ou RM)*.

O HC possui irrigação preferencial pela artéria hepática, apresentando áreas hiper, hipovascularizadas ou avasculares; estas últimas correspondem à necrose e fibrose. Devido à este tipo de irrigação, o HC é identificado na fase arterial, quando apresenta realce maior que o parênquima hepático, irrigado pela circulação portal e portanto contrastado mais tardiamente. No entanto, com certa freqüência, notam-se tumores hipovasculares, com

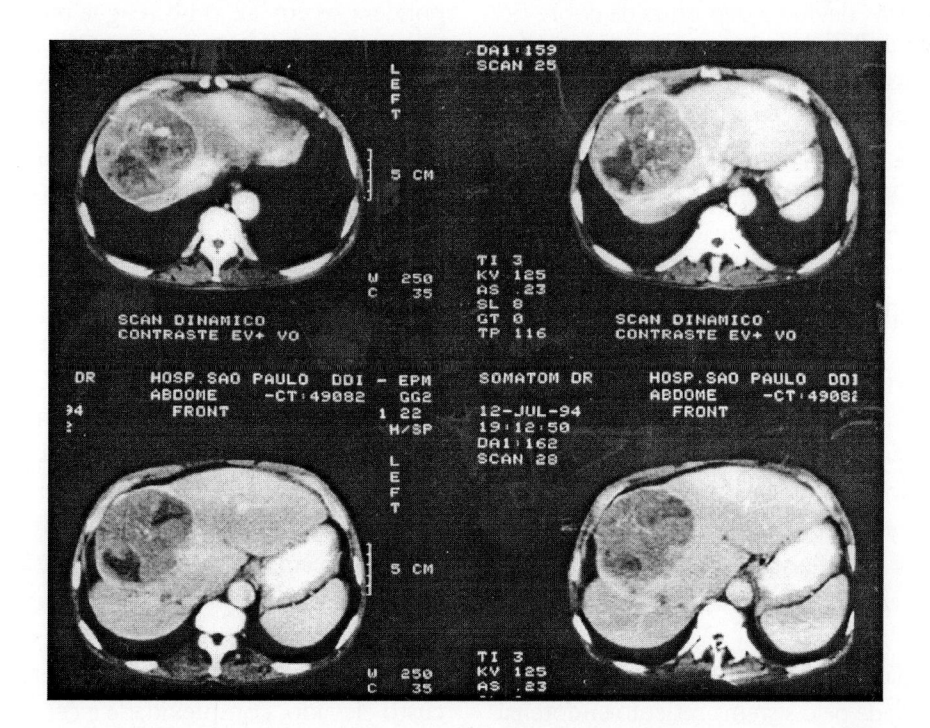

Fig. 31 - *TC com contraste, fase portal. HC no segmento VIII, apresentando cápsula hipervascularizada, neo-circulação tumoral de permeio e áreas de necrose/fibrose central.*

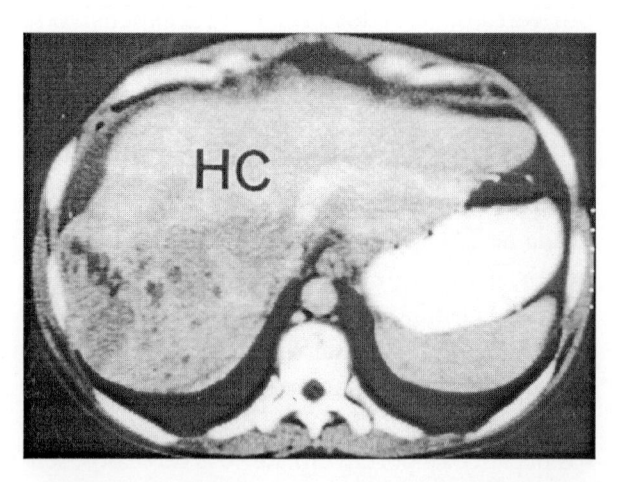

Fig. 32 - *Hepatocarcinoma multifocal e infiltrativo. Múltiplos nódulos hipodensos, alguns confluentes, no LHD associados à retração da cápsula hepática e líquido ao redor do fígado.*

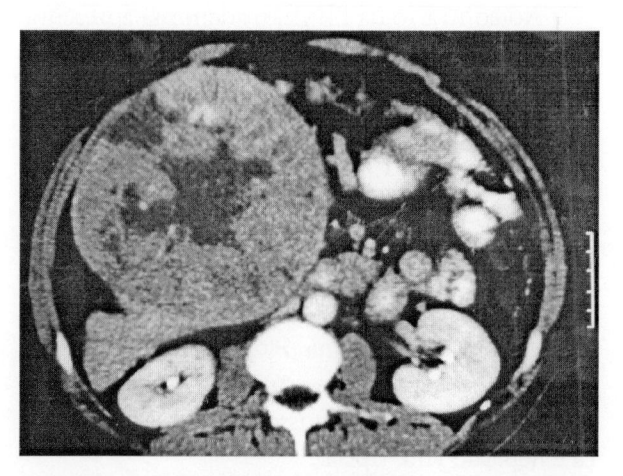

Fig. 33 - *Volumoso hepatocarcinoma com risco de ruptura eminente.*

irrigação portal dominante, e melhor identificados na fase pré-contraste, na RM e TC. Geralmente, o HC apresenta-se como lesão hipodensa na TC sem contraste, com realce heterogêneo e intenso, sendo possível identificar com frequência a sua capsula. Calcificações não são frequentes, mas podem ocorrer em até 9% dos casos, mesmo na variante não fibrolamelar. Eventualmente, o HC pode apresentar-se como nódulo hiperdenso na fase pré-contraste, devido à depósitos de cobre no seu interior. O HC pode infiltrar a cápsula hepática rompendo-se e permitindo que o sangramento espontâneo intra-tumoral, difunda-se para a cavidade peritoneal. Este fato é potencializado pela rica neovascularização tumoral. Alguns sinais tomográficos, como por exemplo a infiltração de mais do que quatro segmentos hepáticos, bem como o diâmetro do tumor podem indicar o risco de ruptura *(Figura 33)*.

A RM apresenta como principais vantagens sobre a TC, a capacidade de detectar hepatocarcinomas com diâmetro inferior à 2,0 cm, mesmo sem a injeção do contraste paramagnético, e utilizar técnicas *(ex.: gradiente-eco "in-phase")*, que permitem homogeneizar o parênquima hepático cirrótico facilitando a identificação e caracterização de focos de HC.

A utilização de contrastes superparamagnéticos, com afinidade pelo sistema retículo-endotelial parece potencializar ainda mais a detecção do HC. Estes contrates não são ainda disponíveis no nosso meio, mas acreditamos que o serão em breve.

O HC apresenta na RM aspectos bastante característico e realce semelhante ao observado na TC com contraste *(Figura 34)*. Nas imagens em T1 o HC comporta-se como nódulo iso, hipo ou hiperintenso, sendo este último padrão o mais característico, observado em cerca da metade dos casos e devido provavelmente ao acúmulo de gordura, glicogênio, cobre e/ou zinco. Nas imagens ponderadas em T2, o HC é igualmente hiperintenso, porém não alcançando os níveis obtidos pelo hemangioma e cisto hepático.

O rastreamento por imagem do HC é geralmente iniciado pelo estudo ultrassonográfico, devido as suas inequívocas vantagens relacionadas ao custo, disponibilidade e ausência de morbidade ou contra-indicações e elevada especificidade. Apesar disto, o US apresenta, como limite, baixa sensibilidade, chegando a detectar em algumas séries apenas 45% dos hepatocarcinomas. Quando o US é negativo ou duvidoso e existem indícios clínicos ou laboratoriais da presença do HC, segue-se a investigação com TC espiral com contraste *(fase arterial e portal)* e/ou RM e finalmente com arteriografia associada à TC espiral *(artério-TC)*. O exame considerado "padrão ouro" para detecção do HC é a artério-TC com Lipiodol®, injetado seletivamente na artéria hepática. Este método apresenta custo elevado, complexidade e certa morbidade e invasividade.

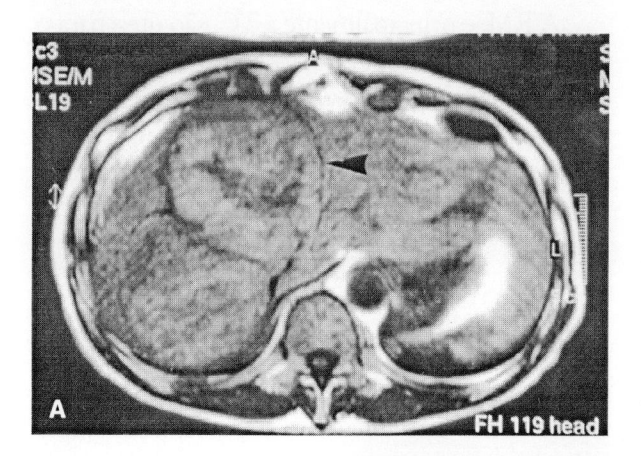

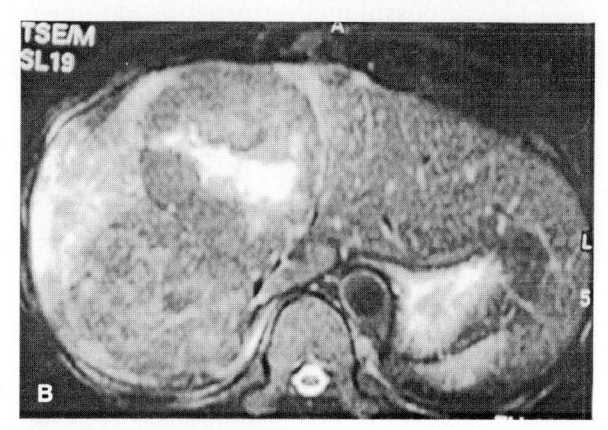

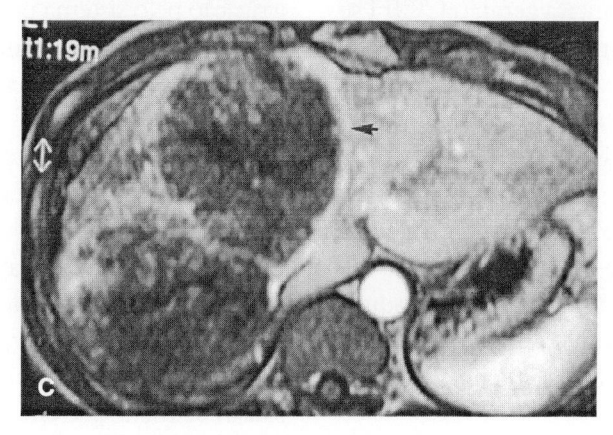

Fig. 34 - *RM / Axial / T1 (A), T2 (B) e com contraste (C). Hepatocarcinoma. Massas hiperintensas em T1 e isointensas em T2, com necrose central e cápsula fibrótica. Na fase contrastada (C), nota-se intenso realce periférico à semelhança da TC (Figura 15).*

HEPATOCARCINOMA FIBROLAMELAR

O hepatocarcinoma fibrolamelar *(HCF)* é uma rara variante do HC, com melhor prognóstico e acometendo pacientes mais jovens *(3ª e 4ª décadas)*, sem história de hepatopatia crônica e com níveis de afetoproteína normais.

Na TC e RM observa-se um aspecto bastante característico. Na TC sem contraste nota-se geralmente massa volumosa hipodensa e frequentemente com calcificações grosseiras no seu interior *(Figura 35)*. Na fase com contraste nota-se intenso realce na fase arterial, devido à sua vascularização, que permite apreciar com frequência uma cicatriz "estrelada central", à semelhança daquela observada na HNF *(Figura 28)*.

O HCF pode ser diferenciado da HNF através da RM. Nas imagens ponderadas em T2, os HCF apresenta cicatriz central hipointensa; ao contrário, na HNF a cicatriz é hiperintensa. Outra forma de diferenciar estes tumores e através da MN, como já previamente citado ao se discutir a HNF. Apesar da calcificação ser rara na HNF, já foi descrita em alguns casos, dificultando à distinção entre o HCF e a HNF.

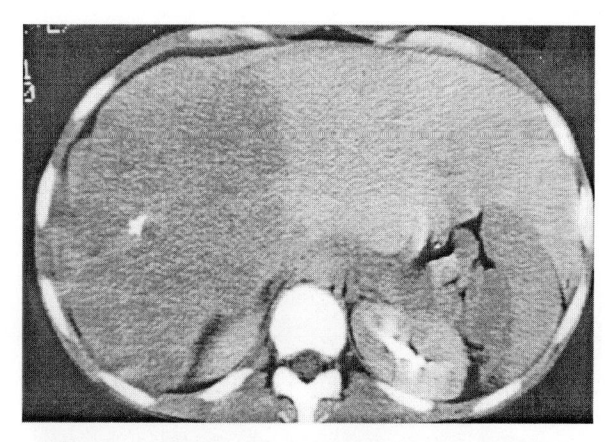

Fig. 35 - *Hepatocarcinoma fibrolamelar em homem de 21 anos, sem hepatopatia. Volumosa massa hipodensa e calcificada no LHD.*

O HCF possui melhor prognóstico que o HC, porém também pode metastatizar, se bem que raramente, e quando o faz acomete geralmente pulmão, ossos, linfonodos retroperitoneais, podendo ocorrer carcinomatose peritoneal.

COLANGIOCARCINOMA INTRA - HEPÁTICO

O colangiocarcinoma pode se originar à partir de pequenos ductos biliares periféricos *(em 20 à 30% dos casos)*, sendo então denominado intra-hepático *(CCIH)*. De uma maneira geral, o CCIH se assemelha ao adenocarcinoma metastático não sendo usualmente distinguível através dos diversos métodos de diagnóstico por imagem. O seu diagnóstico pré-operatório é de exclusão.

Na TC sem contraste apresenta-se como massa sólida hipodensa, homogênea ou heterogênea. Na fase contrastada nota-se massa hipovascularizada, incaracterística *(Figura 36)*. Nos cortes tardios, realizados até 30 e 45 minutos após a injeção do contraste, é descrito um realce homogêneo central que ajudaria a diagnosticar este tipo de lesão.

Na RM, o aspecto do CCIH é também inespecífico, assemelhando-se à outros tumores hepáticos. Ao contrário do colangiocarcinoma central ou hilar, o CCIH promove dilatação da árvore biliar em apenas 30% dos casos. Apesar de ter sido descrita a atrofia dos segmentos do lobo hepático esquerdo como sinal específico de colangiocarcinoma nós o temos observado também em casos de hepatocarcinoma e metástase de adenocarcinoma.

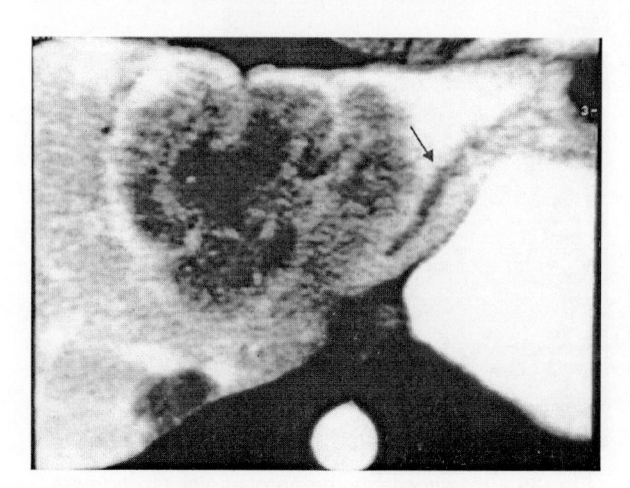

Fig. 36 - *Colangiocarcinoma intrahepático no LHE levando à dilatação da via biliar (→).*

A RM, e principalmente a TC, são úteis para o estadiamento pré-operatório do CCIH, que com certa frequência pode invadir estruturas justa-hepáticas, como estômago e duodeno. Finalmente, é importante lembrar a associação do colangiocarcinoma com a colangite esclerosante.

METÁSTASES

O fígado é o órgão mais frequentemente acometido por metástases de tumores do trato gastrointestinal. Isto deve-se, em parte, a sua dupla irrigação pelo sistema portal e pela artéria hepática. As metástases, são o tumor maligno mais comum do fígado e possuem as mais diversas formas de apresentação ao US, TC e RM. Neste capítulo procuraremos diferenciar os principais tipos de metástase hepática e sugerir formas de detectá-las com eficiência.

As metástases hepáticas podem ser divididas em císticas, sólidas e calcificadas. As lesões sólidas podem ainda ser classificadas em hiper e hipovasculares, sendo este o tipo mais comum. As principais causas de metástase em função do tipo de apresentação, estão relacionadas nas *(Quadros 1, 2 e 3)*.

O aspecto mais frequentemente observado no US, TC ou RM é a lesão "em alvo" ou "olho de boi". Este tipo de metástase é geralmente hipodenso na fase pré-contraste na TC/RM e apresenta realce periférico, com área hipodensa central, correspondendo à necrose *(Figura 37)*. O realce periférico anelar permite diferenciar esta lesão do hemangioma, que apresenta realce globular, como descrito oportunamente. Estas metástases são lesões hipovascularizadas e mais facilmente detectadas na fase portal. Na fase de equilíbrio tardio *(3 à 5 minutos após a injeção do contraste)*, podem ser indetectáveis.

As metástases hiperdensas na fase pré-contraste são as mais raras e geralmente hipervascularizadas *(Figura 38)*. Este tipo de lesão apresenta realce homogêneo já na fase arterial, não são identificadas na fase portal e de equilíbrio tardio e devem ser diferenciadas do HC e da HNF.

Metástases completamente císticas não são comuns, e quando não apresentam septos ou vegetações, são indiferenciáveis de cistos benignos *(Figura 39)*.

Quadro 1 - *Causas de metástase "em alvo".*

Câncer de mama	Câncer Gástrico
Câncer Coloretal	Adenocarcinoma de pâncreas
Tumor de pulmão	Linfoma
	Sarcoma

Quadro 2 - *Causas de metástase hiperdensa (hipervascularizada).*

Hipernefroma	Feocromocitoma
Melanoma	Câncer de mama
Tumor Carcinóide	Câncer de Tireóide
Tumores Endócrinos	
Coriocarcinoma	

Quadro 3 - *Causas de metástase cística.*

Carcinoma Mucinoso de Ovário	Sarcoma
Câncer de Pulmão	Melanoma
Tumor Carcinóide	

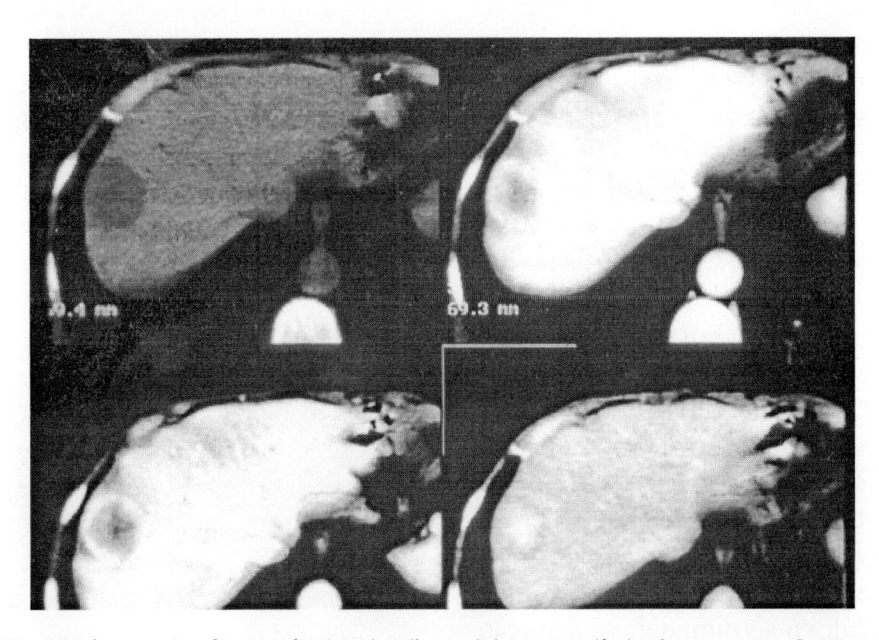

Fig. 37 - *Metástase de câncer gástrico. Lesão nodular na periferia do segmento 8 com aspecto "em alvo" ou "olho de boi".*

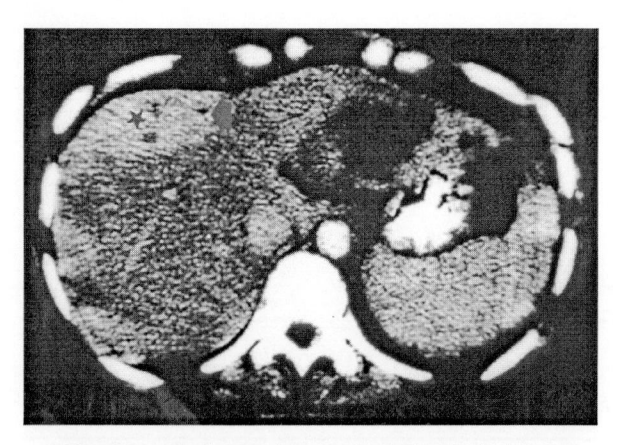

Fig. 38 - *Metástase hipervascularizada (→), por neoplasia de mama.*

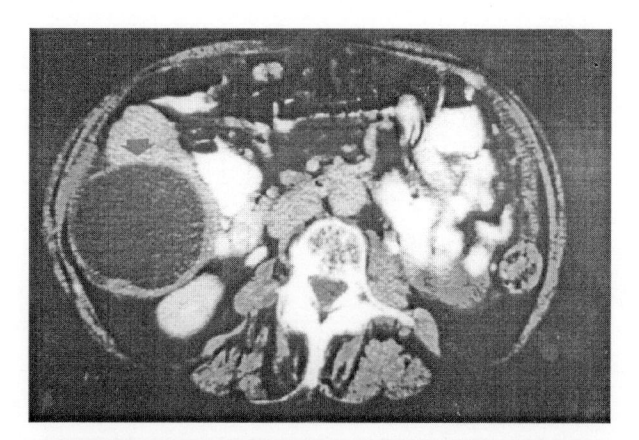

Fig. 39 - *Metástase hepática cística por neoplasia ovariana (→).*

Quadro 4 - *Causas de metástase calcificada.*

Carcinoma Mucinoso de Cólon, Estômago e Pâncreas

Tumores de Ilhotas Pancreáticas

Sarcomas (ex.: Leiomiossarcoma, Sarcoma Osteogênico)

Cistoadenocarcinoma de Ovário

Melanoma Maligno

Eventualmente, metástases podem se apresentar como lesões calcificadas *(Quadro 4)*. Quando as calcificações são "psamomatosas", isto é, com aspecto de grãos de areia, sugerem fortemente o diagnóstico de adenocarcinoma mucinoso, mais frequentemente do tubo digestivo ou da mama. Estas calcificações não são detectáveis pela RM, ao contrário do que ocorre com a TC e em menor grau, com o US *(Figura 40)*. As lesões hepáticas secundárias promovem a dilatação das vias biliares, trombose vascular e retração capsular com menor frequência que o hepatocarcinoma *(Figura 41)*, não sendo no entanto distinguíveis do HC, em base apenas à estes sinais.

O rastreamento da metástase hepática tem sido objeto, ao longo dos últimos anos, de centenas de artigos, publicados na literatura. Isto deve-se, em parte ao aparecimento de novas modalidades de diagnóstico por imagem, e principalmente aos avanços na técnica cirúrgica e à opções terapêuticas mais agressivas, eficazes e variadas.

Atualmente, a TC compete com o US abdominal, como técnica mais difundida na detecção do nódulo hepático secundário. No entanto, é importante lembrar, que a TC somente apresenta resultados favoráveis e significativamente superiores ao US quando utiliza-se técnica eficiente, ou seja, quantidade adequada de contraste *(120-150 ml)*, alta velocidade de injeção e rapidez na aquisição das imagens tomográficas. Se estes conceitos são

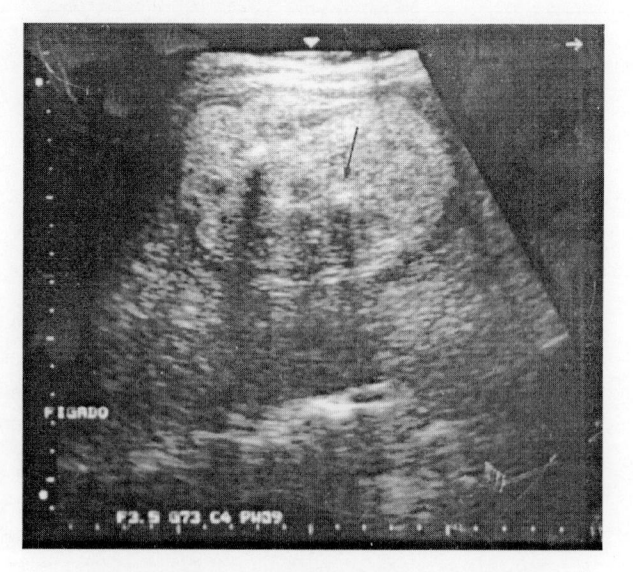

Fig. 40 - *Massa hepática sólida com pontos hiperecogênicos e sombra acústica posterior, correspondendo à calcificações (→).*

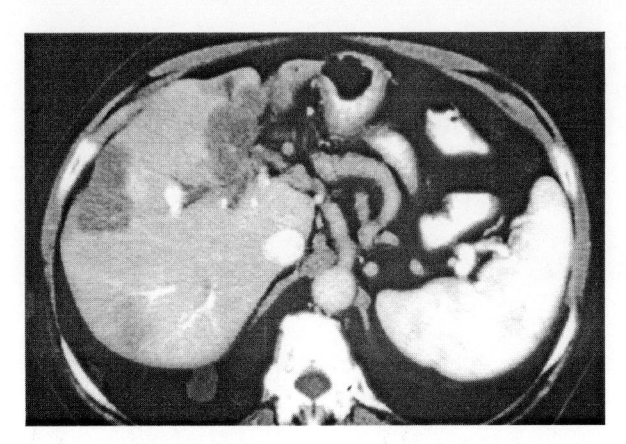

Fig. 41 - *Metástases hepáticas por neoplasia de cólon levando à retração da cápsula no LHE.*

associados à utilização da técnica espiral *(TC espiral)*, podemos potencializar sensivelmente a eficácia do método na detecção de metástase hepática.

A RM, por sua vez, apresenta sensibilidade superior à TC convencional e semelhante à TC espiral na detecção de metástase. Na escolha do método de investigação deve-se considerar a disponibilidade, custo e efeitos adversos do contraste iodado utilizado na TC e imprescindível no estudo do fígado.

Até recentemente, a porto-TC era o método pré-operatório mais sensível para detecção de metástases hepáticas, principalmente para aquelas com diâmetro inferior à 10 mm *(Figura 7)*. O US intra-operatório apresenta resultados semelhantes à porto-TC, porém não é considerado na avaliação pré - operatória do paciente.

Atualmente, com novos tipos de contraste super paramagnéticos, com afinidade específica para o sistema reticuloendotelial, e já comercializados nos Estados Unidos e na Europa, a RM tem apresentado resultados superiores àqueles obtidos através da porto-TC, vindo talvez a substituí-la por se tratar de método menos invasivo e complexo.

TRAUMA

O fígado é um dos órgãos mais frequentemente acometido em traumatismos abdominais fechados, sendo lesado em 5 à 10% dos casos. Devido ao fato, dos testes de função hepática não se correlacionarem com o grau de lesão hepática e da lavagem peritoneal ser frequentemente positiva em casos de pequenas lesões hepáticas, diversos grupos de cirurgiões estimam que o índice de laparotomias desnecessárias, por trauma hepático, pode chegar à 50%.

Apesar da TC demonstrar com bastante precisão a presença de lesão hepática traumática e classificá-la, não pode ser usada isoladamente como método indicativo de conduta terapêutica, sendo indispensável correlacionar os dados tomográficos com o quadro clínico. A TC também pode ser utilizada no acompanhamento evolutivo, principalmente na suspeita de complicações como ressangramentos *(raros)*, seroma ou bilomas, que podem até comprimir grande vasos hepáticos, ou ainda para o diagnóstico de áreas hepáticas desvascularizadas que podem evoluir para necrose e formação de gás simulando abscesso.

A TC é, depois do US *(realizado, se possível ainda na sala de emergência)*, o principal método de diagnóstico por imagem na avaliação de pacientes com trauma abdominal fechado. A TC permite identificar contusões, lacerações e hematomas intraparenquimatosos *(Figura 42)*, subcapsulares e peri-hepáticos *(Figura 43)*, bem como lesões associadas, geralmente no baço, pâncreas, duodeno e adrenal direita.

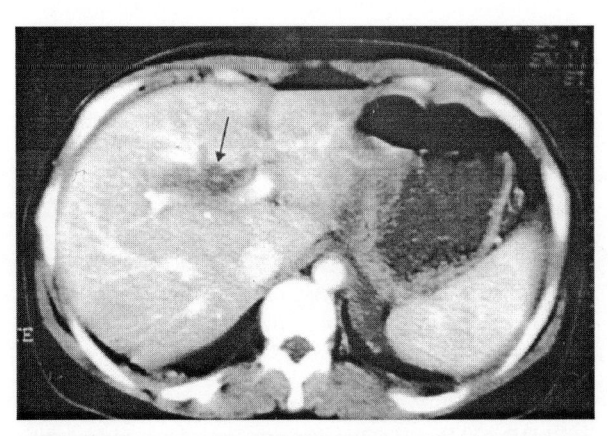

Fig. 42 - *Contusão hepática (→) próxima ao ramo direito da v. porta.*

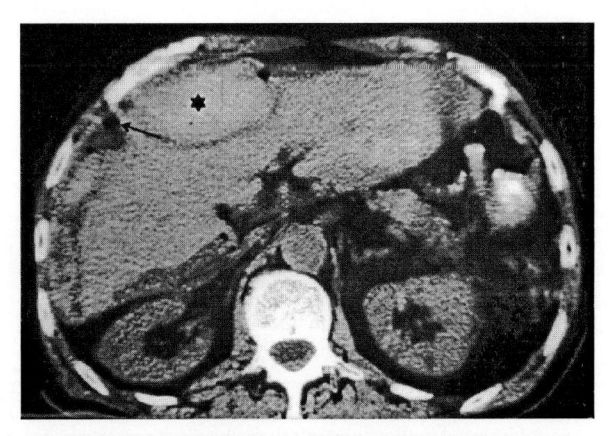

Fig. 43 - *Hematoma hepático subcapsular (*) e hemoperitôneo (→)*

A RM ainda não tem sido utilizada na avaliação abdominal do paciente politraumatizado. O seu uso é reservado para aqueles pacientes onde é necessário estudo pormenorizado das vísceras sólidas, mas que não podem ser submetidos à TC, por contra-indicação absoluta ao contraste iodado, indispensável para se obter avaliação precisa do estado dos órgãos intracavitários. Ao contrário, o contraste por via oral é geralmente desnecessário no estudo inicial do paciente com trauma abdominal fechado.

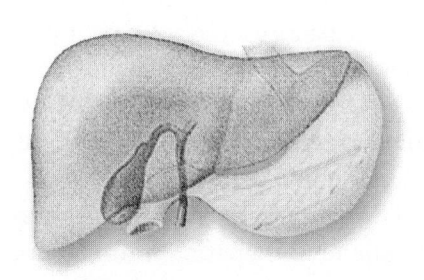

Referências Bibliográficas

01. ABRAMSON SJ, BERDIN WE, KANFMAN RA, RUZAL-SHAPIRO C. - Hepatic parenquimal and subcapsular gas after hepatic laceration caused by blunt abdominal trauma. AJR 1989; 153:1031-1033

02. ALDHAM K, GUICE K, RYCKMAN F, e col. - Blunt liver injury in childhood: evaluation of therapy and current prospective. Surgery 1986; 100:542-546

03. ALPERN M, LAWSON T, FOLEY W. Focal hepatic masses and fatty infiltration detected by enhanced dynamic CT. Radiology 1986; 158:45-49

04. BAKER ME, PELLEY R. - Hepatic metastases: basic principles and implications for radiologists. Radiology 1995; 197:329-337

05. BAKER ME, WENKER JC, COCKERLL EM, ELLIS JH. Focal fatty infiltration of the liver: diagnostic imaging. Radiographics 1985; 5:923-939

06. BASHIST B, HECHT HL, HARLEY WD. Computed tomographic demonstration of rapid changes in fatty infiltration of the liver. Radiology 1982; 142:691-692

07. BERNARDINO ME. - Computed tomography of calcified liver metastases. JCAT 1979; 3:32-35

08. BISMUTH H. - Surgical anatomy and anatomical surgery of the liver world. J Surg 1982; 6:3-9

09. BRADBEAR RA, RAIN C, SISKIND V. - Cohort study of internal malignancy in genetic hemochromatosis and other nonalcoholic liver disease. J Natl Cancer Inst 1985; 74:81-84

10. BRESSLER EL, ALPERN MB, GLAZER MG, e col. - Hypervascular hepatic metastases: CT evaluation. Radiology 1987; 162:49-54

11. CALENCAUTCY CR, MELLO GGN, GUIMARÃES MC, e col. - Hepatocarcinoma fibrolamelar: relato de um caso. Radiol Bras 1996; 29:155-157

12. CARMONA RA, LIM RC, CLARK GC. - Morbidity and mortality in hepatic trauma: a 5-year study. Am J Surg 1982; 144:88-93

13. CASEIRO-ALVES F, ZINUS M, MALIFOUZ AE, e col. - Calcification in focal nodular hiperplasia: a new problem for differentiation from fibrolamellar hepatocellular carcinoma. Radiology 1996; 198:889-892

14. CHAMBERS TP, BARON RL, LUSH RM, DODD GD III, MILLER WJ - Hepatic CT enhancement comparison of ionic and nonionic contrast agents in the same patients. Radiology 1994;190:721-725

15. CHAMBERS TP, BARON RL, LUSH RM. - Hepatic CT enhancement: part I. Alterations in the volume of contrast material within the same patients. Radiology 1994; 193:513-517

16. CHAMBERS TP, BARON RL, LUSH RM. - Hepatic CT enhancement: part II. Alterations in the contrast material volume and rate of injection within the same patients. Radiology 1994; 193:518-522

17. CHEZMAR JL, NELSON RC, MALKO JA, BERNARDINO ME. - Hepatic iron overload: diagnosis quantification by non invasible imaging. Gastrointest Radiol 1990; 15:27-31

18. COUINAUD C. - Le foie: études anatomiques et chirurgicales. Paris. Masson, 1957

19. CRAIG JR, PETERS RI, EDMONDSON HA, OMOTA M. - Fibrolamellar carcinoma of the liver: a tumor of adolescents and young adults with distinctive clinic - pathologic features. Cancer 1980; 46: 372-379

20. D'IPPOLITO G, TIFERES DA. - Estudo quantitativo da intensidade de sinal do hemangioma hepático: un novo parâmetro utilizado em RM de alto campo. Radiol Bras 1995; 28:125-130

21. D'IPPOLITO G, TIFERES DA. - Hepatocarcinoma: relato de um caso e seu aspecto angiotomográfico. Rev Imagem 1994; 16(2): 65-68

22. DODD GD III, BARON RL. - Investigation of contrast enhancement in CT of the liver: the need for improved methods. AJR 1993; 160:643-646

23. DODD GD, MILLER WJ, BARON RL, e col. - Detection of malignant tumors in end - stage cirrhotic livers: efficacy of sonography as a screening technique. AJR 1992; 159: 727-733

24. DOPPMAN JL, CORNBLATH M, DWYER AJ. - Computed tomography of the liver and kidneys in glycogen storage disease. JCAT 1982; 6:67-71

25. FERRUCI JT. - Liver tumor imaging: current concepts. AJR 1990;155:473-84

26. FILICIN DV. - Diagnostic modalities in abdominal trauma. Surg Clin North Am 1991; 71: 241-248

27. FOLEY WD. - Dynamic hepatic CT. Radiology 1989; 170:617-622

28. FRANK MS, STERN EJ, FOY HM. - Occult complication of nonoperative treatment of blunt liver injury: detection by CT. AJR 1994; 163:333-334

29. FREENY PC, BARON RL, TEEFEY AS. - Hepatocellular carcinoma: reduced frequency of typical findings with dynamic contrast - enhanced CT in a non - asian population. Radiology 1992; 182:143-148

30. FREERY PC, MARKS WN. - Patterns of contrast enhancements of benign and malignant hepatic neoplasm's during bolus, dynamic and delayed CT. Radiology 1986; 160:613-617

31. FUJITA M, KURODA C, KUMATANI T, e col. - Comparision between conventional and spiral CT in patients with hupervascular hepatocellular carcinoma. Eur J Radiol 1994; 18:134-136

32. GABATA T, MATSUI O, KADOYA M, e col. - MR imaging of hepatic adenoma. AJR 1990; 155:1009-1011

33. GOLDSMITH MA, WOOD BURNE RT. - Surgical anatomy pertaining to liver resection. Surg Gynecol Obstet 1957; 141:429-437

34. GUIMARÃES MC, CALANCAUTCY CR, MELLO GGN, e col. - Colangiocarcinoma intra-hepático periférico: relato de um caso. Rev Imagem 1997; 19: 19-21

35. GUYADER D, GANDON V, DEUGNIER Y. - Evaluation of computed tomography in the assessment of liver iron overload. Gastroenterology 1989; 97:737-743

36. HEIKEN JP, WEYMAN PJ, LEE JKT. - Detection of focal hepatic metastases: prospective evolution with CT, delayed CT, CT during arterial portography and MR imaging. Radiology 1989; 171:47-51

37. HONDA H, ONITSUKA H, YASUMORI K, e col. - Intraheaptic peripheral cholangiocarcinoma: two - phased dynamic incremental CT and pathologic correlation. JCAT 1993; 17: 397-402

38. HOWARD JM, GHANT CN, CAREY LS. - Diagnostic efficacy of hepatic computed tomography in the detection of body iron overload. Gastroenterology 1983; 84:209-215

39. HOWARD JM, GHENT CN, CAREY LS, FLANAGAN DR, VALDBERG LS. - Diagnostic efficacy of hepatic computed tomography in the detection of body iron overload. Gastroenterology 1983; 84:209-215

40. HOWELL RR, STEVENSON RE, BEN-MENACHEM Y. - Hepatic adenomata with type 1 glycogen storage disease. JAMA 1976; 236: 1481-1484

41. HWANG GJ, KIM MJ, YOO HS, LEE JT. - Nodular hepatocellular carcinomas: Detection with arterial, portal and delayed phase images at spiral CT. Radiology 1997; 202:383-388

42. ISHAK KG. - Benign tumors and pseudo-tumors of the liver. Appl Pathol 1988; 6:82-104

43. JEFFREY RB, TOLENTINO CS, CHANG FC, e col. - CT of small hepatic pyogenic abscesses the cluster sign. AJR 1988; 151: 487-488

44. KADOYA M, MATSUI O, TAKASHIMA T, NONOMURA A. - Hepatocellular carcinoma: correlation of MR imaging and histopathologic findings. Radiology 1992; 183; 819-825

45. KANEMATSU M, IMAED T, YAMASAKI Y, e col. - Rupture of hepatocellular carcinoma: predictive value of CT findings. AJR 1992; 158:1247-1250.

46. KAWATA R, SAKATO K, KUNIEDA T, e col. - Quantitative evaluation of fatty liver by computed tomography in rabbits. AJR 1984; 142:741-744

47. KITAGAWA K, MATSUI O, KADOYA M, e col. - Hepatocellular carcinoma with excessive copper accumulation: CT and MR findings. Radiology 1991; 180:623-628

48. LACOMIS JM, BARON RL, OLIVER III JH, NOLESNIK MA, TEDERLE MP. - Cholangiocarcino-

ma: Delayed CT Contrast enhancement patterns. Radiology 1997; 203:98-104

49. MAKUUCHI M, HASEGAWA H, YAMASAKI S. - Four new hepatectomy procedures for resection of the right hepatic vein and preservation of the inferior right hepatic vein. Surg Gynecol Obstet 1987; 164:68-72

50. MATHIEU D, VASILE N, MENN Y, e col. - Budd-chiari syndrome: dynamic CT. Radiology 1987; 165:409-413

51. MOADY AR, WILSON SR. - Atypical hepatic hemangioma: a suggestive sonographic morphology. Radiology 1993;188:413-417

52. MOORE EF. - Critical decisions in the management of hepatic trauma. Am J Surg 1984; 148:712-716

53. MURAKAMI T, OI H, HORI M, e col. - Helical CT during arterial portography and hepatic arteriography for detecting hypervascular hepatocellular carcinoma. AJR 1997; 169:131-135

54. MURAMOTSU Y, NAWANO S, TAKAYASU K, e col. - Early hepatocellular carcinoma: MR imaging. Radiology 1991; 181: 209-213

55. MURPHY BJ, CASILLAS J, ROS PR, e col. - The CT appearance of cystic masses of the liver. Radiographics 1989; 9: 307-322

56. NELSON KL, GIFFORD LM, LAMBER-HUBER C, GROSS CA, LASSER TA. - Clinical safety of gadopentitate dimeglumine. Radiology 1995; 196:439-443

57. NELSON RC, CHEZMAR JL, SINGAIBAKER PH, BERNARDINO ME. - Hepatic tumors: comparison of CT during arterial portography, delayed CT and MR imaging for preoperative evolution. Radiology 1989; 172:27-34

58. NELSON RC, MOYERS JH, CHEZMAR JL. - Hepatic dynamic segmental CT: section enhancement profiles with a bolus of ionic and non-ionic contrast agents. Radiology 1991; 178:499-502

59. NELSON RC, THOMPSON GH, CHEZMAN JL, HARMED RK, FERNANDEZ M. - CT during arterial portography: diagnostic pitfalls. Radiographics 1992; 12:705-718

60. OHTOMO K, ITAI Y, OHROMO Y, e col. - Regenerating nodules of liver cirrhosis: MR imaging with pathologic correlation. AJR 1990; 154:505-507

61. OKUDA K, MUSHA H, NAKAYIMA Y, e col. - Clinicopathologic features of encapsulated hepatocellular carcinoma. Cancer 1977; 40: 1240-1245

62. OKUDA K, PETERS RL, SIMSON IW. - Gross anatomic features of cellular carcinoma from three disparate geographic areas. Cancer 1984; 54:2165-2173

63. PANDOLFO I, BLANDINO G, SCRIBANO, e col. - CT findings in hepatic involvement by echinococcus granulosus. JCAT 1984; 8: 839-845

64. PETERSON MS, BARON RL, DODD GD III. - Hepatic parenchymal perfusion defects detected with CTAP: imaging pathologic correlation. Radiology 1992; 185: 149-155

65. PIECKARSKY J, GOLDBERG HI, ROYAL AS. - Difference between liver and spleen CT numbers in the normal adult its usefulness in predicting the presence of diffuse liver disease. Radiology 1980; 137:727-729

66. POWERS C, ROS PR, STÁNPSI C, JOHNSON WK, SEGEL KH. - Primary liver neoplasms: MR imaging with pathologic correlation. Radiographics 1994; 14:459-482

67. PRANDO A, WALLACE S, BERNARDINO ME, LINDELL MM. - Computed tomographyc arteriography of the liver. Radiology 1979; 130: 697-701

68. RADIN DR, RALLS PW, COLLETTI PM, e col. - CT of amebic liver abscess. AJR 1988; 150:1297-1301

69. REED SL. - Amebiasis: an update. - Clin Infect Dis 1992; 14:385-393

70. ROFSKY NM, WEINREB JC, BERNARDINO ME, YOUNG SW, LEE JKT. - Hepatocellular tumors: characterization with MN-DPDP - enhanced MR imaging. Radiology 1993; 188:53-59

71. ROS PR, MURPHY BJ, BUCK JL, e col. - Encapsulated hepatocellular carcinoma: radiologic findings and pathologic correlation. Gastroint Radiol 1990; 15: 233-237

72. RUBIN E, LIEBER CS. - Alchool induced hepatic injury in non alcoholic volunteers. N Engl I Med 1968; 278:869-876

73. SCHWATZ ME, SUNG M, MOR E, e col. - A multidisciplinary approach to hepatocellular carcinoma in patients with cirrhosis. J Am Coll Surg 1995; 180:596-603

74. SEWELL JH, WEIN K. - Spontaneous rupture of hemangioma of the liver: a review of the literature and presentation of illustrative case. Arcle Surg 1961; 83:729-733

75. SOYER P. - Segmental anatomy of the liver: utility of a nomenclature accepted worldwide. AJR 1993; 161:572-573

76. SOYER P. - Will ferroxides - enhanced MR imaging replace CT during arterial portography in the detection of hepatic metastases? Prologue to a promising future. Radiology 1996; 210:610-611

77. STARK DD, BASS NM, MOSS AA. - Nuclear magnetic resonance imaging of experimentally induced liver disease. Radiology 1983; 148:743-751

78. STARK DD. - MR imaging of focal liver masses. Radiology 1988; 168:323-328

79. STEVENS WR, JOHNSON CD, STEPHONS DH, e col. - CT findings in hepatocellular carcinoma: correlation of tumor characteristics with causative factors, tumor size and histologic tumor grade. Radiology 1994; 191: 531-537

80. SUGARBAKER PH. - En bloc resection of hepatic segments 4b, 5 and 6 by transverse hepatectomy. Surg Genicol Obstet 1990;170:250-252

81. SUGARBAKER PH. S. - Surgical decision making for large bowel cancer metastatic to the liver. Radiology 1989; 174:621-626

82. TEEFEY AS, STEPHOUS DH, WEILAND LH. - Calcification in hepatocellular carcinoma not always an indication of fibrolamellar histology. AJR 1987; 149:1173-1174

83. TORRES WE, WHITMIRE LF, GEDGANDAS, MC CLEES K, BERNARDINO ME. - Computed tomography of hepatic morphologic changes in cirrhosis of the liver. JCAT 1986; 10:47-50

84. TUJITA T, HONJO K, ITO K, e col. - High - resolution dynamic MR Imaging of hepatocellular carcinoma with a phased - array body coil. Radiographics 1997; 17:315-331

85. VASQUEZ JL, THORSEN MK, DODDS WJ, FOLEY WF, LAWSON TL. - Atrophy of the left hepatic lobe caused by a cholangiocarcinoma. AJR 1985; 144:547-549

86. WANLESS IR, MAWDSLEY C, ADAMS R. - On the pathogenesis of focal nodular hiperplasie of the liver. Hepatology 1985; 5:1194-1200

87. WELCH TJ, SHEEDY PF, JOHNSON CM, e col. - Focal nodular hiperplasia and hepatic adenoma: comparision of angiography, CT, US and scintigraphy. Radiology 1985; 156: 593-598

88. WEUZEL DJ, BATIST G. - Implications of rapid uniform density changes on hepatic computed tomography. JCAT 1988; 7:209-214

89. WHITNEY WS, HERFKENS RJ, JEFFREY RB, e col. - Dynamic breath-hold multiplanar spoiled gradient recalled MR imaging with gadolineum enhancement for differentiating hepatic hemangiomas from malignancies at 1,5T. Radiology 1993;189: 863-870

90. WIBULPOLPRASERT B, DHIENSIRI T. - Peripheral cholangiocarcinoma: sonographic evaluation. J Clin Ultrasound 1992; 20: 303-314

91. YAMAMOTO H, YAMASHITA Y, YOSHIMATSU S, e col. - Hepatocellular carcinoma in cirrhotic livers: detection with unenhaced and iron oxide - enhanced MR imaging. Radiology 1995; 195:106-112

92. YAMASAKI AS, MARN CS, FRANCIS IR, ROBERTSON JM, LAURENCE TS. - High-dose localized radiation therapy for treatment of hepatic malignant tumors: CT findings and main relation to radiation hepatitis. AJR 1995; 165:79-84

93. YAMASHITA Y, MITSUZOKI K, YI T, e col - Small hepatocellular carcinomas in patients with chronic liver damage: Prospective comparison of detection with dynamic MR imaging and helical-CT of the whole liver. Radiology 1996; 200:79-84

94. YOON DY, CHOI BJ, HAN MC, PARK MO. - MR findings of secondary hemochromatosis: transfunsional US erithropoietic. JCAT 1994; 18:416 419

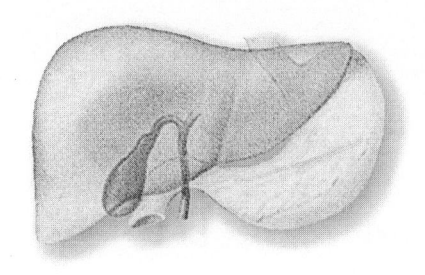

Radiologia Intervencionista nas Doenças Hepáticas: Diagnóstico e Terapêutica

capítulo 4

Odon F. da Costa
Walter K. Karakmanian

INTRODUÇÃO

Muitas das aplicações da assim chamada radiologia invasiva no diagnóstico das doenças, foram progressivamente sendo substituídas através de novos métodos de imagem, menos agressivos e de custos menores. Pôr outro lado houve incremento extraordinário nas possibilidades terapêuticas dos procedimentos percutâneos vasculares e não vasculares. A necessidade de treinamento de indivíduos para a realização desses procedimentos fez surgir uma subespecialidade denominada radiologia intervencionista.

Neste capitulo abordaremos a contribuição desta especialidade no diagnóstico e na terapêutica das doenças hepáticas.

ANATOMIA RADIOLÓGICA

No adulto a artéria hepática é menor do que a artéria esplênica, entretanto maior do que a artéria gástrica esquerda. Origina-se na bifurcação do tronco celíaco, dirigindo-se para frente e para direita. No hilo hepático se divide em ramos direito e esquerdo para os respectivos lobos. Do tronco celíaco até a origem da artéria gastroduodenal, recebe o nome de artéria hepática comum, e daí em diante recebe o nome de artéria hepática própria. As artérias hepática comum e hepática direita podem ter origem na artéria mesentérica superior enquanto a artéria hepática esquerda pode ter origem na artéria gástrica esquerda. Os ramos intraparenquimatosos da artéria hepática tem trajeto paralelo com os ramos da veia porta e com os ductos biliares.

As veias hepáticas drenam o parênquima hepático e começam como veias intralobular, drenando os sinusóides dos lóbulos hepáticos. As veias hepáticas não apresentam válvulas e são contíguas com o tecido hepático. São tres principais veias hepáticas e uma veia exclusiva para o lobo caudado que drena diretamente na veia cava inferior. A veia hepática direita drena os segmentos anteriores VIII e V e o setor posterior do lobo direito constituído pelos segmentos VI e VII. A veia hepática média divide os lobos direito e esquerdo e drena o segmento IV, podendo muitas vezes receber uma veia tributária do segmento V. A veia hepática esquerda corre entre os segmentos II e III realizando a drenagem dos mesmos. A veia hepática esquerda é sempre anterior ao ramo esquerdo da veia porta.

A veia porta origina-se da confluência das veias esplênica e mesentérica superior. No hilo hepático a veia porta se divide em ramos direito e esquerdo. O ramo direito penetra no lobo direito após receber a veia cística. O ramo esquerdo penetra no lobo esquerdo do fígado, é mais longa e com menor diâmetro.

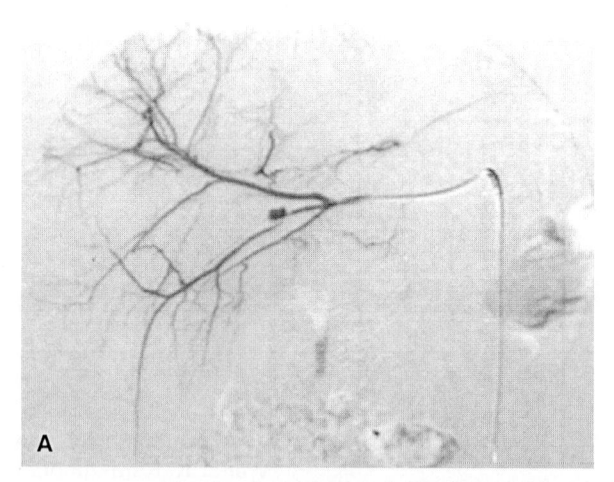

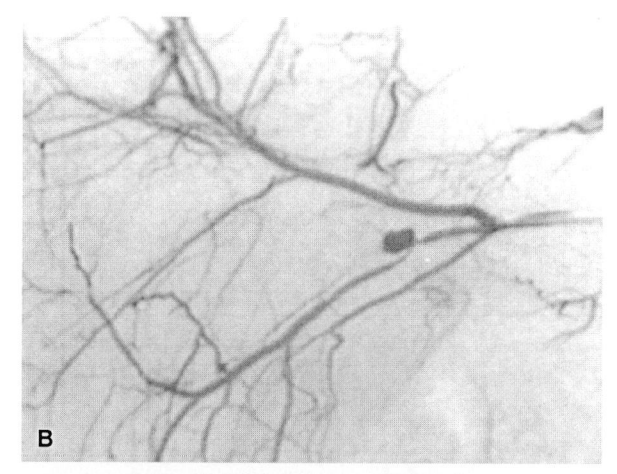

Fig. 1 - *Aneurisma micótico da artéria hepática, em paciente viciado em droga injetável.*

DIAGNÓSTICO ANGIOGRÁFICO DAS DOENÇAS HEPÁTICAS

Embora a tomografia computadorizada, a ressonância nuclear magnética e o ultra-som assumam importância cada vez maior no diagnóstico das doenças hepáticas,o cateterismo seletivo da artéria hepática com injeção de contraste permanece em algumas situações como uma importante arma no diagnostico dessas patologias *(Figura 1)*.

CIRROSE

Nas fases iniciais da doença as alterações vasculares não são muitos evidentes. Com a progressão da fibrose substituindo o parenquima hepático, o que observamos é a presença de acentuada tortuosidade dos ramos intra-hepáticos *(artérias em saca rolha)*. Em muitos pacientes podemos observar durante a angiografia a presença de fistulas de ramos da artéria hepática com a veia porta.

A hipertensão exige o estudo da veia porta devendo ser realizado através do cateterismo da artéria mesentérica superior e analise do tempo venoso. Esta analise,avalia a permeabilidade da veia porta, bem como a rede de colateral aí existente.

A medida que a cirrose progride ocorre uma diminuição do fluxo portal e um aumento do fluxo da artéria hepática.

Devemos estar atentos para a possibilidade da concomitância de hepatoma e cirrose. As alterações observadas na angiografia hepática podem dificultar o diagnóstico diferencial entre essas duas patologias, pois tanto uma como a outra tendem a formar fistulas arterio venosas.

Os nódulos de regeneração hepática ao contrário dos nódulos de hepatocarcinoma são hipovascularizados e não apresentam *shunts* arterio portais.

DOENÇAS INFLAMATÓRIAS

Colangites e Hepatites

Habitualmente não apresentam alterações angiográficas significativas. No abscesso hepático podemos observar área avascularizada com aumento da vascularização da parede.

TUMORES HEPÁTICOS BENIGNOS

HEMANGIOMA CAVERNOSO

É o tumor benigno mais freqüente do fígado. É detectado pela angiografia e ressonância magnética. Na arteriografia o contraste ocupa espaços

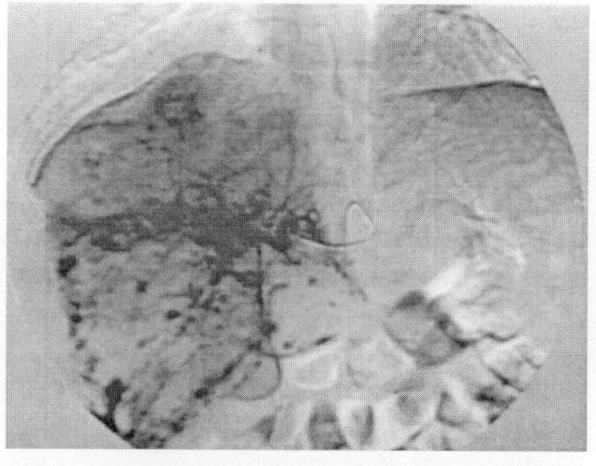

Fig. 2 - *Hemangioma cavernoso de fígado: observar a formação de lagos vasculares.*

vasculares, aí permanecendo até as fases venosas *(fluxo lento) (Figura 2)*. Não ocorrem fistulas arterio portais. O hemangioendotelioma é uma outra forma de angioma hepático e freqüentemente imita doença maligna, dificultando assim o diagnóstico.

HIPERPLASIA NODULAR FOCAL

É uma lesão benigna, geralmente inócua e de etiologia desconhecida. Quando possível deve ser diferenciada do adenoma hepático, cuja etiologia e prognóstico são diferentes. A hiperplasia nodular focal tende a circunscrita subcapsular, podendo em alguns casos ser multifocal.

Angiogràficamente é um processo hipervascularizado, condicionando na fase capilar, intenso *"blush"*. Neste *blush* observamos a penetração de vasos calibrosos que ao atingirem o centro da lesão dividem-se em vasos de pequeno calibre, condicionando um aspecto característico de "roda radiada" *(Figura 3)*.

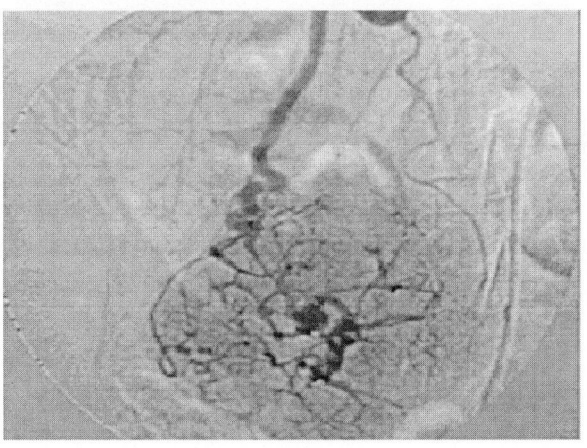

Fig. 3 - *Hiperplasia nodular focal: processo expansivo suprido por artéria calibrosa que penetra na massa e divide em ramos de calibre menores, com aspecto radiado (aros de roda de bicicleta).*

ADENOMA HEPÁTICO

A freqüência desse tumor é desconhecida em virtude de ser assintomática. É geralmente um achado angiográfico ou cirurgico. Eventualmente apresenta hemorragia abdominal espontânea. Seu aspecto angiográfico é muito variável: em alguns a vascularização é tão ou mais intensa que a hiperplasia nodular focal e em outros apresentam hipovascularizado. Este quadro pode ainda ser modificado por áreas de necrose e hemorragia.

Em geral a vascularização desse tumor não é ordenada como na hiperplasia nodular focal. Entretanto, muitas vezes o diagnóstico diferencial das duas patologias é difícil, podendo ser auxiliado com o mapeamento. Pelo risco de hemorragia grave que esses tumores possam apresentar e pela possibilidade de transformação maligna que eventualmente ocorra, a ressecção cirúrgica esta indicada.

HAMARTOMAS E OUTROS TUMORES RAROS

São raros e o aspecto angiográfico é variável dependendo do tipo de celula envolvida com o tumor. Quando sofrem degeneração cística, geralmente apresentam-se como cistos benignos. Outros tumores benignos do fígado são muito raros e os seus aspectos angiográficos não foram descritos.

TUMORES MALIGNOS PRIMÁRIOS

HEPATOMAS

O carcinoma primário de fígado quase sempre é um processo hipervascularizado. A artéria hepática nutriente do tumor é geralmente calibrosa e seus ramos estão deslocados. Na fase arterial obssevamos um padrão caótico e desorganizado, ja na fase capilar, observamos intenso *"blush"* de contraste *(Figura 4)*. Com freqüência ocorre fistulas arterio venosas *(Figura 5)*. Esses tumores tem o suprimento na dependência quase que exclusiva da artéria hepática. Aproximadamente 75% dos pacientes com hepatoma tem cirrose alcóolica ou pós necrótica pré existentes. A visualização angiográfica desse tumor pode ser destacada através da injeção de pequenas doses de vasoconstrictor *(epinefrina 5 - 10 micro grama)* antes do contraste. O vaso constritor age nos vasos normais destacando dessa maneira os vasos tumorais que não respondem aos efeitos da droga. A angiografia tem também a finalidade de prever a possibilidade de ressecção cirúrgica e de determinar o plano do tumor em relação aos planos de divisão do figado. Desde que 35% desses tumores invadem a veia porta, é importante a sua visualização para determinar a operabilidade. Para a demonstração de pequenos nódulos tumorais não identificados pela tomografia computadorizada, podemos fazer injeção seletiva

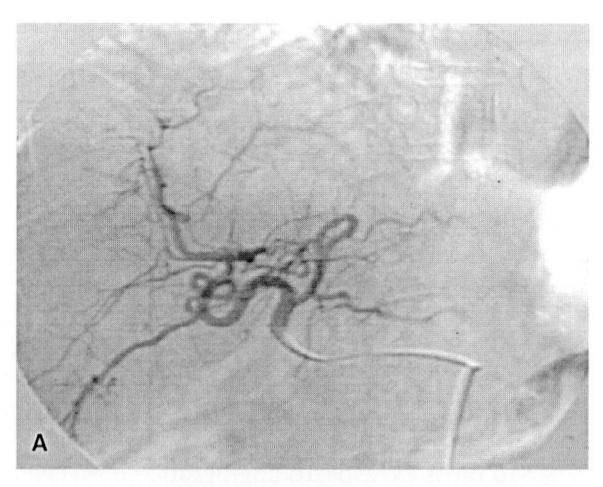

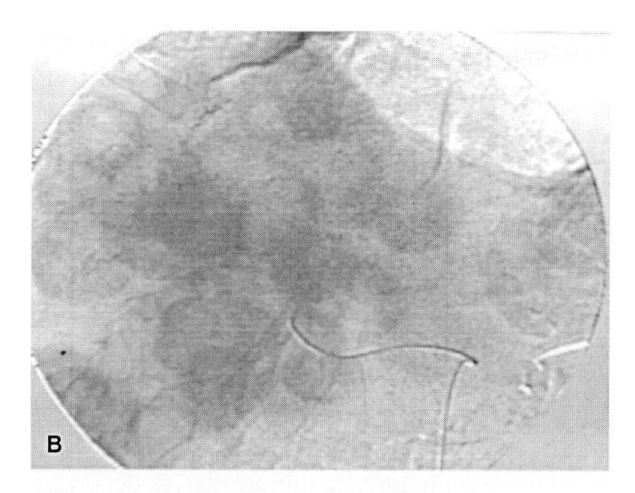

Fig. 4 - *Hepatoma: angiografia hepática identificando nódulos hipervascularizados.*

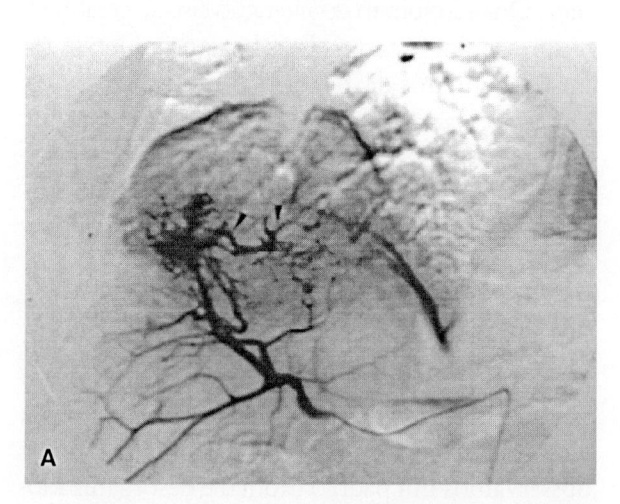

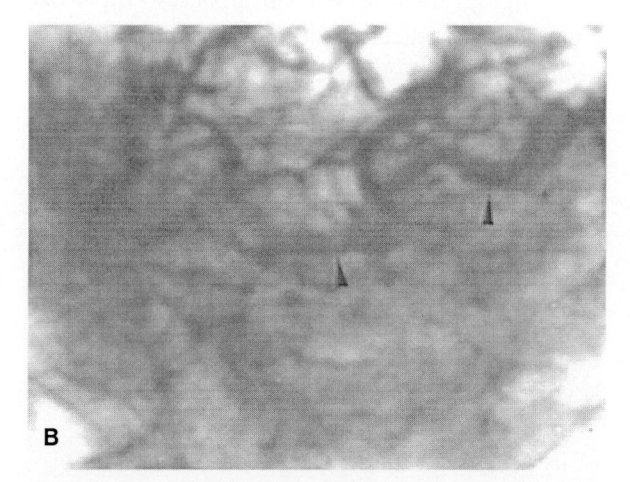

Fig. 5 - *Hepatoma em fígado cirrótico: processo expansivo hiper e neovascularizado de lobo direito - observar drenagem venosa precoce (seta).*

de lipiodol na artéria hepática e realização de tomografia após uma semana. O pequeno nódulo tumoral permanece impregnado pelo contraste destacando-se do parênquima normal.

Outro método diagnostico importante e a CT-portografia, que consiste na injeção de contraste na artéria mesentérica superior seguida pela realização imediata da tomografia computadorizada: opacifica-se o parênquima hepático através da veia porta, enquanto os tumores que tem irrigação pela artéria hepática permanecerão não opacificados.

Carcinoma Primário do Ducto Biliar

O colangiocarcinoma é menos vascularizado que o hepatoma e não exibe fistulas arterio-portais comumente observadas nos hepatomas. Os ramos que se dirigem ao tumor, ductos e vesicula, estão deslocados, são irregulares e muitas vezes estão ocluídos *(Figura 6)*.

Angiosarcoma

Pode apresentar área hipovascularizada que corresponde a área de necrose. Os poucos casos relatados apresentam vasos tumorais de pequeno calibre que circundam a lesão.

DOENÇAS METASTÁTICAS DO FÍGADO

Assim como os tumores primários, são quase que exclusivamente suprida pela artéria hepática. Mantém o aspecto angiográfico do tumor primitivo *(Figura 7)*.

No adenocarcinoma de colo, identificamos áreas hipovascularizadas, onde se destacam vasos tumorais esparsos e irregulares.

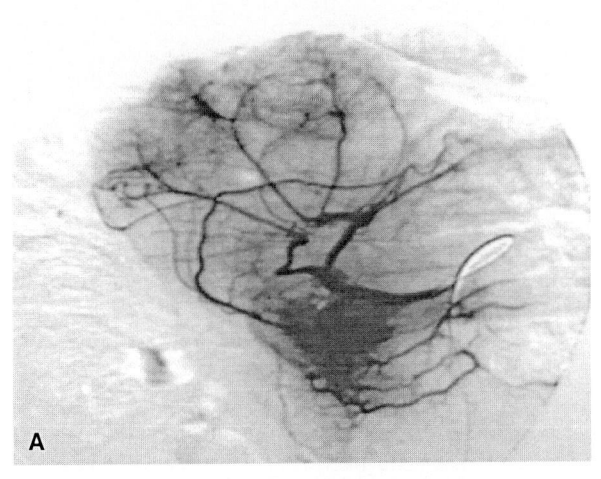

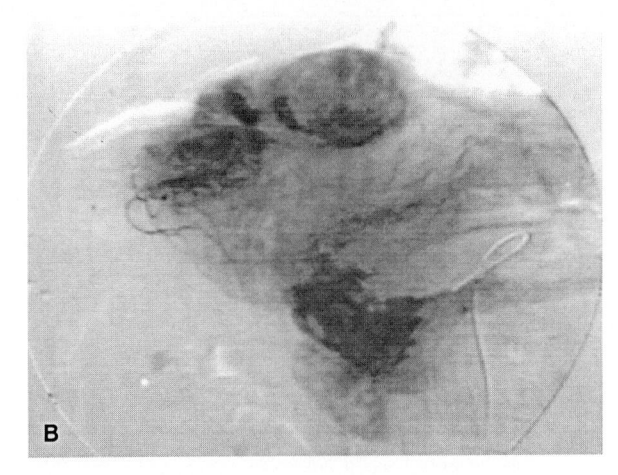

Fig. 6 - *Colangiocarcinoma: presença apenas do lobo esquedo do fígado (hepatectomia direita prévia). Presença de processo expansivo hipervascularizado com destaque para duas formações que se impregnam Heterogeneamente pelo contraste.*

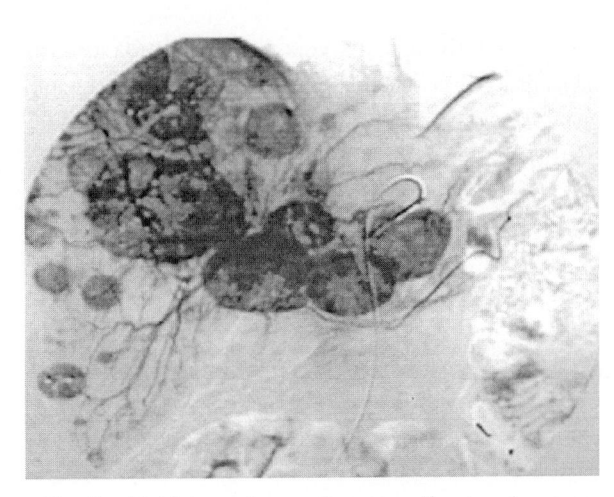

Fig. 7 - *Metástase de apudoma em fígado: observar várias formações nodulares hipervascularizadas de limites bem definidos.*

Raramente as metastases são mais vascularizadas que o tumor primário. Isto pode ocorrer no carcinoma de pâncreas com metástases hepáticas.

TRAUMA HEPÁTICO

Embora somente 15%-20% dos traumas abdominais comprometem o fígado mais que 50% das mortes nos traumas abdominais são causadas pela ruptura hepática.

O trauma hepático é uma emergência cirurgica e a arteriografia estaria indicado nas seguintes condições:

- Para avaliar a localização e a extensão do ferimento;
- Para seguir o curso natural de uma lesão diagnosticada pela angiografia e não operada;
- Para avaliar possíveis complicações dos traumas tais como pseudoaneurismas, hematomas subcapsulares ou hemobilia;
- Para controlar sangramentos hepáticos através embolização por cateter *(Figura 8)*.

TERAPÊUTICA TRANSCATETER PARA TRATAMENTO DOS TUMORES HEPÁTICOS

Os estudos marcantes de *Clarkson* e *Sullivan* abriram as portas para o tratamento regional dos tumores confinados no fígado, quer sejam primários, quer sejam metastáticos. Duas formas de tratamento transcateter foram preconizadas: a infusão intra arterial de drogas e a embolização. A partir de 1981, uma terceira forma denominada por *Kato* de quimioembolização vem sendo progressivamente utilizada. Este método juntando as vantagens dos dois anteriormente citados, procura aumentar a concentração do quimioterápico no tumor minimizando os efeitos colaterais da droga.

O duplo fornecimento de sangue para o fígado, o suprimento do tumor pela artéria hepática e a facilidade do cateterismo percutâneo dessa artéria estimulou essas formas de tratamento.

QUIMIOTERAPIA INFRA-ARTERIAL

É a infusão de quimioterápico na artéria hepatica. A escolha da droga e do esquema de administração é indicação do oncologista.

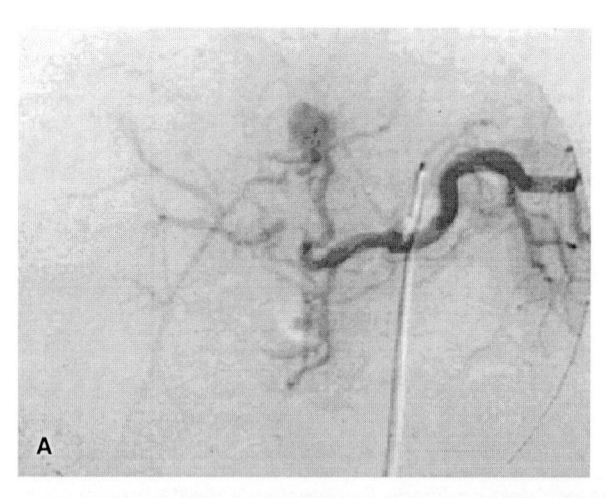

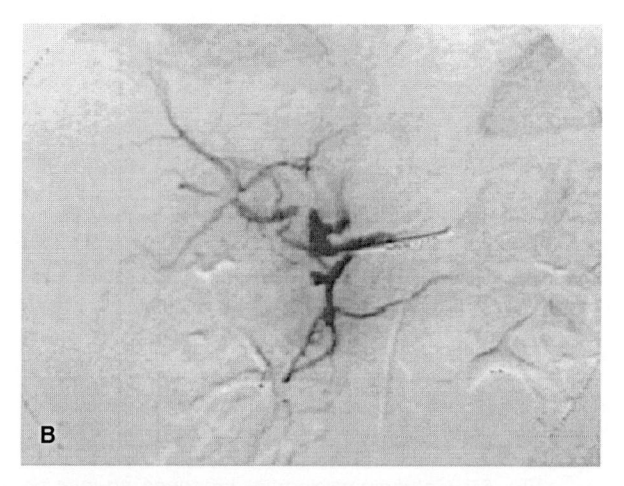

Fig. 8 - *Falso aneurisma de um ramo da artéria hepática em paciente vítima de ferimento por projétil de arma de fogo com hemobilia. Pré e pós embolização.*

Tanto a via femoral como a via axilar podem ser utilizadas. Se a infusão é apenas de um dia, a primeira é preferida, todavia se a duração da quimioterapia for mais longa dá-se preferência a via axilar que proporciona maior confôrto e mobilidade para o paciente.

A infusão de quimioterápico na artéria hepática pode ser realizada também através da colocação cirúrgica de um cateter. Este procedimento todavia implica nos inconvenientes óbvios de uma cirurgia de médio porte em um paciente portador de neoplasia.

Embolização da Artéria Hepática

A nutrição do parenquima hepático em condições normais é fornecida em 80% pela veia porta. Os tumores tanto primários como metastáticos ao contrário do parênquima normal tem como principal suprimento a artéria hepática e seus ramos.

Diante desses conceitos foi idealizado a obliteração da artéria hepática com substâncias capazes de ocluir temporariamente ou definitivamente essa artéria. Esses agentes embólicos podem ser mecânicos *(como a mola de Gianturco)* ou podem ser partículas como as de gelfoam ou ivalon.

O estudo da permeabilidade da veia porta é tempo obrigatório antes desse procedimento da artéria hepatica. A oclusão da veia porta *(trombose)* é contra-indicação formal mas não absoluta para a embolização da artéria hepática.

A opacificação da veia porta é obtida através da injeção de contraste na artéria mesentérica superior precedida pela injeção de aproximadamente 50 mg de papaverina. As radiografias são realizadas em série até os tempos venosos.

É importante lembrar que alguns pacientes apresentam o síndrome pós embolização caracterizada por vômitos, ileo paralítico febre e leucocitose. A função hepática pode ficar prejudicada por um período de 15 dias com elevação de enzimas.

Quimioembolização

Trata-se da infusão intra arterial de uma mistura constituída por um agente quimioterápico e uma emulsão de lipiodol. O lipiodol é um contraste oleoso, diminuindo o tempo de circulação, fazendo com que o quimioterápico permaneça por um tempo maior em contato com a célula tumoral. Em alguns casos alem do lipiodol associamos agentes embolizantes tais como o gelfoam e o ivalon *(Figuras 9)*.

Os resultados desses métodos terapêuticos é feita através de uma avaliação clínica *(alivio dos sintomas, ganho de peso, disposição)*, da contração do tumor e do aumento da sobrevivência *(Figura 10)*.

Complicações

Complicações significantes podem ocorrer nos pacientes submetidos a embolização ou quimioembolização hepática. Tais complicações incluem isquemia intestinal, colicistite, infecção e insuficiên-

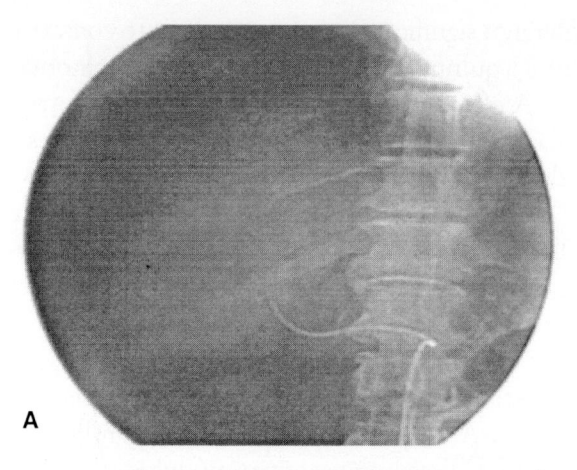

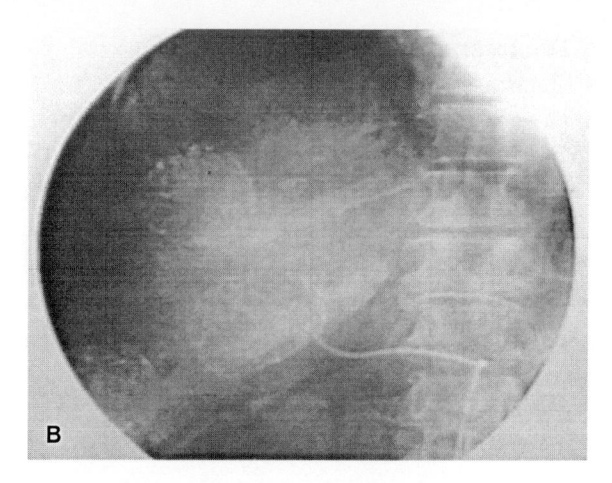

Fig. 9 - *Hepatoma: radiografia sem subtração e sem contraste. Pré-quimioembolização (A) e pós-quimioembolização (B). Observar impregnação dos nódulos pelo lipiodol.*

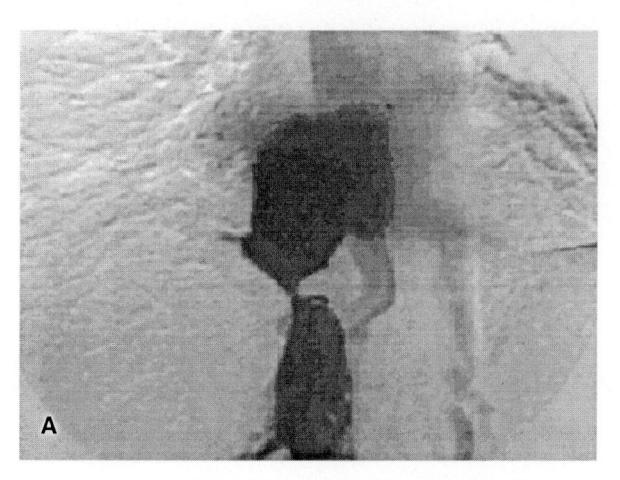

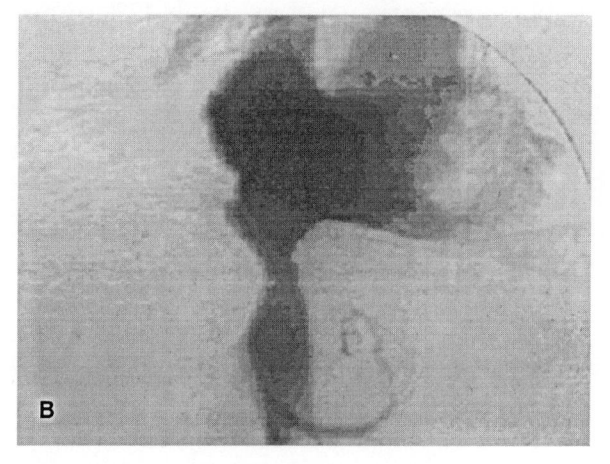

Fig. 10 - *Estenose da anastomose da veia cava inferior - transplante de fígado (A) Aspecto pós-dilatação - transplante hepático (B).*

cia hepática. Com o uso de antibiótico adequado, a incidência de abscesso hepático como complicação da quimioembolização é menor do que 2%. Com cuidados técnicos pode-se evitar o refluxo indesejável de material embólico para a artéria gastroduodenal prevenindo assim algumas dessas complicações.

CONCLUSÃO

O interesse por essas formas de tratamento para tumores hepáticos irressecáveis vem apresentando crescimento progressivo, não só pelos resultados em si mas também pela decepção das outra formas de tratamento tais como a quimioterapia sistêmica e pelos "bombas" implantadas cirùrgicamente. Todavia trabalhos recentes justificam um otimismo cauteloso para esses tratamentos.

ALGUNS ASPECTOS PRÁTICOS RELATADOS NA LITERATURA A RESPEITO DE QUIMIOTERAPIA INTRA-ARTERIAL, QUIMIOEMBOLIZACAO E QUIMIOTERAPIA SISTÊMICA NO TRATAMENTO DOS TUMORES PRIMÁRIOS E METASTÁTICOS DO FÍGADO.

Estudos randomizados comparando a quimioterapia intra-arterial e a quimioterapia sistêmica demonstrou uma melhora substancial da sobrevivência em dois anos na primeira forma de tratamento.

Os pacientes portadores de metástases de adenocarcinoma de reto sigmóide no fígado são candidatos a quimioembolizacao quando:

- Tumor primário ressecado;
- Metástase localizada apenas no fígado;
- Metástases localizadas em dois ou mais segmentos não adjacentes, o que impede a ressecção cirúrgica, ou quando as condições clinicas contra indiquem essa cirurgia.

Hipoproteinemia importante indica falência hepática importante e portanto contra-indica a quimioembolizacao.

A concentração de contraste *(lipiodol + quimioterápico)* na borda da lesão prognosticam maus resultados.

A quimioterapia intra-arterial apresenta uma resposta de ate 53% e uma média de sobrevivência de 18 meses contra uma resposta de 17% e uma média de sobrevivência de 11 meses na quimioterapia sistêmica.

A necessidade de repetir a quimioembolização é baseada no nível de CEA e no tecido tumoral residual. O índice de resposta a quimioterapia sistêmica para metastases de adenocarcinoma é decepcionante e está em torno de 20%. Em hepatocarcinoma esta resposta esta em torno de 30%.

Um estudo publicado no *"The New England Journal of Medicine"* em 1995, conclui que não houve diferença significativa entre o tratamento conservador e a quimioembolizacao no hepatocarcinoma.

A eficácia da quimioembolização é afetada pela presença de doenças hepáticas subjacentes e pela extensão dos nódulos.

O hepatocarcinoma multifocal Child A e Okuda I devem ser tratados com quimioembolização. Child B e C e Okuda II e III não devem ser tratadas com esse método.

Nódulo único diagnosticado no ultra-som deve ser submetido à angiografia e a quimioembolização. A conduta subsequente dependerá do lipiodol CT: se houver outros nódulos continuar com a quimioembolização, se for confirmado nódulo único as possibilidades terapêuticas são: etanol, cirurgia ou mesmo quimioembolização.

A quimioembolização prolonga o tempo de sobrevivência nos pacientes com hepatocarcinoma irresecável quando comparados com os pacientes sem tratamento.

O hepatocarcinoma é o tumor primário hepático mais freqüente. O prognóstico sem tratamento está em tôrno de 0.7 a 8.3 meses.

A ressecção cirúrgica é o tratamento de escolha, mas sòmente foi possível em 30-45% devido a localização central ou bilobular do tumor e pela presença de cirrose concomitante.

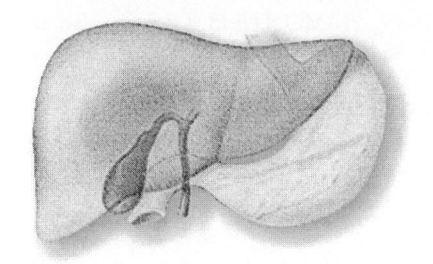

Referências Bibliográficas

01. ABRAMS RM, MENG CH, FIROOZNIA H, BERANBAUM ER, EPSTEIN HY. Angiographic demonstration of carcinoma of the gallblader. Radiology 1970; 94:277.

02. ABRAMS RM, BERANBAUM ER, SANTOS JS, LIPSON J. Angiographic features of cavernous hemangioma of liver. Radiology 1969;92:308.

03. Abrams` angiography: vascular and interventional radiology. -4th ed/ Stanley Baum, ed.

04. BAUM S, ROY R, FILKELSTEIN AK, BLAKEMORE WS. Clinical application of celiac and superior mesenteric arteriography. Radiology 1965; 84:279.

05. Boijsen E, Abrams HL. Roentgenologic diagnosis of primary carcinoma of the liver.Acta Radiol 1965; 3:257.

06. Boijsen E,Judkins MP,Simay A. Angiographic diagnosis of the hepatic rupture.Radiology 1966;86:66.

07. BREEDIS C, YOUNG G. The blood supply of neoplasms in the liver. Am J Pathol 1954;30:969

08. CLARKSON B, YOUNG C, DIERICK W. Effects of continuous hepatic artery infusion of metabolites on primary and metastatic cancer of the liver.Cancer 1962; 15:472.

09. CURRY JL, JOHNSON WG, FEINBERG DH, UPDEGROVE JH. Thorium induced hepatic hemangioendothelioma: roentgenangiographic findings in two additional cases with clinical "informed consent" problems. AJR 1975;125:671.

10. EVANS JA. Specialized roentgen diagnostic technics in the investigation of abdominal disease (Annual Oration in Memory of Clarence Elton Hufford). Radiology 1964; 82:579

11. FLORIO F. Treatment of hepatocelular carcinoma : A single center experience. Carciovasc Intervent Radiol. 1997; 20:23.

12. Groupe d`Etude et de Traitment du Carcinome Hépatocellulaire. A comparison of lipiodol chemoembolization and conservative treatment for unresectable hepatocelular carcinoma. N Engl J Med 1995; 332: 1256.

13. JAEGER JH. Sequential transarterial chemoembolization for unresectable advanced hepatocellular carcinoma. Cardiovasc Intervent Radiol 1996;19: 96

14. KAHN PC, FRATES WJ, PAUL RE JR. The epinephrine effect in angiography of gastrointestinal tract tumors. Radiology 1967;88:686.

15. KATO T, NEMOTO R, MORI H. Arterial chemoembolization with microencapsulated anticancer drug. JAMA 1981; 245:1123.

16. KNOWLES DM, WOLFF M. Focal nodular hyperplasia of the liver: a clinicopathologic study and review of the literature. Hum pathol 1976; 7 :533.

17. LANG EK, BROWN CL JR. Colorectal metastase to the liver: Seletive chemoembolization. Radiology 1993; 189: 417.

18. MCLOUGHLIN MJ, COLAPINTO RF, GILDAYDL, HOBBS BB, KOROBKIN MT, MCDONALD P, PHILLIPS MJ. Focal nodular hyperplasia of the liver: angiography and radioisotope scanning Radiology 1973; 107:257.

19. MCLOUGHLIN MJ, PHILLIPS MJ. Angiographic findings in multiple bile duct hamartomas of the liver. Radiology 1975;116:41.

20. PANTOGA E. Angiography in liver hemangioma. AJR 1968; 104:874.

21. PENTECOST JM. Interventional therapies for hepatic malignancy. In Abram`s angiography 1997;vol III :436.

22. REED RA, TEITELBAUM GP, DANIELS JR. Prevalence of infection following hepatic chemoembolization with cross-linked collagen with administration of prophylatic antibiotics. J.Vasc Intervent Radiol 1994;5: 367.

23. REUTER SR, REDMAN HC, BOOKSTEIN JJ. Angiography in carcinoma of the biliary tract.Br J Radiol 1971;44:636.

24. REUTER SR, REDMAN HC, SIDERS DB. The spectrum of angiographic finding in hepatoma. Radiology 1970; 94:89.

25. SHAMSI K, DECKERS F,D E SCHEPPER A. Is it a haemangioma? Rofo Fortschr Geb Rontgenstr Neuen Bildgeb Verfahr 1993; 159 (1) : 22-27.

26. SULLIVAN RD, NORCROSS JW, WATKINS E. Chemotherapy of metastatic liver cancer by prolonged hepatic-artery infusion. N Engl J Med 1964;270 :321.

27. VIAMONTE M JR, VIAMONTE M. Liver circulation. Crit Rev Clin Radiol 1974; 27:214

28. VIAMONTE M JR, WARREN WD, FOMON JJ, MARTINEZ LO. Angiography investigations in portal hypertension. Surg Gynecol Obstet 1970; 130: 37.

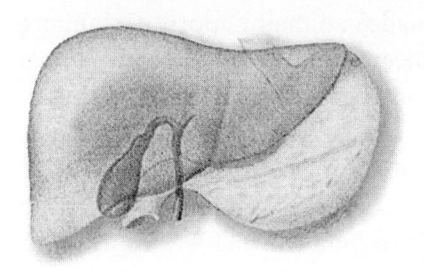

Medicina Nuclear no Diagnóstico das Lesões Hepáticas Focais

capítulo 5

Marilia Martins Silveira Marone
Marcelo Tatit Sapienza

A cintilografia de fígado e baço com enxofre coloidal vem sendo cada vez menos empregada para detecção inicial de lesões focais ou estadiamento de tumores no fígado, por apresentar menor resolução anatômica e achados menos específicos que outros métodos de imagem. Porém, se por um lado o desenvolvimento da ultrassonografia, tomografia computadorizada e ressonância levou a detecção de maior número de lesões hepáticas, por outro lado tornou-se mais freqüente o achado casual de lesões com significado patológico duvidoso.

A caracterização funcional destas lesões focais passou nas últimas 2 décadas a ser uma das principais indicações da medicina nuclear em hepatologia, baseada na possibilidade única de utilização de radiofármacos com afinidade por diferentes tecidos ou tipos celulares. Para que se obtenha o melhor aproveitamento desta ferramenta é fundamental o conhecimento dos mecanismos de captação dos radiofármacos e os achados cintilográficos esperados em diferentes patologias.

MÉTODOS E RADIOFÁRMACOS

Os radiofármacos são formados pela ligação de um elemento radioativo a outra molécula, apresentando propriedades semelhantes ao de similares não radioativos, determinadas por suas características físico-químicas. A distribuição e grau de concentração do radiofármaco nos diversos órgãos é decorrente destas propriedades e do estado funcional dos tipos celulares envolvidos em sua manipulação. As imagens obtidas em câmaras de cintilação *(cintilografias)* permitem avaliar esta distribuição, com dose de radiação absorvida em geral comparável a de um estudo radiológico ou tomográfico.

FLUXO SANGÜÍNEO HEPÁTICO

Uma série de imagens de curta duração mostra a progressão vascular do radiofármaco imediatamente após sua administração endovenosa. O estudo do fluxo hepático pode ser realizado com diferentes radiofármacos, como o enxofre-coloidal, DISIDA ou hemácias marcadas, pois as imagens do compartimento vascular independem dos mecanismos de captação envolvidos. Apesar de sua baixa resolução, o método permite caracterizar de forma não invasiva o aumento ou redução do aporte sangüíneo de massas hepáticas e se o mesmo predomina na fase arterial ou portal.

CINTILOGRAFIA DE FÍGADO E BAÇO

O enxofre coloidal e o fitato marcados com tecnécio-99m são os radiofármacos mais utilizados para a cintilografia de fígado e baço. Após sua administração endovenosa estes colóides são fagocitados e removidos da circulação pelas células do sistema mononuclear fagocitário: 80 a 85% da atividade fica retida nas células de *Kupffer* do fígado, 10 a 15% no baço e cerca de 5% na medula óssea. As cintilografias adquiridas 15 a 20 minutos após a injeção mostram redução da captação em áreas de substituição do parênquima normal ou captação normal / aumentada em lesões que contenham células de Kupffer funcionantes.

CINTILOGRAFIA DE FÍGADO E VIAS BILIARES

A cintilografia de fígado e vias biliares é realizada em nosso meio com a DISIDA marcada com tecnécio-99m *(ácido disopropil-iminodiacético)*, composto concentrado pelos hepatócitos e secretados nas vias biliares de forma análoga a bilirrubina. As cintilografias são adquiridas de forma seqüencial durante intervalo de 1 hora, com imagens mais tardias se necessário. Nos primeiros 15 minutos após a administração a distribuição da ^{99m}Tc-DISIDA reflete basicamente a presença de hepatócitos, sendo observada eliminação e progressão do radiofármaco pelas vias biliares intra e extra-hepáticas, vesicula biliar e finalmente sua excreção duodenal durante a primeira hora de estudo. Além de ser um marcador hepatocítico, a retenção de DISIDA em imagens tardias é um parâmetro relacionado a dificuldade de eliminação do radiofármaco, sugerindo alterações ou ausência de estruturas biliares.

CINTILOGRAFIA DE FÍGADO COM HEMÁCIAS MARCADAS

As hemácias do próprio paciente, ligadas ao tecnécio-99m, são administradas e se distribuem pelo espaço intravascular, havendo uma proporção direta entre o volume sanguíneo de determinada estrutura e a radioatividade na mesma. Pode ocorrer variação da concentração de hemácias ao longo do tempo, principalmente em estruturas com alto volume sanguíneo e baixo fluxo, devido a demora em se atingir um equilíbrio na distribuição dentro do compartimento sanguíneo.

CINTILOGRAFIA COM GÁLIO-67 E LEUCÓCITOS MARCADOS

O gálio-67 apresenta concentração em processos inflamatórios e alguns tumores, por mecanismos relacionados ao maior aporte sangüíneo, ligação a receptores de ferro como a lactoferrina e ferritina, receptores de transferrina e internalização celular. A concentração do gálio é lenta, sendo adquiridas imagens 1 a 2 dias após a injeção.

Os leucócitos do próprio paciente, marcados com tecnécio-99m ou índio-111, concentram-se em focos inflamatórios por mecanismos de quimiotaxia e diapedese. Tanto o gálio-67 quanto os leucócitos marcados apresentam concentração fisiológica no fígado, algumas vezes interferindo na interpretação das cintilografias.

APLICAÇÕES CLÍNICAS

HEMANGIOMA

Os hemangiomas cavernosos são os mais freqüentes tumores hepáticos benignos, estando presentes em 0,4 a 7,3% das autópsias *(Ishak 1975)*. Apresentam-se como lesão única de tamanho variado em 67 a 89% dos pacientes, mais frequentemente no lobo hepático direito, incidindo em qualquer faixa etária com predileção pelo sexo feminino *(60 a 80% dos casos) (Rubin 1993)*. Geralmente são assintomáticos e não determinam alterações laboratoriais, sendo detectados por ultrassonografia ou tomografia durante a avaliação de outras patologias abdominais ou estadiamento de tumores. Por apresentarem baixo risco de sangramento, infarto ou necrose, muitas vezes não é necessário tratamento.

O hemangioma resulta da proliferação de estruturas vasculares de paredes finas com septos fibrosos, levando a fluxo sangüíneo lento e represamento de sangue. Estas características diferenciam o hemangioma de outros tumores hepáticos, e podem ser detectadas na cintilografia hepática com hemácias marcadas.

A cintilografia com hemácias marcadas inicia-se pelo estudo do fluxo sangüíneo hepático *(estudo dinâmico após a administração do radiofármaco)*, observando-se fluxo reduzido no hemangioma. Nos minutos seguintes nota-se também hipocaptação das hemácias. O lento aporte de sangue leva ao progressivo acúmulo do radiofármaco no hemangioma, detectado através de imagens tardias, na maioria dos estudos adquiridas após 2 horas *(Front 1981)*. Demonstrou-se por meio de estudos seqüenciais a cada 6 minutos que o pico de concentração das hemácias no hemangioma é alcançado de 30 a 50 minutos após a injeção, podendo portanto o estudo ser finalizado em 1 hora *(Drane 1991)*. As imagens adquiridas podem ser planares ou tomográficas *(SPECT = Single Photon Emission Computed Tomography)*.

A cintilografia com hemácias marcadas, se considerado o padrão de hipofluxo precoce, hipocaptação nas imagens precoces e hipercaptação tardia, tem especificidade de 90 a 100% para hemangioma *(Arbizu 1991; Krause 1993) (Figura 1)*. O hepatocarcinoma e angiossarcoma são descritos como possíveis causas de estudos falso positivos *(pela formação de lagos vasculares ou congestão sinusoidal no parênquima adjacente)*; entretanto não se observou hipercaptação tardia de hemácias em 46 pacientes com hepatocarcinoma, devendo ainda se considerar que o angiossarcoma é uma patologia rara *(Kudo 1989)*.

Apesar da maior resolução dos equipamentos atuais a cintilografia com hemácias marcadas apresenta menor sensibilidade para lesões menores que 2 a 3 cm nas cintilografias planares e 1,5 a 2 cm nas imagens tomográficas *(SPECT)*, principalmente quando localizadas profundamente ou próximas a estruturas vasculares. De forma geral a sensibilidade para tumores maiores que 2 cm é de 90 a 100%, caindo para 50 a 85% quando incluidos tumores inferiores a 2 cm *(Arbizu 1991; Czermak 1993; Jacobson 1994)*. A sensibilidade não depende do padrão ultrassonográfico encontrado *(Jacobson 1994)*. Além de tumores de pequenas dimensões, estudos falso negativos podem ser causados por trombose ou fibrose *(Rubin 1993)*.

A localização da lesão suspeita é uma informação importante no momento da aquisição da cintilografia com hemácias, pois define as incidências mais adequadas para sua visualização. A localização pode ser obtida por ultrasonografia, tomografia ou pela cintilografia de fígado e baço, na qual o hemangioma apresenta-se com área de hipocaptação do enxofre coloidal *(Figura 2)*. Também é importante a correlação com outros métodos na interpretação das imagens. Além da correlação visual estão sendo desenvolvidas técnicas para a fusão de imagens cintilográficas com tomografia computadorizada e ressonância magnética, permitindo a confirmação de hemangiomas com até 1 cm ou próximos aos grandes vasos *(Birnbaum 1991)*.

A cintilografia com hemácias marcadas está indicada principalmente para tumores acima de 2 cm, dando-se preferência a tomografia computadorizada ou ressonância magnética para lesões de pequenas dimensões ou próximas a estruturas vasculares *(Arbizu 1991; Bennet 1990; Rubin 1993)*. A tomografia tem especificidade de 80 a 95% *(Middleton 1996; Moinuddin 1985; Rubin 1993)*, porém o padrão de lesão hipoatenuante com contrastação a partir da periferia é observado em apenas 60% dos casos *(Rubin 1993)*. A ressonância magnética tem alta especificidade *(90 a 100%)* e maior sensibilidade para lesões pequenas ou próximas a estruturas vasculares que a cintilografia, porém com maior custo e relato de estudos falso positivos em metástases hipervascularizadas *(Middleton 1996)*. A biópsia com agulha fina parece ser segura, sendo útil em afastar ou confirmar malignidade, porém muitas vezes é inconclusiva para hemangioma *(Moinuddin 1985; Rubin 1993)*.

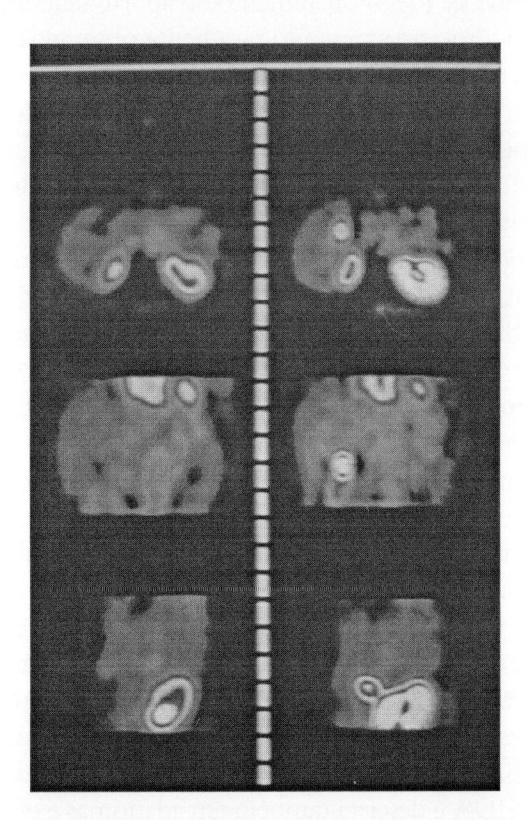

Fig. 1 - *Cortes tomográficos transversais, coronais e sagitais obtidos 15 minutos (à esquerda) e 2 horas (à direita) após a administração de hemácias marcadas com tecnécio-99m. Nas imagens tardias nota-se área de hipercaptação acima do rim direito, correspondendo a hemangioma com aproximadamente 2 cm de diâmetro.*

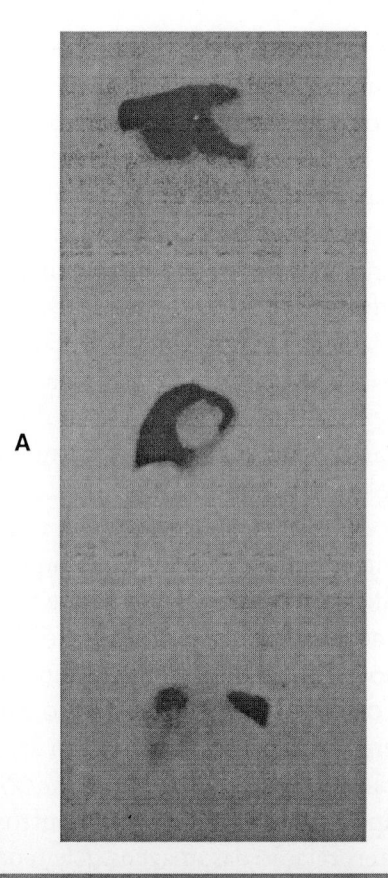

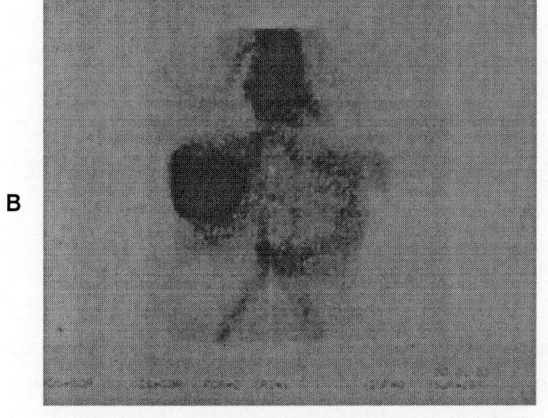

Fig. 2 - *Cintilografias planares evidenciando hipocaptação de enxofre-coloidal (A) e hipercaptação de hemácias marcadas (B) em hemangioma no bordo lateral do lobo hepático direito.*

HIPERPLASIA NODULAR FOCAL

A hiperplasia nodular focal é um processo benigno pouco frequente, geralmente assintomático e com maior incidência *(80 a 90%)* em mulheres jovens, sendo discutida sua correlação com o uso de anticoncepccionais. Em 55% dos casos a lesão é única, com dimensões variando de 1 a 20 cm. O nódulo típicamente apresenta um centro fibroso, do qual se irradiam septos. Estão presentes hepatócitos, células de *Kupffer*, canalículos biliares e sinusóides dilatados, porém não mantendo a arquitetura hepática normal. Habitualmente o tumor é hipervascularizado e raramente apresenta hemorragia ou necrose *(Aktolun 1991)*.

O aumento de fluxo sangüíneo é observado cintilograficamente em até 76% das lesões *(Boulahdour 1993)*, podendo haver concentração variável de colóides *(^{99m}Tc-enxofre coloidal)* e marcadores hépato-biliares *(^{99m}Tc-DISIDA)*. Esta variação é explicada por diferenças em número e estado funcional das células de *Kupffer* e hepatócitos no nódulo.

A concentração de colóides igual ou maior que no parênquima normal é o achado mais característico da hiperplasia nodular focal, presente em 65% dos estudos *(Aktolun 1991; Boulahdour 1993; Casarella 1978; Rogers 1981)*. A hiperconcentração de colóides *(15 a 40% dos pacientes - Boulahdour 1993; Welch 1985)* se deve a maior fagocitose pelas células de *Kupffer* ou aumento do aporte sangüíneo do radiofármaco, sendo raramente observada em outras patologias *(ver processos vasculares abaixo)* e tem portanto alta especificidade no diagnóstico de hiperplasia nodular focal.

A concentração simultânea de colóides e marcadores hépato-biliares tem também alto valor preditivo positivo *(Casarella 1978) (Figura 3)*. A cintilografia de fígado e vias biliares com ^{99m}Tc-DISIDA é descrita em menor número de estudos, porém pode ter sensibilidade superior ao enxofre coloidal na detecção de hiperplasia nodular focal *(sensibilidade de até 92% - Boulahdour 1993)*. Nos primeiros 15-30 minutos após a administração do radiofármaco a concentração na lesão é em geral normal ou pouco deprimida, porém com intervalos acima de 1 hora se observa área de hipercaptação focal. Esta hipercaptação tardia ocorre por haver retardo na eliminação biliar do nódulo em relação ao fígado normal, determinada por alterações das vias biliares ou déficit funcional dos hepatócitos *(Drane 1987)*. A hipercaptação de DISIDA é descrita também em adenomas e ocasionalmente em hepatocarcinomas, reduzindo portanto a especificidade deste método quando analisado isoladamente. Áreas com fibrose mais acentuada podem apresentar hipocaptação de DISIDA.

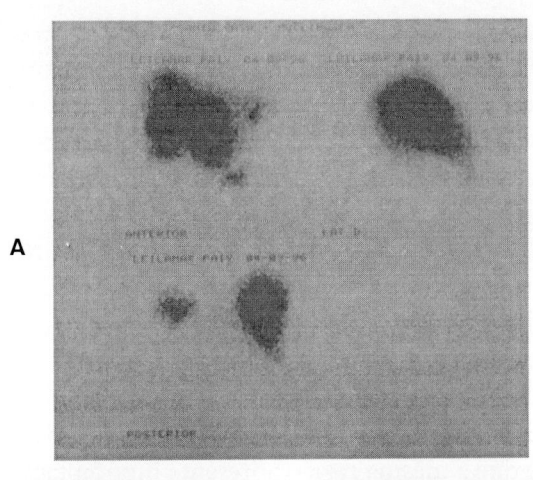

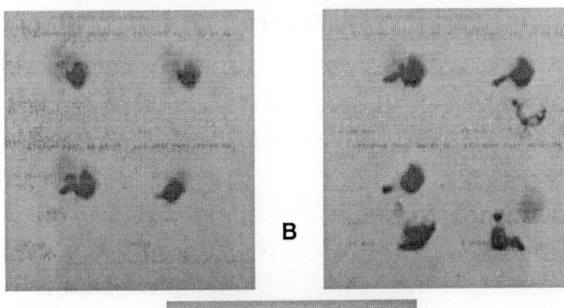

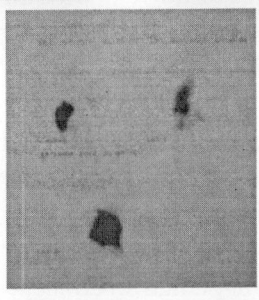

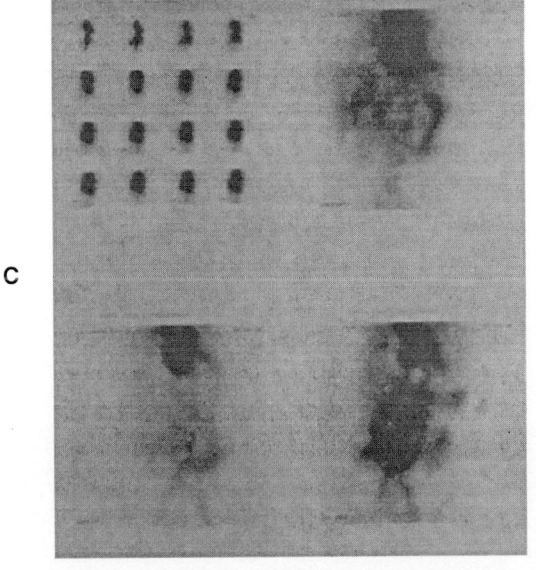

Fig. 3 - *Hiperplasia nodular focal apresentando hiperconcentração de ^{99m}Tc-enxofre-coloidal (A) e de ^{99m}Tc-DISIDA (B), com déficit na eliminação deste segundo radiofármaco. A fase de fluxo (C) mostra lesão hipervascularizada.*

ADENOMA

Os adenomas são tumores benignos encontrados quase exclusivamente em mulheres na idade fértil e estão relacionados ao uso de anticoncepcionais orais. São pouco vascularizados e raramente múltiplos, podendo ser complicados por hemorragia, necrose e ruptura *(Lubbers 1987)*.

Por ser constituído basicamente por hepatócitos os adenomas apresentam concentração de ^{99m}Tc-DISIDA. Esta concentração pode ser observada principalmente nas imagens tardias, pois a falta de estruturas biliares impossibilita a eliminação do radiofármaco do tumor. A concentração de marcadores hépato-biliares associada a hipoconcentração de colóides é o quadro cintilográfico mais sugestivo de adenoma *(Welch 1985)*, tendo sido a hipoconcentração de colóides atribuída inicialmente a ausência de células de *Kupffer*. Entretanto, mesmo que em grau inferior ao fígado normal, até 23% *(Klipper 1984, Lubbers 1987)* dos adenomas podem apresentar concentração de ^{99m}Tc-enxofre-coloidal, sendo confirmada a presença de células de *Kupffer* nos adenomas em estudos histopatológicos *(Lubbers 1987)*. A hipocaptação usual deve portanto ser decorrente de menor número e menor atividade fagocítica das células de *Kupffer* ou de alterações no aporte sangüíneo do radiofármaco. A hipocaptação tanto de colóides quanto de marcadores hépato-biliares pode ocorrer em áreas de hemorragia ou necrose.

Em alguns casos a captação simultânea de DISIDA e colóides pode dificultar o diagnóstico diferencial de adenoma com hiperplasia nodular focal. A avaliação da eliminação do radiofármaco pode ser um fator auxiliar, havendo retardo no clareamento da hiperplasia nodular focal e ausência de clareamento nos adenomas *(Drane 1991)*.

ESTEATOSE FOCAL

A esteatose hepática tem geralmente apresentação difusa, estando associada a obesidade, alcoolismo hiperlipidemia e diabetes. O acometimento difuso é identificado por queda do coeficiente de atenuação na tomografia ou aumento da ecogenicidade na ultrassonografia. Em alguns casos porém é difícil o diagnóstico diferencial com processo expansivo das áreas com deposição focal de gordura ou mesmo de áreas normais em meio ao parênquima afetado.

A deposição dos vacúolos de gordura ocorre nos hepatócitos poupando as células de *Kupffer*. Por isto a concentração do colóide pelo sistema retículo-endotelial se encontra preservada, levando a distribuição normal ou discretamente heterogênea do radiofármaco na cintilografia de fígado e baço. Esta distribuição normal de colóide permite de forma segura afastar processos expansivos como metástases *(Schauwecker 1991)*.

Outro radiofármaco utilizado para o diagnóstico de esteatose focal ou difusa é o xenônio-133, gás lipofílico que é retido no fígado após inalação de forma diretamente proporcional a severidadde da esteatose *(Lisbona 1988)*.

HEPATOCARCINOMA

O hepatocarcinoma é o mais frequente tumor maligno primário do fígado, podendo ser uni ou multifocal. Tem maior incidência em homens e é correlacionado a hepatite crônica. A sua frequente associação à cirrose dificulta o diagnóstico, tornando-se muitas vezes difícil diferenciar o tumor de alterações causadas por fibrose ou nódulo de regeneração hepática *(pseudo-tumor)*.

O estudo de fluxo sangüíneo, realizado imediatamente após a administração do radiofármaco, mostra hiperfluxo tumoral na fase arterial, sendo limitado pela baixa resolução das imagens. O hepatocarcinoma apresenta hipoconcentração de ^{99m}Tc-enxofre-coloidal, sendo este um achado pouco específico, pois numerosas patologias tem a mesma apresentação.

O hepatocarcinoma pode concentrar DISIDA na cintilografia de fígado e vias biliares, sendo iso ou hiperconcentrante em relação ao fígado normal em cerca de 15% dos casos em fase precoce *(20 min. pós injeção)* e 36 a 57% dos casos em fase tardia *(3-5 hs)*. A concentração está relacionada ao grau de diferenciação celular, caindo de 70 para 30 e 0% quando analisados respectivamente os tumores bem, moderadamente e mal diferenciados. Padrão semelhante de hiperconcentração de marcadores hépato-biliares pode ser observado na hiperplasia nodular focal e adenomas, pela presença de hepatócitos com déficit de drenagem biliar associado *(Calvet 1988; Lee 1984;*

Hasegawa 1986). O 99mTc-PMT *(piridoxil metil triptofano marcado com tecnécio-99m)* é um novo marcador hepatobiliar, tendo sido descrito seu uso para avaliação pré-operatória de 62 pacientes com hepatocarcinoma, com sensibilidade de 50% nas imagens tardias entre 2 e 5 horas *(Chen 1991)*.

Na cintilografia com Gálio-67, 63% de 164 tumores apresentaram concentração maior e 25% concentração semelhante ao fígado normal *(Cornelius 1984)*. A concentração de gálio-67 tem maior valor diagnóstico quando o estudo é correlacionado à cintilografia de fígado e baço e observa-se que a mesma região apresenta hipocaptação de colóide, indicando portanto não se tratar da concentração fisiológica no fígado normal *(Figura 4)*. Outras patologias apresentam concentração de gálio, tais como abscessos hepáticos, metástases de melanoma, linfoma *(Lomas 1972; Cornelius 1984)*. A presença de hepatócitos funcionantes faz com que adenomas e tecido de regeneração, da mesma forma que o fígado normal, possam concentrar o Gálio-67 *(Cornelius 1984)*. O colangiocarcinoma por outro lado não tem afinidade por gálio-67 *(Rubin 1993)*. As áreas de regeneração dos pacientes cirróticos podem ser diferenciadas de hepatocarcinoma pois apesar de ambas concentrarem gálio-67, o tecido de regeneração concentra colóides *(muitas vezes mais do que o restante do parênquima envolvido pela cirrose)* e não só concentra como também mostra boa eliminação de DISIDA *(Drane 1987)*; como citado anteriormente a fibrose é diferenciada por apresentar hipoconcentração de todos radiofármacos incluindo o gálio, e apresenta fluxo sangüíneo reduzido.

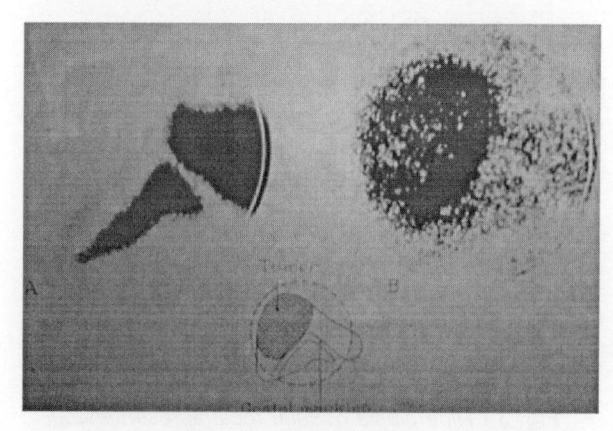

Fig. 4 - *Hepatocarcinoma apresentando-se hipoconcentrante na cintilografia com ^{99m}Tc-enxofre-coloidal (esquerda) e hiperconcentrante na cintilografia com Gálio-67 (direita).*

Abscessos

O quadro clínico sugestivo e dados da ultrassonografia e tomografia são em geral suficientes para o diagnóstico de abscessos hepáticos. Processos em fase inicial e ainda não organizados podem ter menos alterações anatômicas, prejudicando sua detecção.

O abscesso hepático mostra hipocaptação do colóide na cintilografia de fígado e baço, devido a substituição e depressão funcional hepática. Este achado é pouco específico, podendo ser complementado com o uso de radiofármacos mais específicos para inflamação, como o gálio-67 ou leucócitos marcados. Os abscessos mostram-se hiperconcentrantes em até 80% dos estudos com gálio-67 e 65% dos estudos com leucócitos *(Littenber 1973; Datz 1996)*. Uma limitação no emprego destes materiais é que ambos apresentam concentração fisiológica no fígado, reduzindo a sensibilidade na detecção de abscessos com concentração semelhante ao fígado normal. A solução para isto é a análise conjunta da cintilografia com gálio ou leocócitos e da cintilografia com enxofre-coloidal, sendo consideradas positivas áreas de concentração normal ou aumentada de leucócitos que mostram hipoconcentração de colóides.

Cistos

A ultrassonografia é o principal método de detecção de formações císticas, sendo que a inexistência de mecanismos de concentração de radiofármacos faz com que as mesmas apresentem-se usualmente como áreas "frias" nos exames cintilográficos. A cintilografia do fígado e vias biliares deve porém ser empregada em situações nas quais se deseja avaliar ou confirmar a comunicação da árvore biliar com um cisto. Cistos de colédoco ou dilatações de vias biliares intra e extra-hepáticas são identificadas pelo acúmulo e importante retenção da ^{99m}-Tc-DISIDA *(Figura 5)*.

Outras alterações passíveis de serem avaliadas pela cintilografia de fígado e vias biliares não abordadas neste capítulo são a colecistite aguda, obstrução de vias biliares, diferencial de icterícia neonatal, avaliação de anastomose bilio digestiva, perviedade da alça aferente após gastrectomia, refluxo biliar enterogástrico e fístulas biliares.

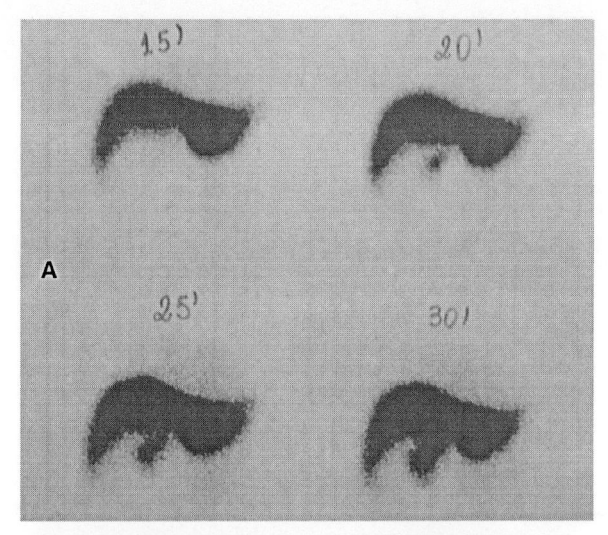

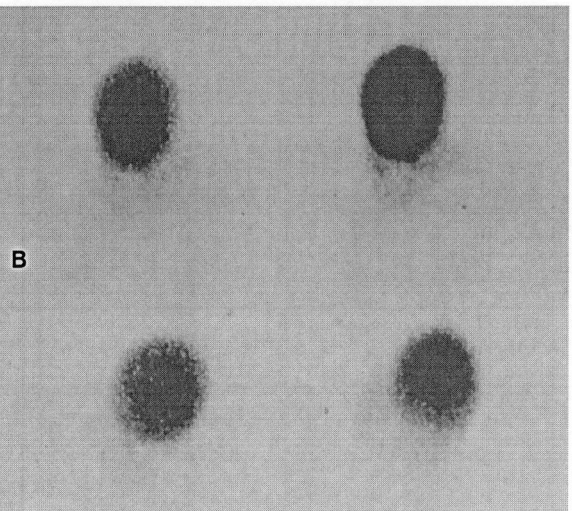

Fig. 5 - *Cintilografias realizadas na primeira meia hora (A) e 6 horas (B) após a administração de ^{99m}Tc-DISIDA, evidenciando acentuada retenção do radiofármaco em estrutura infra-hepática (cisto de colédoco).*

Processos Vasculares e Lesão Actínica

O infarto hepático é raro, devido ao duplo suprimento sanguineo hepático, manifestando-se de forma geral pela hipocaptação de radiofármacos *(inclusive ^{99m}Tc-enxofre-coloidal)*.

Obstruções venosas podem determinar alterações focais na cintilografia de fígado e baço, sendo classicamente descrita a hipercaptação de colóides no lobo quadrado na oclusão da veia cava superior *(por recanalização da veia umbelical e maior aporte sangüíneo a este lobo)* e a hipercaptação em lobo caudado na trombose de veia hepática *(por melhor drenagem deste lobo através de comunicação com a veia cava inferior)*. A obstrução de veia cava inferior pode levar a alteração mais difusa de captação *(Drane 1991)*. Alguns estudos sugerem que imagens do compartimento sangüíneo sejam mais sensíveis na detecção destas alterações que as imagens com colóides *(Muramatsu 1994)*.

As lesões actínicas por dose acima de 3.000 rads são identificadas na cintilografia de fígado e baço como áreas de hipoconcentração de colóide de limites lineares. As células de *Kupffer* são mais sensíveis a radiação que os hepatócitos, no entanto a cintilografia de fígado e vias biliares é mais representativa para monitorização sequencial da função hepática *(Kirchner 1992)*.

Metástases

A ultrassonografia, tomografia e, mais recentemente, a ressonância são capazes de detectar metástases de menor tamanho *(próximas a 1 cm)* que a cintilografia convencional *(2-3cm)*, além de possibilitar a análise simultânea de outras estruturas abdominais. Por este motivo a cintilografia de fígado e baço para identificação de metástases tem sido menos utilizada, apesar da sensibilidade e especificidade reportadas *(de 70 a 90 para estudos planares e de 80 a 95% para estudos tomográficos - SPECT)* serem próximas às dos demais métodos *(Oppenheim 1988)*.

A apresentação usual na cintilografia hepática é de hepatomegalia com múltiplas áreas focais de hipocaptação de 99mTc-enxofre coloidal, sendo o acometimento difuso mais frequente nas leucemias e linfomas *(Figura 6)*. Da mesma forma que a ausência de células de *Kupffer* explica a hipocaptação de colóides, as metástases não apresentam hepatócitos e portanto não concentram ^{99m}Tc-DISIDA. As metástases de alguns tumores como hipernefroma, carcinoma de mama e sarcomas são geralmente hipervascularizadas e as de outros *(ex: trato gastrintestinal, pulmão)* costumam ser hipovascularizadas *(Rubin 1993)*, refletindo-se nos achados encontrados em estudo de fluxo hepático. A cintilografia de fígado com hemácias marcadas pode até mostrar hipercaptação em algumas metástases, devido ao aumento do compartimento sangüíneo, não havendo porém variação nesta concentração ao longo do tempo *(diferenciando-as dos hemangiomas)*. Compostos fosfonados marcados com tecnécio-99m utilizados para cintilografia óssea são ocasionalmente concentrados em metástases hepáticas de colon mama e pulmão.

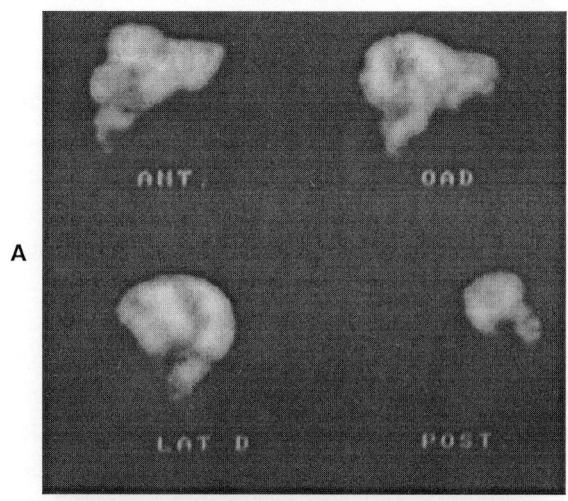

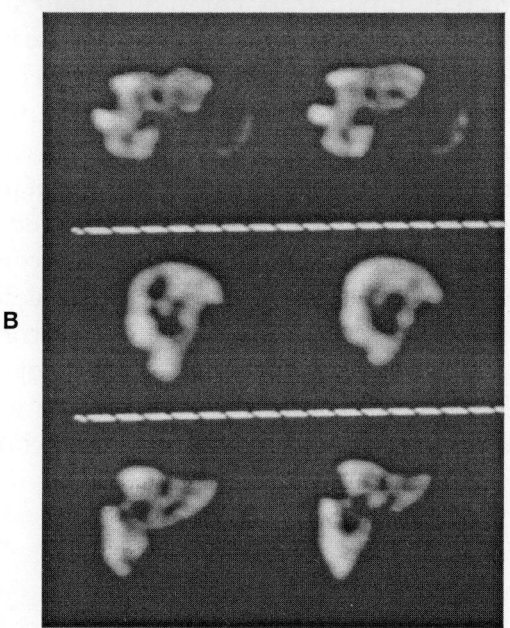

Fig. 6 - *Múltiplas áreas focais de hipoconcentração de ^{99m}Tc-enxofre-coloidal nas cintilografias planares (A) e cortes tomográficos transversais, sagitais e coronais (B), correspondendo a processo metastático.*

Detecção com 99mTc-MAA Intra-arterial e Tratamento

Os macroagregados de albumina marcados com tecnécio-99m *(^{99m}Tc-MAA)*, utilizados habitualmente na cintilografia de perfusão pulmonar, são partículas com diâmetro de 10 a 100 mm, impactando na circulação capilar distal ao seu ponto de injeção. A infusão lenta de ^{99m}Tc-MAA por catéter na artéria hepática foi inicialmente empregada para determinar a distribuição de quimioterápicos administrados por esta via, assegurando a chegada do mesmo ao tumor e checando a passagem para circulação sistêmica *(retenção pulmonar do ^{99m}Tc-MAA)* ou intestino *(Civelek 1993)*. A velocidade de injeção é menor que quando empregados contrastes radiológicos, reduzindo a interferência de turbilhonamento ou refluxo. As imagens planares ou tomográficas *(SPECT)* são adquiridas de 30 minutos a 4 horas após a injeção, mostrando a distribuição do sangue arterial no fígado.

Este método, inicialmente utilizado para avaliação pré-quimioterápica, mostrou excelentes resultados na detecção das metátases. Mesmo em tumores hipovascularizados atingiram bom contraste em relação ao fígado normal, mostrando-se hipercaptantes na cintilografia. O alto grau de concentração em relação ao fígado normal torna possivel detecção de lesões com até 0,5 cm, superior aos resultados obtidos com ressonância e tomografia com contraste intra-arterial ou portal. Em 44 pacientes estudados a sensibilidade e especificidade em relação aos achados cirúrgicos foi de 97 e 50% para a cintilografia *(sendo que metade dos 12 casos considerados falso positivos apresentaram doença no local descrito no prazo de 6 a 12 meses do exame)*, comparados a 44 e 33% com a tomografia *(Drane 1991)*.

Radioisótopos emissores de alta dose de radiação *(geralmente radiação beta)* também podem ser administrados por via arterial com finalidade terapêutica quando outras medidas mostram-se ineficazes. É importante que após sua administração estes materiais fiquem restritos ao local do tumor, evitando assim reações sistêmicas à radiação. Alguns exemplos destes radiofármacos são o ítrio-90 fixo a microesferas de vidro e altas doses de iodo-131 ligados a lipiodol. Cerca de 40 a 50% dos casos de hepatocarcinoma ou de metástases hepáticas apresentam resposta *(redução parcial da massa)* a estes tratamentos *(Andrews 1994; Raoul 1994)*.

OUTROS RADIOFÁRMACOS

Outros radiofármacos apresentam afinidade por determinado tipo celular. Este é o caso da meta-iodobenzilguanidina marcada com iodo-131 ou iodo-123 *(^{131}MIBG ou 123MIBG)*, análogo da guanetidina concentrada pelo mecanismo de recaptação de aminas em tumores de linhagem neuroectodérmica. A cintilografia com MIBG tem sido mais empregada na detecção de metástases de neuroblastoma, porém com menor sensibilidade para lesões hepáticas devido a concentração fisiológica no fígado normal. Os anticorpos monoclonais marcados com radioisótopos *(tecnécio-99m, índio-111, iodo-131)* também tem sido estudados, porém além da ligação à antígenos específicos também ocorre geralmente concentração inespecífica em fígado. As propostas para reduzir a inteferência da captação hepática fisiológica de diversos marcadores é habitualmente a mesma descrita para a cintilografia com Gálio ou leucócitos marcados, ou seja, a comparação com a cintilografia de fígado e baço convencional para verificar se a concentração está se dando em fígado normal ou em outro tecido. Desta forma se conseguiu sensibilidade de até 78% na detecção de metástases expressoras de CEA pela cintilografia com anticorpos monoclonais anti-CEA em 42 pacientes *(Czermak 1993; Lamki 1990)*.

ACOMETIMENTO HEPÁTICO DIFUSO

A cintilografia de fígado e baço pode ser empregada para diagnóstico e acompanhamento de acometimento hepático difuso. O acometimento hepatocítico é em geral o principal interesse clínico, sendo porém avaliado de forma indireta pela captação dos colóides *(alguns sinais de insuficiência hepática seriam por exemplo o aumento da quantidade de colóides captado pelo baço e medula óssea)*. A cintilografia com DISIDA é uma forma de avaliação mais direta da função hepática, entretanto o caráter dinâmico da concentração e eliminação deste marcador faz com que apresente interferência de processos das vias biliares, dificultando a distinção entre variações da captação determinadas por alteração dos hepatócitos ou por colestase.

A forma ideal de se estabelecer um paralelo entre o grau de concentração do radiofármaco e a função hepática seria o uso de compostos com ligação aos hepatócitos e sem eliminação para as vias biliares. Um destes compostos já em uso clínico é o 99mTc-GSA *(galactosil soro albumina marcada com tecnécio-99m)*, molécula que se liga a um receptor de superfície do hepatócito que é específico para glicoproteínas com terminação galactose. Este marcador está sendo usado com bons resultados para avaliação de reserva funcional hepática pré cirúrgica, hepatopatias crônicas e agudas *(Kwon 1995, Virgolini 1992) (Tabela 1)*.

Tabela 1 - *Captação de radiofármacos nas lesões hepáticas focais.*

	Colóides	Disida	Hemácias	Gálio
Hemangioma	reduzida	reduzida	reduzida no início e aumentada em 1-2 hs	reduzida
Hiperplasia Nodular Focal	normal / aumentada em 65% dos casos	precoce: normal ou reduzida tardio: aumentada por lenta eliminação	normal ou pouco aumentada, não varia	normal / pouco aumentada
Adenoma	em geral reduzida	precoce: variada *(reduzida em áreas c/fibrose e hemorragia)* tardio: aumentada por ausência de eliminação	normal ou pouco aumentada, não varia	normal ou pouco aumentada
Esteatose Focal	normal / hetogeneidade discreta	normal *(pouco descrita na literatura)*	normal, não varia	normal
Hepatoma	reduzida	precoce: em geral reduzida tardio: aumentada por eliminação lenta	normal ou aumentada, não varia	88% dos casos tem captação, 63% captação maior que restante do fígado
Nódulo de regeneração	normal	normal, com boa eliminação	normal ou pouco reduzida, não varia	normal ou pouco aumentada
Metástases	reduzida	reduzida	depende do tumor primário, não varia	reduzida ou normal *(em melanoma e linfoma pode ser aumentada)*

(modificado de Drane 1991)

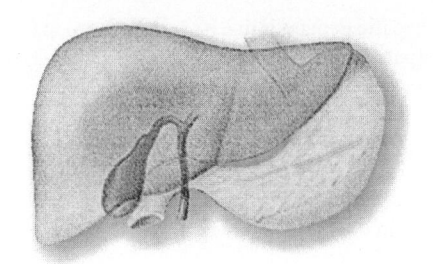

Referências Bibliográficas

01. ANDREWS JC; WALKER SC; ACKERMANN RJ; COTTON LA; ENSMINGER WD; SHAPIRO B. Hepatic radioembolization with yttrium-90 containing glass microspheres: preliminary results and clinical follow-up. J Nucl Med, v.35, p.1637-44, 1994.

02. AKTOLUN C; BAYHAN H. Detection of focal nodular hyperplasia with liver colloid single photon emission computed tomography: a case report and review of the literature. Br J Radiol, v.64, p.64-6, 1991.

03. ARBIZU J; VARELLA JI; GARCÍA MJ; DOMPER M; RAMÍREZ JC; RICHTER J. Contribución de la tomografía de emisión de fotones (SPECT) en la detección de hemangiomas hepáticos de pequeño tamaño. Rev Esp Enf Dig, v.80, p.173-7, 1991.

04. BENNET WF; BOVA JA. Review of hepatic imaging and a problem-oriented approach to liver masses. Hepatology, v.12, p.761-75, 1990.

05. BIRNBAUM BA; NOZ ME; CHAPNICK J; SANGER JJ; MEGIBOW AJ; MAGUIRE GQ Jr; WEINREB JC; KAMINER EM; KRAMER EL. Hepatic hemangiomas: diagnosis with fusion of MR, CT, and Tc-99m-labeled red blood cell SPECT images. Radiology. v.181, p.469-74, 1991.

06. BOULAHDOUR H; CHERQUI D; CHARLOTTE F; RAHMOUNI A; DHUMEAUX D; ZAFRANI ES; MEIGNAN M. The hot spot hepatobiliary scan in focal nodular hyperplasia. J Nucl Med, v.34, p.2105-10, 1993.

07. CALVET X, PONS F, BRUIX J, BRU C, LOMEÑA F; HERRANZ R; BRUGERA M; FAUS R; RODES J. Technetium-99m DISIDA hepatobiloiary agent in diagnosis of hepatocellular carcinoma: relationship between detectability and tumor differentiation. J Nucl Med, v.29, p.1916-20, 1988.

08. CASARELLA WJ; KNOWLES DM; WOLFF M; JOHNSON PM. Focal nodular hyperplasia and liver cell adenoma: radiologic and pathologic differentiation. AJR, v.131, p.393-402, 1978.

09. CHEN SL. Diagnostic value of 99mTc-PMT delayed hepatobiliary imaging in small hepatocellular carcinoma-an analysis of 62 cases. Chung Hua Chung Liu Tsa Chih. v.13, p.30-2, 1991.

10. CIVELEK AC; SITZMANN JV; CHIN BB; VENBRUX A; WAGNER HN Jr; GROCHOW LB. Misperfusion of the liver during hepatic artery infusion chemotherapy: value of preoperative angiography and postoperative pump scintigraphy. AJR, v.160, p.865-70, 1993.

11. CORNELIUS EA; ATTERBURY CE. Problems in the imaging diagnosis of hepatoma. Clin Nucl Med. v.9, p.30-8, 1984.

12. CZERMAK H; GOMEZ I; GALLOWITSCH HJ; LIND P. Diagnostic accuracy of scintigraphic methods in the differential diagnosis of focal liver lesions. Nuklearmedizin, v.32, p.183-7, 1993.

13. DATZ FL. Abdominal abscess detection: gallium, 111In- and 99mTc-labeled leukocytes, and polyclonal and monoclonal antibodies. Semin Nucl Med, v.26, p.51-64, 1996.

14. DRANE WE. Nuclear medicine techniques for the liver and biliary system. Update for the 1990s. Radiol Clin North Am. v.29, p.1129-50, 1991.

15. DRANE WE; KRASICKY GA; JOHNSON DA. Radionuclide imaging of primary tumors and tumor-like conditions of the liver. Clin Nucl Med. v.12, p. 569-82, 1987.

16. FRONT D; ROYAL HD; ISRAEL O; PARKER JA; KOLODNY GM. Scintigraphy of hepatic hemangiomas: the value of Tc-99m-labeled red blood cells: concise communication. J Nucl Med, v.22, p. 684-7, 1981.

17. HASEGAWA Y; NAKANO S; IBUKA K. Specific diagnosis of hepatocellular carcinoma by delayed hepatobiliary imaging. Cancer, v.57, p. 230-6, 1986.

18. ISHAK KG. Benign tumors of the liver. Med Clin North Am, v. 59, p.995-1013, 1975.

19. JACOBSON AF; TEEFEY SA. Cavernous hemangiomas of the liver. Association of sonographic appearance and results of Tc-99m labeled red blood cell SPECT. Clin Nucl Med, v.19, p. 96-9, 1994.

20. KIRCHNER B; BARTENSTEIN P; OSTKAMP K. The value of sequential scintigraphy of the liver in postactinic liver lesions. Nuklearmedizin, v.31, p.64-7, 1992.

21. KLIPPER MS; REED KR. Visualization of hepatic adenoma with Tc-99m diisopropyl-IDA. J Nucl Med, v.25, p.986-8, 1984.

22. KRAUSE T; HAUENSTEIN K; STUDIER-FISHER B; SCHUEMICHEN C; MOSER E. Improved evaluation of technetium-99m-labeled red blood cell SPECT in hemangioma of the liver. J Nucl Med, v.34, p.375-80, 1993.

23. KUDO M; IKEKUB K; YAMAMOTO K. Distinction between hemangioma of the liver and hepatocellular carcinoma: value of labeled RBC-SPECT scanning. AM J Roentgenol, v.152, p. 977-83, 1989.

24. KWON AH; HA-KAWA SK; UETSUJI S; KAMIYAMA Y; TANAKA Y. Use of technetium 99 m diethylenetri-amine-pentaacetic acid galactosyl-human serum albumin liver scintigraphy in the evaluation of preoperative and postoperative hepatic functional reserve for hepatectomy. Surgery, v.117, p. 429-34, 1995.

25. LAMKI LM; PATT YZ; ROSENBLUM MG. Metastatic colo-rectal cancer: radioimmunoscintigraphy with a stabilized IN-111-labeled F(ab')2 fragment of an anti-CEA monoclonal antibody. Radiology v.174, p.147-51, 1990.

26. LEE WV; O'BRIEN MJ; DEVEREUX DF. Hepatocellular carcinoma: uptake of 99mTc-IDA in primary tumor and metastasis. AJR, v.143, p. 57-61, 1984.

27. LISBONA R; MISHKIN S; DERBEKYAN V; NOVA-LEZ-DIAS JA; ROY A; SANDERS L. Role of scintigraphy in focally abnormal sonograms of fatty liver. J Nucl Med, v.29, p.1050-6, 1988.

28. LITTENBER RL; TAKETA RM; ALAZRAKI NP. Gallium-67 for localization of septic lesions. Ann Intern Med, v.79, p.403-6, 1973.

29. LOMAS F; DIBOS PE; WAGNER HN. Increased specificity of liver scanning with the use of 67 Gallium citrate. NEJM, v.286, p. 1323-9, 1972.

30. LUBBERS PR; ROS PR; GOODMAN ZD; ISHAK KG. Accumulation of technetium-99m sulfur colloid by hepatocellular adenoma: scintigraphic-pathologic correlation. AJR, v.148, p. 1105-8, 1987.

31. MIDDLETON ML. Scintigraphic evaluation of hepatic mass lesions: emphasis on hemangioma detection. Sem Nucl Med, v.26, p.4-15, 1996.

32. MOINUDDIN M; ALLISON JR; MONTGOMERY JH; ROCKETT JF; MCMURRAY JM. Scintigraphic diagnosis of hepatic hemangioma: its role in the management of hepatic mass lesions. AJR, v.145, p.223-8, 1985.

33. MURAMATSU T; MIYAMAE T; MASHIMO M; SUZUKI K; KINOSHITA S; DOHI Y. Hot spots on liver scans associated with superior or inferior vena caval obstruction. Clin Nucl Med, v.19, p. 622-9, 1994.

34. OPPENHEIM BE; WELLMAN HN; HOFFER PB. Liver Imaging. in GOTTTSCHALK A; HOFFER PB; POTCHEN EJ. Diagnostic Nuclear Medicine. Williams & Wilkins - Baltimore, 1988.

35. PARK CH; KIM SM; INTENZO C; MCEWAN J; ZHANG J. Focal nodular hyperplasia of the liver. Diagnosis by dynamic and SPECT scintigraphy. Clin Nucl Med, v.18, p.701-3, 1993.

36. RAOUL JL; GUYADER D; BRETAGNE JF; DUVAU-FERRIER R; BEKHECHI D; DEUGNIERY Y; GOSSELIN M. Randomized controlled trial for hepatocellular carcinoma with portal vein thrombosis: intrarterial injection of 131I iodized oil (lipiocis) versus medical support. J Nucl Med, v. 35, p. 1782-7, 1994.

37. ROGERS JV; MACK LA; FREENY PC; JOHNSON ML; SONES PJ. Hepatic focal nodular hyperplasia: angiography, CT, sonography and scintigraphy. AJR, v.137, p.983-90, 1981.

38. RUBIN RA; LICHTENSTEIN GR. Hepatic scintigraphy in the evaluation of solitary solid liver masses. J Nucl Med, v.34, p. 697-705, 1993.

39. RUBIN RA; LICHTENSTEIN GR. Scintigraphic evaluation of liver masses: Cavernous hepatic hemangioma. J Nucl Med, v.34, p.849-52, 1993.

40. SCHAUWECKER DS; WASS JL. Focal fatty infiltration of the liver. Evaluation by planar and SPECT images. Clin Nucl Med, v.16, p.449-51, 1991.

41. WELCH TJ; SHEEDY PF; JOHNSON CM; STEPHENS DH; CHARBONEAU JW; BROWN ML; MAY GR; ADSON MA; MCGILL DB. Focal nodular hyperplasia and hepatic adenoma: comparison of angiography, CT, US and scintigraphy. Radiology, v.156, p. 593-5, 1985.

42. VIRGOLINI I; MULLER C; HOBART J; SCHEITHEUR W; ANGELBERGER P; BERGMANN H; O'GRADY J; SINZINGER H. Liver function in acute viral hepatitis as determined by a hepatocyte-specific ligand: 99mTc-galactosyl-neoglycoalbumin. Hepatology, v. 15, p.593-8, 1992.

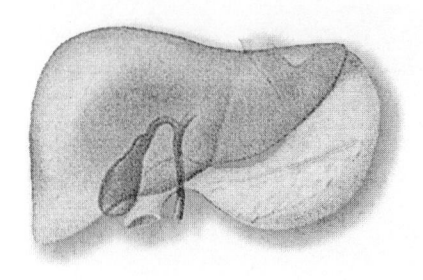

Radiologia Intervencionista nas Obstruções do Sistema Hepáto-Colédoco

capítulo 6

Odon F. da Costa
Walter K. Karakmanian

INTRODUÇÃO

Com a introdução da colangiografia transparietohepática o diagnóstico das icterícias obstrutivas ficou mais eficiente. A punção do fígado com uma agulha fina *(de Chiba)* e a injeção suave de contraste permite, com baixos índices de complicações, a visualização das vias biliares em 97-100% quando dilatadas e em torno de 70% quando finas *(Figura 1)*. Entretanto a causa da icterícia é melhor avaliada através da ultra-sonografia e da tomografia computadorizada.

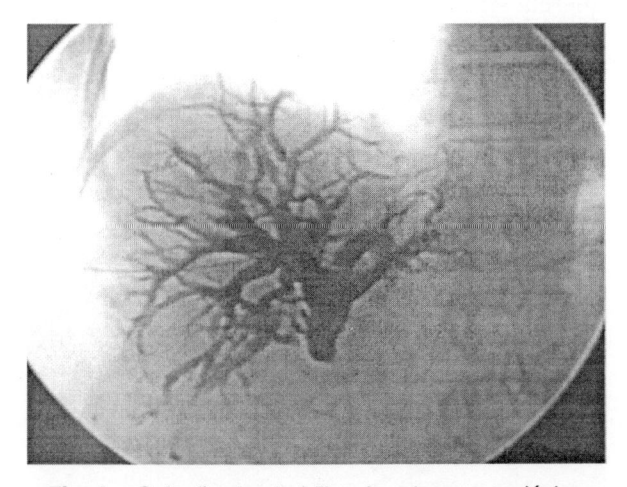

Fig. 1 - *Oclusão da via biliar de origem neoplásica.*

Na tentativa de aliviar o descônforto dos pacientes portadores de icterícia obstrutiva, foi idealizada através da manipulação percutânea a drenagem biliar que pode ser externa, externa e interna *(mista)* e interna *(endopróteses)*.

O valor desse tipo de tratamento é o de oferecer uma alternativa aos pacientes com lesões malignas irressecáveis, cujo único tratamento, até então, seria a derivação bileo digestiva com alta morbidade e mortalidade.

INDICAÇÕES

A obstrução da árvore biliar condiciona ao aparecimento de complicações tais como prurido, dor, anorexia, emagrecimento e infeções *(colangite e septicemia)*. Com a finalidade de combate-las a drenagem biliar através de cateter estaria indicada.

OBSTRUÇÕES BILIARES BENIGNAS

Os pacientes portadores de doenças obstrutivas benignas das vias biliares são geralmente jovens ou de meia idade, e com uma expectativa de vida longa. Consequentemente o tratamento deve ser o mais duradouro possível.

Dentre as causas benignas de obstrução das vias biliares se destacam a litíase de colédoco *(Figura 2)*, as estenoses cicatriciais de colédoco e das anastomoses bilio-digestivas *(pós cirúrgicas)* e da assim chamada colangite esclerosante.

As opções de tratamento incluem a cirurgia e as técnicas não cirúrgicas que incluiriam a via

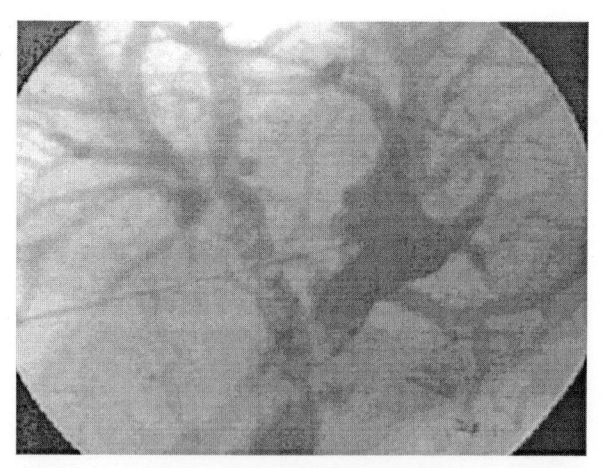

Fig. 2 - *Colangiografia transparieto hepática: dilatação de vias biliares com a presença de falhas de enchimento que correspondem a presença de cálculos.*

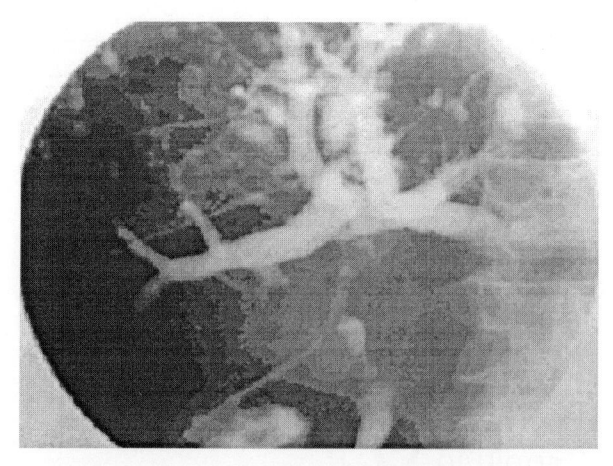

Fig. 3 - *Icterícia obstrutiva com quadro de febre e toxemia (colangite). Abscessos intra-hepáticos.*

endoscópica e a via percutânea transhepática. Neste capítulo abordaremos esta última forma.

Na litíase do colédoco a drenagem biliar estaria indicada somente na vigência de colangite supurativa aguda *(Figura 3)*. Neste caso a drenagem externa, com o mínimo de manipulação é o mais efetivo e o menos agressivo.

Nas estenoses cicatriciais, a drenagem biliar pode vir associada a métodos de dilatação com o uso de balões de alta pressão.

Vários autores têm publicado suas experiências com a dilatação de estenoses benignas da via biliar *(Figura 4)*. Esta dilatação é geralmente realizada com cateter balão de diâmetro em tôrno de 4-8 mm, podendo vir acompanhada de dor, sendo necessário a sedação ou mesmo anestesia geral. Após a dilatação alguns grupos preconizam a colocação do *stent*, para evitar a reestenose. Este ponto de vista coincide com a opinião de alguns cirurgiões tais como *Warren* e *Pitt*. Pôr outro lado alguns acreditam que o *stent* além de não apresentar vantagens, seria prejudicial, estimulando a fibrose.

Também não existe consenso na literatura sobre qual lesão responderia melhor a dilatação, se a lesão cicatricial do colédoco ou se uma estenose de uma anastomose bileo digestiva.

Em um estudo randomizado, *Pitt* comparou os resultados da cirurgia *(anastomose bilio digestiva em Y de Roux)* com a dilatação em pacientes com estenose benigna de vias biliares. Embora tenha concluído que a cirurgia é a melhor opção para esses pacientes, acredita que a dilatação tem sua indicação em pacientes de alto risco ou naqueles que não querem ser submetidos a nova cirurgia.

Nos casos em que a área de estenose, muito resistente, não apresenta uma resposta satisfatória à

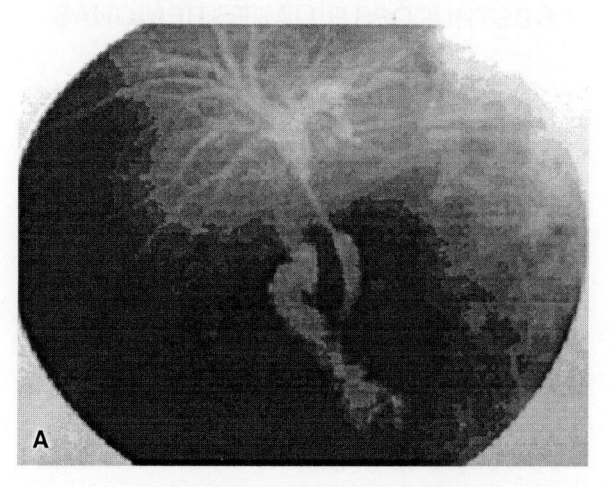

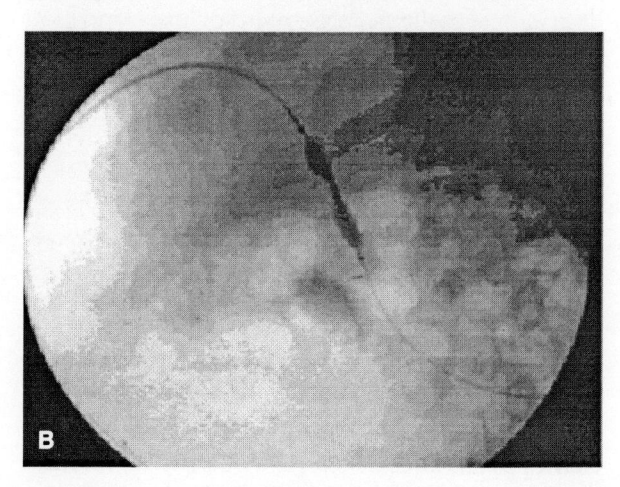

Fig. 4 - *Estenose benígna de anastomose bilio-digestiva - dilatação da via biliar*

dilatação, pode-se colocar uma endoprótese. Esta colocação pode ser realizada tanto por via endoscópica como pôr via percutânea. Em alguns pacientes a estenose de anastomose bilio digestiva não pode ser alcançada pôr via endoscópica restando então a via percutânea.

A colangite esclerosante primária apresenta um quadro colangiográfico caracterizado pôr múltiplas e difusas áreas de estenose nos ductos biliares intra e extra hepáticos. A etiologia dessa síndrome é desconhecida, mas está associada com doenças inflamatórias do intestino em 2/3 dos casos. A incidência é maior nos homens do que nas mulheres na proporção de 2:1. A manifestação inicial da doença ocorre entre os 25 e 45 anos de idade. O quadro típico ocorre portanto em homens jovens com história de fadiga seguida de ictericia e que apresentam doença inflamatória intestinal. A síndrome é progressiva evoluindo com cirrose, hipertensão portal, insuficiência hepática e morte.

O diagnóstico é feito através da colangiografia endoscópica ou através da colangiografia transparietohepática. Os achados mais comuns são estenoses difusas envolvendo os ductos biliares intra e extra hepaticos.

Como a causa da colangite esclerosante primária é desconhecida, não existe um tratamento específico que seja realmente efetivo. Todas as condutas visam melhorar a drenagem biliar com a finalidade de retardar a cirrose e a insuficiência hepática.

OBSTRUÇÕES BILIARES MALIGNAS

Os pacientes portadores de icterícia obstrutiva de etiologia maligna apresentam oclusões intrínsecas ou extrínsecas dos ductos biliares.

O carcinoma de pâncreas é a causa mais freqüente de obstrução biliar extra hepática. Apesar do importante avanço nos métodos de diagnóstico pôr imagem das doenças pancreáticas, a grande maioria desses tumores continua sendo irressecável quando detectado. A média de sobrevivência dos pacientes com carcinoma de pâncreas varia de acôrdo com os diferentes serviços. *Cameron* relata um índice de sobrevivência de 19% em 5 anos dos pacientes submetidos a duodenopancreatectomia sem sinais de comprometimento ganglionar ou de invasão vascular. *Gudjonsson* relata um índice de sobrevivência em 5 anos menor do que 1%. A sobrevivência média desses pacientes está em tôrno de 4-7 meses após o diagnóstico segundo diferentes autores. O tratamento cirúrgico paliativo através da anastomose bilio digestiva tem em algumas séries, uma mortalidade de aproximadamente 50%. Uma vez determinada a inoperabilidade desses tumores, a drenagem biliar percutânea com a colocação de uma endoprótese permanente constitue uma boa indicação para esses pacientes com sobrevivência curta.

Os tumores primários dos ductos biliares *(colangiocarcinoma)* são as lesões malignas menos agressivas que determinam obstrução da via biliar. Quando esses tumores estão localizados distalmente freqüentemente são ressecados com sucesso, todavia quando a lesão tumoral envolve o ducto hepático comum e a confluência dos ductos hepáticos direito e esquerdo *(tumor de Klatzkin)* a ressecção nem sempre é factível. Nesses casos a drenagem biliar interna-externa pôr via percutânea pode proporcionar um aumento significativo na sobrevivência desses pacientes. A colocação de uma endoprótese é ainda um ponto controverso, tendo em vista que a obstrução dessa endoprótese ocorreria antes do óbito, fato que obrigaria a uma nova intervenção.

Outra causa maligna determinante de ictericia obstrutiva são as metastases ganglionares que comprimem o hilo hepático, sendo que o tumor primitivo geralmente está localizado no tubo digestivo.

OPÇÕES TERAPÊUTICAS FRENTE AO PACIENTE PORTADOR DE ICTERICIA OBSTRUTIVA DE ORIGEM MALIGNA

Os pacientes submetidos a cirurgia curativa, isto é, com a ressecção completa do tumor, podem ter o fluxo biliar restaurado de diferentes maneiras de acôrdo com a localização da obstrução. Estas restaurações incluem a anastomose hepato-jejunal em Y de Roux, a anastomose colédoco jejunal e a cirurgia de Whipple. As cirurgias paliativas incluem as anastomoses bilio-digestivas. A colangiografia pré operatória realizada por via endoscópica, ou por via percutânea é fundamental para determinar a localização e a extensão da oclusão da via biliar. A drenagem biliar pré operatória é útil no alivio dos

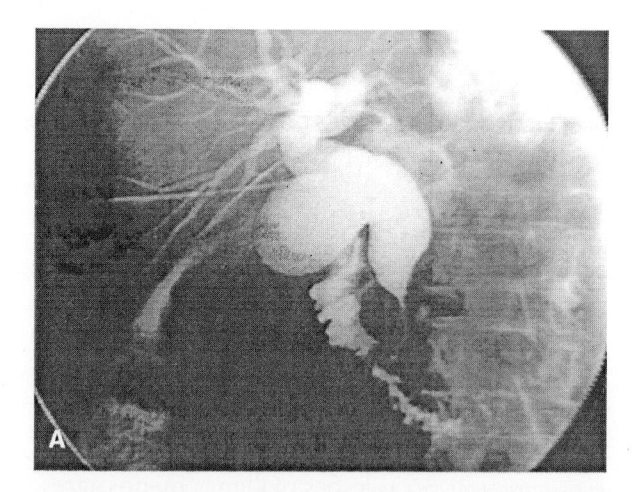

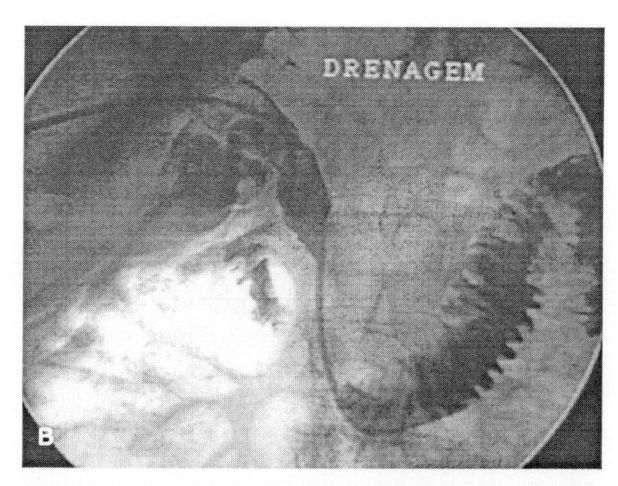

Fig. 5 - *Ictericia obstrutiva por tumor de cabeça de pâncreas: realizado drenagem biliar mista.*

sintomas obstrutivos, preservando a função do hepatocito e melhorando o estado nutricional. Em muitas instituições esse procedimento é realizado rotineiramente *(Figura 5)*.

O tratamento paliativo estaria indicado naqueles pacientes que não podem ser operados por apresentar doença muito extensa ou por ter condições clinicas precárias.Esse tratamento teria por finalidade melhorar a qualidade de vida desses individuos.

A escolha do tratamento endoscópico ou percutâneo depende da localização da lesão, as-

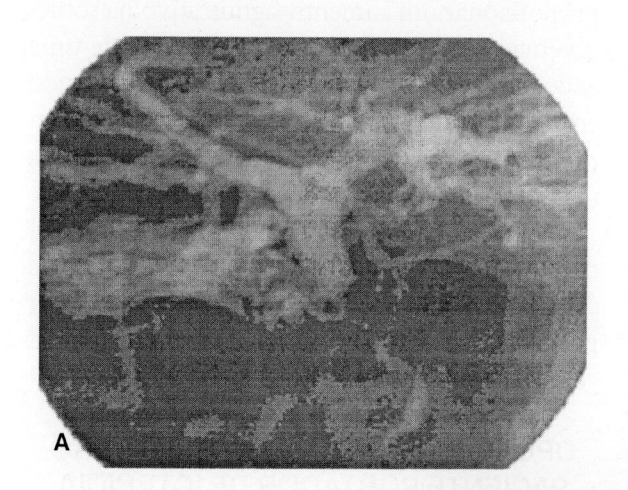

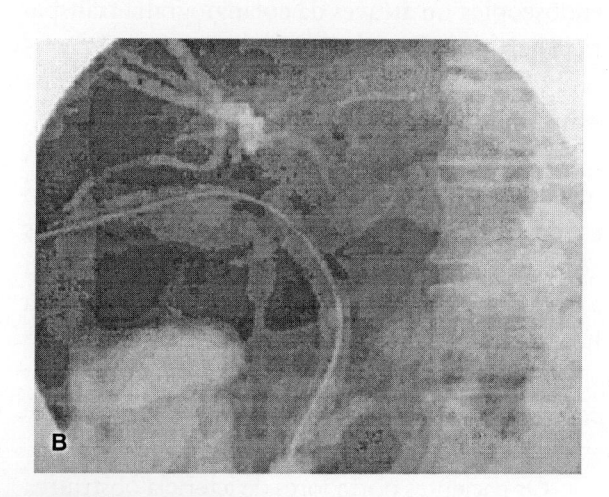

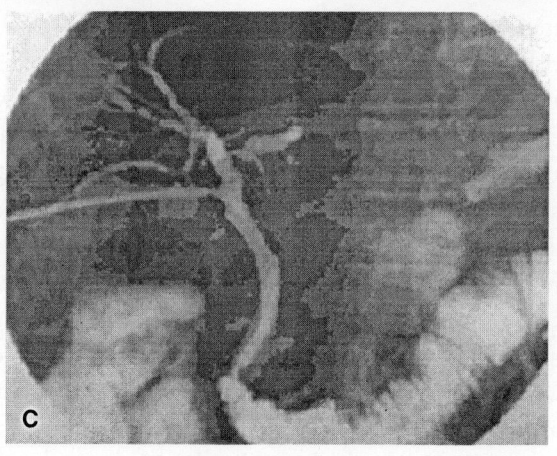

Fig. 6 - *Ictericia obstrutiva por metástase ganglionar. Colocação de Stent.*

sim a colocação de endoprótese por via endoscópica seria a melhor indicação paliativa para lesões de colédoco distal, sendo que as lesões mais proximais seriam de tratamento percutâneo.

A colocação de endopróteses por via percutânea vem sendo aceita amplamente, principalmente naqueles pacientes com expectativa curta de vida *(6 meses ou menos) (Figura 6)*.

COMPLICAÇÕES

O índice de mortalidade de aproximadamente 2% da drenagem biliar percutânea, relatada na literatura está intimamente relacionada com o estado geral do paciente. As complicações que estão em tôrno de 20% incluem: oclusão do cateter de drenagem, hemorragia *(incluindo hemobilia)*, sepsis, fistula cutânea, perfuração de víscera, abscessos subfrênico e subhepático, peritonite biliar e derrame pleural.

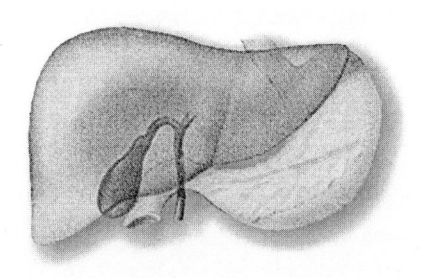

Referências Bibliográficas

01. BASS NM. Sclerosing cholangitis.In: Sleinenger MH, Fortran JS, eds.Gastrointestinal disease, 5 th ed. Philadelphia: Saunders,1993; 2: 1868-1890.

02. BORNMAN PC, HARRIES-JONES EP, TOBIAS R, et al. Prospective controlled trial of transhepatic biliary endoprosthesis versus bypass surgery for incurable carcinoma of head of pancreas. Lancet 1986;1: 69-71.

03. BUEHENNE HJ. Dilatation of biliary tract strictures: a new roentgenologic technique. Radiol Clin 1975;44: 153-159.

04. CAMERON JL, CRIST DW, SITZMAN JV, HRUBAN RH, BOITNOTT JK, SEIDLER AJ, COLEMAN J. Factors influencing survival after pancreatoduodenectomy for pancreatic cancer. Am J Surg 1991; 161: 120-125.

05. CITRON SJ, MARTIN LJ. Benign biliary strictures: treatment with percutaneous cholangioplasty. Radiology 1991; 178: 339-341

06. COTTON PB, NICKL N. Endoscopic and radiologic approaches to therapy in primary sclerosing cholangitis. Semin Liver Dis 1991; 11:40-48.

07. FOERSTER EC, HOEPFFNER N, DOMSCHKE W. Bridging of benign choledochal stenoses by endoscopic retrograde implantation of mesh stents. Endoscopy 1991; 23: 133-135.

08. GUDJONSSON B, LIVSTONE EM, SPIRTO HM. Cancer of the pancreas: diagnostic accuracy and survival statistics. Cancer 1978;42: 2494-2506.

09. HARBIN WP, MULLER PR, FERRUCCI JT. Transhepatic cholangiography: complications and use patterns of the fine-needle technique.Radiology 1980; 135:15-22.

10. KAUFMAN SL. Percutaneous biliary drainage for malignant disease.In: Lang EK, Hasso AN, Crues JV III eds. Biliary radiology. Philadelphia: JB Lippincott, 1992;1: 133-142.

11. LARUSSO NF, WIESNER RH, LUDWIG J, MACCARTY RL. Current concepts: primary sclerosing cholangitis. N Engl J Med 1984;310: 899-903.

12. MACCARTY RL, LARUSSO NF, WIESNER RH, LUDWIG J. Primary sclerosing cholangitis: findings on cholangiography and pancreatography.Radiology 1983; 39-44.

13. MACCIONI F, ROSSI M, SALVATORI FM, RICCI P, BEZZI M, ROSSI P. Metallic stents in benign biliary strictures: three- year follow-up.Cardiovascular Intervent Radiol 1992; 15: 360-366

14. MUELLER PR, HARBIN HP, FERRUCCI JT, WITTENBERG J, VAN SONENBERG E. Fine-needle transhe-

patic cholangiography: reflections after 450 cases. AJR 1981; 136: 85-90.

15. MULLER PR, VAN SONNENBERG E, FERRUCCI JT, WEYMAN PJ, BUTCH RJ, MALT RA, BURHENNE HJ. Biliary stricture dilatation: multicenter review of clinical management in 73 patients. Radiology 1986;160: 17-22.

16. PELLEGRINI CA, THOMAS MJ, WAY LW. Recurrent biliary stricture: patterns of recurrence and outcome of surgical therapy. Am J Surg 1984; 147: 175-180.

17. PITT HA, KAUFMAN SL, COLEMAN J, WHITE RI, CAMERON JL. Benign postoperative biliary strictures. Ann Surg 1989; 210: 417-425.

18. WARREN KW, MOUNTAIN JC, MIDELL AI. Management of strictures of the biliary tract. Surg Clin North Am 1971; 51: 711-731.

19. WILLIAMS HJ, BENDER CE, MAY GR. Benign postoperative biliary strictures: dilatation with fluoroscopic guidance. Radiology 1987; 163: 629-634.

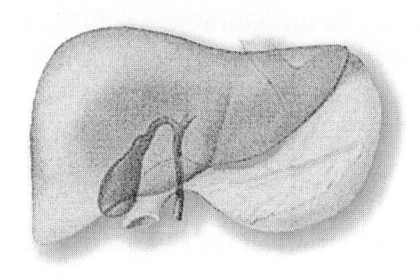

Radiologia Intervencionista no Tratamento da Hipertensão Porta

Odon F. da Costa
Walter K. Karakhanian

capítulo 7

A hemorragia por varizes de esofago é a mais temível e fatal complicação da hipertensão porta. Apesar dos avanços no entendimento da fisiopatologia da hipertensão porta, o tratamento do sangramento, permanece um desafio para hepatologistas, cirurgiões endoscopistas e radiologistas intervencionistas. Muitas formas de tratamento tem sido desenvolvidas incluindo a terapia farmacológica, a escleroterapia, a ligadura cirúrgica das varizes, as derivações porto sistêmicas, o transplante hepático, a embolização da varizes por via transhepática e a derivações portosistêmicas intrahepáticas por via transjugular *(TIPS)*.

A embolização das varizes de esôfago pôr via transhepatica: pelo cateterismo da veia porta através punção percutanea do fígado, foi primeiramente descrita em 1971 pôr *Weichel (Figura 1)*. Em 1974, *Lunderquist* e *Vã* publicaram os resultados iniciais do cateterismo e oclusão da veia coronária em pacientes com hipertensão porta e varizes de esofago. Numerosos estudos clínicos foram relatados com diversos tipos de agentes embolizantes tais como coágulos autologos, gelfoam, molas de Gianturco, bucrilato e amplamente o ethanol. Com o aumento da utilização dessa técnica foram também aparecendo os seus inconvenientes tais como, a recidiva de sangramento. A despeito da oclusão satisfatória das veias coronária e gástricas curtas, ocorria uma recanalização e um desenvolvimento de veias latentes no suprimento dessas varizes,

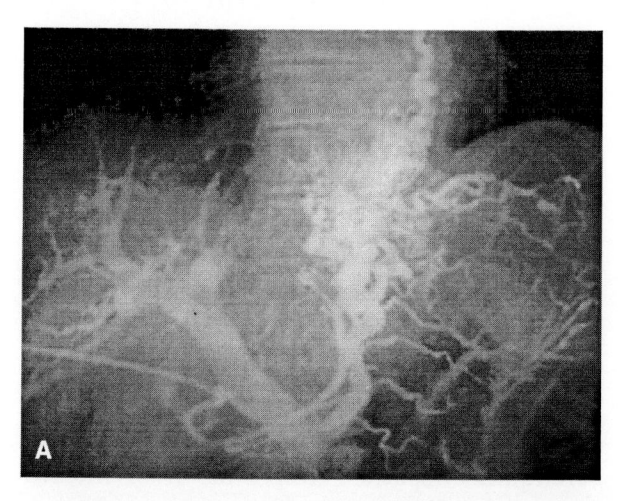

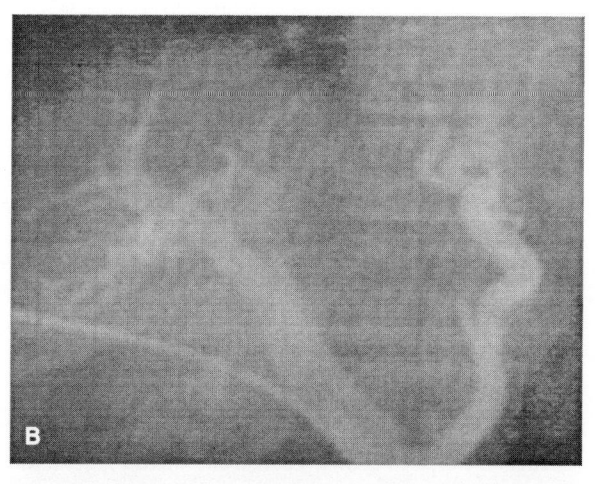

Fig. 1 - *Varízes de esôfago: estudo realizado por punção transhepática (A). Realizado embolização (B).*

condicionando um índice de recidiva de sangramento em torno de 30 a 61%. Com a oclusão das veias coronária e gástricas curtas ocorre uma estagnação na veia porta podendo acarretar trombose em torno de 16 a 21%. *Hermite e colaboradores* realizaram embolizações de varizes de esofago pôr via transhepatica em 400 pacientes e obtiveram um índice de sucesso em torno de 83% *(controle do sangrento)*. Todavia apresentaram um índice de recidiva de 55% em 6 meses e de 66% em um ano.

A realização de endoscopia com escleroterapia das varizes substituiu este método terapêutico, hoje praticamente abandonado exceto, quando realizado conjuntamente com TIPS ou no tratamento de varizes residuais ou recorrentes após cirurgias de derivação porto sistêmicas. Eventualmente esse método também pode ser realizado para a oclusão de anastomoses porto sistêmicas quando tardiamente condicionam ao aparecimento da encefalopatia.

INTERVENÇÕES NAS DERIVAÇÕES PORTO SISTÊMICAS

Após as cirurgias de derivações porto sistêmicas, essas anastomoses são fàcilmente alcançadas pelo cateter introduzido na veia cava inferior com as seguintes finalidades terapêuticas:

1. **Embolizações de varizes:** a passagem do cateter através de uma anastomose porto sistêmica permite a embolização de varizes persistentes. Alguns cirurgiões na tentativa de prevenir a encefalopatia preconizam a realização de anastomoses de diâmetros menores, recomendando o cateterismo pós operatório para a identificação e embolização das varizes. A incidência de trombose da veia porta nesse tipo de procedimento é menor do que na embolização pôr via transhepatica, visto que ocorre maior retorno venoso pela veia mesentérica, melhorando inclusive a perfusão hepática e consequentemente a encefalopatia;

2. **Dilatações de estenoses de anastomoses:** muitos trabalhos descrevem o uso de balões de angioplastia na tentativa de aumentar o diâmetro das anastomoses ou dos enxertos porto sistêmicos. O uso de endoproteses *(stents)* na tentativa de prevenir a restenose ainda não está amplamente difundido;

3. **Recanalização de anastomoses ocluídas:** podem ser realizadas mas com menores chances de sucesso, já que nem sempre é fácil a identificação dessa anastomose na angiografia. As anastomoses portocava são as mais difíceis de serem localizadas. Por outro lado as anastomoses mesenterico cava e espleno renal podem ser ultrapassadas com o fio guia na tentativa de recanalização.É evidente que o sucesso dessa manobra é maior quanto menor for o tempo de oclusão. *(O trombo recente permite a passagem do fio guia com maior facilidade).* Uma vez ultrapassada a oclusão, a permeabilidade é obtida de várias maneiras. Assim, por exemplo, *Cope* relatou com sucesso a restauração do fluxo de uma anastomose mesenterico cava com uroquinase. Outros para evitar o risco de sangramentos em pacientes que já apresentam essa tendência, preferem a restauração do fluxo com o uso de balões de angioplastia. Embora o risco de embolia pulmonar exista, não há relatos de evidencias clinicas importantes desse quadro;

4. **Oclusão de anastomoses porto sistêmicas:** quando a encefalopatia que ocorre nas cirurgias de derivação não forem controladas clinicamente, pode haver necessidade de oclusão dessa anastomose, que pode ser conseguida através da colocação de molas de aço ocluindo o fluxo dessas comunicações.

COMUNICAÇÃO PORTOSISTEMICA INTRA-HEPÁTICA VIA TRANSJUGULAR-TIPS

A criação de uma comunicação entre os sistemas das veias porta e cava realizado através de via percutanea foi relatado em 1969 pôr *Rosch* e *Hanafee* em estudo experimental com 5 cachorros.

Em 1982, *Colapinto e col.* publicaram pela primeira vez a aplicação desta técnica em seres humanos. Utilizando cateteres balão estabeleceu a comunicação porto sistêmica em 6 pacientes portadores de cirrose avançada e varizes de esôfago sangrantes. Essas comunicações não permaneciam permeáveis em decorrência da compressão exercida pelo parenquima hepatico. Com o desenvolvimento dos *stents* metálicos este problema foi parcialmente contornado. Em 1990, *Richter* publicou a primeira comunicação porto sistêmica usando stent, desde então essa técnica vem sendo aperfeiçoada e usada amplamente. Seus resultados tem sido publicados pôr diversos centros.

Aspectos Técnicos

Após a constatação de varizes de esôfago como causa de hemorragia, solicitamos a realização de ultra-som doppler do fígado para avaliarmos a permeabilidade da veia porta. Se esta avaliação deixar duvidas, realizamos a angiografia visceral seletiva.

Por motivos anatômicos, a via de acesso é a veia jugular interna direita. Excepcionalmente são utilizadas as veias jugulares externas, jugular interna esquerda e femoral. Através da técnica de *Seldinger*, introduzimos um introdutor *(bainha)* longo, calibre 9 *French*. A veia hepática direita é então cateterizada estando localizada cranial e posteriormente ao ramo antero superior da veia porta direita. Esta relação anatômica permite realizar uma punção anterocaudal estabelecendo a comunicação da veia hepática direita com o ramo direito da veia porta. Uma vez estabelecida essa comunicação introduzimos um fio guia posicionando-o distalmente no sistema porta. Esse fio guia sera a nossa via para o estudo angiografico, para as medidas de pressão a serem realizadas, para a realização da dilatação do pertuito estabelecido e pôr fim para o posicionamento do stent metálico estabelecendo definitivamente a comunicação entre os dois sistemas *(porta e cava) (Figura 2)*.

Indicações

A indicação mais precisa do "TIPS", a principio seria para os pacientes candidatos a transplante hepático com varizes de esôfago sangrantes e que não são controladas com esclerose endoscópica. A queda da pressão portal facilitaria a realização do transplante.

Para os pacientes portadores de varizes de esofago sangrantes não controladas com a escleroterapia e sem indicação de transplante, a indicação desse tipo de procedimento deve ser melhor avaliada principalmente quanto a sua permeabilidade a longo prazo.

Outras indicações menos frequentes incluem a ascite intratável, o síndrome hepato renal e o hiperesplenismo.

Contraindicações

Teòricamente a unica contraindicação absoluta para a realização do "TIPS", seria a doença cística do fígado. Mesmo com trombose de veia porta ou mesmo no sindrome de *Budd-Chiari*, alguns autores indicam esse tipo de procedimento.

Resultados

Como a nossa experiência bem como a experiência nacional com esse tipo de procedimento ainda e pequena, relataremos nessa seccao alguns resultados e conclusões de grandes series de literatura.

O índice de sucesso técnico esta em torno de 90%.

A maioria dos pacientes são das classes B e C de *Child* e *Pugh*.

A etiologia mais freqüente foi cirrose pós alcoolismo.

A indicação clinica mais precisa foi a de sangramento.

Os pacientes com *Child* C apresentam um risco 4 vezes maior de morte precoce quando comparados com pacientes *Child* A ou B.

Embora a realização do Tips prolongue a sobrevivência desses pacientes pôr diminuir o risco de sangramento pelas varizes de esôfago, o tratamento realmente eficaz somente ocorre quando for possível o transplante de fígado.

Um dos benefícios que os pacientes submetidos ao Tips apresentam e a acentuada melhora da ascite *(em torno de aproximadamente 75-85%)*.

Encefalopatia hepática estava presente em aproximadamente 40% dos casos pré Tips e em aproximadamente 50% dos casos pós Tips.

Complicações

As complicações do Tips podem ser divididas em dois grupos: aqueles atribuídos ao procedimento técnico e aos quadros de encefalopatia porto sistêmica desencadeados pela presença do shunt arterio venoso, desencadeando também um quadro de insuficiência hepática grave.

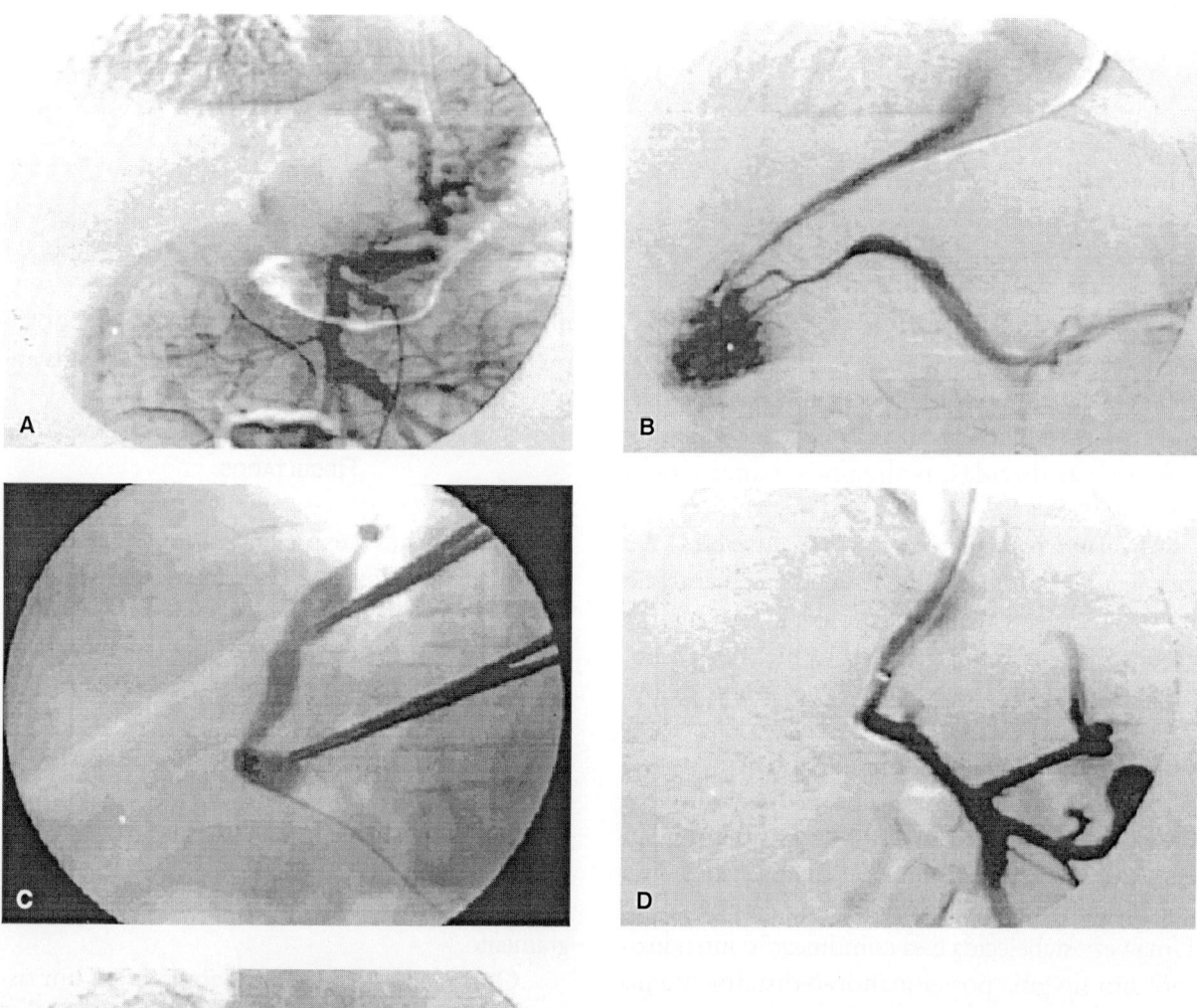

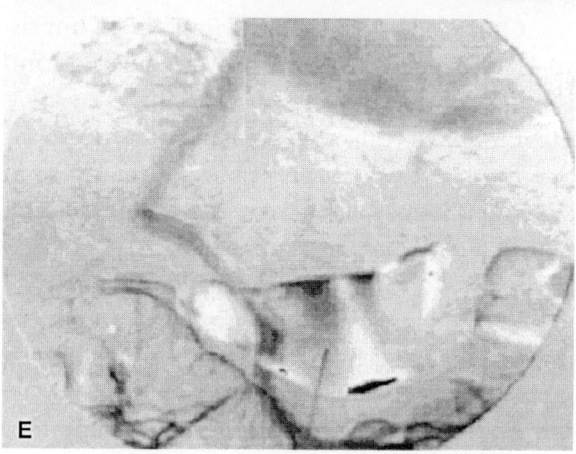

Fig. 2 - *Fase venosa da angiografia mesentérica superior, observar varizes de esôfago e fundo gástrico (A). Injeção de contraste na veia hepática, observar a veia porta (B). Dilatação do parênquima hepático (C). Injeção de contraste na veia hepática, após a implantação do Stent (D). Fase venosa da angiografia mesentérica superior após TIPS. Observar o desaparecimento das varizes (Comparar figura A.) (E).*

As complicações do primeiro grupo diminuem com a experiência de quem realiza este procedimento, estando hoje em mãos experientes menor do que 5%.

A incidência de encefalopatia é menor do que aquela que ocorre nas derivações porto sistêmicas realizadas cirurgicamente, muito provavelmente em decorrência do diâmetro do pertrito. As medidas clinicas para o controle da encefalopatia *(lactose, dieta pobre em proteínas e antibioticoterapia)* condicionam a uma diminuição importante na incidência desta complicação.

Quando ocorre encefalopatia grave em decorrência do Tips, podemos induzir a trombose, através de um balão, ocluindo a comunicação porto sistêmica.

As complicações de ordem técnica, tais como sangramento, lesão da artéria hepática, pseudo aneurismas ou fistulas arteriovenosas embora possam ocorrer, são raras.

DURABILIDADE

Em geral a maioria dos autores concordam que num prazo de 6 meses a 1 ano a maioria dos pacientes desenvolvem uma estenose hemodinamicamente significativa. *LaBerge*, relata uma permeabidade de 66% em um ano e de 42% em dois anos. Esses índices são bem melhores quando acompanhados com doppler e venografia na tentativa de surpreender uma estenose na fase inicial.

CONCLUSÕES

Sem duvida o tratamento da hipertensão portal continua sendo um desafio que é melhor abordado por equipe multidisciplinar constituída por hepatologistas, radiologistas intervencionistas e cirurgioes. Embora o Tips constitua um importante avanço nesse desafio, ainda não conhecemos o real impacto sobre este síndrome. Efetivamente constitue-se num método seguro e rápido no controle da hipertensão portal. A profilaxia na recidiva de sangramentos esta na dependência de sua permeabilidade, que deve aumentar com os novos progressos realizados na fabricação dos stents metálicos e nas endopriteses.

Em nossa opinião os pacientes submetidos a derivação porto sistêmica por via endovascular tem a hipertensão portal controlada temporáriamente, atè serem submetidos ao transplante hepático.

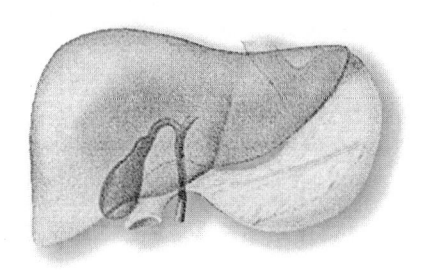

Referências Bibliográficas

01. COLAPINTO RF, STRONELL RD, GILDINER M. Formation of intrahepatic portosystemic shunts using a baloon dilatation catheter: Preliminary clinical experience. AJR 1983; 140:709.

02. COLDWELL DM, MOORE ADA, BEN-MENACHEM Y, JOHANSEN KH. Bleeding gastroesophageal varices: Gastric vein embolization after partial portal decompression. Radiology 1991;178:249.

03. COPE C. Dilatation of mesocaval shunts. Ann Radiol 1986;29:178.

04. COPE C. Balloon dilatation of closed mesocaval shunts. AJR 1980;135:989.

05. FLEEDMAN AM, SANYAL AJ, TISNADO J, et al. Complications of transjugular intrahepatic portosystemic shunt: a comprehensive review. Radiographics 1993; 13: 1185-1210.

06. FUNARO AH, RING EJ, FREIMAN DB, OLEAGA JA, GORDON RL. Transhepatic obliteration of esophageal varices using the stainless steel coil. Am J Roentgenol 1979; 133: 1123-1125.

07. HASKAL ZJ, COPE C, SHLANSKY-GOLDEMBERG RD, SOULEN MC, BAUM RA, PENTECOST MJ. Transjugular intrahepatic portosystemic shunts: early and midterm efficacy into 100 patients. Radiology 1994; 193: 130.

08. L'HERMINE C, CHASTANET P, DELEMAZURE O, BONNIERE PL, DURIEU JP, PARIS JC. Percutaneous transhepatic embolization of gastroesophageal varices: results in 400 patients. Am J Roentgenol 1989;152: 755-760.

09. LA BERGE JM, RING ES, GORDON RI et al. Creation of transjugular intrahepatic portosystemic shunt (TIPS) with the wall stent endoprothesis: results in 100 patents. Radiology 1993; 187: 413-420.

10. LUNDERQUIST A, BORJESSON B, OWMAN T, BENGMARK S. Isobutyl 2-cyanoacrylate (bucrylate) in obliteration of gastric coronary vein and esophageal varices. Am J Roentgenol 1978; 130: 1-6.

11. LUNDERQUIST A, VÃ J. Transhepatic catheterization of the coronary vein in patients with portal hypertension and esophageal varices. N Engl J Med 1974; 291: 646-649.

12. RICHTER GM, NOEDGE G, PALMAZ JC, ROESSLE M. The transjugular intrahepatic portosystemic stent-shunt (TIPSS): Result of a pilot study. Cardiovascular Intervent Radiol 1990;13: 200.

13. RÖSH J, HANAFEE WN, SNOW H. Transjugular portal venography and radiologic portocanal shunt: an experimental study. Radiology 1969; 92: 1112-1114.

14. ROSSLE M, HAAG K, OCHS A, et al. The transjugular intrahepatic portosystemic stent-shunt procedure for variceal bleeding. N. Engl J Med 1994; 330: 165-171.

15. TERABAYASHI K, OHNISHI K, TSUNODA T. Prospective controlled trial of elective endoscopic sclerotherapy with percutaneous transhepatic obliteration of esophageal varices in patients with cirrhosis. Gastroenterology 1987; 93: 1205.

16. WEICHEL KL. Tekniken vid perkutan transhepatisk portapunton (PTP). Nord Med 1971; 86:912.

Transplante Hepático: Intervenção Radiológica

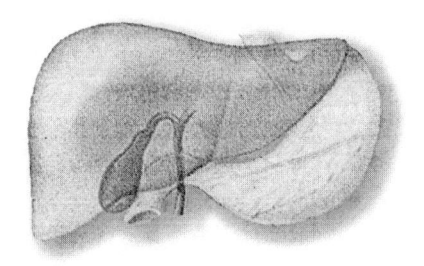

capítulo 8

Odon F. da Costa
Walter K. Karakmanian

INTRODUÇÃO

Com o aperfeiçoamento da técnica cirúrgica, da terapia imunosupressora e dos cuidados intensivos no pós operatórios os resultados obtidos com o transplante vem apresentando melhora significativa nos últimos 5 anos. Neste período houve um aumento de 20 para 70% na sobrevivência de cinco anos. Todavia, o transplante hepático permanece um ato cirúrgico de grande complexidade, com índices de complicações que alcançam 30-35%. A mortalidade e a morbilidade dos pacientes que são submetidos ao transplante hepático aumentam quando ocorre complicações técnicas com as anastomoses biliares e vasculares. O diagnóstico precoce e o tratamento adequado são fundamentais para a sobrevivência dos pacientes e salvação do enxerto. O tratamento dessas complicações tem sido tradicionalmente a intervenção cirúrgica. Todavia nos últimos anos as técnicas da radiologia intervencionista têm sido progressivamente aplicadas evitando a cirurgia em muitos casos.

Diante da suspeita clinica de complicação biliar ou vascular, os métodos diagnósticos de imagem definitivos são a colangiografia e a angiografia. Em muitos casos a ultrasonografia acoplada a um aparelho de doppler é empregada em pacientes com sintomas incaracterísticos e/ou elevações de enzimas. Em geral este método é mais útil na avaliação das anastomoses vasculares do que nas anastomoses biliares.

ARTÉRIA HEPÁTICA: COMPLICAÇÕES E INTERVENÇÕES

As complicações vasculares estão muito relacionadas com a perda do enxerto e com a mortalidade dos pacientes. Essas complicações incluem estenose da artéria hepática, trombose, falso aneurisma e ruptura *(Figura 1)*.

A estenose da artéria hepática condiciona a isquemia do enxerto e disfunção do mesmo podendo levar a complicações secundárias tais como infarto hepático, biloma, abscesso e estenose das vias biliares extra anastomose. Se não for tratada adequadamente essa estenose evolui para oclusão com perda do enxerto. As alterações colangiográficas estão presentes em mais de 60% dos pacientes que apresentam estenose da artéria hepática. Dessas alterações a mais comum são as estenoses intra-hepáticas ocorrendo em 42% dos casos. A necrose do ducto hepático freqüentemente observado na oclusão da artéria hepática, não ocorre quando existe apenas estenose.

Na literatura a incidência da estenose da artéria hepática está em tôrno de 11 a 13%. Entretanto com os recentes avanços do Doppler ultra-som esta incidência é consideràvelmente maior.

Uma vez diagnosticada a estenose da artéria hepática, as opções de tratamento se baseiam na apresentação clinica, no tempo do diagnóstico e na função do enxerto. Muitos desses pacientes são

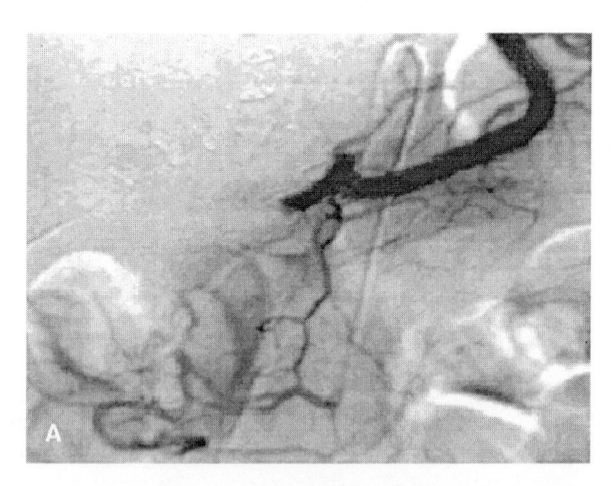

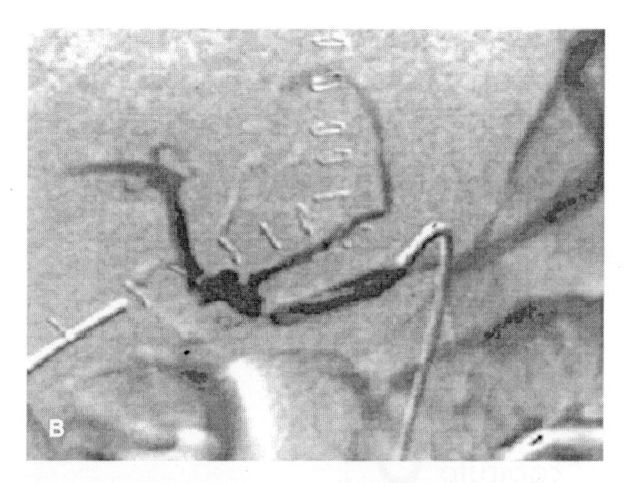

Fig. 1 - Oclusão da anastomose da artéria hepática pós transplante (A). Pós injeção de fibrinolítico identificamos área de estenose na região da anastomose (B).

tratados com angioplastia transluminar. O sucesso clínico desse método está diretamente relacionado com a função do enxerto no momento da angioplastia.

Isto implica em dizer que muitas desses pacientes são candidatos ao retransplante independente do sucesso técnico da angioplastia.

Alguns autores têm publicado seus resultados com a angioplastia da artéria hepática em pacientes transplantados, porém até o presente com pouco número de casos. *Castaneda e col.* relatam com sucesso a angioplastia em um paciente pedriático com melhora da função hepática. Abad e col. relatam duas recidivas de estenose pós angioplastia em 6 meses que foram redilatadas com sucesso. A experiência da literatura permite inferir que a resposta à dilatação da estenose da artéria hepática nos transplantes, é semelhante ao comportamento das estenoses nos transplantes renais.

A oclusão da artéria hepática em pacientes transplantados ocorre em 4-25% sendo uma temível complicação. A maioria ocorre nos dois primeiros meses de pós operatório e o retransplante quase sempre se impõe. Trombose ocorre mais comumente em pacientes pediatricos onde o diâmetro da artéria é menor dificultando a realização da anastomose.

Até o começo dos anos 80, quase todos os pacientes com trombose da anastomose arterial eram submetidos a retransplante. Hoje, a decisão de retransplante depende da apresentação clínica. Muitos pacientes pediátricos têm sobrevivido sem retransplante. Alguns autores defendem uma revascularização de emergência com o intuito de evitar um retransplante ou de melhoras as condições até se conseguir um novo doador. O tratamento com fibrinolíticos estaria indicado em casos selecionados tais como trombose recente, complicações da angioplastia e naqueles pacientes que não são candidatos a retransplante.

Um estudo mostrou que 84% dos pacientes com oclusão da arteria hepática têm um exame colangiográfico anormal, tais como estenoses biliares intrahepáticas e fístulas biliares. Infartos hepáticos e abscessos podem também ocorrer.

O falso aneurisma da anastomose da artéria hepática é uma complicação rara do transplante, e pode estar relacionada com infecção ou com falha técnica. O diagnóstico precoce e a sua correção são fundamentais para a sobrevivência do paciente, tendo em vista o risco de ruptura e hemorragia fatal.

A ruptura da artéria hepática que está associada com alto índice de mortalidade ocorre em menos que 2% dos transplantes hepáticos.

O tratamento do falso aneurisma pós transplante depende de sua localização. A embolização transcateter estaria indicada para aqueles localizados dentro do parênquima hepático *(originados de procedimentos transhepáticos tais como biópsia, colangiografia e drenagem biliar)*, enquanto que aqueles localizados fora do parênquima são tratados cirurgicamente.

VEIAS: COMPLICAÇÕES E INTERVENÇÕES

As tromboses e estenoses envolvendo as veias cava inferior e porta são raras e ocorrem em menos de 3% dos transplantes hepáticos.

Veia Porta

A trombose da veia porta ou uma estenose muito significativa se manifestam clinicamente com sintomas de hipertensão portal incluindo varizes sangrantes, esplenomegalia, e ascite. Ocasionalmente o diagnóstico de trombose pode ser feito acidentalmente com a realização do Doppler ultrasom, indicado pôr outras razões.

A estenose de porta sintomática requer geralmente tratamento cirúrgico. Nos últimos anos a angioplastia com balão tem sido indicada, através da via transhepática.

A trombose da veia porta pode ser parcial ou completa. No período pós operatório imediato a oclusão aguda tem sérias conseqüências, inclusive com perda do enxerto e varizes sangrantes. A oclusão da veia porta tardia pode estar associada com uma função hepática normal, isto provavelmente em decorrência do desenvolvimento de veias colaterais tipo hepatopetal. Essas veias colaterais são demonstradas angiogràficamente com um aspecto semelhante a transformação cavernomatosa.

Veia Cava Inferior

Estenoses da veia cava inferior após os transplantes são raros e sempre envolvem as anastomoses *(Figura 2)*. A anastomose supra-hepática, quando estenosada, comprometem a drenagem das veias hepáticas condicionando a um quadro clínico de *S. de Budd-Chiari*. Edema de membros inferiores também pode ocorrer. A estenose da anastomose infra-hepática pode-se apresentar apenas com edema de membros inferiores. Embora essas anastomoses possam ser dilatadas com balão de angioplastia a taxa de recidiva costuma ser alta.

VIA BILIAR: COMPLICAÇÕES E INTERVENÇÕES

As complicações mais encontradas após o transplante de fígado estão relacionadas com as vias biliares podendo ocorrer em índices maiores que 40%. A obstrução do ducto biliar e a fístula biliar constituem os dois principais exemplos dessa complicação. Os procedimentos radiológicos de intervenção são fundamentais para o diagnóstico e terapêutica.

OBSTRUÇÃO DO DUCTO BILIAR

A obstrução do ducto biliar é duas vezes mais freqüente que a fístula biliar e freqüentemente secundária a estenose biliar. O reconhecimento e o tratamento dessa patologia é importante, pois potencialmente pode ser responsável pelo desenvolvimento de septicemia e falência do enxerto *(Figura 3)*.

A estenose da via biliar extra anastomose, está intimamente relacionada com a estenose ou oclusão da artéria hepática. Outras causas dessas estenoses incluiriam infecção pelo citomegalovirus, rejeição aguda ou crônica e incompatibilidade sangüínea do tipo ABO.

Nem sempre essas estenoses vêm acompanhadas de dilatação das vias biliares. Esse aspecto dificulta o diagnóstico ultrasonográfico, sendo fundamental a realização de colangiografia.

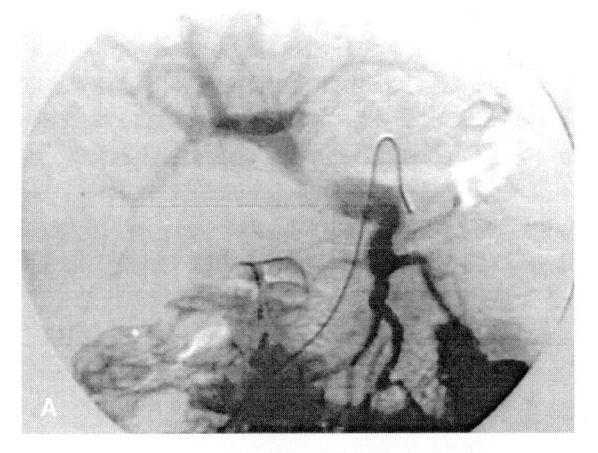

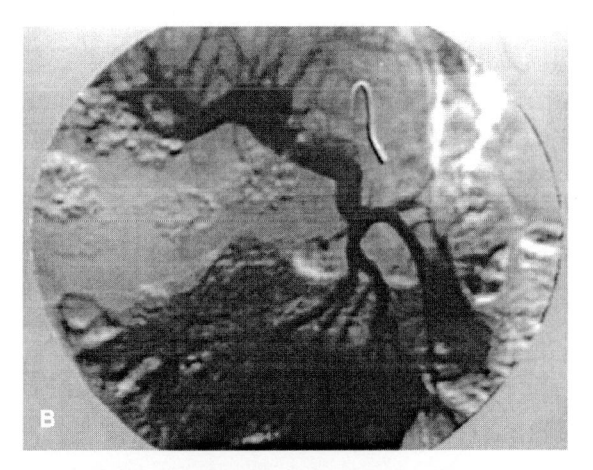

Fig. 2 - *Metástase de adenocarcinoma em fígado - compressão extrínseca da veia porta (A). Pós quimioembolização - desaparecimento da compressão extrínseca da veia porta (B).*

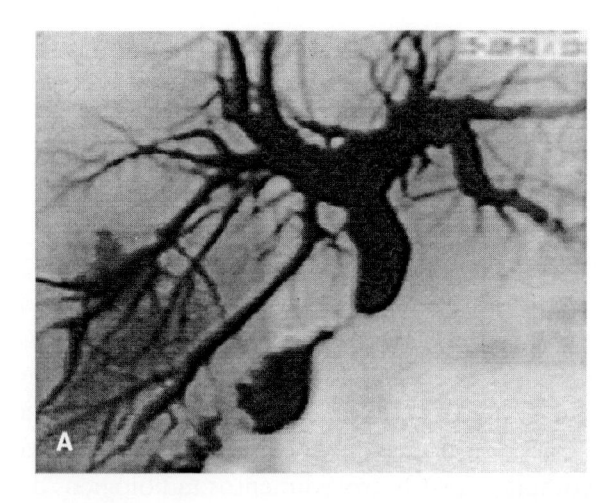

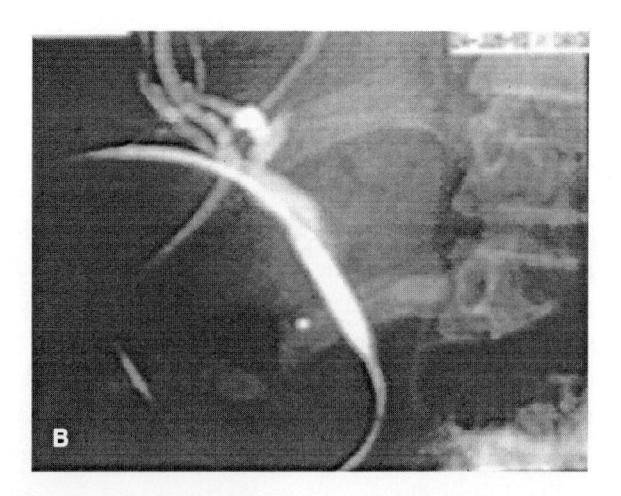

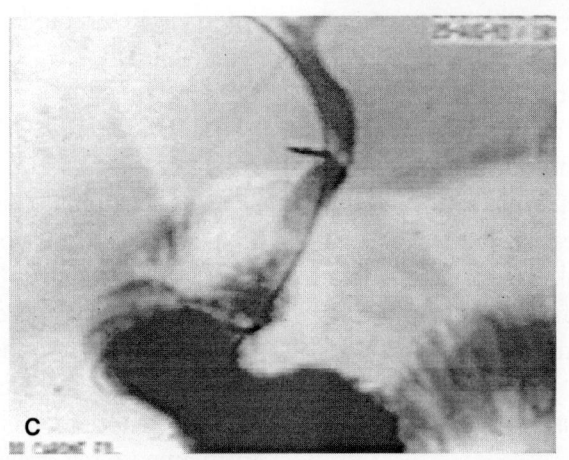

Fig. 3 - *Transplante hepático: estenose de via biliar submetida a dilatação e implantação de Stent.*

Como já mencionamos anteriormente as estenoses localizadas dentro do parênquima hepático são tratadas com balão de angioplastia, e as estenoses extra-hepáticas são tratadas cirurgicamente.

As estenoses intra-hepáticas respondem melhor do que as estenoses extra-hepáticas. A trombose da artéria hepática, o aparecimento tardio *(mais do que 3 meses)* da estenose, a presença de colangite esclerosante primária no pré transplante, rejeição e a infecção pelo citomegalovirus, pioram os resultados da angioplastia

O uso de *stents* após a angioplastia tem sido cada vez mais indicado.

FÍSTULA BILIAR

Ocorre nas primeiras semanas após o transplante e pode aumentar o risco de infecção em um paciente imunodeprimido. Fístula biliar pode ser identificada em torno de 2 a 18% dos pacientes tranplantados. A perda de bile pôr drenos abdominais, bacteremia, peritonite biliar e formações de coleções subhepáticas são fatos que podem ocorrer na vigência de fístula biliar.

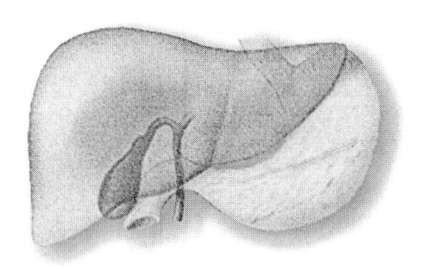

Referências Bibliográficas

01. ABAD J, HIDALGO EG, CANTARERO JM, et al. Hepatic artery anastomotic stenosis after transplantation: treatment with percutaneous transluminal angioplasty. Radiology 1989; 171: 661 662.

02. BECHSTEIN WO, BLUMHARDT G, RINGE B, et al. Surgical complications in 200 consecutive liver transplants. Transplant Proc 1987; 19: 3830-3831.

03. BLUMHARDT G, RINGE B, LAUCHART W, et al. Vascular problems in liver transplantation Transplant Proc 1987; 19: 2412.

04. CARDELLA JF, CASTANEDA-ZUNIGA WR, HUNTER D, et al. Angiographic and interventional radiologic considerations in liver transplantation. AJR 1986:146: 143 - 153.

05. CASTANEDA F, SO SKS, HUNTER DW, et al. Reversible hepatic transplant ischemia: case report and review of literature. Cardiovasc Intervent Radiol 1990;13: 88-90.

06. COLONNA JO, SHAKED A, GOMES AS, et al. Biliary strictures complicating liver transplantation. Incidence pathogenesis, management and outcome. Ann Surg 1992; 216:344-350.

07. ESQUIVEL CO, KONERU B, KARRER F, et al. Liver transplantation before 1 year of age. J Pediatr 1987; 110: 545-548.

08. EVANS RA, RABY ND, O'GRADY JG, et al. Biliary complications following orthotopic liver transplantation. Clin Radiol 1990;41:190-194.

09. GORDON RD, MAKOWKA L, BRONSTHER OL, et al. Complications of liver transplantation. In: Toledo-Pereyra LH, ed. Complications of organ transplantation. New York: Marcel Dekker, 1987: 329-354.

10. HESSELINK EJ, SLOOFF MJH, SCHUUR KH, et al. Consequences of hepatic artery pathology after orthotopic liver transplantation. Transplant Proc 1987; 19: 2476-2477.

11. KLINTMALM GB, OLSON LM, NERY JR, et al. Treatment of hepatic artery thrombosis after liver transplantation with imediate vascular reconstruction: a report of three cases. Transplant Proc 1988;20:610.

12. KONERU B, TZAKIS AG, BOWMAN J III, et al. Postoperative surgical complications. Gastrenterol Clin North Am 1988;17:71-91.

13. LANGNAS AN, MARUJO W, STRATTA RJ, et al. Vascular complications after orthotopic liver transplantation. Am J Surg 1991; 161: 76-83.

14. LANGNAS AN, MARUJO W, STRATTA RJ, et al. Hepatic allograft rescue following arterial thrombosis: role of urgent revascularization. Transplantation 1991;51: 86-90.

15. LEBEAU G, YAMAGA K, MARSH JW, et al. Analysis of surgical complications after 397 hepatic tranplantations. Surg Gynecol Obster 1990; 170: 317-322.

16. LERUT J, TZAKIS AG, BRON K, et al. Complications of venous reconstruction in human orthotopic liver transplantation. Ann Surg 1987;205: 404-414.

17. LERUT JP, GORDON RD, IWATSUKI S, et al. Human orthotopic liver tranplantation: surgical aspects in 393 consecutive grafts. Transplant Proc 1988; 20: 603-606.

18. LETOURNEAU JG, HUNTER DW, ASCHER NL, et al. Biliary complications after liver transplantation in children. Radiology 1989; 170: 1095-1099.

19. LETOURNEAU JG, CASTANEDA-ZUNIGA WR. The role of radiology in the diagnosis and treatment of biliary complications after liver transplantation. Cardiovasc Intervent Radiol 1990;13: 278-282.

20. LETOURNEAU JG, HUNTER DW, PAYNE WD, et al. Imaging of and intervention for biliary complications after hepatic transplantation. AJR 1990;154: 729-733.

21. MARUJO WC, LANGNAS AN, WOOD RP, et al. Vascular complications following orthotopic liver transplantation: outcome and the role of urgent revascularization. Transpl Proc 1991; 23: 1484-1486.

22. MCDONALD V, MATALON TA, PATEL SK, et al. Biliary strictures in hepatic transplantation. J Vasc Intervent Radiol 1991; 2:533-538.

23. MERION RM, BURTCH CD, HAM JM, et al. The hepatic artery in liver transplantation. Transplantation 1989; 48: 438-443.

24. ORONS PD, SHENG R, ZAJKO AB. Hepatic artery stenosis in liver transplant recipients: prevalence and cholangiographic appearance of associated biliary complications. AJR 1995; 165: 1145-1149.

25. ORONS PD, ZAJKO AB, BRON KM, et al. Hepatic angioplasty after liver transplantation: experience in 21 allografts. J Vasc Intervent Radiol 1995; 523-529.

26. RABY N, KARANI J, THOMAS S, et al. Stenosis of vascular anastomoses after hepatic transplantation: treatment with baloon angioplasty. AJR 1991; 157: 167-171.

27. ROLLINS NK, SHEFFIELD EG, ANDREWS WS. Portal vein stenosis complicating liver transplantation in children: percutaneous transhepatic angioplasty. Radiology 1992;182: 731-734.

28. ROSE BS, VAN AMAN ME, SIMON DC, et al. Transluminal baloon angioplasty of infrahepatic caval anastomotic stenosis following liver transplantation: case report. Cardiovasc Intervent Radiol 1988;11:79-81.

29. SCANTLEBURY VP, ZAJKO AB, ESQUIVEL CO, et al. Sucessful reconstruction of late portal vein stenosis after liver transplantation. Arch Surg 1989;124: 503-505.

30. TZAKIS AG, GORDON RD, MAKOWKA L, et al. Clinical considerations in orthotopic liver transplantation. Radiol Clin North Am 1987;25: 289-297.

31. TZAKIS AG, GORDON RD, SHAW BW JR, et al. Clinical presentation of hepatic artery thrombosis after liver transplantation in cyclosporine era. Transplantation 1985;40: 667-671.

32. WARD EM, WIESNER RH, HUGHES RW, et al. Persistent bile leak after liver transplantation: biloma drainage and endoscopic retrograde cholangiopancreatographic sphincterotomy. Radiology 1991: 179:719-720.

33. WOZNEY P, ZAJKO AB, BRON KM, et al. Vascular complications after transplantation: a 5-year experience. AJR 1986; 147: 657-663.

34. ZAJKO AB, BRON KM, STARZL TE, et al. Angiography of liver transplantation patients. Radiology 1985; 157: 305-311.

35. ZAJKO AB, BRON KM, CAMPBELL WL, et al. Percutaneous transhepatic cholangiography and biliary drainage after liver transplantation: a five-year experience. Gastrointest Radiol 1987;12: 137-143.

36. ZAJKO AB, BRON KM, ORONS PD. Vascular complications in liver transplant recipients: angiographic diagnosis and treatment. Semin Intervent Radiol 1992; 270-282.

37. ZAJKO AB, CAMPBELL WL, BRON KM et al. Cholangiography and interventional biliary radiology in adult liver transplantation. AJR 1985; 144: 127-133.

38. ZAJKO AB, CAMPBELL WL, BRON KM, et al. Diagnosis and interventional radiology in liver transplantation. Gastroenterol Clin North AM 1988;17: 105-143.

39. ZAJKO AB, CAMPBELL WL, LOGSDON GA, et al. Cholangiographic findings in hepatic artery occlusion after liver transplantation. AJR 1987;149: 485-489.

40. ZAJKO AB, CHABLANI V, BRON KM, et al. Hemobilia complicating transhepatic catheter drainage in liver transplant recipients: manegement with selective embolization. Cardiovasc Intervent Radiol 1990: 13: 285-288.

41. ZAJKO AB, CLAUS D, CLAPUYT P, et al. Obstruction to hepatic venous drainage after liver transplantation: treatment with baloon angioplasty. Radiology 1989; 170: 763-765.

42. ZAJKO AB, SHENG R, BRON KM, et al. Percutaneous transluminal angioplasty of venous anastomotic stenoses complicating liver transplantation: intermediate-term results. J Vasc Intervent Radiol 1994;5:121-126.

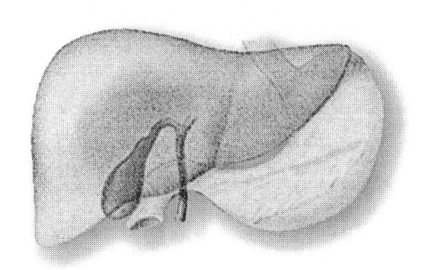

Abscessos Hepáticos

capítulo 9

Regina Gomes dos Santos
Gustavo Peixoto Soares Miguel
Maurício Iasi

O abscesso hepático é reconhecido desde o tempo de *Hipocrátes*, porém a compreensão de sua etiologia, bacteriologia, diagnóstico e tratamento é uma descoberta do século XX. Abscessos hepáticos são causados por infecções bacterianas, parasíticas ou fúngicas. Embora a causa amebiana seja universalmente a mais comum, os piogênicos representam ¾ dos abscessos hepáticos em paises desenvolvidos.

ABSCESSOS HEPÁTICOS PIOGÊNICOS

São áreas localizadas de infecção no parênquima hepático. Podem ser únicos ou múltiplos e resultar de invasão hepática por uma variedade de bactérias.

ETIOLOGIA

A maioria dos abscessos hepáticos piogênicos são secundários a infecções originárias no abdome proveniente de piemia portal, infecções biliares, infecção direta, criptogênica ou miscelânea. Até recentemente, os casos eram consequência de apendicite em pacientes jovens, porém, como resultado do diagnóstico precoce e tratamento antibiótico efetivo, este tipo de apresentação é menos comum

Quadro 1 - *Principais causas de colangite.*

Causas de Colangites
Colelitíase
Coledocolitíase
Cisto de colédoco
Colangiocarcinoma
Fístula biliar
Obstrução extrínseca do ducto biliar *(Ex.: carcinoma ou pancreatite crônica)*
Anastomose bílio-entérica
Colangite esclerosante primária
Doença de Caroli *(dilatação congênita dos ductos biliares maiores intra-hepáticos)*
Colangite piogênica recorrente *(Colangite Oriental)*
Ligadura iatrogênica do colédoco
Estenose de ducto biliar extra-hepático pós cirúrgico
Estenose de prótese biliar
Rejeição crônica de transplante hepático
Trombose de artéria hepática pós-transplante hepático

Quadro 2 - *Principais origens de abscessos hepáticos piogênicos.*

Origens e Causas de Abscessos Hepáticos	
Trato biliar: Cálculos 　　　　　　　Estenoses 　　　　　　　Infecção por parasitas *(Ascaris, Clonorchis)* **Veia porta *(pileflebite):*** Apendicite 　　　　　　　　　　　　Diverticulite 　　　　　　　　　　　　D. de Crohn **Artéria hepática:** Infecção dentária 　　　　　　　　　Endocardite bacteriana 　　　　　　　　　Trombose de ateria hepática	**Extensão direta:** Empiema de vesícula biliar 　　　　　　　　　Úlcera péptica perfurada 　　　　　　　　　Abscesso subfrênico **Trauma** **Iatrogênico:** Biópsia hepática 　　　　　　　Próteses biliares estenosadas 　　　　　　　Pós radiofrequência 　　　　　　　Pós-quimioembolização trans- 　　　　　　　Arterial" **Criptogênicos** **Cistos hepáticos com infecção secundária**

e a maioria dos casos agora ocorrem em pacientes adultos com doenças do trato biliar subjacente. Colangites devido a cálculos ou estenoses são a causa mais comum veja quadro 1, seguida de diverticulite e apendicite veja quadro 2. Em 15% dos casos a causa não é encontrada *(abscessos criptogênicos)*. O abscesso hepático é duas vezes mais freqüente entre as mulheres. O comprometimento da defesa do hospedeiro tem sido implicado no desenvolvimento de abscessos criptogênicos e pode ter um importante papel na etiologia de todos os abscessos hepáticos, juntamente com o Diabetes mellitus que tem sido notado em 15% dos casos em adultos. O abscesso hepático é 15 vezes mais freqüente entre os cirróticos que na população geral *(Quadros 1 e 2) (Figura 1)*.

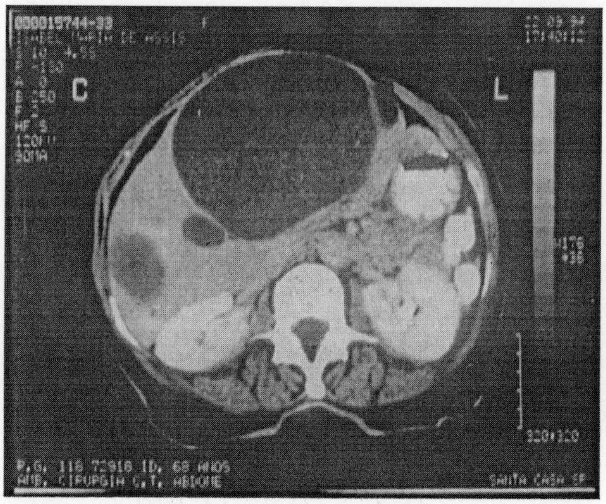

Fig. 1 - *Abscesso piogênico.*

MICROBIOLOGIA

A maioria dos pacientes que se apresentam com abscessos piogênicos têm infecção polimicrobiana usualmente com organismos aeróbicos gram-negativos e anaeróbicos. A maioria originários do intestino, com *Escherichia coli*, *klebsiella pneumoniae*, bacteróides, enterococos, estreptococos anaeróbicos, e estreptococos microaerofílicos sendo os mais comuns. Estafilococos, estreptococos hemolíticos, e *stretococcus milleri* estão usualmente presentes se a infecção primária é endocardite bacteriana ou sepse dentária. Imunossupressão como resultado da AIDS, quimioterapia, e transplante têm aumentado o número de abscessos devido a fungos ou organismos oportunistas.

ASPECTOS CLÍNICOS

A apresentação clássica é com dor abdominal, febre com calafrios, e sudorese noturna, vômitos, anorexia, mal estar, e perda de peso. O início pode ser insidioso ou oculto em pessoas idosas, e os pacientes podem se apresentar com a infecção primária *(apendicite, diverticulite, etc)* antes do desenvolvimento dos sintomas de abscessos hepáticos. Abscessos únicos tendem a ser de início gradual e são freqüentemente criptogênicos. Abscessos múltiplos são mais associados com sintomas sistêmicos agudos e a causa é mais freqüentemente identificada. Clinicamente o fígado está aumentado e doloroso, a percussão costal exacerba a dor *(sinal*

Quadro 3 - *Quadro clínico.*

Sinais e Sintomas	N.º de casos (%)
Dor abdominal	14 (66,6%)
Febre	13 (61,9%)
Icterícia	4 (19,0%)
Emagrecimento	4 (19,0%)
Vômitos	2 (9,5%)
Diarréia	2 (9,5%)
Colúria	2 (9,5%)
Calafrios	1 (4,7%)
Tosse	1 (4,7%)
Náuseas	1 (4,7%)
Acolia	1 (4,7%)
Anorexia	1 (4,7%)

Fonte: Prontuários levantados na F.C.M.S.C.S.P (1993-1995)

de Torres-Homen). Icterícia ocorre apenas em estágio tardio a menos que haja colangite supurativa. Alguns pacientes se apresentam apenas com febre de origem obscura. Há um predomínio de abscessos hepáticos do lobo hepático direito do fígado *(76% na F. C. M. S. C. S. P.).*

Hemobilia, trombose da veia porta, endocardite, abscessos metastáticos, endoftalmite séptica, choque séptico, perfuração do abscesso, extensão subfrênica ou pleuropulmonar podem complicar o quadro *(Quadro 3).*

INVESTIGAÇÃO LABORATORIAL E DE IMAGEM

Dois terços dos pacientes têm leucocitose importante, freqüentemente acompanhada por anemia e aumento da velocidade de hemossedimentação do sangue. A fosfatase alcalina está geralmente aumentada, hipoalbuminemia está presente, transaminases e bilirrubinas séricas podem estar aumentadas.

Radiografia simples de abdome pode mostrar hepatomegalia, algumas vezes com nível hidroaéreo na cavidade do abscesso. A cúpula diafragmática direita está freqüentemente elevada, com uma reação pleural ou consolidação pneumônica. Ultrassonografia é o método de imagem inicial preferido por ser não-invasivo, custo-efetivo, e pode ser usado como guia para aspiração do conteúdo do abscesso. Tomografia computadorizada é útil para identificar outros abscessos intrabdominais. Colangiografia endoscópica retrógrada é usada para definir o local e a causa da obstrução biliar e permitir a colocação de próteses e drenagem.

TRATAMENTO

Tratamento antibiótico parenteral de largo espectro empírico deve ser iniciado assim que o abscesso é diagnosticado. Antibióticos devem incluir penicilina, aminoglicosídeo e metronidazol, os quais são efetivos contra E coli, K pneumoniae, bacteróides, enterococos e estreptococos anaeróbicos. Em idosos e naqueles com função renal diminuída a cefalosporina de terceira geração deve substituir o aminoglicosídeo. O regime pode ser modificado após a identificação do organismo infectante. Tratamento é continuado por 2 a 4 semanas dependendo do número de abscessos, da resposta clínica, e da potencial toxicidade do regime escolhido. Deve-se manter o esquema até pelo menos 1 semana após desaparecimento do abscesso.

Abscessos maiores que 3 cm são melhor tratados com a associação de antibioticoterapia e drenagem percutânea com aspiração ou colocação de catéter guiado por ultrassonografia ou tomografia veja quadro 4. A experiência da Santa Casa de São Paulo *(1993-1995)*, mostrou que abcessos menores que 5 cm únicos, responderam bem com antibioticoterapia exclusiva inicial. As indicações de drenagem cirúrgica são: falência de drenagem percutânea, abscessos em crianças com doença granulomatosa crônica, múltiplos abscessos envolvendo segmentos hepáticos adjacentes e ruptura do abscesso. Abscessos múltiplos devem ser tratados preferencialmente por antibióticoterapia e medidas de suporte clínico, uma vez que não é possível

Quadro 4 - *Situações em que há necessidade de drenagem de abscessos hepáticos.*

Indicação de Drenagem em Abscessos Hepáticos
Aspiração percutânea: abscessos 6 cm
Drenagem percutânea por cateter: abscessos 6cm
Drenagem cirúrgica: Falha da drenagem percutânea Abscessos muito grandes ou multiloculados Infecção abdominal associada necessitando abordagem cirúrgica

drenagem de todas as lojas. Hepatectomia do segmento afetado é indicada para casos que não respondem à terapia habitua. Em todos os casos a causa subjacente deve ser procurada e tratada *(exs.: apendicite, diverticulite, colangite)*. A colangiografia endocópica retrógrada é útil no tratamento dos abscessos hepáticos por causas biliares, para (1) papilotomia, (2) extração de cálculo, e (3) drenagem naso-biliar.

PROGNÓSTICO

O prognóstico é melhor para abscessos uniloculares no lobo direito, com 90% de sobrevida. A evolução dos abscessos hepáticos múltiplos, especialmente se biliares, é muito pobre, apenas 20% de sobrevida. Diagnóstico precoce, tratamento com antibióticos apropriados, e drenagem efetiva têm reduzido a mortalidade. Fatores que aumentam o risco de morte são: choque, síndrome da angústia respiratória do adulto, coagulação intra-vascular disseminada, estado de imunodeficiência, hipoalbulminemia grave, diabetes, drenagem cirúrgica inefetiva, doença malígna associada, e retardo no tratamento da doença subjacente *(Quadro 4)*.

ABSCESSOS AMEBIANOS

Cerca de 10% da população mundial está cronicamente infectada com Entamoeba histolytica. Amebíase é a terceira causa parasitária mais comum de morte, ultrapassada apenas pela malária e esquistosomose no mundo. A prevalência da infecção varia largamente, e ocorre mais comumente em climas tropicais e subtropicais. Superpopulação e pobre saneamento básico são os principais fatores predisponentes.

PATOGÊNESE

A rota de transmissão é fecal-oral com ingestão de cistos viáveis de protozoários. A parede do cisto desintegra no intestino delgado, liberando trofozóitos móveis. Estas migram para o cólon, onde cepas patogênicas podem causar doença invasiva. Invasão mucosa resulta na formação de úlceras em botão de camisa através dos quais a ameba ganha acesso ao sistema venoso portal. O abscesso usualmente é solitário e afeta o lobo hepático direito em 80% dos casos. O abscesso contém pús estéril e tecido hepático necrótico liquidificado. Amebas estão ocasionalmente presentes na periferia dos abscessos.

APRESENTAÇÃO CLÍNICA E DIAGNÓSTICO

Os pacientes podem ter sintomas poucos dias ou semanas antes da primeira apresentação. Dor é um sintoma proeminente, e o paciente se apresenta toxemiado, febril, com hepatomegalia e insidiosamente doente.

O diagnóstico é baseado em aspectos clínicos, sorológicos e radiológicos. O paciente usualmente é residente ou visitou recentemente área endêmica, contudo apenas 10% apresentam disenteria amebiana. Comumente há leucocitose com 70-80% de polimorfonucleares *(eosinofilia não é uma característica)*, velocidade de hemossedimentação do sangue aumentada, anemia moderada em pacientes com doença grave e abscessos múltiplos. Fosfatase alcalina geralmente está elevada. Fezes podem conter cistos *(15%)*, ou no caso de disenteria, trofozóitas hematófagos.

Radiografia de tórax usualmente mostra uma elevação da hemicúpula diafragmática direita com atelectasia ou derrame pleural. Ultrassonografia mostra o tamanho e a posição do abscesso e é útil quando a aspiração é necessária e para avaliação da resposta ao tratamento. Testes sorológicos oferecem uma medida rápida para confirmação diagnóstica, porém podem causar confusão em regiões endêmicas devido a infecções prévias. Os títulos desses anticorpos nos testes de hemaglutinação aumentam em 90% dos pacientes.

Complicações sérias ocorrem como resultado da infecção secundária ou ruptura em estruturas adjacentes como pleura, pericárdio, ou cavidade peritoneal. Cerca de 2/3 das rupturas ocorrem intraperitonealmente e 1/3 intratorácica.

TRATAMENTO

Noventa e cinco por cento dos abscessos amebianos não complicados resolvem com metronidazol apenas *(800mg, 3 vezes ao dia por 5 - 10 dias)*. Medidas de suporte como nutrição adequada e analgésicos são importantes. Sintomas clínicos melhoram muito em 24 horas. Doses menores de metronidazol são freqüentemente efetivas em doenças invasivas mas podem falhar em eliminar a infecção intraluminal, permitindo que recidivas clínicas possam ocorrer.

Pacientes devem ter aspiração por agulha fina guiada por ultrassonografia se a sorologia dá resultado negativo ou se o abscesso é >10cm, se não responde ao tratamento, ou se há risco de ruptura. Drenagem cirúrgica é necessária somente se o abscesso rompeu causando peritonite amebiana ou se o paciente não respondeu às drogas apesar de drenagem por aspiração ou catéter.

A mortalidade deve ser zero.

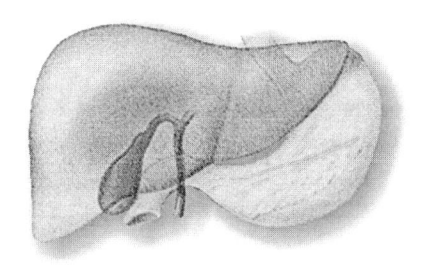

Referências Bibliográficas

01. ALVAREZ PEREZ J A; GONZALEZ J J; BALDONEDO R F; SANZ L; CARRENO G; JUNCO A; RODRIGUEZ J I; MARTINEZ M D; JORGE J I. Clinical course, treatment, and multivariate analysis of risk factors for pyogenic liver abscess. Am J Surg; 181(2):177-86, 2001 Feb.

02. HUGHES M A; PETRI W A. Amebic liver abscess. Infect Dis Clin North Am; 14(3):565-82, viii, 2000 sep.

03. JOHANSEN E C; SIFRI C D; MADOFF L C. Pyogenic liver abscess. Infect dis Clin North Am; 14(3):547-63, vii, 2000 Sep.

04. KRIGE J E J; BECKINGHAM I J. Liver abscess and hydatid disease. BMJ; 322: 537-40, 2001 Mar.

05. LAM Y H; WONG S K; LEE D W; LAU J I; CHAN A C; YIU R Y; SUNG J J; CHUNG S S. ERCP and pyogenic liver abscess. Gastrointest Endosc; 50(3):340-4, 1999 Sep.

06. MADDREY W C. Parasitic, Bacterial, Fungal, and Granulomatous Liver Disease. In Cecil R L; Bennett J C; Plum F. Textbook of Medicine. 781-785, 20th edition, 1996.

07. MOLLE I; THULSTRUP A M; VILSTRUP H; SORENSEN H T. Increased risk and case fatality rate of pyogenic liver abscess in patients with liver cirrhosis: a nationwide study in Denmark. Gut; 48(2):260-3, 2001 Feb.

08. OGAWA T; SHIMIZU S; MORISAKI T; SUGITANI A; NAKATSUKA A; MIZUMOTO K; YAMAGUCHI K; CHIJIIWA K; TANAKA M. the role of percutaneoustranshepatic abscess drainage for liver abscess. J Hepatobiliary Pancreat Surg; 6(3):263-6, 1999.

09. SCHWARTZ S I. Hepatic resection for multiple abscesses. J Am Coll Surg; 189(5):530, 1999 Nov.

10. SEPULVEDA R. Abscesso hepático piogeno. Consideraciones diagnosticas y terapeuticas. Revista Chilena de Cirurgia; 46: 43-53, 1994.

11. SONG S Y; CHUNG J W; HAN J K; LIM H G; KOH Y H; PARK J H; LEE H S; KIM C Y. Liver abscess after transcatheter oily chemoembolisation for hepatic tumors:incidence, predisposing factors, and clinical outcome. J Vasc Interv Radiol; 12(3):313-20, 2001 Mar.

12. STANLEY S L; REED S L. Microbes and microbial toxins: paradigms for microbial- mucosal interactions. Entamoeba histolytica: parasite-host interactions. Am J Physiol Gastrointest Liver Physiol; 280(6):g1049-54, jun, 2001.

13. VALABHJI J; ROBINSON S; ELKELES R S. Hepatic abscess in a diabetic patient. Postgrad Med J; 76 (902): 797-8, 802, 2000 Dec.

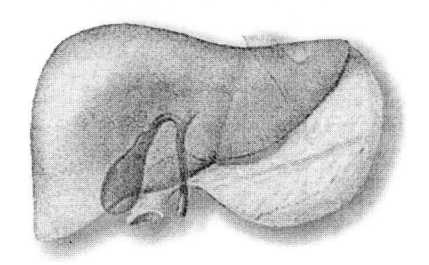

Cistos Hepáticos

capítulo 10

Wangles de Vasconcellos Soler

Cistos hepáticos, por definição, são formações císticas da via biliar intra-hepática, de caráter congênito ou adquirido, que podem variar em número, tamanho, etiologia, prevalência e gravidade de manifestação.

Antes do advento da era da ultrassonografia e da tomografia computadorizada, na década de 70, na maioria foram diagnósticos de necropsia, com exceção dos cistos parasitários.

Quando são diagnosticados atualmente, considera-se as seguintes entidades clínicas: cisto hepático simples, cisto hidático, cistoadenoma hepático, cistoadenocarcinoma hepático, doença hepática policística, fibrose hepática congênita, síndrome de *Caroli*.

Do ponto de vista prático, consideramos as manifestações clínicas e seu diagnóstico, a morbidade e o tratamento de cada uma das entidades clínicas citadas acima.

CISTOS HEPÁTICOS SIMPLES

A incidência em necrópsia de acordo com Larsen[1] em 1961 é de 1%. Um levantamento, realizado por *Moreaux* e *Robinson* em 1971, registrou 350 casos descritos na literatura mundial. *Benhamou* estima que a incidência na população detectada por ultrassonografia e tomografia computadorizada é de 1%, confirmando os dados observados por *Larsen*.

De uma maneira geral os cistos hepáticos simples são assintomáticos, sendo na imensa maioria diagnósticos fortuitos ao ultrassom ou tomografia computadorizada *(Figura 1)*. Na eventualidade de ser um cisto de grandes dimensões, a sintomatologia de dor e desconforto abdominal pode ser atribuída a ele, devendo-se excluir outras causas que possam desenvolver sintomas semelhantes.

Na maioria dos casos os cistos hepáticos desenvolvem-se lentamente, como demonstrado por acompanhamento ultrassonográfico. Quando apresentam crescimento rápido, o paciente pode ter dor intensa ou desconforto abdominal sendo mais freqüente em mulheres acima de 50 anos. Complicações são raras, mas já foram descritas as seguin-

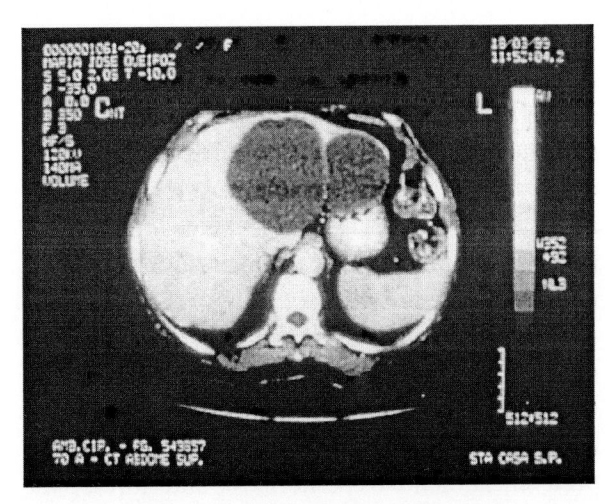

Fig. 1 - *Tomografia - Cisto Hepático.*

Tabela 1

	CISTO SIMPLES	CISTO HIDÁTICO
Septações	Ausente	Freqüente
Calcificações	Ausente	Freqüente
Divisão da parede	Ausente	Possível
Comunicação com via biliar	Ausente	Possível
Sorologia para hidatidose	Negativa	Possível

tes: hemorragia intra-cística, ruptura, infecção bacteriana, compressão da veia cava inferior, fistulização para o duodeno, comunicação com ducto intra-hepático, colestase por compressão da via biliar extra-hepática, hipertensão portal por compressão da veia porta e carcinoma.

No diagnóstico diferencial devem ser considerados: abcessos hepáticos, grandes hemangiomas, hematomas, metástases de tumores neuroendócrinos. Nas áreas onde há prevalência de hidatidose o diagnóstico é por vezes difícil.

A tabela a seguir reúne algumas características distintivas entre o cisto hepático simples e o cisto hidático *(Tabela 1)*.

O tratamento dos cistos hepáticos simples inclui: aspiração, aspiração e instilação de álcool, fenestração cirúrgica por laparotomia e fenestração por laparoscopia.

A aspiração percutânea orientada por ultrassom é um método que traz alívio, porém não trata a doença de forma definitiva. Saini et al em 1983 descreveram recidivas freqüentes em tempo relativamente curto.

A alcoolização pode ser uma alternativa terapêutica reservada aos doentes com risco cirúrgico elevado. Os efeitos colaterais desta modalidade terapêutica são: dor abdominal intensa, desordens neuropsíquicas provavelmente ao extravasamento do álcool na cavidade peritoneal e alterações inflamatórias nos cistos e na cavidade peritoneal que podem dificultar o acesso e a realização de excisão parcial do cisto.

O tratamento de escolha é a fenestração do cisto via laparotomia, ou como demonstrado por *Gaspari* em 1995 via laparoscópica. Na via laparoscópica deve-se considerar a posição do cisto, preferencialmente os periféricos e anteriores, para exeqüibilidade do tratamento.

A casuística do Departamento de Cirurgia da Faculdade de Medicina da Santa Casa de São Paulo, no período de 1996 a 2000, é de 12 cistos hepáticos simples. Destes, 4 foram submetidos à destelhamento, 3 à alcoolização, 2 à punção aspirativa e 2 à acompanhamento clínico pois foram diagnósticos eventuais ao ultrassom. Houve uma recidiva nos cistos submetidos ao destelhamento por via laparoscópica, atribuída à dificuldade técnica, pois a localização era no segmento VII. Os submetidos a alcoolização não recidivaram, sendo uma opção boa para doentes com situação clínica de risco elevada para cirurgia.

CISTOADENOMA HEPÁTICO

Trata-se de um tumor de ocorrência que, de acordo com *Geist* em 1955, teria uma freqüência 20 vezes menor que o cisto hepático simples. *Benhamou* estima que a prevalência à ultrassonografia e tomografia computadorizada é 100 vezes menor do que a do cisto hepático simples. Acomete principalmente mulheres acima da quinta década.

Como característica patológica macroscópica, é tumor único, com até 20 cm de diâmetro, multiloculado com septações e de conteúdo mucinoso. À microscopia, são cistos limitados por uma parede de células de aspecto cuboidal, cuja base é apoiada em uma membrana basal. Em alguns locais do cisto há eptélio polipóide e projeções papilares.

Nos grandes cistoadenomas, os sintomas são: dor e desconforto abdominal, anorexia e náusea. Tensão na parede abdominal ocorre em conseqüência do tamanho do tumor. O diagnóstico à ultrassonografia é o de um tumor único, de grandes dimensões, anecóico, fluído, com área globóide ou irregular de margens irregulares. Há ecos correspondentes as septações que determinam as

Tabela 2

	CISTOADENOMA	CISTO SIMPLES
Número dos cistos	Único	Único ou Múltiplo
Septações	Presente	Ausente
Projeções papilares	Freqüente	Ausente
Fluído cístico	Mucinoso	Seroso
Recorrência após excisão	Freqüente	Rara
Transformação maligna	Possível	Rara

loculações, e formações papilares originadas das paredes ou dos septos. Na tomografia computadorizada os achados são uma área única de baixa densidade com uma septação interna e nódulos na parede do cisto. As septações características do cistoadenoma hepático não são demonstradas com a mesma clareza do ultrassom.

Devido à evolução lenta e ao tamanho do tumor, as primeiras manifestações podem ser complicações como: colestase por compressão da via biliar extra-hepática, hemorragia intra-cística, infecção bacteriana, ruptura, recorrência após excisão parcial e transformação em adenocarcinoma.

O diagnóstico diferencial deve ser estabelecido entre cisto hidático e cisto simples hepático, porque o cistoadenoma também possui septações. A tabela abaixo estabelece as principais diferenças *(Tabela 2)*.

DIFERENÇAS ENTRE CISTOADENOMA E CISTO SIMPLES

O tratamento de escolha do cistoadenoma é a excisão total do cisto, preferencialmente por laparotomia, uma vez que sua recorrência é elevada após excisão parcial e pela possível transformação maligna em cistoadenocarcinoma.

CISTOS HEPÁTICOS E DOENÇA RENAL POLICÍSTICA DO ADULTO

A prevalência dos cistos hepáticos em adultos com doença renal policística, varia de zero abaixo dos 20 anos e aumenta com a idade sendo de aproximadamente 80% acima dos 60 anos. Os cistos hepáticos são caracteristicamente maiores nas mulheres e associados à cistos renais grandes e função renal comprometida.

Do ponto de vista da patologia, à macroscopia, estes cistos nada diferem em sua formação dos cistos simples, a não ser pelo fato de estar associado à múltiplos cistos renais na doença renal policística e no número de cistos hepáticos que nesta entidade são múltiplos. À microscopia, ao lado dos cistos macroscópicos existem numerosos cistos microscópicos constituídos de agregados de ductos biliares na vizinhança do espaço portal, denominados complexo de *Von Meyenburg*. A patogênese é similar ao do cisto simples do fígado resultando da dilatação de um ducto aberrante, provavelmente originado de um complexo de *Von Meyemburg* sem conexão com a árvore biliar.

Manifestações clínicas são na maioria dos casos da doença renal policística do adulto ou frustras ou inexistentes, a não ser quando assumem dimensões maiores causando dor e desconforto abdominal. Não há colestase ou sinal da deterioração da função hepática.

Na ultrassonografia são visualizados cistos de conteúdo líquido de margens finas no fígado e nos rins. Os aspectos à tomografia computadorizada são semelhantes.

Estes cistos são de evolução lenta, com a hemodiálise e o transplante renal os cistos hepáticos podem tornar-se de grande volume. A complicação mais freqüente é a infecção bacteriana, principalmente nos pacientes já transplantados devido á imunossupressão. Podem ocorrer ainda hemorragias intra-císticas. São complicações raras: colestase por compressão biliar extra-hepática, hipertensão portal e colangiocarcinoma.

O diagnóstico referencial deve ser estabelecido entre cistos hepáticos simples múltiplos e cistos hepáticos do portador de doença renal policística do adulto. A doença renal policística do adulto é uma doença de caráter autossomico dominante, de maneira que é uma manifestação presente em irmãos. Deve-se levar em consideração que a expressão varia bastante podendo haver indivíduos assintomáticos e não diagnosticados.

Os doentes com cistos hepáticos só tem um ou mais cistos renais de maneira fortuita e sem alteração de função renal.

Devido à evolução lenta de muitos doentes com cistos assintomáticos, a conduta deve ser expectante. Nos doentes nos quais a sintomatologia é presente, seja por progressão rápida dos cistos ou período de evolução prolongado após o transplante renal, o tratamento é a fenestração cirúrgica ampla via laparotomia, podendo ser associado à hepatectomia. A associação de hepatectomia nesta ocasião deve ser avaliada de maneira cuidadosa, pois são doentes com hipertensão portal que portanto tem reserva funcional diminuída que poderia ser agravada pela hepatectomia.

Com a evolução dos transplantes hepáticos, doentes portadores de doença hepática cística associada à doença renal policística, há casuística com doentes transplantados do fígado como *Washburn* em 1996 com 5 transplantes, sendo 2 doentes com fenestrações prévias.

FIBROSE HEPÁTICA CONGÊNITA

Descrita por *Grumbach* em 1954 como doença fibrocística do fígado, foi apropriadamente denominada como Fibrose Hepática Congênita por *Kerr* em 1961, mantendo esta denominação até os dias atuais. A doença é hereditária, autossomica recessiva, consistindo de espaços porta com fibrose, proliferação ductal com manutenção de seu lumem com a via biliar, tendo como conseqüência cistos de pequenas dimensões. Devido à fibrose no espaço porta, estabelece-se hipertensão porta de padrão pós-sinusoidal com desenvolvimento de cirrose hepática.

Sua prevalência é estimada em torno de 1/1000.000, distribuição igualitária em relação ao sexo, sem predominância étnica.

Sua evolução é lenta, sendo as manifestações iniciais, ao redor de 5 a 20 anos, usualmente: hemorragia digestiva alta por varizes esofageanas, desconforto abdominal devido à esplenomegalia e hiperesplenismo. Um número menor de pacientes tem como manifestação inicial surtos de colangite bacteriana.

À ultrassonografia ou tomografia computadorizada vê-se: um fígado aumentado de volume, veia porta patente, esplenomegalia e anastomoses porto-cava presentes.

Na evolução a principal complicação é o sangramento decorrente de varizes esofageanas. Tipicamente não são presentes icterícia, ascite ou encefalopatia.

Há mal formações associadas como a Síndrome de *Caroli*, dilatação de túbulos renais coletores semelhante ao rim em esponja, que eventualmente assumem grandes proporções, displasia cística do pâncreas, linfangectasia intestinal, enfisema pulmonar, hemangioma cerebela de *Wagenvoort*, aneurismas de artérias renais e cerebrais e duplicação da veia porta intra-hepática.

Devido à sua evolução longa, as manifestações iniciais são relativas à hemorragia digestiva alta, devido à varizes esofagianas. Nestas ocorrências, o tratamento constitui-se de tamponamento com balão esofageano e escleroterapia posterior como medidas de estabilização visando o tratamento de escolha, que é o transplante hepático.

SÍNDROME DE CAROLI

À patologia são dilatações císticas multifocais, separadas de proções ductais normais ou dilatadas de maneira regular. Estas dilatações biliares podem ser difusas ou localizadas em lobo hepático, usualmente lobo esquerdo ou parte deste. Quando não há associação com Fibrose Hepática Congênita não há mal formação renal.

Em 50% dos casos, no entanto, é associada a Fibrose Hepática Congênita e as dilatações são multifocais. Nesta variedade da síndrome por ser de caráter autossomico excessivo, há eventualmente associação com mal formação renal.

Embora presente desde o nascimento, leva de 5 a 20 anos para as manifestações clínicas iniciais. O episódio característico é colangite bacteriana sem dor abdominal ou icterícia como manifestação inicial, a febre pode não ser considerada como de origem hepática.

O tratamento da Síndrome de *Caroli* é inicialmente medidas de suporte para colangite, sendo hidratação e antibióticoterapia. Tentativas de intubação transhepática como a de *Witlin* em 1982, tiveram sucesso em pequeno número de doentes. As manipulações de vias biliares como papilotomias e anastomoses bilio-entéricas, embora comportem a possibilidade teórica de melhor drenagem da via biliar, na prática tem demontrando manifestações graves de colangite após o procedimento.

Nas forma localizadas na Síndrome de *Caroli*, a hepatectomia parcial obteve excelentes resultados, conforme os relatos de *Thompson* em 1983, *Nasague* em 1984 e *Serejo* em 1988. Nas formas difusas, a reserva hepática funcional não comporta ressecções extensas e o transplante hepático é de indicação formal.

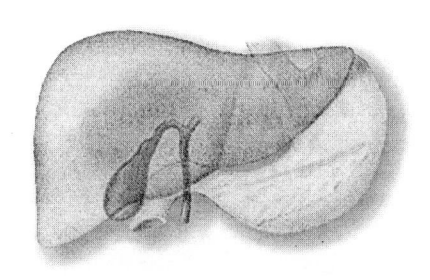

Referências Bibliográficas

01. BALLISTERI W. F.; Neonatal Cholistasis: Lesson from the past, issues for the future. Semin Liver dis 7:61, 1987.

02. F. P. BENHAMOU; Non-parasitic cystic diseases of the liver and intrahepatic biliary tree in Transplantation of the Liver, 1996.

03. GEIST D.C.; Solitary nonparasitic cyst of the liver. Archives of Surgery.71:867-880.1955

04. GRUMBACH R, BOURILLON J, AUVERT J.P.: Maladie fibrokystique du foie avec hypertension portale chez l enfant. Deux observations.Archives d'Anatomie et de citologie Pathologique. 30:74-77.1954.

05. KERR ET AL: Congenital hepatic fibrosis:the long term prognosis. Gut 19:514-520.1978.

06. LARSEN K.A; Benign lesions affecting bile ducts in the post mortem cholangiogram. Acta Pathologica, Microbiologica et Immunologica Scandinavica 51:47-62.1961.

07. MOREAUX J.; BLOCH P.; Les kystes biliaires solitaires du foie. Archives Françaises de De Maladies de L appareil Digestif. 60:203-224.1971.

08. NAGASUE N.; Successful trestment of Caroli's disease by hepatic ressection.Report os six pacients. Annals of Surgery 200:718-723.1984.

09. ROBSON G.B.; FENSTER F.; Fatal liver abscess developing in a polycistic liver. Gastroenterology 47:82,1964.

10. SAINI S ET AL: Percutaneous aspiration of hepatic cysts does not provide definitive therapy. American Journal of Roentgenology. 141:559-560.1983.

11. SEREJO F.F. ET AL; Journal of Clinical Gastroenterology. 10:559-564. 1988.

12. THOMPSON H.H.;TOMPKINS R.K.; LONGMIRE W.P.: A 25 year experience Annals of Surgery 197:375-388.

13. WITLIN ET AL: Transhepatic decompression of the biliary tree in Caroli's disease. Surgery 91:205-209. 1982.

Trauma Hepático

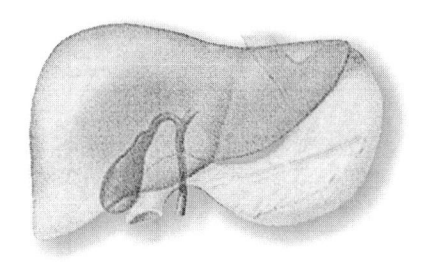

Samir Rasslan
José Gustavo Parreira

capítulo 11

INTRODUÇÃO

Dependendo da etiologia, os ferimentos hepáticos podem estar presentes em até 45% das laparotomias por trauma. As complicações ocorrem em 25% dos doentes, e a mortalidade aproxima-se de 10%.

A grande maioria dos ferimentos civis são leves, e cursam com baixa morbimortalidade. Contudo, cerca de 20% das lesões hepáticas são complexas e constituem um dos mais sérios problemas no trauma abdominal, com mortalidade relatada de até 50%.

O prognóstico se relaciona com o mecanismo de trauma e a gravidade da lesão. A letalidade é maior no trauma fechado, seguida pelos ferimentos por projéteis de arma de fogo e ferimentos perfurocortantes.

Na Europa, mais de 80% das lesões são secundárias ao trauma fechado, enquanto o trauma penetrante predomina em casuísticas da África do Sul, América do Norte e em nosso país.

Normalmente, as lesões por trauma penetrante são mais freqüentes, correspondendo a aproximadamente 65 a 82% dos casos. Os ferimentos penetrantes são secundários a projéteis de arma de fogo e instrumentos perfurocortantes. Os projéteis de alta velocidade e de armas militares determinam maior destruição do órgão e pior prognóstico. Associados ao trauma hepático penetrante, os órgãos ou estruturas mais comumente lesados são o diafragma, estômago, rim, cólon, delgado e vasos abdominais.

O traumatismo hepático fechado está relacionado principalmente aos acidentes automobilísticos. Ocorrem por desaceleração, com feridas tipicamente encontradas nos locais de inserção dos ligamentos suspensores do órgão, bem como por esmagamento ou compressão direta. As lesões pulmonares, esplênicas e renais são as mais frequentemente associadas ao trauma hepático fechado.

CLASSIFICAÇÃO

Várias classificações foram propostas para as lesões hepáticas traumáticas. O objetivo é estabelecer padrões para a comparação inter-institucional, bem como orientar a avaliação diagnóstica e terapêutica. Muitas das classificações empregadas não atingiram estas metas, levando a divergências para a análise dos resultados.

O Comitê de Escalas de Lesão Orgânica da Sociedade Americana para a Cirurgia do Trauma foi estabelecido em 1987, com o propósito de delinear escores de gravidade para lesões em órgãos individuais ou estruturas corporais, a fim de facilitar a pesquisa clínica e o aprimoramento da qualidade. Para o fígado, a escala proposta abrange seis níveis de gravidade, com descrição das lesões anatômicas progressivamente nos primeiros cinco níveis, sendo o grau VI, em geral, incompatível com a vida. A grande maioria das publicações é baseada nesta classificação *(Tabela 1)*.

Tabela 1 - *Classificação dos traumatismos hepáticos.*

GRAU		DESCRIÇÃO DA LESÃO
I	Hematoma	Subcapsular, < 10 % da área superficial
	Laceração	Laceração capsular, < 1cm de profundidade parênquima
II	Hematoma	Hematoma subcapsular, 10% - 50% da área superficial ou intraparenquimatoso <10 cm de diâmetro
	Laceração	Laceração capsular, 1 - 3 cm de profundidade parênquima, < 10 cm de comprimento
III	Hematoma	Subcapsular > 50% da área superficial ou em expansão;hematoma intraparenquimatoso > 10 cm ou em expansão; ruptura de hematoma subcapsular ou intraparenquimatoso
	Laceração	> 3cm de profundidade parênquima
IV	Laceração	Ruptura parênquima acometendo 25% - 75% do lobo hepático ou 1 - 3 segmentos dentro de um único lobo
V	Laceração	Ruptura parênquima acometendo > 75% do lobo hepático ou > 3 segmentos dentro de um único lobo
VI	Vascular	VascularLesões venosas hepáticas; isto é, veia cava retro-hepática/ principais veias hepáticas centrais
		Avulsão hepática

AVALIAÇÃO INICIAL E EXAMES COMPLEMENTARES

O atendimento inicial dos traumatizados visa diagnosticar e tratar as lesões que ameaçam à vida iminentemente, conforme preconizado no curso de Suporte Avançado de Vida no Traumatizado *(SAVT)*. Portanto, deve-se dar prioridade à manutenção da via aérea e oxigenação com o controle da coluna cervical, seguidos pela ventilação, pois a hipóxia é o que mais rapidamente determina morte cerebral. O controle da hemorragia e reposição da volemia são os próximos passos, seguidos da avaliação neurológica. As lesões que ameaçam a vida são tratadas a medida que seu diagnóstico é definido. Após a estabilização respiratória, hemodinâmica e neurológica, uma investigação minuciosa, denominada avaliação secundária, é realizada associando-se o mecanismo de trauma, exame físico e exames complementares. Neste momento, mais importante que o diagnóstico da lesão hepática é a determinação da necessidade de laparotomia exploradora.

A exploração cirúrgica da cavidade abdominal está indicada em todos os traumatizados com ferimentos penetrantes *(projéteis de arma de fogo ou ferimentos perfurocortantes)*, bem como nas vítimas de trauma fechado que apresentarem choque por um foco hemorrágico abdominal ou que cursarem com sinais de peritonite. Nestes casos nenhum outro exame complementar é necessário para definir a conduta e o diagnóstico da lesão hepática é intra-operatório.

Não havendo indicação de laparotomia exploradora imediata, exames complementares podem ser empregados para o diagnóstico das lesões hepáticas.

Deve-se salientar que a ausência de sinais de irritação peritoneal não descarta lesões intra-cavitárias. *Gross et al.* relatam que apenas 50% das vítimas de trauma hepático apresentam dor abdominal, e sinais indiretos como lesões externas são encontradas em não mais que 34% dos casos. Desta forma, justifica-se a investigação abdominal nos casos de traumas graves, mesmo nos assintomáticos.

As opções são a lavagem peritoneal diagnóstica, ultrassonografia abdominal e tomografia computadorizada de abdome. A punção abdominal em quatro quadrantes como único procedimento deve ser evitada, pois é acompanhada de resultados falso negativos em até 36%.

A lavagem peritoneal diagnóstica é um exame de baixo custo, disponível na grande maioria dos hospitais e com alta positividade para o diagnóstico do hemoperitônio. Sua acurácia está acima de 96%. Até 1% de complicações foram relatadas, como lesões viscerais e vasculares. Há dificuldades técnicas que podem ser encontradas nos obesos e doentes com operações abdominais prévias. Outro problema é que a positividade deste exame determina a indicação de laparotomia exploradora, e a opção de tratamento não operatório das lesões hepáticas fica descartada.

O ultra-som de abdome é um método não invasivo, de baixo custo e com alta sensibilidade para o diagnóstico de hemoperitônio. Vem sendo empregado como exame de triagem, selecionando os doentes a serem submetidos à tomografia computadorizada e, desta forma, diminuindo gastos em serviços de trauma. Uma limitação deste exame é o transporte do doente à unidade de radiologia, o que não é possível em pacientes instáveis do ponto de vista respiratório ou hemodinâmico.

Atualmente, uma possibilidade é a realização do exame na sala de admissão do serviço de emergência, muitas vezes pelo próprio cirurgião. Esta avaliação é denominada *FAST* (*Focused Assessment Sonography for Trauma*) e vem ganhando campo principalmente em centros de trauma americanos. Não se almeja o diagnóstico específico das lesões, mas apenas a identificação de líquido livre na cavidade peritoneal, orientando uma triagem para exames mais sofisticados e laparotomia.

Com o treinamento adequado, sensibilidade de até 90% para detecção de hemoperitônio vem sendo relatada. Já *Richards et al.* descreveram uma sensibilidade da ultrassonografia executada na sala de emergência para diagnóstico de lesões hepáticas de apenas 72%, mesmo quando realizadas por ultrasonografistas especializados. Uma eventual limitação para este método são as lesões abdominais que não cursam com hemoperitônio, o que pode ocorrer em até 25% dos casos. Estima-se que cerca de 34% das lesões hepáticas não se acompanham de líquido livre intra-cavitário e, desta forma, se pesquisadas apenas com o *FAST*, passariam despercebidas. Acreditamos que a melhor indicação do *FAST* é como instrumento de triagem nos traumatizados que apresentam instabilidade hemodinâmica, pois pela simples detecção de líquido intra-cavitário a laparotomia está indicada.

Nos estáveis hemodinamicamente, a avaliação ultra-sonográfica completa do abdome realizada pelo especialista permanece como o método inicial nas vítimas de trauma abdominal fechado.

A tomografia computadorizada espiral ou helicoidal se estabeleceu como padrão para a avaliação das lesões hepáticas. É pouco invasiva, com índices de sensibilidade e especificidade de 100% e 99% respectivamente. Pode ser realizada rapidamente, com excelente definição não somente do parênquima hepático, mas também dos outros órgãos abdominais, fornecendo importantes informações para a escolha do tratamento a ser instituído. Este exame caracteriza o tipo, localização, extensão da lesão e líquido intra-cavitário. Todavia, sua utilização também encontra algumas limitações. Reações adversas à infusão de contraste endovenoso ocorrem em até 1/1000 pacientes. Apesar de ser um exame realizado em curto espaço de tempo, o doente precisa ser transportado para a unidade de radiologia, o que não é aconselhável nos instáveis hemodinamicamente. Certamente, um dos grandes problemas na indicação liberal da TC são os custos, que atingem valores em torno de 2,5 vezes maiores que os da LPD e US. Além disto, *Croce et al.* relataram que o diagnóstico por tomografia computadorizada não reflete as lesões encontradas no intra-operatório em até 84% das vezes. Estes autores conferem o valor deste exame para a avaliação dos hematomas intra-parenquimatosos, contudo, questionam a sua segurança na graduação das lacerações hepáticas.

TRATAMENTO

TRATAMENTO NÃO OPERATÓRIO

O tratamento não operatório *(TNO)* do trauma hepático no adulto teve início no fim da década de 80, princípio dos anos 90. O conceito de que pequenas lesões hepáticas podem cicatrizar sem tratamento operatório foi sugerido por *Pringle*, no começo deste século. Contudo, por muito tempo persistiu a observação de que o sangramento de uma lesão hepática extensa era incapaz de parar sem tratamento, a cicatrização espontânea da laceração não ocorreria e a intervenção era o único método aceitável para o seu tratamento.

Já em 1983, *Karp et al.* demonstraram que a restauração completa do parênquima hepático após trauma era possível, mas mesmo assim a transposição do TNO de lesões de baço e fígado para o indivíduo adulto encontrou opositores. Alegações de que a esplenoconcentração seria um mecanismo hemostático menos eficaz e a coexistência de lesões associadas era mais frequente limitavam o emprego do TNO em adultos.

No entanto, na análise das laparotomias exploradoras por trauma, constata-se que até 86% das lesões hepáticas não apresentam sangramento ativo, o que resulta em laparotomias não terapêuticas em cerca de 67% dos casos. Desta forma, o TNO passou a ser considerado e progressivamente empregado. Uma série de trabalhos subsequentes, com casuísticas expressivas de doentes adultos tratados sem operação, mostravam baixos índices de morbidade e alertavam que o método além de seguro era também eficiente.

A vantagem principal do tratamento não operatório das lesões hepáticas está em evitar uma laparotomia não terapêutica. Até recentemente, este era considerado um procedimento cirúrgico com baixas taxas de complicações e mortalidade. Contudo, estudos prospectivos demonstraram o contrário. Há um significativo aumento no tempo de permanência e custo hospitalar, e, além disto, as complicações podem ocorrer em até 41% dos casos.

O tratamento não operatório tem sido proposto para 20 a 60% das vítimas de lesões hepáticas por trauma fechado, dependendo dos critérios de seleção e centro envolvidos. Admite-se que aproximadamente metade dos doentes com trauma hepático fechado e a grande maioria dos estáveis hemodinamicamente submetidos a avaliação por tomografia computadorizada podem ser tratados com segurança desta forma. Já em 1995, *Croce et al.* consideravam que o tratamento não

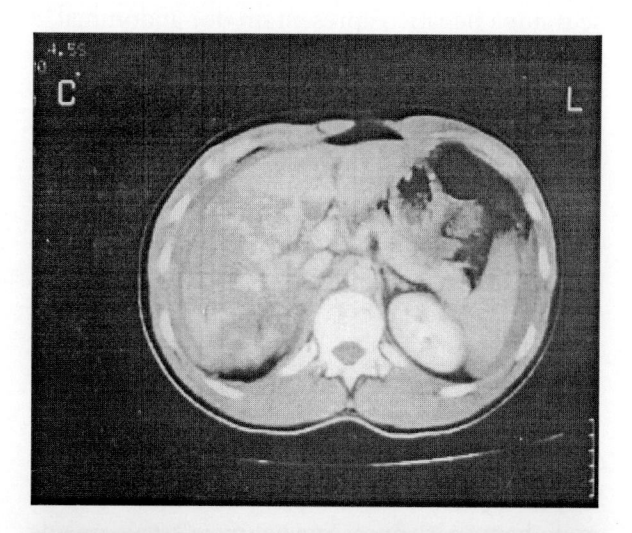

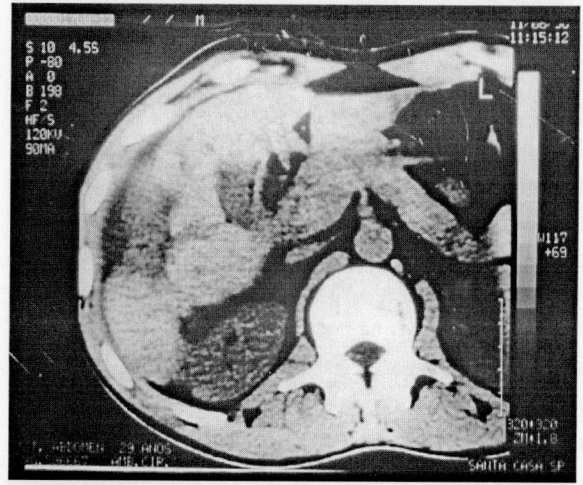

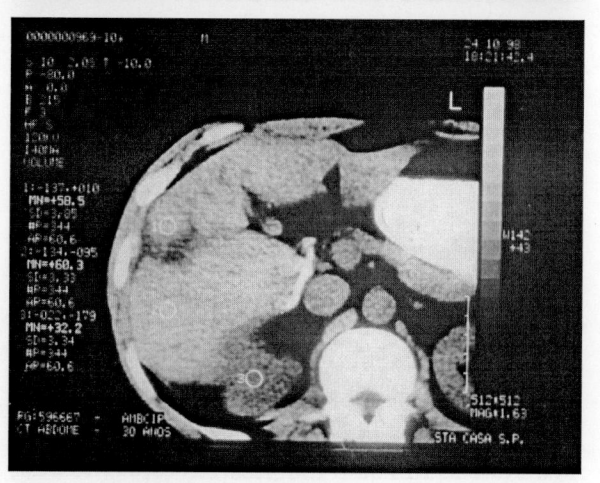

Fig. 1 - *Lesão hepática complexa em traumatizado submetido à tratamento não operatório.*
A: à admissão; B: 1 mês após o trauma; C: 6 meses após o trauma.

operatório constituía a melhor opção terapêutica nas vítimas de trauma hepático estáveis hemodinamicamente.

Mesmo doentes com lesões hepáticas mais graves mas que chegam estáveis ao serviço de emergência são passíveis deste tratamento. Aproximadamente 14 a 20% dos doentes tratados de forma não operatória apresentam lesões graus IV e V. Assim, o grau de lesão hepática isoladamente não invalida o tratamento não operatório *(Figura 1)*.

Antes de qualquer proposta para empregar o tratamento não operatório, são necessárias condições e recursos mínimos para segurança *(Tabela 2)*. Uma das condições obrigatórias é que o seguimento e a evolução clínica sejam realizados pela mesma equipe cirúrgica. Isto invalida a terapêutica em serviços com equipes "rotatórias". Problemas na monitorização podem resultar em consequências graves e, na falta de uma avaliação contínua, o TNO não deve ser empregado. Os doentes com lesão hepática graus I ou II podem ser observados na própria enfermaria do serviço de emergência, enquanto os com lesões complexas *(graus IV e V)* devem ser admitidos na unidade de terapia intensiva.

Este tratamento é orientado pelos métodos de imagem, sendo portanto necessária a disponibilidade de recursos diagnósticos para monitorizar a evolução. Consideramos que a tomografia computadorizada seja essencial para a indicação, e, se não disponível, o tratamento operatório é a melhor opção.

No momento atual, o TNO é indicado somente no trauma fechado. Alguns autores preconizam o tratamento não operatório para vítimas de ferimentos por arma branca ou projéteis de arma de fogo. Contudo, consideramos que esta ainda não é uma opção segura para todos os centros. As lesões associadas intra-abdominais são mais frequentes nas vítimas de trauma penetrante, especialmente as intestinais. Devido a baixa sensibilidade da tomografia computadorizada para a avaliação de tais lesões, como também dos ferimentos diafragmáticos, a forma mais segura de tratar estes doentes em nosso meio ainda é através da laparotomia exploradora.

O sucesso do tratamento não operatório está relacionado com a seleção dos doentes. Alguns parâmetros devem ser rigorosamente obedecidos *(Tabela 2)*.

O primeiro é a estabilidade hemodinâmica que implica em dados vitais normais e perfusão tecidual adequada. A hipotensão arterial sistêmica é uma contra-indicação absoluta, embora naqueles que normalizam a sua condição circulatória com a reposição mínima de volume, a terapêutica pode ser avaliada com cautela. Considera-se hemodinamicamente estável um doente com pressão arterial sistólica superior a 100 mmHg e frequência cardíaca inferior a 100 batimentos por minuto. Estes dados claramente sugerem que muitos doentes estáveis, os quais no passado foram submetidos à laparotomia, poderiam ter sido tratados sem exploração cirúrgica.

Tabela 2 - *Critérios para indicação do tratamento não operatório.*

Condições estruturais:

- Acompanhamento contínuo e linear pela mesma equipe cirúrgica
- Disponibilidade permanente de centro cirúrgico
- Disponibilidade permanente de derivados de sangue
- Tomografia computadorizada
- Monitorização adequada (Unidade de terapia intensiva ou unidade semi-intensiva).

Condições do traumatizado:

- Estabilidade hemodinâmica
- Ausência de sinais de peritonite ao exame físico
- Lesão hepática diagnosticada e graduada pela tomografia computadorizada
- Ausência de outras lesões abdominais de tratamento operatório
- Nível de consciência

Outro critério fundamental é a ausência de sinais de irritação peritoneal ao exame físico do abdome, pois os mesmos sugerem trauma em vísceras ocas. Estas lesões gastrointestinais estão presentes em aproximadamente 3 a 9% dos casos, e seu diagnóstico deve ser uma preocupação constante na condução e monitorização. Entretanto, o exame físico exclusivo pode não ser suficiente para a exclusão de lesões abdominais. Há risco potencial de lesão despercebida, particularmente nos doentes com trauma de crânio associado ou sob o efeito de álcool ou drogas.

Portanto, o nível de consciência constitui outro parâmetro importante. A avaliação clínica do abdome torna-se mais difícil se houver comprometimento do sensório, e o diagnóstico das lesões de vísceras ocas fica apoiado principalmente na tomografia computadorizada. Sabe-se que até 15% destas lesões passam despercebidas mesmo para um radiologista experimentado. Desta forma, nos doentes com o comprometimento do sistema nervoso central há um aumento do risco de lesão despercebida ou não diagnosticada de outros órgãos da cavidade abdominal. Consequentemente, a alteração do nível de consciência tem sido considerada uma contra-indicação relativa para o tratamento não operatório.

Contudo, *Archer et al*, em 1996, estudaram o tratamento seletivo não operatório de lesões de fígado e baço em dois grupos de doentes com e sem alteração do estado neurológico. Verificaram que não havia diferença significativa na morbidade e mortalidade entre os dois grupos, e que não ocorreram falhas, complicações ou lesões não diagnosticadas no grupo com estado mental comprometido. Concluíram que o tratamento não operatório também pode ser feito com segurança nesta população e que o conceito de excluir os doentes neurológicos deve ser revisto. Cerca de 56% das crianças e 20% dos adultos submetidos ao tratamento não operatório apresentam lesões neurológicas concomitantes. Desta forma, há uma tendência para a indicação de tratamento não operatório mesmo na presença de trauma craniencefálico e diminuição do nível de consciência.

Os doentes com trauma hepático e lesões de outros segmentos que precisam de tratamento operatório *(craniotomia, cirurgia ortopédica, etc.)*, podem ser tratados sem a necessidade de laparotomia. Contudo, a anestesia geral e a sedação pós-operatória dificultam a avaliação do abdome, perdendo-se os parâmetros para o controle, além do risco de lesão despercebida. Entretanto, mais da metade das crianças submetidas ao TNO apresenta alguma lesão associada. *Santorelii et al.*, em 1998, estudaram os casos de tratamento não operatório de traumatismo hepático em doentes com lesões associadas, e não notaram um maior número de complicações neste grupo. Contudo, problemas na monitorização podem levar a consequências graves. Portanto, atualmente não consideramos a presença de lesões associadas uma contra-indicação para o tratamento não operatório, contudo, monitorização adequada é fundamental para evitar complicações.

Com a experiência adquirida, o tratamento de doentes portadores de lesões mais graves mostrou-se seguro. Notou-se também que o volume de hemoperitônio não foi um fator importante na indicação e sucesso do tratamento não operatório, e muitos doentes com uma quantidade expressiva de sangue na cavidade peritoneal foram tratados sem operação. O mais importante na seleção do doente não é o volume de sangue intra-cavitário mas a condição cardio-circulatória. Contudo, é fundamental o reconhecimento da lesão hepática na tomografia computadorizada. A presença de líquido livre intra-abdominal sem comprometimento de órgãos parenquimatosos é indicação de laparotomia ou laparoscopia, visto a alta possibilidade de lesões em delgado, mesentério ou bexiga.

Não existe um volume de reposição sanguínea a partir do qual o doente é excluído do tratamento. É evidente que quando há necessidade de reposição de grande volume, o sangramento persiste ou ocorre instabilidade hemodinâmica, automaticamente a terapêutica é suspensa. Por isso são necessários recursos institucionais para a realização de uma intervenção de emergência.

A primeira metanálise sobre os resultados do TNO foi publicada em 1995 por *Pachter et al.*, e compreendeu 16 estudos e 495 vítimas de trauma fechado com lesões hepáticas submetidas a tratamento não operatório de 1988 a 1994. Relatou-se sucesso em 94%. O ressangramento ocorreu em 2,8% dos casos e não houve relatos de lesões intestinais despercebidas.

Neste mesmo ano, *Croce et al.* relataram a maior série em uma instituição, com 112 doentes. Aproximadamente 70% das lesões foram classificadas como graus III a V. Cerca de 15% dos doentes tinham outras lesões abdominais *(rim ou baço)*, o traumatismo craniencefálico foi observado em 33% e fraturas pélvicas em 20%. As fraturas em ossos longos ocorreram em 52% da amostra. O sucesso foi de 89%. Houve 12 falhas, 5 delas relacionadas ao fígado.

O maior estudo multicêntrico sobre o tratamento não operatório do trauma hepático envolveu 13 centros de trauma norte-americanos e 404 pacientes. Em torno de 50% as lesões foram classificadas como grau III a V. Complicações foram documentadas em 21 *(5%)* casos, sendo a mais comum a hemorragia em 14 *(3,5%)* e, destes, somente 3 *(0,4%)* necessitaram operação. Dois doentes *(0,5%)* apresentaram diagnóstico tardio de lesões em delgado. Houve 27 mortes *(7%)*, 60% secundárias ao trauma craniencefálico. Duas mortes *(0,4%)* foram associadas ao trauma hepático.

Portanto, esta forma de tratamento é segura. Contudo, atenção aos critérios de seleção e condições estruturais são fundamentais. Se mal empregado, o tratamento não operatório pode levar à iatrogenia grave e até mesmo à morte.

TRATAMENTO OPERATÓRIO

A laparotomia mediana é a via de acesso de escolha, pois possibilita avaliação adequada de todos os órgãos abdominais e pode ser estendida conforme a necessidade. Para o tratamento do trauma hepático, eventualmente é necessária a associação de uma laparotomia subcostal direita, toracotomia direita, esternotomia ou mesmo a realização de uma toracofrenolaparotomia.

A primeira conduta é a compressão manual ou por compresses do ferimento hepático, para o controle temporário da hemorragia. Neste momento, o cirurgião já tem uma avaliação inicial da gravidade da lesão. A ampla mobilização do fígado através da secção dos ligamentos redondo, falciforme, triangulares e coronários possibilita a apropriada exposição da lesão hepática.

Uma opção para o controle e avaliação de uma lesão com sangramento ativo é o clampeamento da tríade portal. *Pringle* a descreveu no início do século. Se a hemorragia persistir, levanta-se a suspeita de lesão da veia cava inferior retro-hepática ou veias hepáticas. Outra possibilidade é uma anomalia da artéria hepática comum ou de seus ramos, que podem se originar da artéria mesentérica superior ou artéria gástrica esquerda em até 10 a 15%.

É importante ressaltar que a isquemia hepática que esta manobra determina pode ser prejudicial. Atualmente, há relatos de isquemias prolongadas em até 90 minutos para a ressecção de tumores de fígado, sem maiores conseqüências. Todavia, a comparação entre as situações eletiva e urgência não pode ser feita. Normalmente os traumatizados que são submetidos à manobra de *Pringle* apresentam uma hemorragia importante e o fígado já está submetido à hipoperfusão e isquemia, o que diminui a sua resistência 148. Não há ainda consenso do período máximo de isquemia hepática sem danos maiores, contudo recomenda-se que seja o menor possível, alternando-se períodos de reperfusão a cada 5 a 10 minutos.

Há várias técnicas cirúrgicas para o tratamento do trauma hepático *(Tabela 3)*. Cada qual tem o seu papel no controle do sangramento, sendo aplicadas de acordo com as particularidades de cada lesão.

Alguns agentes hemostáticos tópicos têm sido empregados na superfície cruenta do fígado com o objetivo de limitar o sangramento difuso. Tanto a cola como o gel de fibrina são bons coadjuvantes. Em um relato de *Uranos et al.*, em 1996, estes métodos foram utilizados em até 20% dos casos. Contudo, não são capazes de conter hemorragia de vasos maiores. Há estudos experimetais que demonstram redução na perda sanguínea borrifando-se *spray* de espuma de fibrina sobre lesões hepáticas.

Cogbill et al., em 1988, relataram o emprego de suturas profundas em 25% das lesões hepáticas grau III. As suturas do parênquima são efetivas para ferimentos simples, mas trazem alguns problemas nas lesões complexas. Podem haver lesões vasculares localizadas na profundidade do parênquima, que usualmente não são controladas por sutura. Além disto, suturar dois orifícios de um ferimento transfixante não é aconselhável pela possibilidade da formação de hematomas intra-hepáticos. Relatam-se abscessos em 12 a 36% dos casos em que suturas profundas são empregadas. O co-

Tabela 3 - *Critérios para indicação do tratamento não operatório.*

- Cauterização
- Hemostáticos tópicos e cola de fibrina
- Suturas profundas no parênquima
- Digitoclasia e hemostasia direta
- Balão intra-hepático e tamponamento com sonda de Foley
- Retalho de omento
- Envolvimento hepático com malhas absorvíveis
- Ressecções hepáticas
- Tamponamento da lesão com compressas
- Ligadura seletiva da artéria hepática
- *Shunts*
- Transplante hepático

nhecimento da anatomia segmentar do fígado, bem como a localização dos maiores troncos vasculares e biliares é fundamental para que a sutura não englobe estas estruturas.

Quando há área de parênquima exposta após a hemostasia direta, pode-se empregar omento pediculado suturado no local do ferimento. O omento exerce um tamponamento sobre a área cruenta, limitando a hemorragia. *Fabian et al.*, em 1991, relataram sua utilização em até 60% das lesões hepáticas complexas que necessitaram técnicas avançadas para seu tratamento. O tamponamento é efetivo para o controle das lesões venosas, apesar de haver dúvidas quando frente a lesões artérias. Os macrófagos presentes no omento facilitariam o processo de reparo da lesão, além de teoricamente atuar contra a formação de abscessos no pós-operatório. *Fabian et al.*, em 1991, e *Pachter et al.*, em 1992, relataram que a freqüência de abscessos hepáticos associados a esta técnica foi aproximadamente 8%.

Uma técnica frequentemente empregada é a "fratura digital" do parênquima hepático para exposição do foco hemorrágico e ligadura direta dos vasos. Esta tática, proposta por *Lin et al.*, em 1958, permite um tratamento definitivo sem traumatismo acentuado do parênquima. Permite ainda localização precisa e ligadura direta intra-hepática de pequenos ramos das veias hepáticas, porta e artéria hepática bem como dos ductos biliares. Deve ser realizada em conjunto com o pinçamento do hilo hepático e retalho de omento. Esta técnica é empregada em até 41% das lesões grau III e 20% das lesões grau IV, com sucesso relatado em 86 a 93% dos casos. Se a quantidade de parênquima hepático sadio a ser seccionado é grande, ou se a linha de secção passar por áreas de risco para a lesão de vasos ou ductos biliares maiores intra-hepáticos, outra opção deve ser considerada.

Quando existe tecido necrótico, fragmento de fígado solto ou desvascularizado, está indicado o desbridamento e a ressecção do segmento ou do lobo hepático. Evidentemente não existe uma sistematização para a realização do desbridamento, que vai depender das condições da lesão. Importante é tentar a hemostasia mais completa possível, o que também nem sempre é factível.

Atualmente, as ressecções regradas não ocupam um lugar de destaque no tratamento do trauma hepático. Apesar de relatos de hepatectomias com baixos índices de letalidade em situações eletivas, cerca de 52% dos traumatizados submetidos à esta operação não sobrevivem. A letalidade para hepatectomias por trauma inferior a 21% relatada por *Balasegaram* e *Joishy*, em 1981, não foi confirmada. Mesmo com os relatos de *Hollands* e *Little*, em 1990, e *Kasai* e *Kobayashi*, em 1993, defendendo a sua utilização, as ressecções hepáticas regradas não são empregadas frequentemente. Em uma revisão de 1335 casos de ferimentos hepáticos, *Cogbill et al.*, em 1988, relataram que a sua necessidade foi inferior a 1%. Isto se deve principalmente pela compreensão que a maior parte dos casos de hemorragias graves podem ser controlados efetivamente e com menos agressividade pelo tamponamento da lesão hepática com compressas.

A ligadura da artéria hepática representa outra opção terapêutica que foi aceita inicialmente com entusiasmo. Esta manobra é possível somente pela elevada concentração de oxigênio na veia porta em humanos e pela alta rede de circulação colateral existente. Contudo, nunca foi utilizada amplamente. *Feliciano et al.*, em 1986 e *Cogbill et al.*, em 1988 relataram sua utilização em menos de 1% dos traumatismos hepáticos. Atualmente seu emprego está restrito a casos selecionados, associada à colecistectomia pelo risco de necrose da vesícula biliar.

Devido aos bons resultados no tratamento das lesões esplênicas, o envolvimento do órgão com malhas absorvíveis vem sendo estudado experimentalmente e clinicamente para o tratamento das lesões hepáticas. *Frame et al.*, em 1995, relataram que esta técnica foi capaz de controlar a hemorragia em 83% dos casos em que foi empregada, não havendo recidiva. A vantagem da sua utilização baseia-se na obtenção dos mesmos resultados do tamponamento com compressas, mas sem seus efeitos indesejáveis e sem necessidade de reoperação programada.

As lesões por projéteis de arma de fogo ou faca com profunda penetração no parênquima hepático podem determinar sangramento de difícil controle. Nestes casos é proposta a colocação de um balão no trajeto do ferimento, confeccionado por um tubo nasogástrico envolto por um dreno de Penrose e preenchido com soro fisiológico. O balão é insuflado de modo que a pressão determine a compressão dos vasos sangrantes. Este balão é desinsuflado entre o sétimo e décimo dia de pós-operatório, retirando-se após 24 horas se não houver recidiva do sangramento. Trata-se de um método simples, engenhoso e com resultados satisfatórios.

Finalmente, um recurso frequentemente empregado para casos complexos é o tamponamento do parênquima hepático com compressas. Esta é a forma mais efetiva e rápida para o controle da hemorragia hepática em situação graves. O fígado é envolto por compressas em número de quatro a seis, como se fosse um sanduíche. Logo após a grande guerra, esta técnica foi abandonada, tendo em vista as inúmeras complicações decorrentes de sua utilização. Contudo, desde o final da década de 70 vem sendo empregada novamente com bons resultados, especialmente nos doentes em acidose metabólica, hipotermia e coagulopatia, quando qualquer outra opção técnica está fadada ao insucesso *(Tabela 4)*.

Em função de tudo que foi exposto, o controle da hemorragia é a prioridade no tratamento do trauma hepático. Isto pode ser feito através de diferentes procedimentos, alguns definitivos de imediato, outros inicialmente temporários para

Tabela 4 - *Letalidade nas vítimas de trauma hepático que foram submetidos ao tamponamento da lesão com compressas + reoperação.*

Autor	Número total	Letalidade
Feliciano *et al.*, 1981	10	10%
Svoboda *et al.*, 1982	12	16%
Carmona *et al.*, 1984	17	12%
Feliciano *et al.*, 1986	49	43%
Ivatury *et al.*, 1986	14	57%
Baracco *et al.*, 1986	36	17%
Cogbill *et al.*, 1988	52	40%
Cue *et al.*, 1990	35	34%
Beal, 1990	35	14%
Sharp & Locicero, 1991	31	45%
Fabian *et al.*, 1991	14	29%
Pachter *et al.*, 1992	6	33%
Degiannis *et al.*, 1995	35	14%

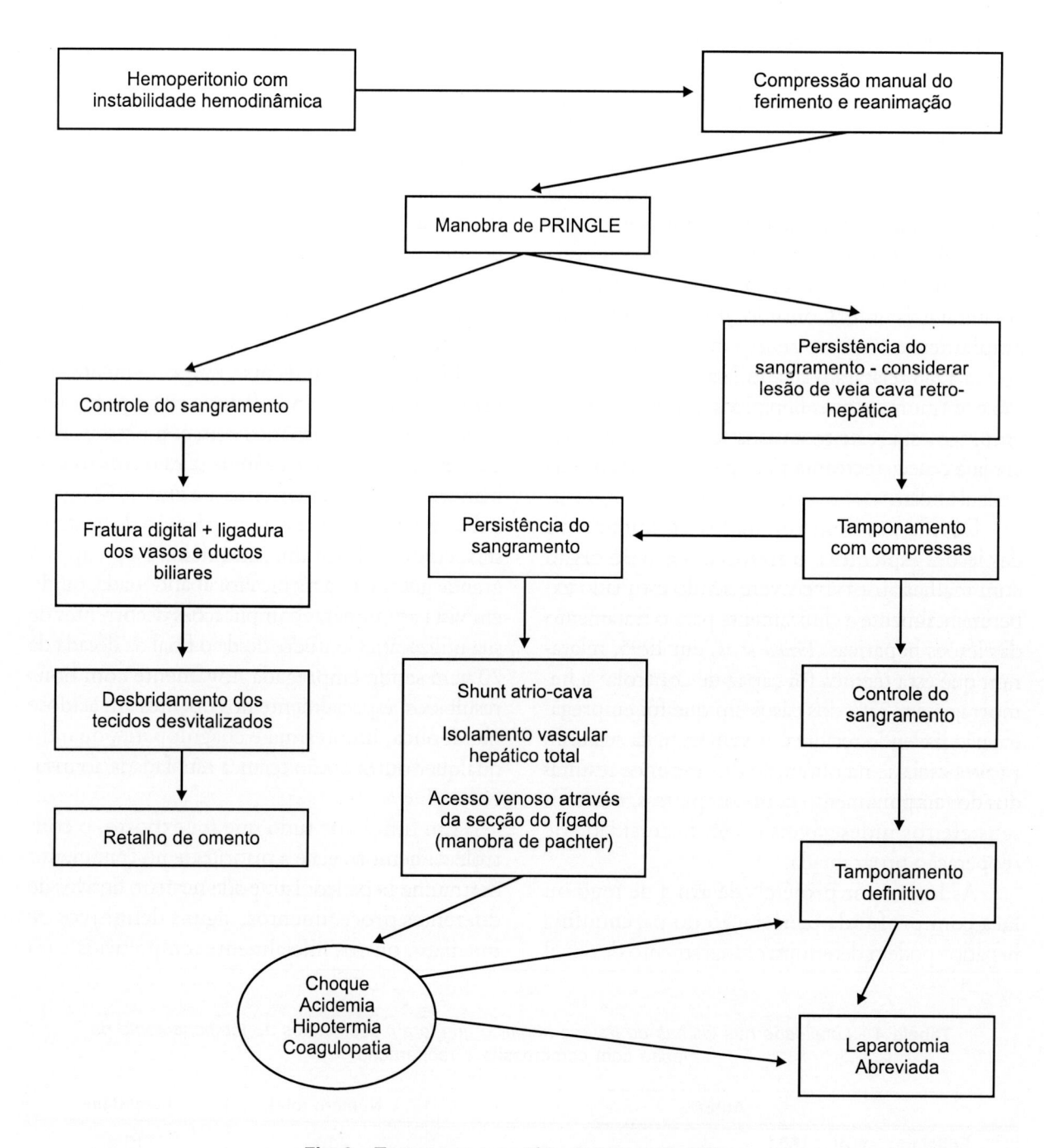

Fig. 2 - *Tratamento operatório do trauma hepático.*

controle definitivo posterior *(Figura 2)*. O objetivo é minimizar o tempo de duração do choque, pelas consequências deletérias que determina. Uma análise geral do emprego de todas estas opções em diferentes serviços demostra que a hepatotomia com ligadura direta dos vasos, embora com considerável variabilidade, foi uma das condutas mais comumente realizadas.

Além do controle do sangramento hepático, a remoção do tecido desvitalizado e drenagem da loja hepática constituem tempos fundamentais do tratamento operatório, classicamente enfatizados.

No passado era sistemática a indicação de drenagem da cavidade abdominal em qualquer tipo de lesão hepática, pelo risco de sangramento e drenagem biliar. Atualmente, considera-se que em doentes com ferimentos simples e nos quais a hemostasia foi satisfatória não há necessidade de drenagem. No entanto, nas lesões complexas a drenagem abdominal deve ser sempre praticada.

Há evidências da predisposição à infecção com a drenagem da cavidade peritoneal. *Fabian et al.* compararam as vítimas de trauma hepático submetidas a drenagem abdominal fechada ou aberta e a frequência de infecção associada foi 5 e 12% respectivamente. Os autores sugerem que, se há indicação de drenagem, os drenos fechados sejam utilizados.

Situação das mais desafiadoras ocorre quando, mesmo após o clampeamento do hilo hepático, o sangramento persiste sugerindo lesão de veias hepáticas ou cava retro-hepática.

A grande dificuldade de exposição desta região levou *Shrock et al.*, a idealizarem o "*shunt*" cava-atrial cuja utilização é controversa, a experiência individual é pequena e os resultados, desanimadores. A técnica para a passagem inclui o reparo da veia cava inferior entre o fígado e veias renais como também entre o fígado e o átrio direito. Através de uma esternotomia mediana e pericardiotomia, realiza-se uma sutura em bolsa na aurícula direita, por onde o "*shunt*" é introduzido. Um dreno de tórax 36 ou 28 *French*, com um orifício adicional a 20 cm da extremidade proximal pode ser empregado, permitindo que o fluxo sanguíneo proveniente dos membros inferiores e veias renais alcance o átrio direito *(Figura 3)*. Outra possibilidade é o emprego de uma cânula traqueal, cujo "*cuff*" pode ser insuflado substituindo o reparo distal. Existem ainda outras técnicas para a instalação do "*shunt*", destacando-se a passagem do mesmo através da veia cava inferior cranialmente, como proposto por *Pilcher*, em 1977.

É importante ressaltar que nem todas as lesões de veia cava retro-hepática necessitam deste procedimento para o seu tratamento. *Pachter et al.*, em 1986, relataram 6 casos em que o "*shunt*" não foi empregado, com apenas um óbito. *Burch et al.*, propõem a utilização seletiva desta técnica nos casos de lesões da veia cava retro-hepática com diâmetro maior que 1 a 2 cm à palpação e de difícil exposição para clampeamento. Estes autores consideram que lesões pequenas, de exposição possível e com hemorragia controlada podem ser tratadas sem o emprego do *shunt* átrio-cava.

Outra alternativa é o acesso através do parênquima hepático diretamente até a lesão venosa *(Manobra de Pachter)*. Há necessidade de um conhecimento apurado da anatomia hepática para não haver iatrogenia, o que restringe esta técnica aos cirurgiões mais experientes.

Pode se tentar o controle da hemorragia pelo isolamento vascular hepático total, com o reparo da veia cava inferior abaixo e acima do fígado, da aorta supra-celíaca e do ligamento hepato-duodenal. Desta forma todos os vasos que alcançam o fígado são controlados, com o clampeamento da aorta sendo necessário também para compensar a perda relativa de volume para o território portal e membros inferiores. Desde sua descrição por *Huguet et al.*, em 1966, esta opção tática foi amplamente utilizada e pesquisada para ressecção eletiva de tumores de fígado. Demonstrou-se uma relativa segurança nestes casos. Contudo, não são todos os doentes que suportam a diminuição súbita da pré-carga que este procedimento acarreta. Especialmente em traumatizados, em que na maioria das vezes estão hipovolêmicos e em choque, a aplicação da exclusão vascular hepática total traz riscos. Pode alterar a dinâmica cárdio-vascular e levar a morte súbita. Consideramos uma manobra de exceção, mas que deve permanecer como uma opção para casos selecionados.

Certa importância vem sendo dada para o *bypass* veno-venoso como coadjuvante ao isolamento vascular total no tratamento do traumatismo da veia cava retro-hepática. Com a experiência

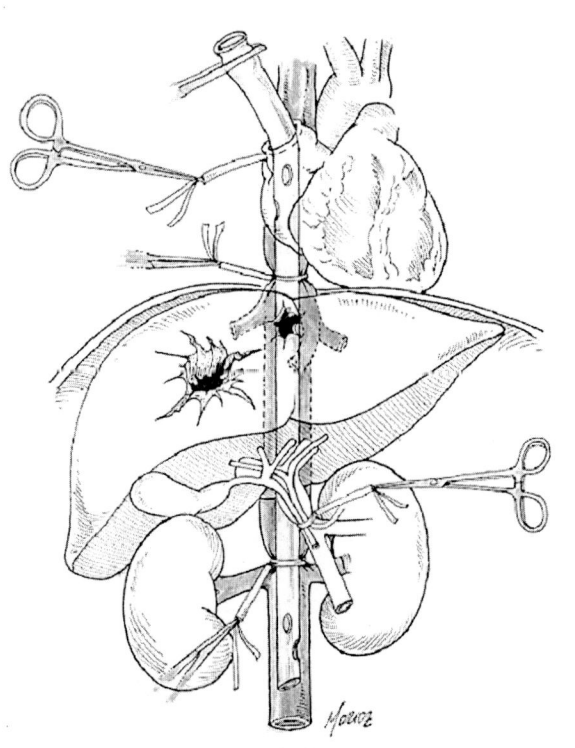

Fig. 3 - *"Shunt" atrio-cava, passado através da aurícula direita.*

adquirida com o transplante hepático houve aprimoramento desta técnica, e sua utilização em trauma tornou-se possível. O sangue do sistema porta e dos membros inferiores é desviado para um sistema fechado através da canulação da veia mesentérica inferior e uma das veias safena magna, com infusão através da veia jugular interna.

Muitas vezes, frente aos traumatismos graves do fígado, o cirurgião hesita ou tem dificuldade de tomar a decisão definitiva. Ocorre retardo para hemostasia, o que leva a perda sangüínea considerável, acidose metabólica grave, necessidade de politransfusão, coagulopatia e morte na sala operatória.

No intuito de mudar a evolução destes doentes, atualmente propõe-se o *Damage Control* ou Controle de Danos, conforme descrito por *Rotondo et al.*, em 1993. Outros termos também foram empregados para sua caracterização, como "laparotomias abreviadas", "operações abreviadas" e "cirurgia emergencial controlada".

Este procedimento é composto de três fases. Primeiro, uma laparotomia abreviada, ou seja, interrompida sem que todas as lesões tenham sido tratadas definitivamente. Segundo, o controle clínico das alterações de pH, temperatura e coagulação, realizado em Unidade de Terapia Intensiva *(UTI)*. Terceiro, a reoperação para o tratamento definitivo das lesões.

Assim, frente à dificuldade para coibir a hemorragia, a tendência atual é o tamponamento do fígado com compressas, tratamento temporário das lesões associadas, síntese da cavidade abdominal e encaminhamento do doente para a unidade de terapia intensiva para a reposição volêmica, correção da acidose metabólica, hipotermia, coagulopatia e reoperação posterior.

A aplicação precoce desta tática traz melhores resultados. É uma decisão que deve ser tomada nos primeiros momentos da operação. Não é o objetivo utilizá-la como uma alternativa ao final de uma laparotomia mal sucedida. Deve-se ressaltar que a presença das alterações fisiológicas ocorre com uma situação limítrofe já instalada, e que talvez esperar por estes sinais representaria perder o momento ideal para a sua indicação.

Há duas situações em que se pode empregar este procedimento nas vítimas de traumatismo hepático:

1. Incapacidade de controlar a hemorragia do parênquima hepático. Nestes casos, o tamponamento com compressas é necessário como recurso hemostático, com reoperação programada para retirada das mesmas;

2. A laparotomia também deve ser interrompida na presença de acidose metabólica, hipotermia e hemorragia difusa secundária à coagulopatia, mesmo com a lesão hepática controlada. As lesões intracavitárias associadas recebem um tratamento temporário. Técnicas como a simples ligadura dos cotos intestinais, sem reconstrução do trânsito intestinal, são empregadas para diminuir o tempo operatório. A síntese da parede abdominal pode ser feita coma utilização de pinças de campo aplicadas diretamente sobre a pele, e a peritoneostomia pode ser uma opção. O doente é levado à UTI para a estabilização clínica, e, após a sua recuperação, é submetido a reoperação para tratamento definitivo das lesões e síntese da parede abdominal.

Entretanto, o controle de danos também é acompanhado de complicações. Na persistência do sangramento a reoperação precoce para revisão da hemostasia pode ser necessária em até 15% dos casos. A freqüência de peritonite e abscessos intra-abdominais oscila entre 12 a 67%. Outras complicações são relatadas, como fístulas intestinais, problemas para a síntese da laparotomia, infecção de ferida, obstrução intestinal, hérnias e úlceras de decúbito.

A letalidade dos pacientes com traumatismo hepático tratados com laparotomias abreviadas varia de 10 a 57%, segundo as séries publicadas nos últimos 15 anos *(Tabela 4)*. Contudo, há uma variação considerável, provavelmente relacionada aos diferentes critérios de indicação deste procedimento.

COMPLICAÇÕES E LETALIDADE

Hemorragia, coleções abdominais, abscessos, fístulas biliares e hemobilia são algumas das complicações possíveis associadas ao traumatismo hepático *(Figura 4)*. Ocorrem em uma frequência variável e dependem da gravidade das lesões hepáticas *(Tabela 5)*. Estas complicações podem ser trata-

```
                    ┌─────────────────┐
                    │ Trauma hepático │
                    └────────┬────────┘
                             ▼
                    ┌─────────────────┐
                    │   Complicação   │
                    └────────┬────────┘
         ┌───────────────────┼───────────────────┐
         ▼                   ▼                   ▼
┌─────────────────┐ ┌─────────────────┐ ┌─────────────────┐
│ Fistula biliar  │ │ Fistula biliar  │ │ Fistula biliar  │
│ externa         │ │ externa         │ │ externa         │
│ ou Coleperitônio│ │ ou Coleperitônio│ │ ou Coleperitônio│
└────────┬────────┘ └────────┬────────┘ └────────┬────────┘
         ▼                   ▼                   ▼
┌─────────────────┐ ┌─────────────────┐ ┌─────────────────┐
│ - Angiografia + │ │ - Laparoscopia  │ │ - Drenagem      │
│   embolização   │ │ - Laparotomia   │ │   percutânea    │
│ - Laparotomia   │ │ - Prótese biliar│ │   guiada por    │
│                 │ │   endoscópica   │ │   imagem        │
│                 │ │                 │ │ - Laparotomia   │
└─────────────────┘ └─────────────────┘ └─────────────────┘
```

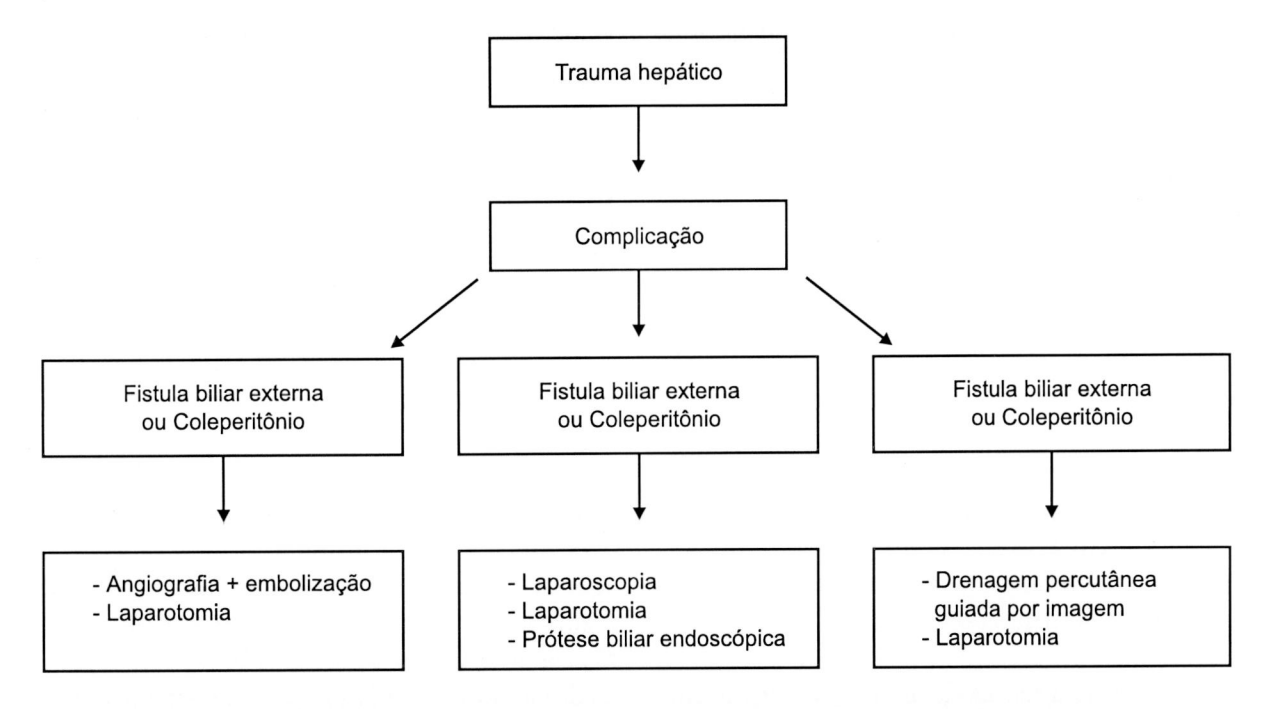

Fig. 4 - *Complicações dos traumatismos hepáticos e seu tratamento.*

das por métodos como a angiografia e radiologia intervencionista, colangiografia endoscópica retrógrada ou laparoscopia, contudo a laparotomia ainda é necessária em alguns casos.

Além destas complicações locais podem surgir alterações sistêmicas, particularmente pulmonares e renais. A sepse e falências orgânicas são responsáveis pela mortalidade tardia. Normalmente as complicações mais frequentes relacionam-se às lesões concomitantes e não ao trauma hepático especificamente.

O tratamento não operatório do trauma hepático não é isento de riscos e complicações. A taxa de falência ou insucesso do tratamento é inferior a 10%, embora alguns trabalhos refiram porcentagens maiores atribuindo o insucesso a impossibilidade de melhor acurácia dos exames de imagem.

Os riscos e complicações são conhecidos e exigem uma avaliação periódica e minuciosa do doente, para que possam ser detectados em tempo hábil, permitindo um tratamento adequado.

Tabela 5 - *Complicações do trauma hepático.*

Autores	Número	Complicações (Total)	Hemorragia	Abscesso	Fístula Biliar
Trunkey et al., 1974	881	29%	-	0,3%	1%
Cogbill et al., 1988 (somente lesões graves)*	210	64%	7%	10%	8%
Pachter et al., 1992	128	17%	1,6%	8%	7%
Knudson et al., 1994 (somente lesões graves)*	36	32%	5,5%	5,5%	16%
Degiannis et al., 1995	304	-	6%	10%	3%
Asensio et al., 2000 (somente lesões graves)*	22	-	36%	39%	39%

Lesões graus III, IV e V

Entre os riscos do tratamento não operatório do trauma hepático são relacionados:

a) Hemorragia durante o período de internação;
b) Lesão não diagnosticada, particularmente de víscera oca;
c) Ocorrência de coleperitônio;
d) Abscesso hepático;
e) Hemobilia;
f) Infecção intra-cavitária;
g) Sangramento após a alta hospitalar.

O sangramento durante a evolução do tratamento é de baixa incidência, facilmente diagnosticado pelo exame clínico, monitoração do hematócrito e hemoglobina e pela ultrassonografia, evidenciando o aumento do volume de líquido intra-cavitário.

Nesta condição três são as opções terapêuticas:

a) Angiografia seguida de embolização do vaso sangrante;
b) Laparoscopia para avaliação do sangramento e tentativa de hemostasia;
c) Laparotomia para controle direto do ponto de sangramento.

A probabilidade de sangramento após a alta hospitalar é mínima, pois se não ocorreu nos primeiros sete a dez dias, excepcionalmente irá acontecer após este período. A monitoração pelos métodos de imagem durante o período hospitalar mostrará a redução da lesão ou do hematoma intraparenquimatoso, assim como o volume de sangue cavitário, informações que permitirão a alta hospitalar com acompanhamento ambulatorial. Atualmente a tomografia computadorizada para o controle da evolução das lesões hepáticas é indicada somente se houver mudança na evolução clínica sugerindo complicações ou nas lesões graus IV e V.

O temor e o grande risco do TNO é a possibilidade de não se diagnosticar uma lesão intestinal inicialmente. O diagnóstico tardio pode ser acompanhado de maior mortalidade e morbidade. Isto ocorre principalmente pela baixa sensibilidade da tomografia computadorizada para o diagnóstico de lesões de vísceras ocas. A suspeita deve estar apoiada no mecanismo de trauma, uso do cinto de segurança, sinais de irritação peritoneal na admissão ou no decorrer da internação ou persistência da dor abdominal. Na suspeita de lesão intestinal, todos os recursos devem ser utilizados para a sua exclusão antes que o tratamento não operatório seja indicado ou continuado. Muitas vezes a dor abdominal com sinais de irritação peritoneal podem ser decorrentes do coleperitônio e, na dúvida, a vídeo-laparoscopia diagnóstica está indicada.

Nas vítimas de trauma hepático submetidas a tratamento operatório, uma complicação imediata é a persistência do sangramento, que pode exigir nova intervenção ou embolização angiográfica.

Nos doentes com áreas de tecido hepático desvitalizado, ou submetidos a tamponamento com compressas, o risco maior é a infecção com a

Tabela 6 - *Letalidade das vítimas de lesões hepáticas, submetidos a tratamento operatório.*

Autor	Mec.	N° total de doentes	Lesões graus III, IV e V	Letalidade total (%)	Letalidade trauma hepático (%)	Tamponamento (%)
Cogbill et al., 1988	P / F	210	210 (100%)	97 (46%)	63 (30%)	34 (16%)
Fabian et al., 1991	P / F	480	250 (52%)	27 (5%)	14 (3%)	14 (3%)
Pachter et al., 1992	P / F	127	127 (100%)	15 (11%)	-	6 (4%)
Menegaux et al., 1993	P / F	103	103 (100%)	36 (35%)	21 (20%)	0
Knudson et al., 1994	P / F	36	36 (100%)	15 (41%)	6 (16%)	3 (8%)
Boone et al., 1995	F	82	29 (35%)	26 (31%)	12 (15%)	-
Degiannis et al., 1995	P	304	168 (55%)	52 (17%)	19 (6%)	35 (11%)
Cacheco et al., 1998	P / F	106	-	38 (35%)	28 (26%)	15 (14%)

formação de abscessos que pode ocorrer na fase imediata ou mesmo após a alta hospitalar.

As fístulas biliares ocorrem em uma incidência muito variável nas séries publicadas, pois não há uma nomenclatura padronizada. Normalmente exteriorizam-se nos primeiros dias após o trauma e tem um curso auto-limitado. A persistência de drenagem de alto débito de bile por um período prolongado de pós-operatório demanda a avaliação da lesão de ductos biliares principais. Nestes casos, a colangiografia retrógrada endoscópica pode ser empregada, e, na presença de lesões em ductos hepáticos maiores, o tratamento através da colocação de "*stents*" é uma possibilidade.

Mesmo com o aumento progressivo de doentes traumatizados, o número de portadores de lesões hepáticas complexas permanece pequeno. A mortalidade associada às lesões graves ainda é alta *(Tabela 6)*. Somente o julgamento clínico apurado aliado ao amplo conhecimento das técnicas operatórias para o controle da hemorragia poderão melhorar o prognóstico no trauma hepático.

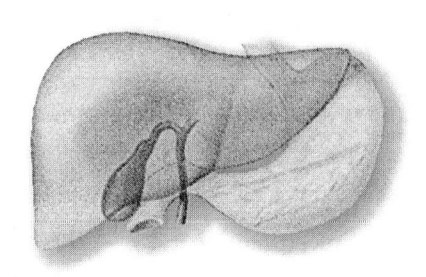

Referências Bibliográficas

01. American College of Surgeons, Committe on trauma - Advanced Trauma Life Support (ATLS). Instructor course manual. 6. ed. Chicago, American College of Surgeons, 1997. 990p.

02. ANDERSSON, R.; ALWARK, A.; GULLSTRAND, P. *et al.* - Nonoperative treatment. A blunt trauma to liver and spleen. Acta Chir. Scand., 152: 739, 1986.

03. ARCHER, L.P.; ROGERS, F.B.; SHACKFORD, S.R. - Selective nonoperative management of liver and spleen injuries in neurologically impaired patients. Arch. Surg., 131: 309, 1996.

04. ARONSEN, K.F.; ERICSSON, B.; HAGERSTRAND, I. - Hemobilia after primary suture of deep liver rupture. Acta Chir. Scand., 136: 317, 1970.

05. ASENSIO, J.; DEMETRIADES, D.; CHAHWAN, S. *et al.* - Approach to the complex hepatic injuries. J. Trauma, 48: 66-9, 2000.

06. BALASEGARAN, M. & JOISHY, S.K. - Hepatic resection. The logical approach to surgical management of major trauma to the liver. Am. J. Surg., 142: 580, 1981.

07. BARACCO-GANDOLFO, V.; VIDARTE, O.; BARACCO-MILLER, V. *et al.* - Prolonged closed liver packing in severe hepatic trauma: experience with 36 patients. J. Trauma, 26: 754, 1986.

08. BAUMGARTNER F, SCUDAMORE C, NAIR C *et al.* - Vevovenous bypass for major hepatic and caval trauma. J. Trauma, 39: 671-3, 1995.

09. BEAL, S.L. - Fatal hepatic hemorrhage: an unresolved problem in the management of complex liver injuries. J. Trauma, 30: 163, 1990.

10. BERNEY T, MENTHA G, MOREL P - Total vascular exclusion of the liver for the ressection of the lesions in contact with vena cava or hepatic veins. Br. J. Surg., 85: 485-8, 1998.

11. BIFFL WL, MOORE EE, FRANCIOSE R - Venovenous bypass and hepatic vascular isolation as adjuncts in the repair of destructive wounds to the retrohepatic inferior vena cava. J. Trauma, 45: 400-3, 1998.

12. BLOW, O.; BASSAN, D.; BUTLER, K. *et al.* - Speed and efficiency in the resuscitation of blunt trauma patients with multiple injuries: the advantage of diagnostic

peritoneal lavage over abdominal computerized tomography. J. Trauma, 44: 287, 1998.

13. BOONE, D.C.; FEDERLE, M.; BILLIAR, T. *et al.* - Evolution of management of major hepatic trauma: identification of patterns of injury. J. Trauma, 39: 344, 1995.

14. BRANCO, P.D.; POGGETTI, R.S.; BERNIMBI, C.O. *et al.* - Balão de tamponamento em ferimentos transfixantes de fígado: resultados imediatos. Rev. Hosp. Clin. Fac. Med. São Paulo, 43: 20, 1988.

15. BRANNEY, S.W.; MOORE, E.E.; CANTRILL, S.V. *et al.* -Ultrasound based key clinical pathway reduces the use hospital resources for the evaluation of blunt abdominal trauma. J.Trauma, 42: 1086, 1997.

16. BRASEL, K.; OLSON, C.; STAFFORD, R. *et al.* - Incidence and significance of free fluid on abdominal computed tomographic scan in blunt trauma. J. Trauma, 44: 889-92, 1988.

17. BRICK, S.H.; TAYLOR, G.A.; POTTER, B.M. *et al.* - Hepatic and splenic injury in children. Role of CT in the decision for laparotomy. Radiology, 165: 643, 1987.

18. BRUSCAGIN, V.; DAVID, A.I.; COIMBRA, R.S.M. *et al.* - Laparotomia abreviada: um novo conceito na cirurgia do trauma. Rev. Col. Bras. Cir., 24: 431, 1997.

19. BUCKMAN, R.R.; PIANO, G.; DUNHAM, C.M. *et al.* - Major bowel and diaphragmatic injuries associated with blunt spleen or liver rupture. J.Trauma, 28: 1317, 1988.

20. BURCH J, FELICIANO D, MATTOX K - The atriocaval shunt: Facts and fiction. Ann. Surg., 207: 555-66, 1988.

21. BYNOE, R.P.; BELL, R.M.; MILES, W.S. *et al.* - Complications of nonoperative management of blunt hepatic injuries. J.Trauma, 32: 308, 1992.

22. CACHECO, R.; CLAS, D.; GRINDLINGER, G.A. - Evolution in the management of the complex liver injury at a level I trauma center. J. Trauma, 45:, 1998.

23. CALINE, R.Y.; MCMASTER, P.; PENTLOW, B.D. - The treatment of major liver trauma by primary packing with transfer of the patient for definitive treatment. Br. J. Surg., 66: 338, 1979.

24. CARMONA, R.H.; LIN JUNIOR, R.C.; CLARCK, G.C. - Morbidity and mortality in hepatic trauma. A 5 year study. Am. J. Surg., 144: 88, 1982.

25. CARMONA, R.H.; PECK, D.Z.; LIN JUNIOR, R.C. - The role of packing and planned reoperation in severe hepatic trauma. J. Trauma, 24: 779, 1984.

26. CARRILLO, E.; PLATZ, A.; MILLER, F. *et al.* - Nonoperative management of blunt hepatic trauma. Br. J. Surg., 85: 461-8, 1998.

27. CHEN, R.J.; FANG, J.F.; LIN, B.C. *et al.* - Selective application of laparoscopy and fibrin glue in the failure of nonoperative management of blunt hepatic trauma. J.Trauma, 44; 691, 1998.

28. CHIU, W.C.; CUSHING, B.M., RODRIGUEZ, A. *et al.* - Abdominal injuries without hemoperitoneum: a potential limitation of focused abdominal sonography for trauma. J.Trauma, 42: 617, 1989.

29. COGBILL, T.; MOORE, E.; JURKOVICH, G. *et al.* - Severe hepatic trauma: a multi-center experience with 1335 liver injuries. J.Trauma, 28: 1433, 1988.

30. COIMBRA, R.S.M. - Ferimentos hepáticos penetrantes: estudo dos fatores relacionados à morbidade e mortalidade operatórias. Tese mestrado, 1992 - Faculdade de Ciências Médicas da Santa Casa de São Paulo.

31. CROCE, M.A.; FABIAN, T. C.;KUDSK, K.A. et al - AAST organ injury scale: correlation of CT - graded liver injuries and operative findings. J.Trauma, 31: 806, 1991.

32. CROCE, M.A.; FABIAN, T.C.; MENKE, L.G. - Nonoperative management of blunt hepatic trauma is the treatment of choice for hemodynamically stable patient: results of a prospective treal. Am. Surg., 221: 774, 1995.

33. CUÉ, J.I.; CRYER, H.G.; MILLER, F.B. *et al.* - Packing and planned reexploration for hepatic and retroperitoneal hemorrhage: critical refinements of a useful technic. J. Trauma, 30: 1007, 1990.

34. CYNES, B.S.; RODE, T.; MILLAR, A.J.W. - Blunt liver trauma in children: nonoperative management. J. Pediatr. Surg., 20: 14, 1985.

35. DAVIS, J.J.; COH, I.; NANCE, F.C. - Diagnosis and management of blunt abdominal trauma. Ann. Surg., 183: 672, 1976.

36. DEGIANNIS, E.; LEVY, R.D.; VELMAHOS, G.C. *et al.* - Gunshot injuries of the liver: the Baragwanath experience. Surgery, 117: 359, 1995.

37. DELVA, E., CAMUS, Y., NORDLINGER, B. *et al.* - Vascular oclusion for liver ressections operative management of tolerance to hepatic Ischemia. 142 cases. Ann. Surg., 209: 211, 1989.

38. DEFORE, W.W.; MATTOX, K.L.; JORDAN, G.L. *et al.* - Management of 1590 consecutive cases of liver trauma. Arch. Surg., 111: 493, 1976.

39. DIEBEL LN, WILSON RF, BENDER J *et al.* - A comparision of passive and active shunting for bypass of the retrohepatic IVC. J. Trauma, 31: 987-90, 1991.

40. FABIAN, T.C. & STONE, H.H. - Arrest of severe liver hemorrhage by na omental pack. South Med. J., 73: 1487, 1980.

41. FABIAN, T.C.; CROCE, M.A.; STANFORD, G.G. et al. - Factors affecting morbidity following hepatic trauma. Ann. Surg., 213: 540, 1991.

42. FABIAN, T.C. & CROCE, M.A. - Abdominal trauma, including indications for celiotomy. in Feliciano, D.; Moore, E.E.; Mattox, K.: Trauma. 3. ed. Stamford, Connecticut. Apleton and Lange, 1996. p. 441-60.

43. FARNELL, M.B.; SPENCER, M.P.; THOMPSON, E; et al. Nonoperative management of blunt hepatic trauma in adults. Surgery, 104: 748,1988.

44. FAVERO, S.S.G.; CORSI, P.R.; COIMBRA, R.S.M et al. - Treatment of transfixing hepatic lesions with a hidrostatic balloon. São Paulo Medical Journal, 112: 629, 1994.

45. FAVERO, S.S.G.; MAIA JÚNIOR, A.C.; MUNÕZ, D.R. et al. - Ferimentos por projéteis de arma de fogo. Determinantes da lesão: revisão da literatura. Rev. Col. Bras. Cir., 5: 287, 1995.

46. FEDERICO, J.A.; HORNER, W.R.; CLARK, D.E.; ISLER, R.J. - Blunt hepatic trauma: nonoperative management in adults. Arch. Surg.,125: 905, 1990.

47. FEDERLE, M.P. & JEFFREY, R.B. - Hemoperitoneum studied by computed tomography. Radiology, 148: 187, 1983.

48. FELICIANO, D.V.; MATTOX, K.L.; JORDAN JUNIOR, G.L. - Intra - abdominal packing for control of hepatic hemorrhage: a reappraisal. J. Trauma, 21: 285, 1981.

49. FELICIANO, D.V.; MATTOX, K.L.; JORDAN JR, G. L. et al. - Management of 1000 consecutive cases of hepatic trauma (1979-1984). Ann. Surg., 204: 438, 1986.

50. FELICIANO, D.V. - Surgery for liver trauma. Surg. Clin. North Am., 69: 273, 1989.

51. FELICIANO, D.V. & PACHTER, H.L. - Hepatic trauma revisited. Curr. Probl. Surg., 26: 459, 1989.

52. FISCHER, R.P.; BEVERIN, B.C.; ENGRAV, L.H. et al. - Diagnostic peritoneal lavage: fourteen years and 2586 patients later. Am. J. Surg., 136: 701, 1978.

53. FISCHER, R.P.; MILLER CROTCHETT, P., REED, R.L. - Gastrointestinal disruption: the hazard of nonoperative management in adults with blunt abdominal injury. J. Trauma, 28: 1445, 1988.

54. FLINT, L.; MAYS, E.T.; AARON, W.S.; FULTON, R. L. - Selectivity in the management of hepatic trauma. Ann. Surg.,185: 613, 1977.

55. FOLEY, W.D.; CATES, J.D.; KELLMAN, G.M. et al. - Treatment of blunt hepatic injuries: Role of CT. Radiology, 164: 635, 1987.

56. FRAME, S.B.; ENDERSON, B.L.; SCHMIDT, U. et al. - Intrahepatic absorbable fine mesh packing of hepatic injuries: preliminary clinical report. World J. Surg., 19: 575, 1995.

57. GARRISON, J.R.; RICHARDSON, J.D.; HILAKOS, A.S. et al. - Predicting the need to pack early for severe intraabdominal hemorrhage. J. Trauma, 40: 923, 1996.

58. GILMORE, D.; MCSWAIN JUNIOR, N.E.; BROWDER, I.W. - Hepatic trauma: to drain or not to drain ? J. Trauma, 27: 898, 1987.

59. GOAN, Y.G.; HUANG, M.S.; LIN, J.M. - Nonoperative management for extensive hepatic and splenic injuries with significant hemoperitoneum in adults. J. Trauma, 45: 360, 1998.

60. GOLDSTEIN, A.S.; SCLAFANI, S.J.A.; KUPFERSTEIN, N.H. et al. - The diagnostic superiority of computed tomography. J. Trauma, 25: 938, 1985.

61. GROSS, M.; CANTY, T.; PETERSON, B et al. - Management of pediatric liver injuries: a 13 year experience at a pediatric trauma center. J. Ped. Surg., 34: 811-7, 1999.

62. HIATT, J.R.; HARRIER, H.D.; KOENING, B.V.; RANSOM, K.J. - Nonoperative management of major blunt liver trauma with hemoperitoneum. Arch. Surg., 125: 101, 1990.

63. HIRSHBERG, A. & WALDEN, R. - Damage control for abdominal trauma. Surg. Clin. North Am., 77: 813, 1997.

64. HOLLANDS, M.J. & LITTLE, J.M. - The role of hepatic resection in the management of blunt liver trauma. World J. Surg., 14: 478, 1990.

65. HUGUET, C.; NORDLINGER, B.; GALOPIN, J.J. - Normothermic hepatic vascular exclusion for extensive hepatectomy. Surg. Gynecol. Obstet., 147: 689, 1978.

66. HOLCOMB, J.; MCCLAIN, J.; PUSATERY, A. et al. - Fibrin sealant foam sprayed directly on liver injuries decreases blood loss in resuscitated rats. J. Trauma, 49: 246-50, 2000.

67. HULKA, F.; MULLINS, R.; LEONARDO, V. et al. - Significance of peritoneal fluid as an isolated finding on abdominal computed tomographic scans in pediatric trauma patients. J. Trauma, 44: 1069-72, 1998.

68. IVATURY, R.R.; NALLATHAMBI, M.; GUNDUZ, Y. - Liver packing for uncontrolled hemorrhage. A reappraisal. J. Trauma, 26: 744, 1986.

69. KARP, M.R.; COONEY, D.R.; PROS, G.A. et al. - The nonoperative management in pediatric trauma. J. Pediatr. Surg.,18: 512, 1983.

70. KASAI, T. & KOBAYASHI, K. - Searching for the best operative modality for severe hepatic injuries. Surg. Gynecol. Obstet., 177: 551, 1993.

71. KELLER, M.; SARTORELLI, K.; VANE, D. - Associated head injury should not prevent nonoperative management of spleen or liver injury in children. J. Trauma, 41: 471-5, 1996.

72. KIDD, W.T.; LUI, R.C.K.; KHOO, R. et al. - The management of blunt splenic trauma. J. Trauma, 27: 977, 1987.

73. KING, D.R.; LOBE, T.E.; HAASE, G.M. et al. - Selective management of injured spleen. Surgery, 10: 677, 1981.

74. KLIN, B; RIUKIND, A.; KRAUSZ, Y; et al - Nonoperative treatment of blunt trauma in adults. Int. Surg., 75: 50,1990.

75. KNUDSON, M.M.; LIM, R.C.; OAKES, D.D. et al. - Nonoperative management of blunt liver injuries: The need for continued surveillance. J. Trauma, 30: 1494, 1990.

76. KNUDSON, M.M.; LIM, R.C.; OLCOTT, E.W. - Morbidity and mortality following major penetrating liver injuries. Arch. Surg., 129: 256, 1994.

77. LIN, R.C.; LAU, G.; STEELE, M. - Prevention of complications after liver trauma. Am. J. Surg., 132: 156, 1976.

78. LIVINGSTON, C.D.; SIRINEK, K.R.; LEVINE, B.A. et al. - Traumatic splenic injury. Arch. Surg., 117: 670, 1982.

79. LUCAS, C.E. & LEDGERWOOD, A.M. - Prospective evaluation of hemostatic techniques for liver injuries. J. Trauma, 16: 442, 1976.

80. LUCAS, C.E. & LEDGERWOOD, A.M. - Liver necrosis following hepatic artery transection due to trauma. Arch. Surg., 113: 107, 1978.

81. MADDING, G.F. - Injuries of the liver. Arch. Surg., 70: 748, 1955.

82. MAHON, P.A. & SUTTON, J.E. - Nonoperative management of adult splenic injury due to blunt trauma: a warning. Am. J. Surg., 149: 716, 1985.

83. MALHORTA, A.; FABIAN, T.; CROCE, M et al. - Blunt hepatic injury: a paradigm shift from operative to nonoperative management in the 1990's. Ann. Surg., 231: 804-11, 2000.

84. MARTIN, R.R. & BYRNE, M. - Postoperative care and complications of damage control surgery. Surg. Clin. North Am., 77: 929, 1997.

85. MARX, J.A.; MOORE, E.E.; JORDEN, R.C.; EULE, J. - Limitations of Computed tomography in the evaluation in acute abdominal trauma. A prospective comparision with diagnostic peritoneal lavage. J.Trauma, 25: 933, 1985.

86. MATSUBARA, T.K.; FONG, H.M.T.; BURNS, C.M. - Computed Tomography of the Abdomen (CTA) in the management of blunt abdominal trauma. J. Trauma, 30: 410, 1990.

87. MATTOX, K.L. - Introduction, background, and future projections of damage control surgery. Surg. Clin. North Am., 77: 753, 1997.

88. MAYS, E.T. - Complex penetrating hepatic wounds. Ann. Surg., 173: 421, 1971.

89. MAYS, E.T. - Lobectomy, sublobar resection and resectional debridement of severe liver injuries. J. Trauma, 12: 309, 1972.

90. MAYS, E.T. - The hazards of suturing certain wounds of the liver. Surg. Gynecol. Obstet., 143: 201, 1976.

91. MCCONNELL, D.B. & TRUNKEY, D.D. - Nonoperative management of abdominal trauma. Surg. Clin. North Am., 70: 677, 1990.

92. MCCLELLAND, R.; SHIRES, T.; POULOS, E. - Hepatic resection for massive trauma. J. Trauma, 4: 282, 1964.

93. MENEGAUX, F.; LANGLOIS, P.; CHIGOT, J. - Severe blunt trauma of the liver: study of mortality factors. J. Trauma, 35: 865, 1993.

94. MEREDITH, J.W.; YOUNG, J.S.; BOWLING, J.; Roboussin, D. - Nonoperative management of blunt hepatic injuries. The exception or the rule? J. Trauma, 36: 529, 1994.

95. MEYER, A.A.; CRASS, R.A.; LIM JR, R.L. et al. - Selective nonoperative management of blunt liver injury using computed tomography. Arch. Surg., 120: 550, 1985.

96. MIRVIS, S.E.; WHITELY, N.O.; VAINIGHT, J.R. et al. - Blunt hepatic trauma in adults: CT based classification and correlation with prognosis and treatment. Radiology, 171: 33, 1989.

97. MOORE, E.E. - Critical decisions in the management of hepatic trauma. Am. J. Surg., 148: 712, 1984.

98. MOORE, E.E.; SHACKFORD, S.R.; PACHTER, H.L. et al. - Organ injury scaling: spleen, liver and kidney. J. Trauma, 29: 1664, 1989.

99. MOORE, E.E.; COGBILL, T.H.; MALANGONI, M.A. et al. - Escalas de lesão orgânica. Clin. Cir. Am. Norte, 2: 297, 1995.

100. MOORE, F.A.; MOORE, E.E.; SEAGRAVES, A. - Nonresectional management of major hepatic trauma. Am. J. Surg., 150: 1985.

101. MORGENSTERN, L. & UYEDA, R.Y. - Nonoperative management of injuries of the spleen in adults. Surg. Gynecol. Obstet., 157: 513, 1983.

102. MORRIS, J.A.; EDDY, V.A.; RUTHERFORD, E.J. - The trauma celiotomy: The evolving concepts of damage control. Curr. Probl. Surg., 33: 609, 1996.

103. MOSS, J.F. & HOPKINS, W. - Nonoperative management of blunt splenic trauma in the adult. J. Trauma, 27: 315, 1987.

104. MULLINS, R.J.; STONE, H.H.; DUNLOP, E.W. et al. - Hepatic trauma. Evaluation of routine drainage. South Med. J., 78: 259, 1985.

105. OLSEN, W.; REDMAN, H.; HILDRETH, D. et al. - Quantitative peritoneal lavage in blunt abdominal trauma. Arch. Surg., 104: 536-42, 1972.

106. PACHTER, H.L. & SPENCER, F.C. - Recent concepts in the treatment of hepatic trauma. Ann. Surg., 190: 423, 1979.

107. PACHTER, H.L.; SPENCER, F.C.; HOFSTETTER, S.R. et al. - Experience with the finger fracture technique to achieve intra-hepatic hemostasis in 75 patients with severe injuries of the liver. Ann. Surg., 197: 771, 1983.

108. PACHTER, H.L.; SPENCER, F.C.; HOFSTETTER, S.R. - The management of juxtahepatic venous injuries without an atriocaval shunt. Preliminary clinical observations. Surgery, 99: 569, 1986.

109. PACHTER. L.H.; SPENCER, F.C.; HOFSTETTER, S.R. et al. - Significant trends in the treatment of hepatic trauma: experience with 411 injuries. Ann. Surg., 215: 492, 1992.

110. PACHTER, L.H. & HOFSTETTER, S.R. - The current status of nonoperative management of adult blunt hepatic injuries. Am. J. Surg., 169: 442, 1995.

111. PACHTER, L.H.; KNUDSON, M.; ESRIG, B. et al. - Status of nonoperative management of blunt hepatic injuries in 1995: A multicenter experience with 404 patients. J. Trauma, 40: 31, 1996.

112. PACHTER, L.H. & FELICIANO, D.V. - Complex Hepatic Injuries. Surg. Clin. North Am., 76: 763, 1996.

113. PACHTER, L.H.; LIANG, H.G.; HOFSTETTER, S.R. - Liver and biliary tract trauma. In Feliciano, D.; Moore, E.E.; Mattox, K.: Trauma. 3. ed. Stamford, Connecticut. Apleton and Lange, 1996. p. 487-523.

114. PACHTER HL - Perihepatic venous injuries. In Carrico CJ, Thal E, Weigelt JA: Operative Trauma Management - An Atlas. Stamford, Connecticut. Apleton and Lange, 1998. p.132-143.

115. PACHTER HL, LIANG HG, HOFSTETTER SR - Liver and biliary tract trauma. In Mattox K, Feliciano D, Moore EE: Trauma. 4. ed. Stamford, Connecticut. Apleton and Lange, 2000. p. 633-82.

116. PARKS, R. & DIAMOND, C. - Management of liver trauma. Br. J. Surg., 86:1121-35, 1999.

117. PEITZMAN, A.B.; MAKAROUN, M.S.; SLASKY, S. et al. - Prospective study of computed tomography in initial management of abdominal trauma. J. Trauma, 26: 585, 1986.

118. PILCHER, D.; HARMAN, P.; MOORE, E. - Retrohepatic vena cava ballon shunt introduced via the sapheno-femoral junction. J. Trauma, 17: 837-41, 1977.

119. POWELL, D.C.; BIVINGS, B.A.; BELL, R.M. - Diagnostic peritoneal lavage. Surg. Gynecol. Obstet., 155: 257, 1982.

120. PRADO, P.A.; BIN, F.C.; RASSLAN, S. - Tratamento não operatório do traumatismo hepático. Arq. Med. Hosp. Fac. Ciênc. Méd. Santa Casa SP; 11: 30, 1991.

121. PRINGLE, J.H. - Notes on the arrest of hepatic hemorrage due to trauma. Ann. Surg., 48: 541, 1908.

122. RAFFUCI, F.L. - The effects of temporay oclusion of the afferent hepatic circulation in dogs. Surgery, 33: 342, 1953.

123. RENZ, B.M. & FELICIANO, D. - Unnecessary laparotomies for trauma: a prospective study of morbidity. J. Trauma, 38: 350, 1995.

124. RENZ, R.M. & FELICIANO, D.V. - The lengh of Hospital stay after na unnecessary laparotomy for trauma a prospective study. J. Trauma, 40: 187, 1996.

125. RENZ, B.M.; BOTT, J.; FELICIANO, D.V. - Failure of nonoperative treatment of a gunshot wound to the liver predicted by computed tomography. J. Trauma, 40: 191, 1996.

126. RICHARDS, J.; MCGAHAN, J.; PALI, M. et al. - Sonographic detection of blunt hepatic trauma: hemoperitoneum and parenchymal paterns of injury. J. Trauma, 47: 1092-7, 1999.

127. RODRIGUEZ, A; DUPRIEST, R.W.; SHATNEY, C.H. - Recognition of intra-abdominal injury in blunt trauma victim: a prospective study comparing physical examination with peritoneal lavage. Am. Surg., 48: 456, 1982.

128. ROGERS FB, REESE J, SHACKFORD S et al. - The use of venovenous bypass and total vascularisolation of the liver in the surgical management of juxtahepatic venous injuries in blunt hepatic trauma. J. Trauma, 43: 530-3, 1997.

129. ROOT, H.D.; HAUSER, K.W.; MCKINLEY, C.R. et al. - Diagnostic peritoneal lavage. Surgery, 57: 633, 1965.

130. ROTONDO, M.F. & ZONIES, D.H. - The damage control sequence and underlying logic. Surg. Clin. North Am., 77: 761, 1997.

131. ROZYCKI, G.S,; OCHSNER, M.G.; JAFFIN, J.H. et al. - Prospective evaluation of surgeon's use of ultrasound in the evaluation of trauma patients. J. Trauma, 34: 516, 1993.

132. SARTORELLI, K.; FRUMIENTO, C.; ROGERS, F. et al. - Nonoperative management of hepatic, splenic and renal injuries in adults with multiple injuries. J. Trauma, 49: 56-62, 2000.

133. SHANMUGANATHAN, K.; MIRVIS, S.; SHERBOURNE, C. et al. - Hemoperitoneum as the sole indicator of abdominal injuries: a potential limitation of screening abdominal US for trauma. Radiology, 212: 423-40, 1999.

134. SHARP, K.W. & LOCICERO, R.J. - Abdominal packing for surgically uncontrollable hemorrhage. Ann. Surg., 215: 467, 1992.

135. SHERMAN, H.F.; SAVAGE, B.A.; JONES, L.M. et al. - Nonoperative management of blunt hepatic injuries: safe at any grade? J. Trauma, 37: 616, 1994.

136. SCHROCK, T.; BLAISDELL, F.W.; MATHEWSON JUNIOR, C. - Management of blunt trauma to the liver and hepatic veins. Arch. Surg., 96: 698, 1968.

137. STONE, H.H. & LAMB, J.M. - Use of pedicled omentum as na autogenous pack for control of hemorrhage in major injuries of the liver. Surg. Gynecol. Obstet., 141: 92, 1975.

138. SVOBODA, J.A.; PETER, E.T.; DAN, C.U. et al. - Severe liver trauma in the face of coagulopathy - a case for temporary packing and early re-exploration. Am. J. Surg., 144: 717, 1982.

139. TOWNSEND, M.C.; FLANCBAUM, L.; CHOBAN, P.S. et al. - Diagnostic laparoscopy as an adjunct to selective conservative management of solid organ injuries after blunt abdominal trauma. J. Trauma, 15: 647, 1993.

140. TRAUB, A. & PERRY, J. - Injuries associated with splenic trauma. J.Trauma, 21: 840, 1981.

141. TRUNKEY, D.D.; SHIRES, G.T.; MCCLELLAND, R. - Management of liver trauma in 811 consecutive patients. Ann. Surg., 179: 722, 1971.

142. TRUNKEY, D. & FEDERLE, M.P. - Computed tomography in perspective. J. Trauma, 26: 660, 1986.

143. TSO, P.; RODRIGUEZ, A.; COOPER, C. et al. - Sonography in blunt abdominal trauma: a preliminary progress report. J. Trauma, 33: 39, 1992.

144. URANUS, S.; MISCHINGER, H.J.; PFEIFER, J. - Hemostatic methods for the management of spleen and liver injuries. World J. Surg., 20: 1107, 1996.

145. VELHO, A.; OSTERMANN, R.; DACANAL, F. et al. - Análise dos fatores preditivos de complicações após trauma hepático penetrante. Ver. Col. Bras. Cir., 26: 97-101, 1999.

146. VOCK, L.; KEHRER, B.; TSCHAEPPLER, H. - Blunt liver trauma in children: The role of computed tomography in prognosis and treatment. J. Pediatric. Surg., 21: 413, 1986.

147. WALT, A.J. - The mythology of hepatic trauma - or babel revisted. Am. J. Surg., 135: 12, 1978.

148. WILSON, P.F. & WALT, A.J. - Injuries to the liver and biliary tract - in: Management of Trauma: pitfals and practice. Media, PA, Willians and Wilkins, 1996. p. 449-72.

149. WING, V.W.; FEDERLE, M.P.; MORRIS JUNIOR, J.A. et al. - The clinical impact of CT for abdominal trauma. Am. J. Radiology, 145: 1191, 1985.

150. YELLIN, A.E.; CAAFEE, C.B.; DONOVAN, A.J. - Vascular isolation in treatment of juxtahepatic venous injuries. Arch. Surg., 102: 566, 1971.

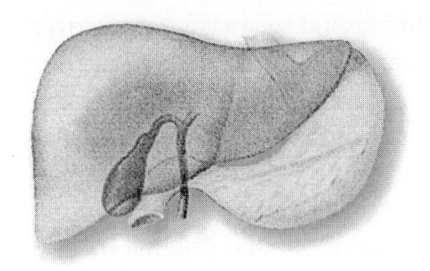

Lesões Traumáticas e Acidentes das Vias Biliares

capítulo 12

Rodrigo Altenfleder Silva
Adhemar Monteiro Pacheco Jr.
Ronaldo Elias Carnut Rego

INTRODUÇÃO

As vias biliares podem ser comprometidas por traumatismos fechado ou penetrante do abdome ou da porção inferior do tórax. No entanto, as lesões mais frequentes são as que ocorrem acidentalmente durante as intervenções cirúrgicas sobre a vesícula, vias biliares, estômago ou pâncreas.

No trauma abdominal, as lacerações, roturas ou avulsões dos ductos biliares raramente são lesões isoladas. Na maior parte das vezes estão associadas ao comprometimento do fígado, pâncreas, duodeno ou grandes vasos sanguíneos abdominais, acompanhadas de hemorragias graves e muitas vezes fatais. Nessas eventualidades, a prioridade do tratamento operatório é o controle do sangramento e o cirurgião deve reparar a integridade das vias biliares com procedimentos simples e rápidos.

As lesões acidentais da via biliar podem ser reconhecidas durante a intervenção que as originou, ou serem diagnosticadas no período pós-operatório, quer imediato, quer em fases mais tardias. Quando o diagnóstico é tardio e o doente evolui com estenose cicatricial, pode ocorrer a cirrose biliar secundária, o que agrava ainda mais o quadro do doente. Em algumas situações a estenose se localiza próxima à bifurcação dos hepáticos. Nesses casos as reoperações são mais difíceis e trabalhosas e em alguns doentes pode ser necessário a realização do transplante de fígado.

Cerca de 90% das estenoses cicatriciais decorrem das lesões iatrogênicas, particularmente durante a colecistectomia. Com o advento da colecistectomia vídeo-laparoscópica, observou-se aumento da incidência de lesão da via biliar, o que tem motivado a discussão dos principais mecanismos de lesão e sua prevenção, para que esse grave problema possa ser evitado.

Assim, esse capítulo tem por objetivo discutir os principais aspectos clínicos, diagnósticos, terapêuticos e de prevenção das lesões da via biliar.

LESÕES TRAUMÁTICAS DA VIA BILIAR

Os traumatismos abdominais penetrantes ou contusos podem provocar diferentes tipos de lesões na via biliar. Embora a lesão isolada seja rara, os ferimentos do fígado e os da região duodeno-pancreática podem estar associados ao comprometimento dos ductos biliares.

Os ferimentos contusos são mais relatados em crianças e os mecanismos de lesão envolvidos são os das forças de cisalhamento ou compressão, que levam à avulsão parcial e mesmo à transecção da via biliar junto aos seus pontos de fixação.

Os ferimentos penetrantes por arma branca geralmente provocam secções e lacerações ductais, enquanto que os decorrentes de arma de fogo podem também levar às lesões de esmagamento e as que surgem por isquemia posterior.

Na contusão abdominal, o diagnóstico de lesão biliar isolada é difícil e geralmente é tardio em função da pouca sintomatologia que causa. Nessas ocasiões, a lesão acaba sendo detectada em fases mais tardias da evolução, devido ao aparecimento de quadro de icterícia obstrutiva decorrente da estenose ductal. A colangiopancreatografia endoscópica e a tomografia são os exames que devem ser indicados precocemente quando existir suspeita do comprometimento da via biliar.

Devido ao calibre reduzido da via biliar normal, as lesões ductais também podem passar despercebidas quando estão associadas a graves lesões, tanto em ferimentos contusos como penetrantes. Em situações de hemorragias internas graves ou de lesões intestinais associadas, a detecção de uma secção parcial ou total de um ducto biliar fino nem sempre é feita. Nesses casos, o sangramento intenso ou a contaminação grave da cavidade não permitem a avaliação adequada da via biliar. Nos doentes instáveis, com outras lesões graves, a drenagem externa pode ser indicada, deixando-se o tratamento definitivo para uma fase posterior da evolução.

O calibre reduzido da via biliar é também causa frequente de insucesso das anastomoses termino-terminais. Embora seja a conduta preferencial quando não há perda tecidual significativa, os índices de estenose tardia podem chegar a 40%. As derivações bilio-digestivas e o uso de próteses são condutas alternativas e dependem do tipo e da extensão da lesão. Quando houver comprometimento extenso do fígado ou da região duodeno-pancreática, a ressecção hepática ou a duodenopancreatectomia podem ser necessárias, embora comportem taxas de morbi-mortalidade mais elevadas.

TRAUMATISMOS CIRÚRGICOS ACIDENTAIS

Embora a lesão acidental da via biliar possa ocorrer após gastrectomias ou intervenções sobre o duodeno e a cabeça do pâncreas, ela é mais frequente após a colecistectomia e considerada uma das suas principais complicações.

Com incidência de 0,1 a 0,3% após colecistectomia aberta tem-se observado aumento dessas taxas para 0,4 a 0,8% com a colecistectomia video-laparoscópica. Uma das causas para explicar esse aumento da incidência, embora ainda seja assunto controverso, é a "curva de aprendizado" da video-cirurgia.

Acredita-se que a inexperiência na fase inicial da prática clínica seja um dos fatores responsáveis pelo aumento das taxas de lesões iatrogênicas. Passado o período de inicial, os índices de lesão da via biliar retornariam ao mesmo patamar da colecistectomia aberta. No entanto, tem-se verificado que parte das lesões que ocorrem após a colecistectomia laparoscópica ocorrem com cirurgiões experientes, que teoricamente já teriam passado pela curva de aprendizado.

Um aspecto que tem despertado a atenção é o aparecimento de tipos diferente de lesão ductal após colecistectomia laparoscópica, especialmente relacionados ao ducto cístico, o que não ocorria com a mesma frequência na cirurgia aberta. Um dos exemplos é o estravasamento de bile pelo ducto cístico em função de escape de um "clip" aplicado a um ducto mais dilatado e às lesões térmicas, tanto do cístico como do hepato-colédoco, decorrentes do uso mais frequente do bisturí elétrico na colecistectomia laparoscópica.

Se levarmos em consideração que a maioria das lesões acidentais da via biliar após colecistectomia aberta ou laparoscópica, decorrem da não observância aos princípios operatórios básicos da cirurgia biliar, veremos que a prevenção mais eficaz dessa grave complicação continua a ser: exposição adequada da vesícula biliar, não seccionar nenhuma estrutura até a completa dissecção dos elementos do pedículo, evitar ligaduras "às cegas" no controle de sangramentos e evitar a aplicação de corrente elétrica junto às estruturas do pedículo.

Em relação à colecistectomia laparoscópica, alguns mecanismos de lesão tem sido mais frequentemente reconhecidos. Grande parte das lesões são consequentes da dissecção do colédoco, que é confundido com o cístico, decorrente da tração excessiva da vesícula. Isto retifica a via biliar principal e não permite a correta identificação dos ductos.

Uma das manobras que facilita a dissecção é o afastamento lateral do infundíbulo vesicular, abrindo-se o triângulo de *Callot*, para a correta identificação do hepato-colédoco. Devemos ressaltar que nos casos de colecistite aguda e vesículas esclero-atróficas nem sempre se consegue uma exposição adequada das estruturas, razão pela qual deve-se tomar mais cuidado no ato operatório.

Tabela 1 - *Diagnóstico da lesão acidental da via biliar.*

Período	Sinais e Manifestações	Exames Diagnósticos
Intra-Operatório	Extravasamento de Bile no Campo Operatório	Colangiografia Intra-Operatória
Pós-Operatório Imediato	Icterícia Obstrutiva Fistula Biliar Coleperotônio	US Abdome / TC Abdome Colangiografia Endoscópia ou Transparietal
Pós-Operatório Tardio	Estenose Cicatricial Colangite Cirrose Biliar Secundária	US Abdome / TC Abdome Colangiografia Endoscópica ou Transparietal Colangioressonância

Uma outra discussão frequente em relação à prevenção das lesões ductais é sobre o papel da colangiografia intra-operatória. Acreditamos que a colangiografia não previne a ocorrência de lesão, mas é fundamental para o estabelecimento do diagnóstico intra-operatório. Em casos de dúvida sobre a anatomia, ou nos casos de dissecção difícil ela deve ser indicada, pois permitirá ao cirurgião maior segurança na intervenção.

Independente do tipo de colecistectomia realizado, devemos lembrar que o diagnóstico de uma lesão acidental nem sempre é imediato. A maioria das lesões ainda são reconhecidas no pós-operatório. A presença de infecção, de aderências e de tecidos inflamados dificultam a correção das lesões e diminuem a chance de sucesso.

Em função disso, o cirurgião que se propõe a realizar uma colecistectomia, seja aberta ou laparoscópica, deve estar devidamente treinado para executar o procedimento e deve saber reconhecer as complicações, para tratá-las adequadamente.

Basicamente, o diagnóstico de uma lesão cirúrgica acidental da via biliar pode ser feito em três períodos distintos: durante a intervenção na qual resultou a lesão, nos primeiros dias de pós-operatório, ou em fases mais tardias, após semanas a meses da intervenção *(Tabela 1)*.

LESÕES RECONHECIDAS NO INTRA-OPERATÓRIO

O diagnóstico intra-operatório depende do reconhecimento do extravasamento de bile. Particularmente nos casos de colecistectomias ou gastrectomias "com duodenos" difíceis, a presença de bile no campo operatório deve despertar para a possibilidade da ocorrência de uma lesão. Nessas eventualidades, a realização da colangiografia intra-operatória com a injeção do contraste pelo ducto cístico, ou mesmo pela vesícula biliar, possibilitam a confirmação do diagnóstico e permitem o reparo imediato da lesão.

As secções parciais do colédoco ou do ducto hepático comum devem ser reparadas através de sutura com fios finos sintéticos absorvíveis, empregando-se poucos pontos afim de não estenosar a via biliar. As secções totais devem ser reparadas pela anastomose término-terminal sem tensão dos ductos, sem uma quantidade excessiva de pontos, associando-se ou não a drenagem da via biliar com dreno em T por contra-abertura e a drenagem da cavidade.

LESÕES RECONHECIDAS NO PÓS-OPERATÓRIO IMEDIATO

As lesões despercebidas da via biliar podem, no pós-operatório imediato, se manifestar por diferentes quadros. A icterícia obstrutiva, o coleperitônio e a fístula biliar são os mais frequentes.

No caso de ligadura da via biliar principal não há estravazamento de bile para a cavidade. O doente desenvolverá icterícia obstrutiva progressiva precocemente no pós-operatório, despertanto para a possibilidade da ocorrência de lesão.

Nessas situações, a ultrassonografia permite detectar dilatação da via biliar intra e extra-hepática, mas a localização do ponto de obstrução será feita apenas pelos exames radiológicos colangiográficos *(endoscópico ou transparietal)*.

Uma vez confirmado o diagnóstico de obstrução total, o doente deve ser prontamente reoperado. Na reoperação, o cirurgião deve tomar cuidado com as aderências e o processo inflamatório durante a dissecção da via biliar e procurar realizar uma derivação bilio-digestiva. A conduta mais aceita é a derivação hepático-jejunal em "Y" de *Roux*, mas dependendo do nível da lesão, pode ser necessário derivação com segmentos mais altos da via biliar, como as derivações com os ductos hepáticos direito e esquerdo, associando-se drenagem trans-hepática.

Mais recentemente, em casos de obstrução parcial da via biliar, a colocação de próteses auto-expansivas por via endoscópica e/ou radiológica vem ganhando aceitação. No entanto, os melhores resultados dos tratamentos dilatadores seguindo-se a colocação de próteses, são nas estenoses parciais. Quando ocorre a ligadura completa do ducto hepático ou do colédoco, a melhor opção é o tratamento cirúrgico.

Quando há extravasamento de bile pelo local da lesão, as manifestações clínicas dependerão do acúmulo de liquído na cavidade. Nos casos em que na cirurgia inicial optou-se pela drenagem da cavidade abdominal, o extravasamento de bile pode levar ao aparecimento de uma fístula biliar persistente e geralmente de alto débito.

Mesmo com a drenagem, alguns doentes podem evoluir com acúmulo de bile na cavidade peritonial, propiciando, além da fístula, a formação de coleções e abcsessos localizados. Os "biliomas" podem levar à compressão da via biliar e originar estenoses.

Quando ocorre o extravasamento de bile para a cavidade e o doente não se encontra drenado, a consequência será o aparecimento do coleperitônio com a sintomatologia da peritonite localizada ou generalizada.

Devemos lembrar que com o advento da colecistectomia video-laparoscópica, onde os doentes passaram a receber alta hospitalar mais precoce, nem sempre o diagnóstico dessas complicações é feito. Em função disso, particularmente quando os doentes que não foram drenados recebem alta em períodos de 12 a 24 horas de pós-operatório, não é raro retornarem ao hospital com quadros de peritonite difusa já com alguns dias de evolução.

Na vigência de um coleperitônio, geralmente os sinais de irritação peritonial estão presentes. A ultrassonografia abdominal revela a presença de líquido livre e a detecção de bile pode ser feita pela punção ou lavagem peritonial. Algumas vezes, a video-laparoscopia pode ser indicada para confirmar o diagnóstico de coleperitônio. Nessa eventualidades, ela também pode ser utilizada na limpeza e drenagem da cavidade.

Na presença de um coleperitônio, discute-se a oportunidade da realização de exames radiológicos contrastados para estabelecer o tipo e o local do estravasamento. A prioridade do tramento na vigência da peritonite é a limpeza e a drenagem da cavidade e por isso, muitas vezes acaba-se indicando uma reintervenção sem o diagnóstico prévio da lesão ductal.

Nem todo coleperitônio ou fístula biliar é sinal de lesão ductal grave. Não é raro após colecistectomia, a ocorrência de pequenos estravasamentos de bile por canalículos acessórios. Muitas vezes, após a limpeza e drenagem da cavidade, ou mesmo da drenagem transparietal de uma coleção ou abcesso localizado, cessa o estravasamento de bile e o doente evolui bem.

Outras vezes, mesmo após a limpeza e drenagem da cavidade, surge a fístula biliar persistente. Uma vez estabilizado o doente e confirmado o diagnóstico de lesão da via biliar pelos exames colangiográficos, a reoperação é então indicada, para o tratamento da lesão ductal.

Na correção da lesão podem ser empregadas as anostomoses término-terminais com ou sem drenagem da via biliar associada, ou as derivações bilio-digestivas com o jejuno ou com o duodeno.

As anastomoses término-terminais, embora largamente utilizadas, tem mostrado taxas de insucesso a longo prazo muito altas. Quando não há perda significativa de tecido, o reparo termino-terminal pode ser feito, tomando-se cuidado de não aplicar muitos pontos, para evitar a estenose da anastomose e utilizando-se fio monofilamentar ou multifilamentar sintético absorvível.

Quando for empregado dreno de *Kehr*, o mesmo não deve ser exteriorizado pelo local da anastomose e sim por contra-abertura. Devemos lembrar que na presença de via biliar muito fina, nem sempre é possível a colocação do dreno. Algumas vezes, o próprio dreno pode ser responsável pela obstrução da anastomose.

Nas lesões com perda tecidual significativa, a conduta mais aceita são as hepaticojejunostomias ou coledocojejunostomias em "Y"de *Roux*. Na realização da anastomose deve-se tomar cuidado com a dissecção suficiente da via biliar para se conseguir um segmento adequado para a realização da anastomose, sem o risco de promover isquemia e sem aplicação excessiva de pontos para evitar a estenose. A colocação de um dreno em T para moldagem da anastomose é conduta controversa, mas muitos autores a utilizam. O dreno deve ser exteriorizado por contra-abertura e, algumas vêzes, até ser colocado trashepático.

Em lesões com comprometimento da via biliar próximo à confluência dos ductos hepáticos, pode ser necessário a realização de drenagem bilio-entérica intra-hepática. Existem várias técnicas descritas, que serão comentadas posteriormente. No entanto, são condutas de excessão, com maior morbi-mortalidade e reservados para casos selecionados.

Lesões Reconhecidas no Pós-Operatório Tardio (Estenose Cicatricial)

Embora a estenose cicatricial possa ocorrer em fases precoces da evolução, o mais frequente é o seu aparecimento meses ou anos após a lesão da via biliar. A dificuldade no tratamento e a possibilidade do doente com estenose cicatricial evoluir com surtos de colangite, cirrose biliar e hipertensão portal, ressaltam a importância de se previnir as lesões acidentais.

Apesar dos esforços desenvolvidos para a melhoria do diagnóstico, do tratamento endoscópico e radiológico e das técnicas de reconstrução, as estenoses cicatriciais continuam sendo um problema clínico significativo. O sucesso terapêutico está relacionado ao tempo entre o diagnóstico e o tratamento, ao tipo e local da lesão e ao número de operações prévias empregadas na sua correção.

As estenoses são classificadas de acordo com o local do comprometimento da via biliar, pelo sistema proposto por *Bismuth (Figura 1)*. As estenoses altas tem sido mais observadas após a colecistectomia laparoscópica do que após colecistectomia aberta, o que representa um fator de pior prognóstico no tratamento.

As manifestações clínicas da estenose cicatricial se caracterizam pelo aparecimento de surtos de colangite e icterícia. Em função do diagnóstico tardio, o doente pode desenvolver alterações da função hepática, distúrbios de coagulação e hipoalbuminemia, culminando no aparecimento da cirrose biliar secundária. Isto dificulta a reintervenção e contribui para o insucesso do tratamento.

Todo doente submetido à colecistectomia que apresente no pós-operatório quadro de febre, calafrios e icterícia deve ser considerado um portador de calculose residual ou estenose cicatricial. Se exis-

Fig. 1 - *Diagnóstico da lesão acidental da via biliar.*

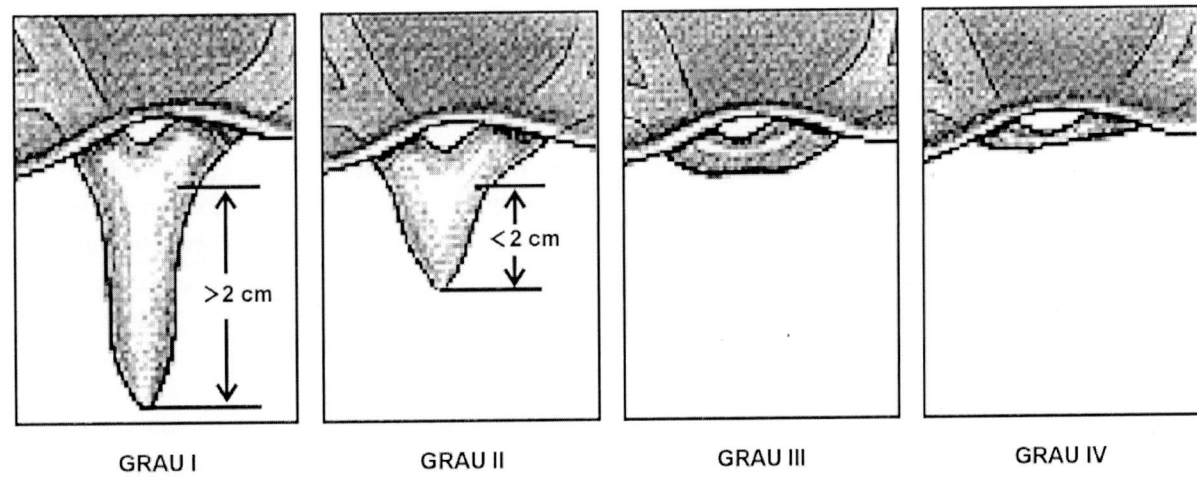

GRAU I — >2 cm
GRAU II — <2 cm
GRAU III
GRAU IV

Bismuth, 1983

tirem informações de dificuldades do ato operatório, se foi uma cirurgia de urgência ou ocorreram complicações pós-operatórias imediatas, o diagnóstico de estenose cicatricial deve ser considerado.

O diagnóstico da estenose cicatricial é confirmado através dos exames de imagem. O ultrassom evidencia dilatação da via biliar acima do ponto de estreitamento e os exames colangiográficos, endoscópico e radiológico, permitem a localização exata da lesão. A tomografia computadorizada permite a avaliação da dilatação da via biliar e a presença de coleções líquidas intra-cavitárias. Mais recentemente, a colangioressonância tem se mostrado útil no estudo da via biliar intra e extra-hepática, além de ser considerada um exame menos agressivo que os exames radiológicos endoscópicos ou transparietais.

Os tratamentos dilatadores associado à colocação de próteses na via biliar, quer por via endoscópica como percutânea, tem se tornado alternativas para o tratamento cirúrgico. No entanto, deve ficar claro que só a dilatação com balão da área de estenose não é suficiente como tratamento definitivo. Após a sessão de dilatação é necessário a colocação de uma prótese que permaneça por tempo prolongado, para tentar evitar a recidiva do estreitamento. Outra opção é a colocação de próteses auto-expansivas, que propiciam maior calibre da via biliar, mantendo-a dilatada por um período mais prolongado. Os índices de insucesso permanecem de 20 a 30% em casuísticas com tempo de acompanhamento de até três anos.

A restauração cirúrgica da estenose cicatricial em geral é difícil e os resultados a longo prazo muitas vezes desapontadores. Quando a reconstrução adequada não é conseguida na primeira tentativa, pode haver necessidade de mais de uma reintervenção para se conseguir o resultado desejado. O êxito do tratamento depende de vários fatores e a análise do resultado de um período prolongado de acompanhamento pós-operatório.

Ao se indicar uma derivação bilio-digestiva para a correção de uma estenose cicatricial, deve-se ter em mente a realização de uma anastomose ampla e bem vascularizada. Dependendo do período decorrido entre a cirurgia inicial, onde ocorreu a lesão e, a reoperação, as aderências e a fibrose periductal dificultam a restauração da via biliar. Além disso, em função da fibrose, nem sempre a via biliar a ser derivada está dilatada, particularmente quando se indicou a reintervenção precocemente.

Nos casos de via biliar fina ou pouco dilatada, pode ser necessário o emprego da drenagem trans-hepática. Embora seja uma conduta controversa, existem vários tipos de dreno que são utilizados. Nossa maior experiência tem sido com o emprego de vários drenos de silicone de calibre fino, colocados trans-anastomóticos e trans-hepáticos, com o intuito de ajudar a moldar e manter a permeabilidade da anastomose. Quando utilizado a drenagem, ela deve ser mantida por período pós-operatório prolongado.

Quando houver comprometimento da via biliar próximo à bifurcação, ou acima desta, pode ser necessário a realização de anastomose hepatico-jejunal intra-hepática, ou anastomose com o ducto hepático direito e esquerdo.

Das técnicas descritas para anastomoses intra-hepáticas com o ducto direito ou com o esquerdo, destacam-se as preconizadas por *Longmire* e *Sanford*, *Hepp* e *Couinaud* e a por *Soupalt* e *Couinaud*. Além dessas, a técnica do "enxerto" mucoso descrita por *Wexler e Smith* [54] também pode ser empregada. No entanto, essas operações são indicadas em casos selecionados e devem ser realizadas por cirurgiões com maior experiência em procedimentos sobre a via biliar. São anastomoses complexas e os melhores resultados são encontrados quando existe dilatação da via biliar à montante da estenose e a comunicação entre os ductos direito e esquerdo.

No insucesso das reoperações ou do tratamento conservador com próteses, resta a opção pelo transplante de fígado. Reservado para os casos mais graves, geralmente com comprometimento hepático pela cirrose biliar secundária, o transplante se torna a única chance de evitar a progressiva deterioração da função hepática. No entanto, devido à gravidade dos doentes, é ainda uma conduta de exceção, embora seus resultados possam ser melhores, ao serem indicados em casos com comprometimento não tão acentuado da função hepática.

Em função de todos esses aspectos, a lesão da via biliar e o aparecimento posterior de estenose cicatricial ainda constituem afecção complexa e de difícil tratamento. A prevenção da lesão iatrogênica é um fator importante para evitar o aumento da sua incidência, especialmente o treinamento dos cirurgiões em formação e os que iniciam a prática da vídeo-cirurgia.

O tratamento cirúrgico é o mais empregado na correção das lesões e de suas sequelas, embora medidas terapêuticas conservadoras, endoscópicas e radiológicas, venham sendo aperfeiçoados para tentar melhorar os índices de sucesso. Os doentes submetido ao tratamento de estenose cicatricial devem ser acompanhados por períodos prolongados, afim de se avaliar a recidiva dos sintomas.

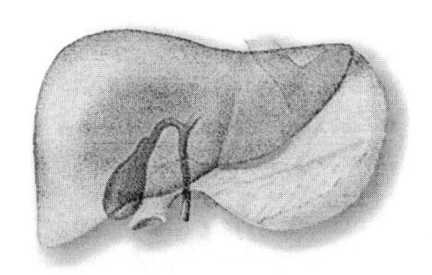

Referências Bibliográficas

01. AIRIAN, M; APPEL, M; BERCI, G; et al: Retrospective and prospective multi-institutional laparoscopic cholecystectomy study organized by the Society of American Gastrointestinal Endoscopic Surgeons. Surg Endosc 6: 169, 1992.

02. ASBUN, H.J.; ROSSI, R.L.; LOWELL, J.A.; et al: Bile duct injury during laparoscopic chelecystectomy: Mechanism of injury, prevention, and management. World Surg 17: 547, 1993.

03. BERKELHAMMER, C; KORTAN, P; HABER, G.B.: Endoscopic biliary protheses as treatment for bening postoperative bile duct strictures. Gastrointest Endosc 35:95, 1989.

04. BISMUTH, H.; FRANCO, D.; CORLETTE, M.B.; et al: Long term results of Roux-en-Y hepaticojejunostomy. Surg Gynecol Obsted 146: 161, 1978.

05. BISMUTH, H.; FRANCO, D.; CORLETTE, M.B.; et al: Long term results of Roux-en-Y hepaticojejunostomy. Surg Gynecol Obstet. 146:161, 1978.

06. BÖTTGER, T.; JUNGINGER, T.: Long term results after surgical treatment of iatrogenic injury of the bile ducts. Eur J Surg 157: 477, 1991.

07. BUSUTTIL, R.W.; KITAHAMA, A.; CERISE. E.; et al: Management of blunt and penetratin injuries to the porta hepatis. Ann Surg 191: 641, 1980.

08. CSENDES, A.; DÍAZ, J.C.; BURDILES, P.; et al: Late results of immediate primary end to end repair in accidental section of the commom bile duct. Surg Gynecol Obstet. 168: 125, 1989.

09. DAVIDS, P.H.P.; TANKA, A.K.F.; RAUWS, E.A.J.; et al: Benign biliary strictures: Surgery or endoscopy? Ann Surg 217: 237, 1992.

10. DAVIDS, P.H.P; RAUWS, E.A.J; COENE, P.P; et al: Endoscopic stenting for post-operative biliary strictures. Gastrointest Endosc 38: 12, 1992.

11. DAWSON, S.L.; MUELLER, P.R. Radiologia Intervencional no Controle das Lesões dos ductos Biliares. In: Rossi, R.L. Revisão das Lesões do Trato Biliar. Clin. Cir. Am. Nor.4: 919, 1994.

12. DEVENEY, K.E.: The early experiense with laparoscopic cholecystectomy in Oregon. Arch Surg 128: 627, 1993.

13. DEZIEL, D.J.: Complicações da Colecistectomia: Incidência, Manifestações Clínicas e Diagnóstico In Rossi, R.L.: Revisão das Lesões do Trato Biliar. Clin. Cir. Am. Nor 4: 863, 1994.

14. DEZIEL, D.J.; MILLIKAN, K.W.; ECONOMOU, S.G.; et al: Complications of laparoscopic cholecystectomy: A national survery of 4,292 hospitals and analysis of 77,604 cases. Am J Surg 165:9-14, 1993.

15. DEZIEL, D.J; MILLIKAN, K.W; ECONOMOU, S.G; et al: Complications of laparoscopic cholecystectomy: A national survey of 4,292 hospitals and an analysis of 77, 604 cases. Am J Surg 165: 9, 1993.

16. Diethrich, E.B.; Beall, A.C.Jr.; Jordan, G.L. Jr.; et al: Traumatic injuries to the extrahepatic biliary tract. Am. J. Surg. 112: 641, 1980.

17. FELICIANO, D.V.: Diagnostic modalities in abdominal trauma. Peritoneal lavagem ultrasonography, computed tomography scanning, and arteriography. Surg Clin North Am 71: 241, 1991.

18. FELICIANO, D.V.: Lesões Biliares como resultado de traumatismo contuso e penetrante. In: Rossi, R.L. Revisão das Lesões do Trato Biliar. Clin. Cir. Am. Nor.4: 951, 1994.

19. FELICIANO, D.V.; BITONDO, C.G.; BURCH, J.M.; et al: Management of traumatic injuries to the extrahepatic biliary ducts. Am. J. Surg. 150: 705, 1985.

20. FELICIANO, D.V.; MATTOX, K.L.; JORDAN, G.L. JR.; et al: Management of 1000 consecutives cases of hepatic trauma (1979-1984). Ann Surg 204: 438, 1986.

21. FELICIANO, D.V; WALL, M.J. JR.: Patterns of injury. In Moore EE, Mattox KL, Feliciano DV (eds): Trauma, ed 2. Norwalk, Appleton & Lange, 1991, p 81.

22. FLETCHER, W.S.: Nonpenetrating trauma to the gallbladder and extrahepatic bile ducts. Surg Clin North Am 52: 711, 1972.

23. GEENEN, D.J.; GEENEN, J.E.; HOGAN, W.J.; et al: Endoscopic therapy for benign bile duct strictures. Gastrointest Endosc 35: 367, 1989.

24. GENEST, J.F.; NANOS, E.; GRUNDFEST-BRONIATOWSKI, S.; et al: Bening biliary strictures: An analytic review (1970 to 1984). Surgery 99: 409, 986.

25. HEPP, J. & COINAUD, C.: L*abord et l*utilization du canal hepatique gauche dans le reparations de la voie biliare principale. Presse med., 64: 947,1956.

26. HORVATH, K.D.: Strategies for the prevention of laparoscopic common bile duct injuries. Surg Endosc 7: 439, 1993.

27. IVATURY, R.R.; ROHMAN, M.; NALLATHAMBI, M.; et al: The morbidity of injures of the extrahepatic biliary system. J Trauma 25: 967, 1985.

28. KITAHAMA, A.; ELLIOTT, L.F.; OVERBY, J.L; et al: The extrahepatic biliary tract injury. Perpectives in diagnosis and treatment. Ann Surg 196: 536, 1982.

29. KOZAREK, R.A.; BALL, T.J.; PATTERSON, D.J., et al: Endocopic treatment of biliary injury in the era of laparoscopic chelecystomy. Gastrointest Endosc 40: 8, 1994.

30. LIGUORY, C; VITALE, G.C; LEFEBRE, J.F; et al: Endocopic treatment of postoperative biliary fístulae. Surgery 110: 779, 1991.

31. LONGMIRE, W.P.& SANDFORD, M.G.: Intrahepatic cholangiojejunostomy with partial hepatectomy for biliary obstruction. Surgery, 128: 330-347, 1948.

32. LONGMIRE, W.P.JR.: Early management of injury to the extrahepatic biliary tract. JAMA 195:623, 1966.

33. MARTIN, R.F.; ROSSI, R.L.: Lesões dos ductos biliares. Espectro, Mecanismo de Lesão e sua Prevenção. In: Rossi, R.L. Revisão das Lesões do Trato Biliar. Clin. Cir. Am. Nor.4: 835, 1994.

34. MOOSSA, A.R.; MAYER, A.D.; STABILE, B.: Iatrogenic injury to the bile duct: Who, how, where? Arch Surg 125: 1028, 1990.

35. MOOSSA, A.R.; MAYER, A.D.; STABILE, B.: Iatrogenic injury to the bile duct: Who, How, where? Arch Surg 125: 1028, 1990.

36. MOOSSA, A.R.; MAYER, A.D.; STABILE, B.: Iatrogenic injury to the bile duct: Who, How, where? Arch Surg 125: 1028, 1990.

37. MORGENSTERN, L.; BERCI, G.; PASTERNAK, E.H.: Bile leakage after biliary tract surgery: A laparoscopic perspective. Surg Endosc 7: 432, 1993.

38. PELLEGRINÌ, C.A.; THOMAS, M.J.; WAYN, L.W.: Recurrent biliary stricture: Patterns of recurrence and outcome of surgical therapy. Am J Surg 147: 175, 1984.

39. PEREIRA-LIMA, L.; KALIL, A.N.; CAMPOS, I.; MATTOS, A.A. Drenagem trans-hepática nas estenoses benignas altas da via biliar principal. Rev. Col. Bras. Cir. 14: 174, 1987.

40. PITT, H.A; KAUFMAN, S.L; COLEMAN, J; et al: Bening postoperative biliary strictures. Operate or dilate. Ann Surg 210: 417, 1989.

41. RASSLAN, S.& FAVA, J. Emprego da drenagem Trans-Hepática na Restauração da Via Biliar Principal. Arq. Gastroenterol. S. Paulo 22: 166, 1985.

42. RASSLAN, S.; PACHECO JR., A.M.; SILVA, R.A.; SOLDÁ, S.C.; CASAROLI, A.; FAVA, J. Reoperações sobre as vias biliares.GED 12: 88,1993.

43. RAUTE, M.; PODLECH, P.; JASCHKE, W.; et al: Management of bile duct injuries and strictures following cholecystectomy. World Surg 17: 553, 1993.

44. ROSSI, R.L; SCHIRMER, W.J; BRAASCH, J.W; et al: Laparoscopic bile duct injuries: Risk factors, recognition, and repair. Arch Surg 127: 596, 1992.

45. SCHWEIZER, W.P.; MATTHEWS, J.B.; BAER, H.U.; et al: Combined surgical and interventional radiological approach for complex benign biliary tract obstruction. Br J Surg 78: 559, 1991.

46. SOPER, N.J.; FLYE, M.W.; BRUNT, L.M.; et al: Diagnosis and management of biliary complications of laparoscopic cholecystectomy. Am J Surg 165: 663, 1993.

47. SOUPAULT, R. & COINAUD, C.: Sur un procédé nouveau de dérivation biliaire intra-hepatique: Les cholangio-jejunostomie gauche sans sacrifice hépatique. Presse Med., 65: 1157-1159, 1957.

48. THOMSON, S.R..; BADE, P.G.: Penetrating bile duct trauma. Injury 20: 215, 1989.

49. TRAVERSO, L.W.; HAUPTMANN, E.M.; LYNGE, D.C.: Routine intraoperative cholangiography and its contributions to the seletive cholangiographer. Am Surg 167: 464, 1994.

50. TREROTOLA, S.O; SAVADER, S.J; LUND, G.B; et al: Biliary tract complications following laparoscopic cholecystectomy: Imaging and intervention. Radiology 184: 195, 1992.

51. WALDEN, D.; RAIJMAN, L.; FUCHS, E.; et al: Long term follow-up of endoscopic stenting (ES) for benign postoperative bile duct strictures. Gastrointest Endosc 39:335, 1993.

52. WEXLER, M..J.& SMITH, R.: Jejunal mucosal graft: a sutureless technic for repair of high bile duct strictures. Am. J. Surg., 129: 204-211, 1975.

53. WOODS, M.S; TRAVERSO, L.W.; KOZAREK, R.A.; et al: Characteristics of biliary tract injury during laparoscopic chelecystectomy: A multi-institutional study. Am J Surg 167: 27, 1994.

54. ZOLLINGER, R.M. JR; KELLER, R.T; HUBAY, C.A.: Traumatic rupture of the right and left hepatic ducts. Trauma 12: 563, 1972.

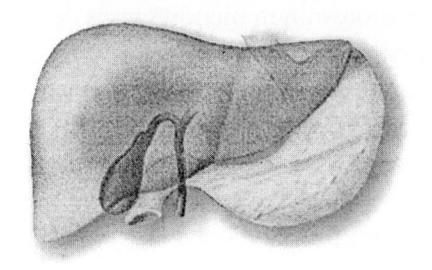

Fluxo Portal

capítulo 13

Darcy Lisbão Moreira de Carvalho
Armando de Capua Junior

INTRODUÇÃO

Quando avaliamos a chegada do sangue ao fígado, verificamos que este o faz por meio de dois sistemas distintos, um arterial, responsável por cerca de 25% do afluxo sangüíneo em um sistema de alta velocidade e alta pressão. Enquanto os 75% restantes são provenientes do sistema venoso portal, sob um regime de baixa pressão e baixa velocidade, estando estes valores relacionados ao regime de baixa resistência nos sinusóides hepáticos, uma vez que a pressão média nas veias hepáticas é próxima a zero, permitindo desta forma um funcionamento adequado ao hepatócito.

Qualquer alteração da arquitetura lobular que desenvolva uma barreira pré, intra ou pós-hepática pode provocar aumento da resistência ao livre trânsito do sangue portal até a veia cava inferior. É o caso da cirrose hepática, exemplo clássico de lesão sinusoidal por desarranjo lobular e formação de nódulos ou da reação granulomatosa esquistossomótica, em que se desencadeia a fibrose hepática com lesão pré-sinusoidal *(fibrose de Symmers)*, que apresenta intensa proliferação vascular, isto em decorrência da obstrução de ramos terminais do sistema porta pelos ovos ou mesmo pelos vermes adultos, com reação inflamatória determinando um desarranjo da arquitetura lobular hepática e conseqüente aumento da resistência ao fluxo sangüíneo.

Na discussão da formação e instalação da hipertensão portal pode-se considerar que o aumento da resistência ao fluxo seria imperioso, uma vez que a interação resistência ao fluxo hepático e fluxo portal segue matematicamente a lei de Ohms, que expressa a pressão *(P)* como resultado da multiplicação do fluxo *(Q)* pela resistência *(R)*, ou seja, **P= Q x R**.

Tendo sido instalado um sistema de hipertensão venosa e com a presença de um fator obstrutivo gerando uma maior resistência a este fluxo há o progressivo desenvolvimento de circulação colateral buscando vencer as barreiras ao fluxo sangüíneo. Principalmente para o território da gástrica esquerda, atingindo o sistema ázigo e cava inferior levando à formação das varizes gastro-esofagianas.

Apesar da evolução arrastada a hipertensão portal é grave. A hemorragia digestiva alta é freqüente, com recidivas imprevisíveis, precoce ou tardia, única ou múltipla. Outrossim, não mantém um padrão único de evolução, exigindo múltiplas transfusões, com riscos de exsangüinação ou agravamento das lesões hepáticas

Sendo, portanto doentes que inspiram muita atenção dos Serviços de Saúde em face da gravidade desta complicação, justificando e determinando freqüentes e aprofundados estudos nesta área.

Todo doente portador de hepatopatia deve ser acompanhado clinicamente com muita atenção, devido ao risco de suas complicações, e no seu acompanhamento deve-se considerar o grau de comprometimento hepático e sua reserva funcional. O doente com esquistossomose resiste melhor aos "ataques hemorrágicos" que o cirrótico por ter uma reserva funcional hepática preservada.

A experiência adquirida atualmente com os transplantes de fígado demonstra a necessidade de estudo cuidadoso do hepatopata. Diagnóstico preciso, avaliação rigorosa *(clínica e laboratorial)* e acompanhamento constante são obrigatórios, de modo a permitir a cirurgia no melhor momento possível. A demora na indicação cirúrgica poderia determinar uma evolução desastrosa conforme comprovamos com as taxas de morbi-mortalidade verificadas na literatura. Assim, no tratamento cirúrgico do doente portador de hipertensão portal procura-se eliminar as varizes gastro-esofagianas, impedindo sua rutura e conseqüente sangramento ou ao menos sustar este sangramento, tentando evitar desta forma o agravamento das lesões hepáticas, utilizando-se, sempre que possível de métodos menos agressivos e mais "fisiológicos".

Ainda hoje, após mais de 50 anos de cirurgias sobre Hipertensão Portal, muito se discute sobre qual a melhor técnica a ser utilizada, provavelmente devido a certo desconhecimento da dinâmica portal.

A introdução do conceito, em relação à esquistossomose mansônica que não se deveria tentar apenas diminuir a pressão no sistema porta, pois esta pressão aumentada seria até desejável, mas sim objetivar desfazer as comunicações porto-sistêmicas naturais, que estariam contribuindo para formação das varizes gastro-esofagianas, susceptíveis de rutura com conseqüente sangramento maciço. Estas cirurgias diminuiriam menos o fluxo sangüíneo hepático e bloqueariam o fluxo venoso hepatofugal, que tende a dirigir-se para o território das veias Ázigos e Cava Inferior, determinando a formação e perpetuação das varizes. E por não reduzir em demasia o fluxo venoso portal não gerariam encefalopatia ou piora da função hepática.

A partir de conhecimentos dos fatores hepatotróficos via circulação portal e de noções de que não se deve privar o fígado do fluxo portal, desenvolveu-se a chamada derivação esplenorrenal seletiva, com o objetivo de evitar os episódios de sangramento pelas varizes gastro-esofagianas, a encefalopatia e não suprimir o fluxo sangüíneo portal. Os estudos seqüenciais demonstraram menores taxas de recidiva hemorrágica, mas o controle tardio destas cirurgias comprovaram haver perda da "seletividade", por causa da formação de neocirculação ou em conseqüênciada presença de vasos remanescentes que determinariam desvio do sangue portal do território de alta para o de baixa pressão.

A indicação das cirurgias desconectivas associadas a esplenectomia para os esquistossomóticos com o objetivo de impedir a fuga do sangue portal e não desviar o fluxo, tentando evitar ao máximo a diminuição do fluxo sangüíneo na veia Porta, uma vez que desta forma não haveria comprometimento da reserva funcional hepática, pois a supressão do fluxo venoso portal e das substâncias carreadas por ele para segmentos hepáticos utilizados em transplantes determinou atrofia do parênquima e progressiva instalação de insuficiência hepática por falência do metabolismo hepato-celular. Da mesma forma podemos considerar o efeito das cirurgias derivativas para os doentes esquistossomóticos, que apesar da lesão hepática apresentam uma boa reserva funcional, mas quando submetidos a estas cirurgias determinaríamos uma diminuição importante do fluxo sangüíneo portal.

Estes fatos demonstram a necessidade imperiosa de um estudo do fluxo sangüíneo venoso portal, pois o mesmo é importante no entendimento da fisiologia da hipertensão portal e também para análise do grau *(estádio)* da lesão hepática. E para tanto o uso rotineiro de um exame para diagnóstico e acompanhamento obriga que este apresente excelentes taxas de especificidade e sensibilidade, ser seguro, reprodutível e de fácil realização.

A investigação armada do fluxo vascular hepático pode ser realizada de diversas formas. Poderíamos dividí-la em métodos invasivos ou não invasivos. Os primeiros, geralmente mais agressivos, dispendiosos e de maior risco. Sendo o exemplo mais clássico a angiografia, mas normalmente reservado para situações especiais.

E sob uma forma não invasiva poderíamos utilizar a tomografia computadorizada *(CT)* ou a ressonância magnética *(RM)*, ambas de maior custo e maiores dificuldades para o uso rotineiro exigindo o deslocamento do doente, uma vez que são aparelhos fixos. Permitem uma interpretação do exame também pelo médico assistente, sendo menos dependente do examinador, perdendo entretanto em praticidade. O que não ocorre com a ultrassonografia com doppler que apresenta boa sensibilidade e especificidade. Podendo ser utilizada logo de inicio, pois a caracterização do sistema vascular, da mesma forma que as lesões e suas conseqüências devem ser conhecidas o mais precocemente possível.

A ultrassonografia com doppler permite avaliar vasos esplâncnicos: fluxo, direção, calibre, oclusões, colaterais e *"shunts"*. E a partir destas análises de fluxo, direção, velocidades relativas formar uma imagem dinâmica do fluxo, o que corresponderia a uma angiografia não invasiva.

Permitindo, assim condições de associar os achados clínicos à fisiopatologia da doença, relacionar achados ultrassonográficos do sistema portal à gravidade da lesão. Ou ainda no controle de *"shunts"* cirúrgicos e no transplante de fígado. Enquanto estudando indivíduos sãos demonstraram a reprodutividade deste método.

Receber um doente portador de uma hepatopatia, examiná-lo, investigá-lo clínico e laboratorialmente, determinar a etiologia e o estádio da função hepática não é suficiente, como verificamos no doente esquistossomótico que é sabidamente portador de uma boa reserva funcional hepática, totalmente diferente do cirrótico em que evolutivamente vai apresentando deterioração da função hepática com a progressão da doença, mas ambos podem vir a apresentar episódio(s) de hemorragia digestiva alta por rutura de varizes gastro-esofagianas, sem identificarmos causa determinante para o seu surgimento.

Devido a esta peculiaridade o doente portador de hipertensão portal é considerado doente grave, visto que apresenta períodos críticos de equilíbrio clínico e qualquer instabilidade pode determinar descompensação do quadro e desencadear as temidas complicações da hipertensão portal. E, portanto devemos considerar os riscos de submeter o doente com hipertensão portal a procedimentos mais agressivos *(por exemplo, biopsias, estudos angiográficos, etc.)* mesmo que no sentido de avaliar o estádio da doença. O doente portador de hipertensão portal tem sua perspectiva de vida dependente da sua reserva funcional hepática.

O diagnóstico da doença basea-se em dados clínico-epidemiológicos, de exame físico, exame ultrassonográfico hepático e quando necessário biópsia retal ou mesmo hepática.

Na anamnese procura-se obter todas as informações envolvendo a(s) queixa(s) dos doentes e suas implicações, dados epidemiológicos, caracterização cronológica dos acontecimentos, repercussões, investigações e tratamentos aos quais porventura tivessem sido submetidos.

Os doentes são re-avaliados seqüencialmente através do estudo ultrassonográfico com doppler, do fígado e do sistema venoso portal assim como é feito o controle da reserva funcional hepática, além de todos os demais cuidados necessários para seu acompanhamento clinico-cirúrgico.

Os pacientes devem ser submetidos à endoscopia digestiva alta para avaliação da presença, extensão e calibre das varizes, assim como presença ou não de outras doenças do trato digestivo alto. Procurando descartar outras etiologias para o(os) episódio(os) de hemorragia digestiva alta, afora as varizes gastro-esofagianas *(Figura 1)*.

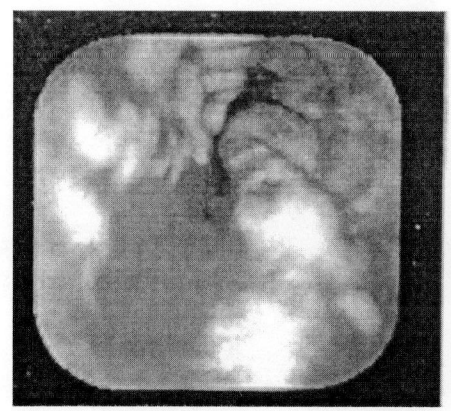

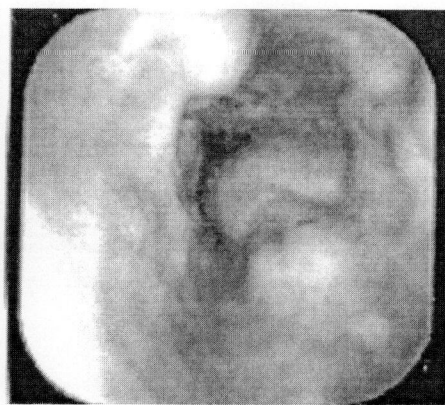

Fig. 1 - *Endoscopia digestiva alta evidenciando variz esofagiana de grosso calibre com sangramento ativo e após esclerose com parada do sangramento.*

AVALIAÇÃO DO FLUXO VENOSO PORTAL

Padronização Utilizada

1. **Examinador:** profissional afeito e treinado para a realização deste exame.

2. **Aparelho:** aparelho de ultrassonografia bidimensional de tempo real, acoplado ao doppler de onda pulsátil com transdutor de 3,75 mhz.

Preparo

- Jejum de 8 horas;
- Laxante de contato *(bisacodil 20mg, via oral 24 horas antes do exame)*;
- Preferencialmente pela manhã, com sinais vitais *(pressão arterial, freqüência cardíaca e temperatura)* dentro dos valores habituais para o doente.
- Rastreamento inicial ultrassonográfico em tempo real de todo abdome e complementação do estudo com o doppler;
- Procura da "janela" ultrassonográfica ideal *(ponto de instalação do transdutor que permite visualização da estrutura a avaliar)*, sendo preconizada a subcostal direita. Não havendo adequada clareza de imagem, deve-se praticar uma segunda avaliação via intercostal;
- Análise da veia porta foi feita cerca de 1 a 2 cm antes da sua bifurcação, em plano perpendicular, para evitar angulações e avaliação errônea do diâmetro do vaso;
- Cálculo do fluxo portal segundo *Brown*, multiplicando-se a velocidade do fluxo na veia porta

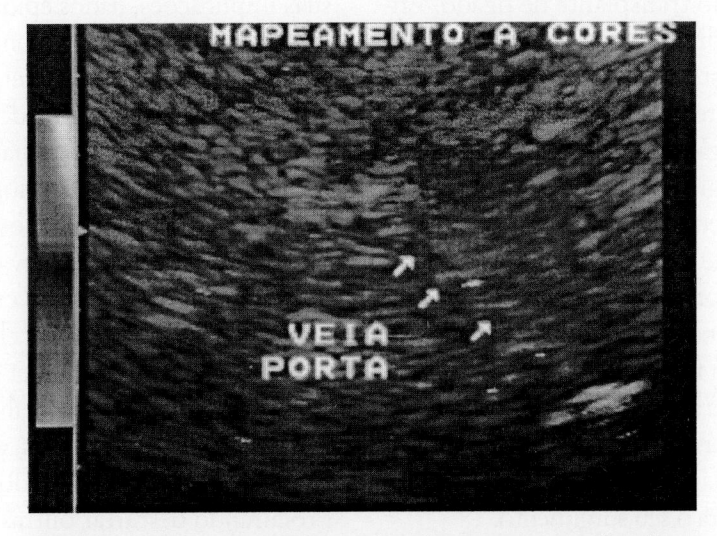

Fig. 2 - *Mapeamento a cores da veia porta por eco-doppler*

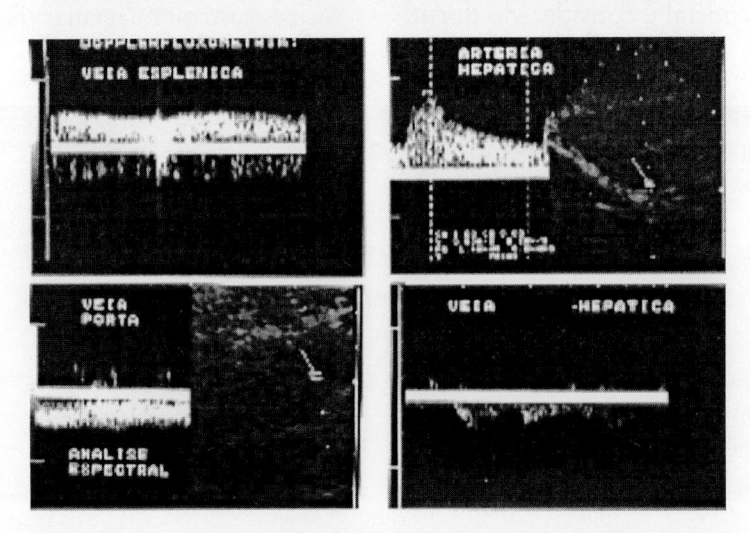

Fig. 3 - *Exame ultrassonográfico com eco-doppler. Avaliação da artéria hepática e das veia esplênica, porta e hepática. Em destaque pontos de análise do calibre e velocidade de fluxo.*

pela área de secção transversal do vaso *(planímero)*, segundo a fórmula:

Fluxo portal = velocidade do fluxo X planímero

Determinação do planímero pela fórmula $\pi.r^2$, em que r é o raio do vaso *(Figura 2 e 3)*.

Discussão

Toda pessoa que já presenciou a maior repercussão/complicação da hipertensão portal, que é a hemorragia digestiva alta por rutura de varizes gastro-esofagianas a descrevem sempre com adjetivos tipo "horrível", "desesperadora", "catastrófica" ou "gravíssima" o que justifica todos os esforços na pesquisa e tratamento desta complicação.

Hoje conhecemos as doenças, suas evoluções e complicações. Temos opções de tratamento das complicações, mas nos faltam dados preditivos de mudanças na evolução da doença, assim como do surgimento de complicações.

Se considerarmos que o tratamento da principal complicação *(hemorragia digestiva alta por rutura de varizes gastro-esofagianas)* pode ser cirúrgico, com conseqüente repercussão sobre a hemodinâmica portal e riscos de alterar o afluxo sangüíneo ao fígado, é nossa opinião que o diagnóstico etiológico da doença hepática têm que ser preciso, pois sabemos que doenças diferentes determinam evoluções diferentes, e não cabíveis de tratamento igual, que poderia levar a conseqüências indesejáveis para alguns doentes.

Assim, constitui-se em rotina uma investigação clínico-epidemiológica e laboratorial completa.

Não podemos, nem devemos, relegar a possibilidade de doença hepática de componente misto *(como exemplo o doente comprovadamente esquistossomótico que é alcoólatra ou portador do vírus B ou C da hepatite)*.

Na avaliação do doente alguns exames laboratoriais, assim como o quadro clínico são necessários para o diagnóstico, avaliação da gravidade, perspectiva de tratamento e prognóstico.

No acompanhamento do doente portador de hepatopatia o perfeito conhecimento da situação da hemodinâmica portal é essencial. O estudo sistemático é importante para esclarecimento da instalação da hipertensão portal, da fisiopatologia do sangramento, de evidências que demonstrem risco eminente de hemorragia e do efeito de drogas terapêuticas.

Diversos métodos podem ser empregados como a tomografia computadorizada, a ressonância magnética, a angiografia ou a ultrassonografia com doppler, todos com vantagens e desvantagens. Mas para um acompanhamento rotineiro, necessitamos de um método que forneça as informações necessárias, não invasivo, seguro, que apresente boas especificidade e sensibilidade, reprodutível e de fácil realização.

E o desenvolvimento da ultrassonografia em tempo real acoplada ao fluxômetro de pulso *(doppler)* permitiu o estudo da hemodinâmica dos vasos esplâncnicos com obtenção de dados qualitativos e quantitativos de forma segura e não invasiva. O que permite a investigação do sistema venoso portal, mesmo naqueles pacientes graves que se encontram em Unidade de Terapia Intensiva, pois o aparelho é móvel, podendo ser levado ao leito do doente, não acarretando, portanto deslocamentos do doente.

O exame é confiável, de baixo custo, não invasivo, não expõe o doente à irradiação e preenche as necessidades para o acompanhamento do doente portador de hipertensão portal.

Em muitos serviços a ultrassonografia com doppler é utilizada rotineiramente, ficando os demais exames de investigação, Tomografias computadorizadas, Ressonância Magnética e Angiografias para situações especiais. Objetivando não haver distorções na coleta de dados devido a posições ou angulações diversas deve-se padronizar toda a realização do exame.

Para o cálculo do fluxo sangüíneo portal empregamos a fórmula preconizada por *Brown* e que é rotineiramente usada em outros serviços.

A especificidade do método tem sido comprovada quando comparada com outros métodos tais como: técnicas de termo-diluição, punção trans-hepática, fluxômetro de pulso, venografias e provas de depuração.

Em trabalho comparativo utilizando esplenoportografia em cirróticos identificaram-se resultados semelhantes e com muita relação com o estádio da lesão hepática.

Estudos com enxertos auxiliares de fígado demonstraram que o segmento hepático transplantado privado do fluxo portal e das substâncias por ele carreadas, indispensáveis para o metabolismo hepato-celular, evoluiam com atrofia do parênquima e progressivo estado de insuficiência hepática. Esse conceito pode ser extrapolado para os doentes esquistossomóticos portadores de hipertensão portal e submetidos à cirurgia de derivação, a qual priva o fígado já lesado, mas ainda com boa reserva funcional hepática, do afluxo sangüíneo portal, inferindo então que a deterioração da função hepática que era considerada como evolução natural da doença no pós-operatório na verdade relacionava-se ao efeito iatrogênico do procedimento cirúrgico realizado.

Outro procedimento que determina redução acentuada do fluxo sangüíneo portal e conseqüente encefalopatia porto-sistêmica e deterioração da função hepática por agravamento das lesões são as cirurgias de *"shunts" (desvios)* totais, como a anastomose esplenorrenal clássica, mas com boa eficácia no controle das hemorragias, mas que na realidade apenas modificavam a "causa mortis" do doente, de choque hipovolêmico e suas conseqüências devido à hemorragia digestiva alta por rutura de varizes gastro-esofagianas para coma hepático.

Concomitante ao desenvolvimento das técnicas cirúrgicas convencionais surgiram procedimentos menos agressivos, como a instalação de próteses visando à formação de *"shunts"* porto-sistêmicos *(TIPS – anastomose porto-sistêmica intra-hepática)*.

Estes desvios podem ser utilizados como procedimentos temporários, como preparo para futuro transplante ou para doentes críticos, não impedindo assim procedimentos cirúrgicos definitivos futuros. Nesta situação também enfrentamos os problemas dos *"shunts"* totais, encefalopatia e lesão progressiva do parênquima por queda acentuada do fluxo portal.

Apesar do agravamento da função hepática no pós-operatório precoce em cirróticos verificou-se melhora parcial da função hepática na evolução devido ao aumento do fluxo portal.

Devemos ter em mente o conceito de "qualidade do sangue portal" como marco para o tratamento cirúrgico da hipertensão portal, sendo mais um dado que demonstra a necessidade do melhor conhecimento e entendimento da "dinâmica portal", viabilizada pelo estudo a partir da ultrassonografia com doppler.

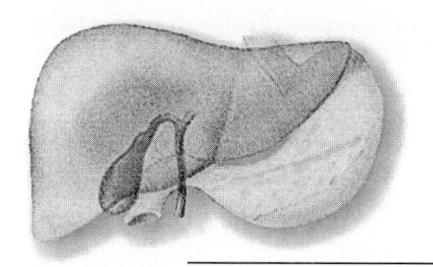

Referências Bibliográficas

01. ABOIM, E. – Fisiopatologia da hipertensão portal. In: Abrantes, W. –Hipertensão Portal: estado atual – São Paulo, Robe editorial, 1995.p.43-56.

02. BAJARDI, G.; MASTRANDEA, G.; RICEVUTO, G.; DE GENNARO, D.; RUBINO, G.; BENTIVEGNA, E.; CARAVELLO, V.; PISCHEDDA, G. – Confronto tra eco-doppler e splenoportografia nella valutazione emodinamica del circolo portale. Minerva Chirurgica, 47: 1793-8, 1992.

03. BERNARDINO, M.; STEINBERG, H.; PEARSON, T.C.; GEDGAUDAS-MCCLEES, R.K.; TORRES, W.E.; HENDERSON, J.M. – Shunts for portal hypertension: MR and angiography for determination of patency. Radiology, 158: 57-61, 1986.

04. BOLONDI, L.; GAIANI, S.; MAZZIOTTI, A.; CASANOVA, P.; CAVALLARI, A.; GOZZETTI, G.; BARBARA, L. – Morphological and hemodynamic changes in the portal venous system after distal splenorenal shunt: an ultrasound and pulsed doppler study. Hepatology, 8 (3): 652-7, 1988.

05. BOLONDI, L.; GAIANI, S.; BARBARA, L. – Accuracy and reproducibility of portal flow measurement by Doppler US. J. of Hepatology, 13: 269-273, 1991.

06. BROWN, H.S.; HALLIWELL, M.; QAMAR, M.; READ, A.E.; EVANS, J.M.; WELLS, P.N.T. – Measurement of normal portal venous blood flow by doppler ultrasound. Gut, 30: 503-9, 1989.

07. BUONAMICO, P.; SABBÁ, C. Echo doppler duplex scanner and color in the study of portal hypertension. J. Clin. Gastroenterol., 13(3): 342-7, 1991.

08. BURNS, P.; TAYLOR, K.; BLEI, A.T. – Doppler flowmetry and portal hypertension. Gastroenterology, 92:824-6, 1987.

09. CARNEIRO, J.L. & TABACHI, J.R.- Controvérsias sobre a cirurgia de eleição na hipertensão portal. In: Abrantes, W. – Hipertensão Portal: estado atual – São Paulo, Robe editorial, 1995.p.137-170.

10. DE CAPUA JR., A.; SZUTAN, L.A. – Desconexão ázygoportal e esplenectomia mais escleroterapia no tratamento da hipertensão portal. In : ABRANTES, W. – Hipertensão Portal: estado atual – São Paulo, Robe editorial, 1995.p.231-242.

11. DEGNI, M.; LEMOS TORRES, U. – Bases de uma nueva técnica para el tratamiento de la hipertension portal. Press. Méd. Argent., 50: 611-26, 1963.

12. GAIANI, S.; BOLONDI, L.; LI BASSI, S.; ZIRONI, G.; SIRINGO, G.; BARBARA, L. – Prevalence of spontaneous hepatofugal portal flow in liver cirrhosis. Gastroenterology, 100: 160-7,1991.

13. GUYTON, A.C. - Tratado de Fisiologia Médica, 8ª ed. Rio de Janeiro, Guanabara Koogan, 1992.

14. HADDAD, C.M.; ARASAKI, C.H. – Desconexões Ázygoportais. In: ABRANTES, W. – Hipertensão Portal: estado atual – São Paulo, Robe editorial, 1995.p.219-230.

15. KASMIRIK, M.; CAPUA NETO, A.; FAVERO, S.S.G.; FRANCISCO, L.D.R.; SZUTAN, L.A.; CAPUA JR., A – Estudo comparativo do fluxo portal em portadores de cirrose e esquistossomose através do ecodoppler. Acta Cir. Bras., 9(1):38-42,1994.

16. KUO, P.C.; LI, K.; ALFREY, E.J.; JEFFREY, R.B.; GARCIA, G.; DAFOE, D.C. – Magnetic resonance imaging and hepatic hemodynamics: Correlation with metabolic function in liver transplantationcandidates. Surgery, 117:373-9, 1995.

17. KWON, A-H.; HÁ-KAWA, S.K.; UETSUJI, S.; KAMIYAMA, Y.; TANAKA, Y. – Use of technetium 99m diethylenetriamine-pentaacetic acid-galactosyl-human serum albumin liver scintigraphy in the evaluation of preoperative and posoperative hepatic functional reserve for hepatectomy. Surgery, 117:429-34, 1995.

18. LACERDA, C.M.; RAMOS, H; RAIA, S.; KELNER, S. – Fisiologia da hipertensão portal esquistossomótica e efeitos da esplenectomia com ligadura de varizes de esôfago. Acta cir. Bras., 8 (3): 113-7, 1993.

19. LJUBICIC, N.; DUVNJAK, M.; ROTKVIC, I.; KOPJAR, B. – Influencce of the degree of liver failure on portal blood flow in patients with liver cirrhosis. Scand. J. Gastroenterol., 25: 395-400, 1990.

20. MORIN, C.; LAFORTUNE, M.; POMIER, G. ROBIN, M.; BRETON, G.- Patent paraumbilical vein: Anatomic and Hemodynamic variants and their clinical importance. Radiology, 185:253-6, 1992.

21. PATRIQUIN, H.; LAFORTUNE, M.; BURNS, P.N.; DAUZAT, M. - Duplex doppler examination in portal hypertension: technique and anatomy. Am. J. roentgen., 149: 71-6,1987.

22. PUGH, R.N.H.; MURRAY-LYON, I.M.; DAWSON, J.L.; PIETRONI, M.C.; WILLIAMS, R. - Transection of oesophagus for bleeding oesophageal varices. Brit. J. Surg., 60:646-649, 1973.

23. RAIA, S. - Experiência de 10 anos do grupo de transplante do Hospital das Clínicas. Médicos, 1:90-4, 1998.

24. ROCHA, J.W. - Conduta na hemorragia aguda por varizes esofagianas. In: ABRANTES, W. - Hipertensão Portal: estado atual - São Paulo, Robe editorial, 1995.p.57-98.

25. ROSEMURGY, A.S.; MCALLISTER, E.W.; GODELLAS, C.V.; GOODE, S.E.; ALBRINK, M.H.; FABRI, P.J. - The effect of portal decompression on portal blood flow and effective hepatic blood flow in man: a prospective study. J. Surg. Research, 59: 627-30, 1995.

26. ROSEMURGY, A. S. 2ND.; GOODE, S.E.; CAMPS, M. - The effect of small-diameter H-graft portocaval shunts on portal blood flow. Am. J. Surg., 171(1):154-6,1996.

27. SABBÁ, C.; WELTIN, G.G.; CICCHETTI, D.V.; FERRAIOLI, G.; TAYLOR, K.J.W.; NAKAMURA, T.; MORIYASU, F.; GROSZMANN, R.J. - Observer variability in echo-doppler measurements of portal flow in cirrhotic patients and normal volunteers. Gastroenterology, 98: 1603-11, 1990.

28. SABBÁ, C.; FERRARILI, G.; BUONAMICO, P.; BERNARDU, E.; ANTONUCA, G.; TAYLOR, K.L.; ALBANO, O - Echo-doppler evaluation of acute flow chainges in portal hypertensive patients: flow velocity as a reliable parameter . J. Hepatol., 15:356-60,1992.

29. SHERLOCK, S. - Diseases of the liver and biliary system. 10ª ed. Oxford, Blackwell Science Ltd., 1997.

30. SHERLOCK, S. - Doenças do fígado e do sistema biliar. 8ª ed. Oxford, Blackwell Scientific Publications, 1991.

31. TSIMOYIANNIS, E.C.; GOSSIOS, K.J.; TSIANOS, E.V. - Modified Sugiura's procedure may improve liver function in portal hypertension. Hepatogastroenterology, 44(14):492-5, 1997.

32. UFLACKER, R.; LIMA, S.S. Hipertensão portal: Procedimentos angiográficos, diagnósticos e terapêuticos. In: SILVA, A.O. & D'ALBUQUERQUE, L.C. - Hepatologia: clínica e cirúrgica. SãoPaulo, Sarvier, 1986. p.655-670.

33. VIOLI, F.; FERRO, D.; BASILI, S.; CIMMINIELLO, C.; SALIOLA, M.; VEZZ, E.; CORDOVA, C. - Prognostic value of clotting and fibrinolytic systems in a follow-up of 165 liver cirrhotic patients. CALC Group. Hepatology, 22(1):96-100,1995.

34. VRIES, P.J.; VAN HATTUM, J.; HOEKSTRA, J.B.L.; HOOGE, P. - Duplex dopler measurements of portal venous flow in normal subjects: inter- and intra-observer variability. J. of Hepatology, 13: 358-363, 1991.

35. WARREN, W.D.; ZEPPA, R.; FRON, J.J. - Seletive transesplenic descompression of gastroesophageal varices by distal splenorenal shunt. Revist of Surg. 166: 437-55, 1967.

36. WEBB, L.J.; BERGER, L.A.; SHERLOCK, S. - Greyscale ultrasonography of portal vein. The Lancet, 10: 675-7, 1977.

37. ZIRONI, G.; GAIANI, S.; FENYVES, D.; RIGAMONTI, A.; BOLONDI, L.; BARBARA, L. - Value of measurement of mean portal flow velocity by Doppler flowmetry in diagnosis of portal hypertension. J. of Hepatology, 16: 298-303,1992.

38. ZOLI, M.; MAGALOTTI, D.; BIANCHI, G.; GHIGI, G.; ORLANDINI,C.; GRIMALDI, M.; MARCHESINI, G.; PISI, E. - Functional hepatic flow and Doppler-assessed total hepatic flow in control subjects and in patients with cirrhosis. J. of Hepatology, 23:129-34, 1995.

Trombose de Veia Porta: Importância Clínica Quando e Como Tratar

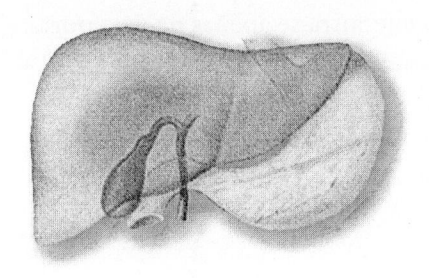

capítulo 14

Maria de Fátima Santos
Luiz Arnaldo Szutan
Armando De Capua Junior

A trombose de veia porta pode ser definida como a presença de um coágulo anormal no sistema venoso portal formado pela confluência da veia mesentérica superior, veia esplênica e eventualmente a veia mesentérica inferior situando-se na Porta Hepatis. Em geral deve-se a lesão endotelial ou lentidão do fluxo sangüíneo.

Balfour e Stewart relataram pela primeira vez a trombose de veia porta em 1869, descrevendo o caso de um paciente com esplenomegalia associada a ascite, varizes de esôfago e trombo na veia porta.

A incidência é de aproximadamente 0,5% em necrópsias, nos pacientes cirróticos varia de 3 a 20%, sendo maior quando associada a hepatocarcinomas.

Têm sido descritos incontáveis casos de doenças raras associadas a trombose de veia porta. Porém, as situações clínicas em que há maior relação com a trombose de veia porta são as infecções *(principalmente pós cateterização da veia umbilical em recém-natos e intra-abdominais nos adultos)*, pós-operatório *(predominantemente pós esplenectomias)* e estados de hipercoagulabilidade *(em geral doenças hematológicas)*, por compressão ou invasão devido a tumores *(hepatocarcinoma)*, na cirrose hepática e, em nosso meio, na esquistossomose mansônica. Em cerca de 30% dos casos não há causa conhecida.

Os fatores que têm sido relacionados na formação de trombo na veia porta são:

- Deficiência de proteína C e S;
- Deficiência de antitrombina III;
- Deficiência de co-fator II - heparina;
- Disfibrinogenemia;
- Síndrome do anticorpo antifosfolípide;
- Mutação do fator V Leiden e do fator II G20210A.

A trombose de veia porta ocorre na mesma frequência entre crianças e adultos e em ambos os sexos, exceto nos pacientes cirróticos onde o acometimento é maior no sexo masculino.

Na maioria dos casos não há sintomas. Quando sintomáticos, as queixas mais frequentes são dor abdominal, ascite, hematêmese e/ou melena, náuseas, vômitos, anorexia e diarréia. A esplenomegalia é um achado frequente.

O diagnóstico de trombose de veia porta pode ser feito por:

- Achado cirúrgico;
- Autópsia;
- Angiografia;
- Esplenoportografia;
- Portografia transhepática percutânea;
- Ultrassonografia com eco-doppler do sistema portal hepático.

A trombose pode ser parcial, quando permite algum fluxo sangüíneo, e total, podendo ocupar o tronco da veia porta ou estender-se para as veias esplênicas, mesentéricas e/ou ramos portais.

Esta afecção tem sido cada vez mais encontrada e seu significado clínico ainda permanece controverso. A preocupação tem aumentado frente ao maior número de diagnósticos realizados em pacientes assintomáticos após exames de rotina ou devido ao advento do transplante hepático.

O transplante hepático, entre outras mudanças na prática médica, trouxe a discussão sobre a trombose de veia porta, deixando de simplesmente contraindicar o procedimento e passou a propor soluções cirúrgicas que variam das mais simples, como a trombectomia, às mais complexas, como interposição de enxertos longos e tortuosos com veias ilíacas.

As opções de tratamento para trombose de veia porta descritas são:

- Heparinização sistêmica;
- Fibrinolíticos sistêmicos;
- Fibrinolíticos locais através de punção percutânea guiada por ultrassom;
- Trombectomias;
- Enxertos com próteses ou veia safena.

Algumas das opções relatadas na literatura para pacientes submetidos a transplante hepático são:

1. Se o trombo encontra-se apenas na veia porta suprapancreática:

- Ressecção e anastomose simples;
- Ressecção e interposição de enxerto com veia do doador.

2. Quando há envolvimento da veia mesentérica superior e/ou veia esplênica e em região retropancreática a situação torna-se complexa:

- Veias ilíacas do doador são instrumentos úteis;
- Enxerto.

3. Se trombose parcial:

- Arterialização com artéria esplênica;
- Trombectomia.

No transplante hepático, *Shaw e cols.* sugerem o algorrítimo *(Figura 1)*.

Tsakis, ao avaliar resultados obtidos em pacientes submetidos a transplante hepático, comparando grupo com trombose de veia porta e sem trombose de veia porta, obteve: *(Tabela 1)*.

Como podemos observar na tabela 1, o único índice estatisticamente significativo foi a transfusão sangüínea no intra-operatório.

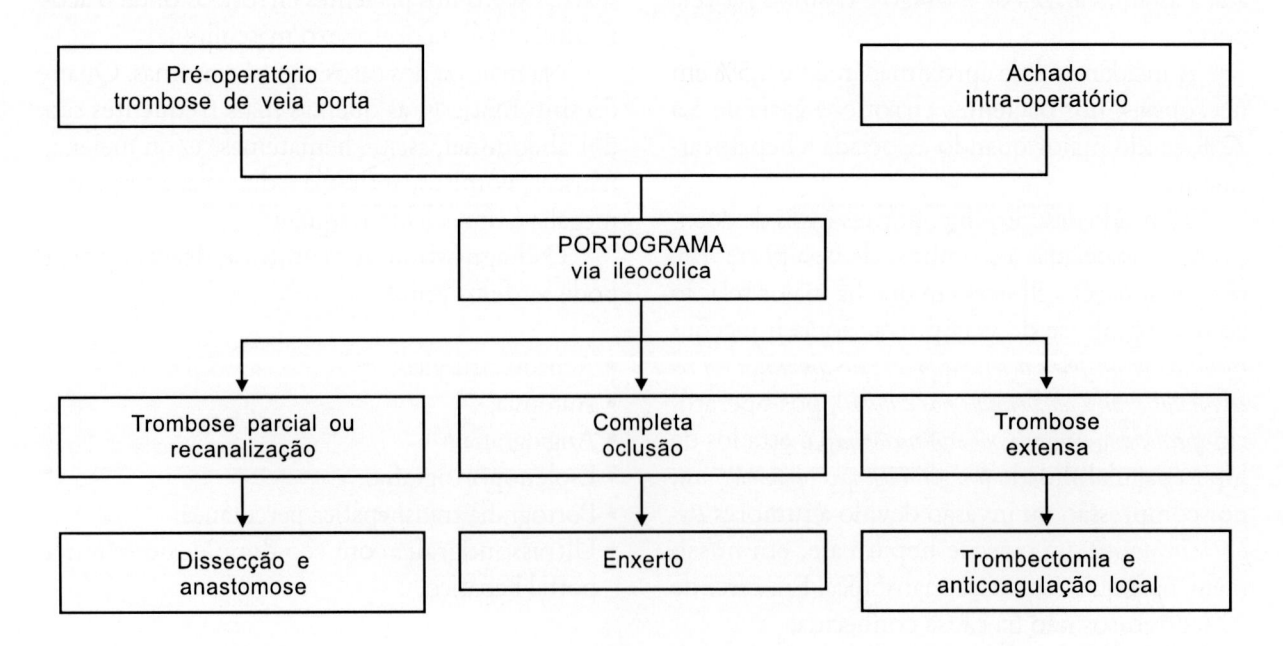

Fig. 1

Tabela 1

	CONTROLE			TROMBOSE DE VEIA PORTA			
	Total	Grupo 1C	Grupo 2C	Total	Grupo 1	Grupo 2	P
Nº de pacientes (%)	1306	646	660	70	35	35	...
Transfusão (%)	8.7	10.2	7.2	23	31.4	15	.009
Retransplante (%)	237 (18.1)	152 (23.5)	85 (12)	17 (24)	10 (29)	7 (20)	.6
Mortalidade 30 dias (%)	135 (10.3)	85 (13.2)	50 (7.6)	10 (14)	8 (23)	2 (6)	.04
PVT pós-operatória (%)	7 (0.5)	4 (0.6)	3 (0.5)	2 (3)	1 (3)	1 (3)	.12
Sobrevida de 1 ano (%)	84	82	85	74	66	82	NA

Grupo 1 - Com trombose da veia porta; Grupo 2 - Sem trombose da veia porta;
Grupo 1C - Grupo controle do grupo; Crupo 2C - Grupo controle do grupo 2.

Em nosso meio, onde a esquistossomose mansônica é uma endemia, a maior casuística de trombose de veia porta é formada por pacientes no pós-operatório de desconexão ázigo-portal, com incidências alcançando até 60% em nosso serviço após a realização de ultrassonografia com eco-doppler do sistema porta rotineiramente no pós-operatório.

Apesar da alta incidência, a maioria dos pacientes é assintomática e a recanalização da veia porta em um período de um ano ocorre em quase todos os casos.

De 1991 a 1999 foram atendidos 163 pacientes esquistossomóticos submetidos a desconexão ázigo-portal, sendo que 67 *(41%)* desenvolveram trombose de veia porta no pós-operatório.

A média de idade foi de 42 anos, com relação de 2:1 homem/mulher.

A maioria dos pacientes eram assintomáticos *(37 doentes - 62%)*. Os principais sintomas foram dor, febre, diarréia, ascite e hemorragia digestiva alta.

TROMBOSE DE VEIA PORTA

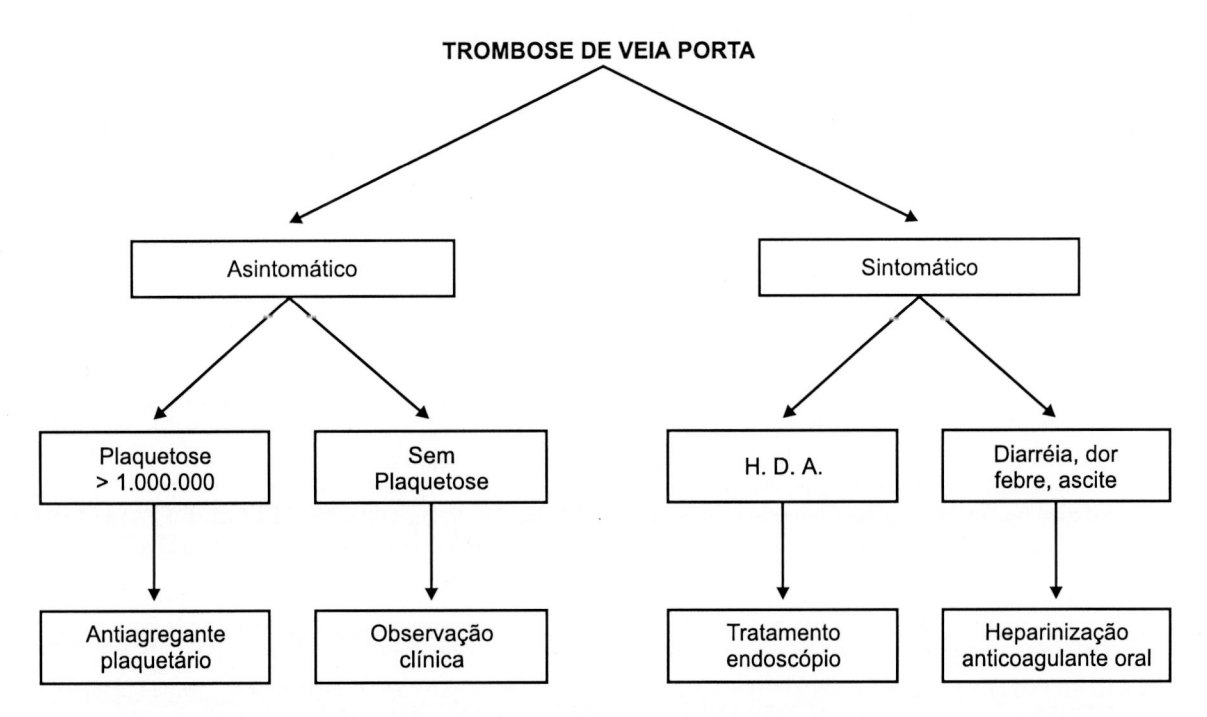

- Asintomático
  - Plaquetose > 1.000.000 → Antiagregante plaquetário
  - Sem Plaquetose → Observação clínica
- Sintomático
  - H. D. A. → Tratamento endoscópio
  - Diarréia, dor febre, ascite → Heparinização anticoagulante oral

Fig. 2

A permanência hospitalar foi, em média, 14 dias.

O tempo médio de recanalização foi de 10 meses e meio, podendo ocorrer transformação cavernomatosa com fluxo próximo ao normal ou com fluxo normal sem desenvolvimento de colaterais.

A proposta de tratamento para estes pacientes levando-se em conta a evolução clínica: *(Figura 2)*.

EM SÍNTESE

A trombose de veia porta na maioria dos casos é assintomática e, nesta situação, não necessita de tratamento. Quando sintomática, porém sem hemorragia digestiva alta, as melhores opções são fibrinolíticos locais ou heparinização sistêmica.

Quando há hemorragia digestiva alta *(por varizes esofágicas e/ou gástricas)* o tratamento farmacológico e endoscópico se impõe. Se houver insucesso, a Cirurgia de Warren é uma boa opção.

Não se constitui atualmente em contra-indicação ao transplante hepático e acaba provendo alternativas técnicas e reconstrução do sistema porta.

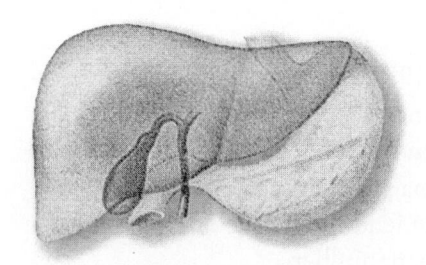

Referências Bibliográficas

01. ALAM H.; KIM D.; PROVIDO H.; KIRKPATRICK J.: "Portal Vein Thrombosis in the Adult: Surgical Implications in na Era of Dynamic Imaging". The American Surgeon, 63: 681 - 685; 1997.

02. BALFOUR G. W. & STEWART T. G.: "Case of Enlarged Splein Complicated with Ascites, both Depending upon Varicose Dilatation and Thrombosis of the Portal Vein". Edimburg Med J, 589 - 98; 1869.

03. CARDOT F.; BORG J. Y.; GUÉDON C.; LEREBOURS E.; COLIN R.: "Les Syndromes d'Ischiémie Veineuse Mésentérique: Infarctus et Ischiémie Transitoire". Gastroenterol Clin Biol, 16: 644 - 648; 1992.

04. CHAFFANJON P. C. J.; BRICHON P. Y.; RANCHOUP Y.; GRESSIN R.; SOTTO J. J.: "Portal Vein Thrombosis following Splenectomy for Hematologic Disease: Prospective Study with Doppler Color Flow Imaging". World J Surg, 22: 1082 - 1086; 1998.

05. CHAMOUARD P.; PENCREACH E.; MALOISEL F.; GRUNEBAUM, L.; ARDIZZONE J. F.; MEYER A.; GAUB M. P.; GOETZ J.; BAUMANN R.; URING-LAMBERT B.; LEVY S.; DUFOUR P.; HAUPTAMNN G.; OUDET P.: "Frequent Factor II G20210A Mutation in Idiopathic Portal Vein Thrombosis". Gastroenterology, 116: 144 - 148; 1999.

06. GROSSMAN J. A.; MCDERMOTT W. V.: "Paroxysmal Nocturnal Hemoglobinuria Associated with Hepatic and Portal Venous Thrombosis". Am J Surg, 127: 733 - 746, 1974.

07. GUYTON A. C. & HALL J. E.: "Hemostasia e Coagulação do Sangue" in Fisiologia Humana e Mecanismos das Doenças. Editora Guanabara-Koogan, 269 - 276, 6ª ed; 1998.

08. HENDERSON J. M.; MILLIKAN W. J.; CHIPPONI J.; WRIGHT L.; SONES P. J.; MUCI L.; WARREN W. D.: "The Incidence and Natural History of Thrombus in the Portal Vein Following Distal Splenorenal Shunt". Ann Surg, 196: 1 - 7, 1982.

09. ISAKIS A. G.; TODO S.; STARZL T. E.: "The Anterior Route for Arterial Graft Conduits in Liver Transplantation". Transplant Int, 2: 121; 1989.

10. LICHTENSTEIN H.; KAMMERER J.; BODIN F.; CONTE M.: "Les Thromboses Portales Acquises de l'Adulte (A Propos de 54 Observations)". Ann Méd Intern, 128 (3): 295 - 298, 1977.

11. MAHMOUD A. E. A.; ELIAS E.; BEAUCHAMP N.; WILDE J. T.: "Prevalence of the Factor V Leiden Mutation in Hepatic and Portal Vein Thrombosis". Gut, 40: 798 - 800; 1997.

12. MARIETTE D.; SMADJA C.; BORGONOVO G.; GRANGE D.; FRANCO D.: "The Surgery Procedure: A Prospective Experience". Surgery, 115: 282 - 9, 1194.

13. MAUNG R.; KELLY J. K.; SCNEIDER M. P.; POON M. C.: "Mesenteric Vneous Thrombosis Due to Antithrombin III Deficiency". Arch Pathol Lab Med, 112: 37 - 39; 1998.

14. OKUDA K.; OHNISHI K.; KIMURA K. ET AL: "Incidence of Portal Vein Thrombosis in Liver Cirrhosis. An Angiographic Study in 708 Patients". Gastroenterology, 89: 279 - 86; 1985.

15. PETIT P.; BRET P. M.; ATRI M.; HRENO A.; CASOLA G.; GIANFELICE D.: "Splenic Vein Thrombosis after Splenectomy: Frequency and Role of Imaging". Radiology, 190: 65 - 68; 1994.

16. RHEE R. Y.; GLOVICZKI P.; MENDONÇA C. T.; PETTERSON T. M.; SERRY R. D.; SARR M. G.; JOHNSON C. M.; BOWER T. C.; HOLLETT J. W.; CHERRY K. J.: "Mesenteric Venous Thrombosis: Still a Lethal Disease in the 1990s." J Vasc Surg, 20: 688 - 697; 1994.

17. ROTSTEIN L. E.; MAKOWKA L.; LANGER B. ET AL: "Thrombosis of the Portal Vein Following Distal Splenorenal Shunt". Surg Gynecol Obstet, 149: 847 - 85; 1979.

18. SAS G.; BLASKO G.; PETR I.; GRIFFIN J. H.: "A Protein S Deficient Family with Portal Vein Thrombosis". Thromb Haemost, 54: 724 - 729; 1985.

19. SHAW B. W. JR.; MARTIN D. J.; MARQUEZ J. M. ET AL: "Venous bypass in Clinical Liver Transplantation". Ann Surg, 200: 524 - 534; 1984.

20. STIEBER A. C.; ZETTI G.; TODO S.; IZAKIS A.; FUNG J. J.; MARINO I.; CASAVILLA A.; SELBY R. R.; STARZL T. E: "The Spectrum of Portal Vein Thrombosis in Liver Transplantation". Ann Surg, 213: 199 - 206; 1997.

21. TSCHOLL-DUCOMMUN J.: "Thrombose Veineuse du Systéme Porte et Cirhose Hépatique. Syndrome Paranéo Plastique?". Arch Anat Cytol Pathol, 28: 163 - 8; 1980.

22. VALLA D.; DENNINGER M. H.; DELVIGNE J. M.; RUEFF B.; BENHAMOU J. O.: "Portal Vein Thrombosis with Ruptured Oesophageal Varices as Presenting Manifestation of Hereditary Protein C Deficiency". Gut, 112: 856 - 859; 1988.

23. WEBB L. I.; SHERLOCK S.: "The Etiology, Presentation and Natural History for Extra-Hepatic Portal Venous Obstruction". QJM, 192: 627 - 639; 1979.

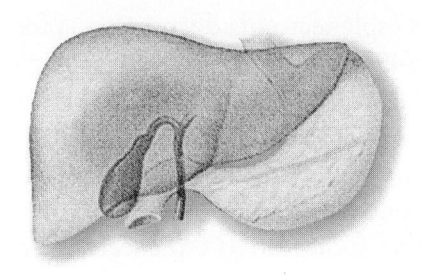

Aspectos Imunológicos dos Esquistossomóticos

capítulo 15

Fábio Gonçalves Ferreira
Armando De Capua Júnior

INTRODUÇÃO

O termo imunologia não é de fácil digestão para a maioria dos cirurgiões do aparelho digestivo. Afinal é o ramo da medicina que estuda os mecanismos pelos quais o organismo responde a antígenos, reconhece a si e o que é estranho a si, e se ocupa ainda dos aspectos biológicos *(observados in vivo)*, sorológicos *(observados in vitro)* e físico-químicos dos fenômenos imunológicos.

A função essencial do sistema imunológico é a defesa contra a infecção sendo que os animais superiores desenvolveram uma resposta imunológica adaptativa ou adquirida que lhes proporciona uma reação flexível, específica e mais eficaz contra as diferentes infecções.

Na resposta imunológica adaptativa observam-se três características importantes: memória, especificidade e o reconhecimento daquilo que não é próprio do organismo.

O primeiro contato com um organismo infeccioso garante certa informação e imprime alguma memória, tornando o organismo preparado para expelir qualquer invasão posterior pelo mesmo agente infeccioso.

Essa proteção é fornecida pela resposta imunológica adaptativa, induzida como uma reação ao agente infeccioso que se comporta como um antígeno. Um dos agentes da resposta imunológica é o anticorpo, que se combina com o antígeno para provocar sua eliminação.

Para isto temos a resposta primária, onde são produzidos anticorpos no primeiro contato com aquele antígeno e a resposta secundária, mais rápida e eficaz, quando o mesmo antígeno entra em contato com o indivíduo, porém neste caso devido à mobilização do sistema formador de anticorpos através da população de células de memória obtida após a primeira exposição ao antígeno.

Neste capítulo mostraremos os aspectos imunológicos dos esquistossomóticos portadores da síndrome de hipertensão portal submetidos à cirurgia de desconexão ázigo-portal com esplenectomia.

O BAÇO

Na embriogênese o baço deriva das células mesodérmicas do lado esquerdo do mesogastro. O baço e o pâncreas são mobilizados do abdome posterior e retroperitônio como uma unidade anatômica com um suprimento sanguíneo compartilhado.

Logo após o nascimento ele é imunologicamente imaturo, contendo uns poucos folículos linfóides e centros germinativos. Ele aumenta cerca de três vezes durante o primeiro ano de vida atingindo o máximo na puberdade para diminuir até 30 % na vida adulta.

Por volta de 5 % do débito cardíaco circula através do tecido esplênico pelos dois ramos polares da artéria esplênica. Este segmento polar divide-se em ramos trabeculares que penetram na polpa branca como artérias centrais. Estas artérias são circundadas por linfócitos, macrófagos fixos e células plasmáticas. O sangue passa pela polpa branca através da zona marginal e então entra pelos sinusóides venosos da polpa vermelha. Podemos afirmar que o baço tem um suprimento sanguíneo segmentado.

Cerca de 90 % dos 300 ml/min do fluxo esplênico circulam pela polpa vermelha espremidos entre pequenos poros das células endoteliais dos cordões esplênicos para ganhar o lago venoso do seu hilo.

Nos tempos remotos acreditava-se que o baço era o órgão produtor da alegria humana, que cuidava da alma e tinha uma gama enorme de funções de limpeza do organismo. Hoje postula-se que o mesmo está envolvido com a função normal do sistema imune, com a hematopoiese e proteção contra agentes infecciosos e células neoplásicas circulantes.

Um dos mais intrigantes aspectos do baço é sua proteção contra certas infecções bacterianas devido a sua função vascular e imunológica. É um filtro sanguíneo muito eficaz que remove glóbulos vermelhos e brancos desgastados e reage ativamente aos antígenos trazidos pelo sangue, principalmente se compostos por partículas. O baço tem maior capacidade de reconhecimento de antígenos por grama de tecido que qualquer outro órgão.

O baço é um componente integral do sistema imune do hospedeiro. Ultimamente é considerado um dos maiores órgãos linfóides. A polpa branca compreende 25% do volume esplênico e representa o compartimento linfóide composto por um estojo periarteriolar rico em células T e folículos ricos em células B.

O conceito de que o baço não é um órgão essencial à fisiologia normal foi aceito durante várias décadas. Apoiando este fato a esplenectomia tinha sucesso no manejo de certas doenças sem nenhum efeito desfavorável clinicamente comprovado naquela época e o baço podia ser removido com relativa impunidade e baixa mortalidade, não sendo em hipótese alguma essencial à vida.

Maia, Sherman e Asch admitiam que o baço era um órgão dispensável á vida, e sua retirada causava perturbações passageiras, com tendência a desaparecerem rapidamente por ação vicariante de outros órgãos.

A primeira esplenectomia documentada foi realizada em 1849 em um doente com esplenomegalia. Nos anos 50 a esplenomegalia com hiperesplenismo foi a indicação mais comum de esplenectomia, passando nos anos 70 para o estadiamento de doença de *Hodgkin*.

Hoje em dia a indicação da esplenectomia é cada vez menor, inclusive no trauma com o manejo não operatório de lesões esplênicas complexas ganhando maior aplicabilidade e com bons resultados clínicos.

Em nosso serviço, a esplenectomia associada a desconexão ázigo-portal é indicada para tratamento da complicação hemorrágica de varizes do esôfago nos doentes esquistossomóticos com hipertensão portal.

ESPLENECTOMIA NA HIPERTENSÃO PORTAL: CONSEQÜÊNCIAS IMUNOLÓGICAS E INFECCIOSAS

Em 1919 já através dos trabalhos de *Morris e Bulloch* tinha-se a idéia que a esplenectomia aumentava a sucetibilidade á infecção.

Apenas em 1952 quando *King e Shumacker Jr.* relataram a ocorrência de infecção fulminante pós-esplenectomia em crianças com esferocitose é que se deu conta da importância das complicações infecciosas que a retirada do baço poderia causar.

A partir daí, vários outros relatos e publicações sobre infecções graves pós-esplenectomia surgiram na literatura.

A esplenectomia realizada em qualquer idade e por qualquer razão aumenta a morbimortalidade, principalmente pelas complicações infecciosas.

A infecção pós esplenectomia apresenta um início rápido e uma taxa de mortalidade de 50%, o que a diferencia das demais infecções bacterianas.

O microorganismo mais comumente isolado dos doentes nestas infecções é o *Streptococcus pneumonial* e com menos frequência *Neissemia meningites, Eschehichia coli, Haemophilus influenzae e Staphylococos aureus.*

O comportamento da imunidade humoral de indivíduos esplenectomizados e sua possível relação com o aparecimento de septcemia tem sido estudados em esplenectomizados por trauma e doenças hematológicas.

Sabe-se atualmente, com base em estudos experimentais e clínicos, que as alterações dos mecanismos de defesa imunológica, após a retirada do baço incluem diminuição do nível de IgM séria, redução da capacidade de responder determinados estímulos antigênicos e cessação da produção de tuftisina - tetrapeptídeo que facilita a fagocitose bacteriana por parte de neutrófilos polimorfonucleares.

Entre as complicações da esplenectomia inclui-se o desenvolvimento de sepsis fulminante por bacterias encapsuladas. Segundo *Trigg (1979)* o risco maior de desenvolvimento de sepsis, ocorre nos primeiros dois anos de esplenectomia porém não cessa com o tempo, sendo descritos casos em pós operatório acima de dez anos.

Admitiu-se que o risco de infecções pós-esplenectomia era o mais alto em crianças menores de 3 anos e nos primeiros anos após a esplenectomia. O paciente esplenectomizado terá sempre aumentado o risco de morte por infecção fulminante, tendo-se registrado índices de mortalidade de 50 a 80% nos doentes com infecção e esplenectomizados.

Orda e Cols citam a ocorrência de septicemia pós-esplenectomia por trauma em 0,5 a 1% dos casos e após esplenectomia por outras causas de 1 a 25% dos doentes.

O tempo decorrido entre a esplenectomia e a infecção é variado podendo ocorrer precocemente e até tardiamente, 25 anos após a retirada do baço.

Singer (1973) descreveu 8,2% de morbidade e 5,9% de mortalidade em 221 pacientes com hipertensão portal submetidos a esplenectomia.

Nos pacientes esquistossomóticos submetidos a esplenectomia, *Guerra (1991)* em nosso meio tem estudado as alterações da imunidade humoral e celular sem resultados conclusivos.

Em um estudo que está sendo desenvolvido em nosso serviço, mostra que os doentes esquistossomóticos tem na sua totalidade uma leucopenia e linfopenia que são explicadas pelo sequestro esplênico causado pela hipertensão portal.

Segundo *Lambrou (1987)* imediatamente após a esplenectomia há uma mudança evidente na população de leucócitos no sangue periférico. No segundo dia pós operatório todas as contagens linfocitárias estão diminuidas no sangue periférico porém logo voltam aos padrões normais.

Em nossos pacientes a tendência global foi de uma leucocitose as vezes intensa no PO 15 dias mantendo-se um pouco elevada ainda no PO 30 dias porém retornando a níveis da população normal no 3° mês pós operatório.

Os linfócitos também mostram-se muito baixos em números absolutos chegando a aumentar muito no PO 15 e no PO 30 mantiveram-se altos, porém aproximado dos níveis da população normal.

Quando separamos os linfócitos nas suas subpopulações observamos inicialmente no pré-operatório um nível de linfócitos B diminuído e de linfócitos T normais, tendendo a pouco aumentados. Com relação aos níveis de CD 4 e CD 8 apresentavam-se diminuídos em relação à população normal.

Já no pós operatório, quando acompanhamos os pacientes por seis meses a um ano, notamos já no PO 15 ocorreu um aumento significativo nas subpopulações dos linfócitos que permaneceram aumentadas até nossas dosagens no PO 1 ano, mostrando o que parece ser uma melhora nos sistema de defesa imunitária destes doentes.

Além disto, com relação às imunoglobulinas observamos que os níveis pré-operatórios de IgA e IgM estavam normais quando comparados à população normal enquanto a IgG apresentava-se aumentada, cerca de uma vez e meia. Na evolução pós-operatória no início observamos tendência a aumento das imunoglobulinas, que logo no PO 30 dias voltaram aos níveis iniciais, apresentando novo aumento perto do PO 6 meses, sendo que a IgG permaneceu elevada em todas as dosagens, chegando a quase dobrar de valor no PO 6 meses.

Quando analisamos a dosagem do complemento, percebemos que estavam normais no pré-operatório e já no PO 15 dias tanto o C3 quanto o C4 aumentaram sendo que apenas os níveis do C4 voltaram ao normal no PO 30 dias, permanecendo elevados os níveis de C3 até o PO 1 ano.

Outro aspecto observado do ponto de vista imunológico foi o fato dos doentes esquistossomóticos previamente multitransfundidos aparentemente terem evolução clínica pós-operatória pior que os doentes não transfundidos no pré-operatório.

Como conclusão o doente esquistossomótico submetido à Esplenectomia com Desconexão Ázigo-Portal não parece ser mais suscetível à infecção, podendo receber consequentemente profilaxia infecciosa pós operatória mais branda quando comparada aos esplenectomizados por outras causas.

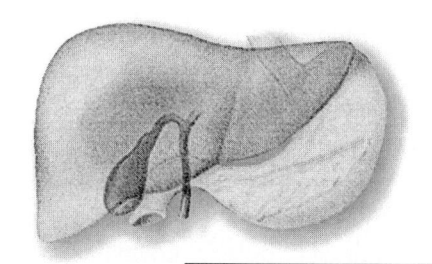

Referências Bibliográficas

01. ANDERSEN, V. et. Cols. "Immunological studies in children before and after splenectomy". Acta Pediatric Scand, 65: 409-15, 1976.

02. BALFANT, J.R. et. Cols. "Overwhelming sepsis following splenectomy for trauma". The Journal of Pediatrics: 88 (3): 458-60, 1976.

03. BROOKS, D. "Surgery of the spleen". Surg. Clin. N. Ann., 55: 287-301, 1975.

04. CHADBURN, A. "The spleen: anatomy and anatomical function." Semin Hematol. 37: 13-21, 2000.

05. CHAUDRY, I.H. et.cols. "Effect of Splenectomy on reticuloendotelial function and survival following sepsis". The Journal of Trauma, 20(8): 649-56, 1980.

06. ELLIS, E.F; SMITH, R.T.: "The Role of the Spleen in Immunity". Pediatrics, 37(1): 111-9, 1966.

07. GRINBLAT, J.; GILBOA, Y. "Overwhelming pneumococcal sepsis 25 years after splenectomy". The American Journal of the Medical Sciences, 270(3): 523-24, 1975.

08. GUERRA, L.C.M.; EVANGELISTA NETO, J.; MIRANDA, P.J.C.; SILVEIRA, M.J.C.; BRANDT, C.T.; KELNER, S. "Variações dos valores séricos de IgG, IgA, IgM, C 3 e C 4 após esplenectomia em esquistossomóticos hépato-esplênicos". Acta Cirúrgica Brasileira. 6(3):123-27, 1991.

09. HORTON, J. et cols. "The Importance of Splenic Blood Flow in clearing Pneumococcal Organisms". Ann. Surg. 195(2) :1+2-6, 1982.

10. KING, H.; SUMACKER JR, H.B. "Splenic Studies" Ann Surg. 135(2): 239-42, 1952.

11. KRIVIT, W.: "Overwhelming Postsplenectomy Infection". American Journal of Hematology, 2: 193-201, 1997.

12. KRIVIT, W; GIEBINK, G.S.; LEONARD, A. "Overwhelming postsplenectomy infection". Surg. Clin. North. Am. 59(2): 223-33, 1979.

13. LAMBROU, K.; VRACHNOU, E.; CALOGEROPULOU, C.; LADIS, V.; KATTAMIS, C. "Immunological profile after splenectomy in children with b-Thalassaemia major". Acta hemat. 78: 243-48, 1987.

14. MAIA, M. "Consequências da esplenectomia". Publ. Med., 1(10): 3-22, 1930.

15. MARBLE, K.R.; DECKERS, P.J.; KHERN, K.A. "Changing role of Splenectomy for hematologic diseases". J. Surg. Oncol., 52: 169-71, 1993.

16. MCCLUSKY, D.A.; SKANDALAKIS, L.J.; COLBORN, G.L.; SKANDALAKIS, J.E. "Tribut to a triad: hystory of splenic anatomy, physiology and surgery: part 1 & 2". World J Surg. 23: 311-25 e 514-26, 1999.

17. MICHAEL, M.; CANNON, NASSIF. "Primary pneumococcal abscess in a Asplenic host". Ala. J. Med. Sei., 11(4): 308-11, 1974.

18. ORDA, R.; BANAK, J.; SPIRER, Z.; Wiznitzerit. "Postsplenectomy splenic acthivity". Ann Surg. 194(6): 771-4.

19. PEARSON, H. e cols. "The Born-again Spleen". The New England Journal of Medicine, 298(55): 1389-92, 1978.

20. ROITT, IVAN M.: "Essential Immunology" - 5 th ed., Black Well Scientific Publications, 1995.

21. SHER, R.; BLOCK, C.S.; GOMPERTS, E.D. "Overwhelming Pneumococcaemia 17 years After Splenectomy". Sul. African Medical Journal, 55: 643, 1979.

22. SHERMAN, N.J.; ASCH, M.J. "Traumatic splenic injury: Splenectomy VS Repair". Ann. Surg., 45(10): 631-5, 1979.

23. SINGER, D.B. "Postsplenectomy sepsis". In: Rosenberg, H.S. e Bolande, R.P., Perspectives of Pediatric Pathology. Chicago, Year Medical Publishers, 1973 p.285-311.

24. SULLIVAN, J.L., et cols. "Immune response after splenectomy". The Lancet. 1: 178-81, 1978.

25. TRIGG, M.E.: "Immune Function of the Spleen" Southern Medical Journal, 72(5): 593-9, 1979.

26. WHITAKER, A.N. "The effect of previous splenectomy on the couse of Pneumococcal bacteraemia in mice". The Journal of Pathology and Bacteriology, 95(2): 357-76, 1968.

27. WINTER, S.T. "Trauma, Splenectomy and the risk of infection." Pediatrics, 13(12): 1011-2, 1974.

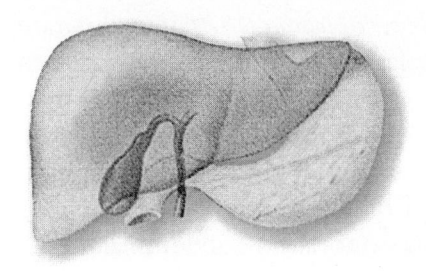

Desconexão Ázigo-Portal no Esquistossomótico

capítulo 16

Luiz Arnaldo Szutan
Armando De Capua Júnior

A esquistossomose se constitui em um problema de Saúde Pública no Brasil considerado a população de parasitados entre 10 a 12 milhões de pessoas *(Prate 1975, Bino 1976, Abrantes 1986)*.

Apesar da forma hepatoesplênica se manifestar em 7,0% dos esquistossomóticos e a hipertensão porta com varizes de esôfago correspondem a 25% destes, ainda assim esta forma grave de manifestação da doença acomete um número significativo de pacientes constituindo-se ainda um desafio médico e causa importante de morbi-mortalidade em nosso País.

Das indicações para tratamento cirúrgico de hipertensão porta de etiologia esquistossomótica podemos tecer algumas considerações:

1. **Esplenomegalia:** Indicação Excepcional: Sua indicação se justifica apenas em casos onde é grande o desconforto do paciente face ao tamanho do baço;

2. **Hiperesplenismo:** Este achado secundário frequente em esquistossomóticos não justifica tratamento cirúrgico, a nosso ver não se constituindo em indicação específica de terapêutica nesta doença;

3. **Varizes de Esôfago/Varizes de Estômago:** Presentes com frequência na hipertensão porta esquistossomótica, caso seu achado seja assintomático, não nos parece justificado profilaticamente qualquer forma de tratametno pois apenas de 15 a 30% dos pacientes poderão apresentar os sintomas hemorrágicos sendo difícil mesmo com as atuais classificações endoscópicas, caracterizar os pacientes que potencialmente virão a se beneficiar do tratamento cirúrgico pela dificuldade de analisar evolutivamente a história natural da doença.

4. **Hemorragia Digestiva Alta:** Esta seria a principal e mais grave manifestação da doença habitualmente relacionada à presença de varizes de esôfago *(80% dos casos)* porém eventualmente associadas a varizes gástricas ou gastropatia hipertensiva, quando de sua primeira manifestação mesmo com o controle do surto hemorrágico *(que é habitual através de manobras clínicas ou endoscópicas por escleroterapia ou ligadura elástica)* já se caracteriza a indicação cirúrgica pelo risco importante de novo sangramento *(80% em até 2 anos)* com morbidade crescente nos surtos recidivantes.

AS TÉCNICAS CIRÚRGICAS

As variedades de tratamento cirúrgico podem ser classificadas em dois grandes grupos: métodos descompressivos por derivações venosas e métodos não descompressivos.

No presente capítulo analisaremos exclusivamente os métodos não descompressivos, também conhecidas como Desconexão Ázigo-Portal. Dentre estes destacam-se as esplenectomias e as diversas formas de interromper o fluxo sangüíneo venoso na região esofagogástrica.

Phemister e Humphreys (1947) praticaram a gastrectomia total e esofagogastrectomia subtotal em 2 pacientes com recidiva hemorrágica após esplenectomia.

Boerema (1949) e Crile Jr. (1950) descreveram a ligadura intra-esofágica das varizes do esôfago.

Gray e Whitessel (1950) preconizaram a desvascularização do esôfago interior e esplenectomia, vagotomia troncular e gastrojejunostomia.

Tanner (1950) executou a secção transversal e sutura do estômago e a partir de 1951 associou a desvascularização do esôfago terminal e da parte proximal do estômago.

Vasconsellos (1954) realizou a esplenectomia associada à desvascularização do terço inferior do esôfago e fundo gástrico e ligadura dos vasos gástricos esquerdos.

Allison (1959) referiu a desvascularização ampla do estômago agregada a ligadura extramucosa das varizes.

Walker (1960) realizou a secção transversal do esôfago inferior.

Bernardes de Oliveira, Rosemberg e Faria (1961) efetuaram a ligadura extramucosa das varizes esofágicas mais esplenectomia.

Degni (1963) e Lemos Torres (1963) defenderam a desvascularização do esôfago inferior e metade proximal do estômago com esplenectomia, gastrotomia para ligadura das varizes gástricas, ligadura das artérias gástrica esquerda e esplenectomia e simpatectomia periarterial da artéria hepática.

Hassab (1964) indicou esplenectomia e desvascularização dos 2/3 proximais do estômago e esôfago terminal.

Almeida (1967) propôs a vagotomia troncular infradiafragmática, esplenectomia, ligadura da veia gástrica esquerda e desvascularização do esôfago abdominal.

Skinner (1969), por toracotomia esquerda, promoveu a liberação do esôfago terminal e estômago e gastrotomia para sutura de varizes do estômago e da parte terminal do esôfago.

Boerema, Klopper e Holscher (1970) introduziram a transsecção esofágica com instrumento mecânico juntamente com vagotomia e gastrojejunostomia.

Sugiura (1973) descreveu a associação da esplenectomia, desvascularização esofagogástrica, vagotomia e piloroplastia com a transsecção esofágica por acesso torácico e abdominal.

Chaib (1975) além da esplenectomia e desvascularização do fundo gástrico realizou a sutura transparietal das varizes do esôfago.

Pollara (1992) propôs a ligadura da artéria esplênica com extensa desvascularização transmediastinal esofágica e proximal do estômago.

Justifica-se este extraordinário número de intervenções, além de outros procedimentos sem maior significância, pois todas atuando no efeito e não na causa do problema são suscetíveis de maior ou menor incidência de maus resultados.

Vinte e nove diferentes operações foram propostas para o tratamento da esquistossomose desde 1945 *(Raia et al., 1984)*.

Deve o cirurgião ter em mente que a operação ideal precisa evitar a recidiva hemorrágica, não provocar encefalopatia, não agravar a função hepática e curar o hiperesplenismo *(Abrantes, 1986)*. Considerando este objetivo ideal difícil de ser atingido devemos procurar o procedimento cirúrgico que mais se aproxima dele.

Neste sentido vários procedimentos propostos hoje são considerados inaceitáveis no tratamento da doença em função dos maus resultados em relação a algumas das premissas anteriormente citadas.

Assim é que a esplenectomia isolada pelo alto índice de recidiva do sangramento não inferior a 30% e chegando a 56% hoje não é tratamento aceito *(Alves e Rebouças, 1964; Abdalla, 1965; Raia et al., 1985; Abrantes, 1986)*.

Na Santa Casa de São Paulo o tratamento ideal da hipertensão portal vem sendo perquirido desde 1947 quando *Oliveira Mattos* publicou os primeiros casos de esplenectomia por ele realizados.

Hermeto Jr. (1949) sugeriu a cirurgia de *Talma Drummond*, aderência do epiplo ao peritônio parietal para o tratamento da ascite na esquistossomose.

Almeida (1954) apresentou a teoria neurogênica para o desencadeamento da hemorragia e em 1966, 1967, 1968 em diversas publicações preconizou a esplenectomia associada à vagotomia e ligadura da veia gástrica esquerda para o tratamento da esquistossomose.

Lemos Torres e Degni (1963) lançaram as bases da cirurgia da desconexão ázigo porta.

Constituído o Departamento de Cirurgia em 1964 a cirurgia preferencial para o tratamento da hipertensão porta foi a preconizada por *Lemos Torres e Degni* com algumas modificações *(sem gastrotomia e simpatectomia)*.

Permanece no entanto a questão de qual o melhor procedimento para esquistossomóticos. Dentre estes podem ser feitas considerações entre a esplenectomia com desconexão ázigo-porta externa procedimentos de desconexão que associam intervenções intraluminares atuando sobre as varizes e derivação porto-sistêmica seletiva ou anastomose espleno renal distal.

A análise dos resultados de diferentes autores mostra extrema variabilidade o que dificulta a escolha entre os métodos. Certos aspectos todavia merecem destaque. Algumas casuísticas misturam grupos de cirróticos e de esquistossomóticos, doentes cuja resposta é diferente. Em várias delas associam-se doentes com cirurgias de emergência e/ou eletivas e/ou profiláticas, o que naturalmente traz diferentes expectativas quanto aos resultados. O tempo de seguimento muitas vezes curto não permite interpretações adequadas. Nas desconexões o grande número de variáveis técnicas cujo significado deve ser questionado e nas derivações seletivas a presença ou não de desconexão esplenopancreática completa *Warren et al. (1986); Rikkers, (1990)*.

A partir de 1985, criada a Área de Hipertensão Portal do Departamento de Cirurgia da Faculdade de Ciências Médicas da Santa Casa de São Paulo, tendo em conta a experiência adquirida, a análise da fisiopatologia da doença e os resultados da literatura optou-se pela esplenectomia associada à desvascularização esofagogástrica proximal, vagotomia e piloroplastia.

A operação consiste na esplenectomia com derivação esofagogástrica.

Pratica-se a laparotomia para-mediana para-retal interna esquerda partindo-se da reborda costal até alguns centímetros abaixo da cicatriz umbilical dependendo do tamanho do baço.

Após a revisão da cavidade, inicialmente era aberto o grande epiploon para o acesso ao retroperitôneo e ligadura prévia da artéria esplênica junto à borda superior do pâncreas. A seguir esplenectomia com ligadura dos vasos do pedículo após luxação do órgão. Desvascularização do fundo e curvatura maior do estômago por meio de pinçamento, secção e ligadura dos vasos junto à parede gástrica, da metade proximal do órgão até a margem lateral esquerda do esôfago abdominal.

Desvascularização da pequena curvatura desde a proximidade da incisura angular até a cárdia. Secção da membrana freno-esofágica para dissecção e desvascularização do esôfago abdominal e da cárdia, realizando-se neste tempo a vagotomia troncular anterior e posterior *(Figura 1)*.

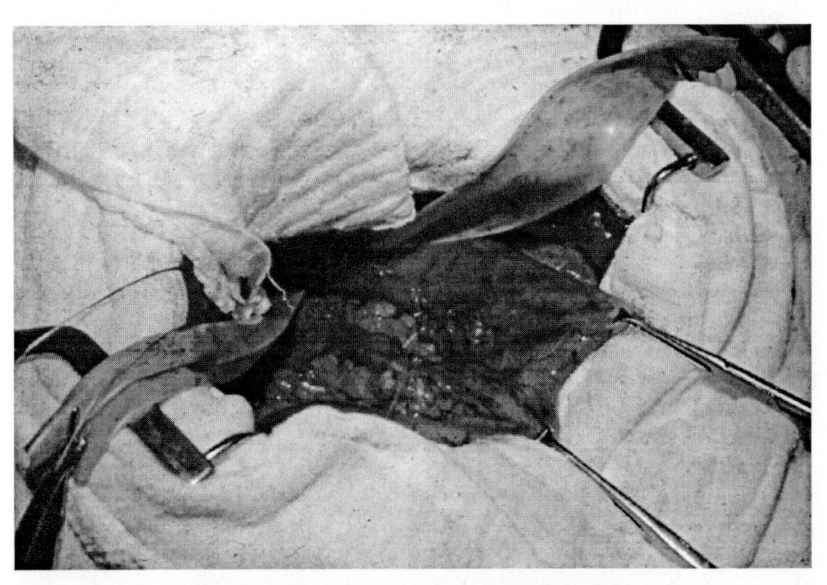

Fig. 1 - *Revisão minuciosa da hemostasia.*

Fundoplicatura à *Lotart-Jacob*, piloroplastia preferencialmente extramucosa.

Biópsia hepática em cunha na margem anterior do lobo esquerdo.

Em nenhuma oportunidade drenou-se a cavidade. Síntese da parede abdominal por planos com aplicação de pontos de apoio.

Os resultados desta operação foi objeto de estudo em nossa instituição em um trabalho realizado com 5 anos de seguimento em pacientes operados entre 1985 - 1987, acompanhados até 1993. Neste período acompanhamos 68 pacientes.

Em relação às intercorrências pós-operatórias imediatas devemos ressaltar febre, presente em 33% dos pacientes, sendo que em 20% sem detecção de infecção e cessando espontaneamente nos casos em que o processo infeccioso foi identificado a resposta à antiobioticoterapia foi a esperada. A ascite também esteve presente em 18% dos pacientes sendo de fácil controle com uso de diuréticos em até 30 dias.

A mortalidade pós-operatória imediata esteve presente em 1,4% dos pacientes relacionada à trombose portal maciça pelo que recomendamos sistematicamente a avaliação ultrassonográfica pré-operatória e quando da presença de trombose porta entendemos que esta operação não deve ser realizada.

No seguimento pós-operatório em período superior a 5 anos não identificamos nenhum caso de encefalopatia porto-sistêmica; as varizes de esôfago persistem em 45% dos casos, o que não significa chance aumentada de recidiva hemorrágica, e a recidiva hemorrágica ocorreu em 4 pacientes *(11%)*, sempre relacionada à trombose porta parcial *(avaliado pelo doppler-ultrasson com fluxo abaixo de 10 m/seg)* e todos casos sendo controlados pela escleroterapia, sendo que nós preconizamos atualmente a realização após 2 anos de cirurgia a realização de 1 exame ultrassonográfico e caso haja trombose portal e o fluxo for baixo seguimento mais detalhado e eventual associação com escleroterapia. Não tivemos mortalidade no seguimento tardio.

Quando cotejamos nossos resultados com as operações que atuam intra-mural com sutura ou secção da parede esofagogástrica, não encontramos benefício que justifique tal procedimento *(diferentes técnicas associaram intervenções sobre a circulação intramural do esôfago e/ou estômago)*. Tanner (1961) associou a transecção do esôfago, *Degni e Lemos Torres (1963)* ajuntaram gastrotomia com sutura de varizes e ligadura da artéria hepática, *Goffi et al. (1966)* realizaram sutura das varizes na vigência da hemorragia, *Goldemberg, Oliveira e Haddad (1968)* acrescentaram a ligadura extramucosa esofágica à rafia de varizes gástricas. Haddad et al. (1975); Kelner et al.

Tabela 1

CIRURGIA	N.º PACIEN.	ETIOLOGIA	MORT. PÓS OP. IMEDIATO	SEG. MÉDIO	R.H.	E.P.S.	MORT. PÓS OP. TARDIA	AUTOR
Esplenectomia, Vagotomia, Ligadura Veia Gástrica Esquerda	82	---	1,2%	---	---	---	7,37%	Almeida, 1967
Esplenectomia, Desvascularização Esogagogástrica	355	E	---	6 Anos	3,0%	0	---	Hassab, 1967
Esplenectomia, Desvascularização Esofágogástrica	56	C E E (78%)	5,3%	18 Meses	12,5 % Imed. 14% Tardio	0	9%	Haddad, Et. Al., 1981
Esplenectomia, Desvasc. Esofagogástrica Ligadura Gástrica	255	E	3,1% 25,71%	8 Anos	9,4%	0	---	Abrantes, 1986
Ligadura Art. Esplênica Desvascularização Esofagogástrica Transmediastinal	25	E. 13 C. 12	4%	19 Meses	0	0	---	Pollara,

R.H. Recidiva Hemorrágica   C. Cirrótico   E.P.S. Encefalopatia Porto Sistêmica   E. Esquistossomótico   ---- Não Avaliado

Tabela 2

CIRURGIA	N.º PACIEN.	ETIOLOGIA	MORT. PÓS OP. IMEDIATO	SEG. MÉDIO	R.H.	E.P.S.	MORT. PÓS OP. TARDIA	AUTOR
Derivação Esplenorenal Distal	99	E	13%	2 1/2 Anos	11% Urg. 8,5% Eletivo	0	---	Pitanga, 1977
Derivação Esplenorenal Distal	21	E	---	12 Meses	0	0	10%	Raia, 1997
Derivação Esplenorenal Distal	134	E (90%) C (10%)	6,7% Eletivo 16,6 Urg.	---	6%	3%	---	Cury, Et. Al., 1983
Derivação Esplenorenal Distal	30	E	0	2 Anos	6,9%	7%	0	Silva, Et. Al., 1984
Derivação Esplenorenal Distal	308	E	1,9%	Até 14 Anos	1,4%	1%	---	Abrantes, 1986
Derivação Esplenorenal Distal	32	E	0	5 Anos	22,2%	14,8%	14%	Strauss, 1080
Derivação Esplenorenal Distal	15	E	---	18 Meses	13,3%	6,6%		Rangel, Et. Al., 1990

R.H. Recidiva Hemorrágica   C. Cirrótico   E.P.S. Encefalopatia Porto Sistêmica   E. Esquistossomótico   ---- - Não Avaliado

(1982) realizaram rafia de varizes esofágicas; *Chaib (1983)* propôs a sutura extramucosa com a passagem de vela de Hegar por gastrotomia. Em nenhuma destas publicações houve evidências de benefícios em termos de recidiva quando comparadas à desvascularização gastroesofágica externa permanecendo a extrema variabilidade dos resultados *(Tabela 1)*.

Os adeptos das cirurgias descompressivas, em especial a Cirurgia de Warren, que também é aceita para o tratamento da hipertensão portal esquistossomótica, justificam ser este preferencial pelo menor risco de recidiva hemorrágica. Porém, quando além desta complicação há encefalopatia porto-sistêmica, que pode se apresentar nestas situações, observamos que a taxa de complicações é equivalente a desconexão ázigo-portal *(Tabela 2)*.

Dentre outros trabalhos da literatura, quando analisados exclusivamente pacientes esquistossomóticos, submetidos a desconexão azigo-porta externa observamos taxas de complicações ao redor de 10% *(Tabela 3)*.

Em função destes resultados e da cirurgia ser de fácil execução, acessível a todos cirurgiões gerais ou especialistas do aparelho digestivo em hospitais sem recursos extraordinários, temos preconizado esta operação para esquistossomóticos que apresentaram sangramento.

Tabela 3

CIRURGIA	N.º PACIEN.	ETIOLOGIA	MORT. PÓS OP. IMEDIATO	SEG. MÉDIO	R.H.	E.P.S.	MORT. PÓS OP. TARDIA	AUTOR
Esplenec. Lig.Extra Mucosa, Ráfio	67	E/C	6%	6 A 9 Meses	19,5%	---	3,17%	Goldemberg, Et. Al., 1968
Ligadura Intra Esofagiana De Varizes	33	E-12 C-12 (Urgência)	33%	6 A 24 Meses	33%	---	---	Haddad, Et. Al., 1974
Esplenectomia Ligarura Intra Esofágica	40	E-22 C-12 (Eletiva)	2,5%	1 Ano Médio	19,5%	0	---	Haddad, Et. Al., 1975
Esplenec. Desvasc. Esofagogástrica Sut. Esofágica Extra Muc.	88	E/C	5,68%	1 A 2 Anos 2 A 5 Anos 6 A 8 Anos	3,12% 25,71% 18,75%	---	---	Chaib, 1983

R.H. Recidiva Hemorrágica   C. Cirrótico   E.P.S. Encefalopatia Porto Sistêmica   E. Esquistossomótico   ---- - Não Avaliado

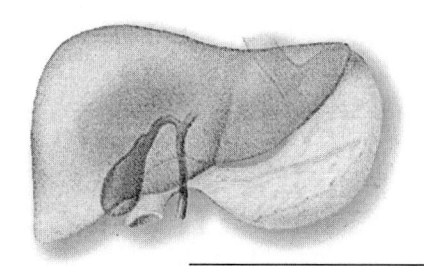

Referências Bibliográficas

01. ABRANTES, W. L.: "Análise crítica da cirurgia de hipertensão poral esquistossomótica" In: OLIVEIRA e SILVA A. D'ALBUQUERQUE L. C. - Hepatologia Clínica e Cirúrgica. São Paulo, *Sarvier*, 1986 p 671.

02. ABDALLA, P.: "Hepatoesplenomegalia esquistossomótica e hemorragias digestivas: seu tratamento cirúrgico eletivo e de emergência". *J Bras Med*; 9 (6): 655 - 69, 1965.

03. ALMEIDA, A. D.: "A cirurgia na síndrome de hipertensão porta". *Rev Assoc Méd Bras*; 13 (3): 87 - 96, 1967.

04. ALVES, C. A. P. & REBOUÇAS, G.: "Esplenectomia na esquistossomose hepato-esplênica: resultados imediatos e tardios. *O Hospital*; 66: 231 - 7, 1964.

05. BELLI, L.; ROMANI, F.; SANSALONE, C. V.; ASENI, P.; RONDINARA, G.: "Portal thrombosis in cirrothics: a retrospective analisys". *Ann Surg*; 203 (3): 286 - 991, 1986.

06. BERNARDES DE OLIVEIRA, A.; ROSEMBERG, D.; FARIA, P. A. J.: "Nova técnica no tratamento de varizes do esôfago: ligadura extra mucosa". *Gaz Sanit*; 10: 3 - 12, 1961.

07. BINA, J. C.: "A expansão da esquistossomose mansoni no Brasil: fatores determinantes e sugestões para seu controle". *Rev Med Bahia*; 22 (2): 86 - 100, 1976.

08. BOEREMA, I.; KLOPPER, P. J.; HOLSCHER, A. A.: "Transabdominal ligation-resection of the esophagus in cases of bleeding esophageal varices". *Surgery*; 67: 409 - 13, 1970.

09. CAPUA JUNIOR, A.; SZUTAN, L. A., SAAD JUNIOR, R.; STELMACH, D.; ASSEF, J. C.: "Alteração da pressão porta de doentes esquistossomóticos submetidos a operação de esplenectomia e desconexão ázigo-porta". *GED*; 11 (1): 31 - 4, 1992.

10. CARNEIRO, J. L.; MIES, S.; RAIA, S.: "A circulação colateral gastroesofágica após desconexão ázigo-porta, portografia transhepática na esquistossomose mansônica". *Rev Col Bras Cir*; 10 (6): 191 - 202, 1983.

11. CERRI, G. G.: "Contribuição da ultrassonografia no diagnóstico da forma hepatoesplênica da esquistossomose mansônica". *São Paulo*, 1984 (Tese de Doutorado - Faculdade de Medicina da Universidade de São Paulo).

12. CHAIB, E.; PUGLIESE, V.; CAPACCI, M. L.; D' ALBUQUERQUE, L. C.; WIDMAN, A.; BERNARDINI, A. P.; SILVA, A. O.; SAAD, W. A.; MACHADO, M. C. C.; PINOTTI, H. W.: "Trombose portal: complicação precoce da desconexão ázigo-porta no tratamento das varizes esofagianas sangrantes". *Rev Hosp Clin Fac Med São Paulo*; 45 (5): 205 - 7, 1990.

13. CHAIB, S. A.; LESSA, B. S.; CECCONELLO, I.; FELIX, W. N.; CHAIB, E.: "A new procedure for the treatment of bleeding esophageal varices by transgastric azygoportal disconnection". *Int Surg*; 68: 353 - 6, 1983.

14. CHIATTONE, C. S.; GUERRA, C. C.: "Hiperesplenismo" In: BARRESCA, A. L. Enciclopédia Ibero Americana de Hematologia. Salamanca, Ed. Universidad *Salamanca*, 1993 p. 915 - 22.

15. COUTO JUNIOR, D.: "Cirurgia da hipertensão porta esquistossomótica". *F Med*; 53 (2): 9 - 27, 1996.

16. CRILE JUNIOR, G.: "Transesophageal ligation of bleeding esophageal varices". *Arch Surg*; 61: 654 - 60, 1950.

17. CURY, A. A.: "A forma hepatoesplênica da esquistossomose - Contribuições à História Natural". *Rev Col Bras Cir*; 16 (3): 117 - 21, 1989.

18. CURY, A. A.; MARX FILHO, C.; CARVALHO, N. N.; ALMEIDA, V. P.; CAMINHAS, F. G.; ABRANTES, P. G.: "Hipertensão porta: anastomose esplenorrenal distal seletiva". *Rev Col Bras Cir*; 10 (4): 126 - 34, 1983.

19. DEGNI, M.: "Rational basis of a new technique for the treatment of portal hipertension: Lemos-Torres-Degni technique". *Bull Soc Int Chi*; 22: 3 - 8, 1963.

20. EUGUCHI, A.; HASHIZUME, M.; KITANO, S.; TANOVE, K.; WADA, H.; SUGIMACHI, K.: "High rate of portal thrombosis after splenectomy in patients with esophageal varices and idiophatic portal hipertension". *Arch Surg*; 126 (6): 752 - 5, 1991.

21. FREITAS, C. A.: "Geogrphic distribution os schitosomiasis in Brasil". *Brasília Med*; 11 (1 - 2): 31 - 6, 1975.

22. GIORDANO, G.; ANGELELLI, G.; LOSACCO, T.; MUSTACCHIO, N.; MACARINI, L.; GAROFALO, G.; PETRACCA, G.; NOVELLI, D.; COLELLI, P.; CANONNE, G.: "Esophagogastric desvascularization in bleeding esophageal varices due to portal hipertension: median-term results". *G Chir*; 12 (8 - 9): 459 - 61, 1991.

23. GOLDEMBERG, S.; OLIVEIRA, E.; FIGUEIRA, A.; HADDAD, C. M.; HERANI FILHO, B.: "Nova técnica para interrupção intragástrica de varizes gastroesofágicas (técnica de Skinner) associada a esplenectomia". *R Assoc Med Bras*; 18 (11): 429 - 34, 1972.

24. HADDAD, C. M.; DAL FABRO NETO, A.; BANGARTEN, A.; GOLDEMBERG, S.: "Resultados obtidos com associação de técnica de desconexão ázigo-porta e esplenectomia no tratamento de varizes esofagogástricas" *Rev Paul Me*; 86: 53 - 6, 1975 a.

25. HADDAD, C. M.; DAL FABRO NETO, A.; RICHIERI, T. S. & GOLDEMBER, G. S.: "Ligadura intraesofágica associada a esplenectomia no tratamento cirúrgico eletivo das varizes esofagogástricas". *Rev Paul Med*; 86: 13 - 8, 1975.

26. HADDAD, C. M.; PAN CHACON, J.; RICCA, A. B.; TOLEDO, L. F. Q.: "Desvascularização gastroesofágica e esplenectomia no tratamento da hemorragia por varizes gastroesofágicas". *Rev Col Bras Cir*; 9 (3): 107 - 10, 1982.

27. HASSAB, M. A.: "Gastroesophageal descongestion and splenectomy in the treatment of esophageal varices in bilharzial cirrhosis: further studies with a report on 355 operations". *Surgery*; 61 (2): 169 - 76, 1967.

28. KATZ, N. & BRENER, Z.: "Evolução clínica de 112 casos de esquistossomose mansoni observadas após 10 anos de permanência em focos endêmicos de Minas Gerais". *Rev Inst Med Trop São Paulo*; 8 (3): 139 - 42, 1966.

29. KELNER, S.; FERREIRA, P. R.; DANTAS, A.; LIMA FILHO, J. F. C.; SOUZA, A. P.; CARREIRO JUNIOR, J. C. P.; FERRAZ, E. M.; SILVEIRA, M.; COELHO, A. R. B.; CÂMARA NETO, R. D.; DOMINGUES, L. A. W.: "Ligadura de varizes esôfago-gástricas na hipertensão porta esquistossomótica: avaliação de 25 anos". *Rev Col Bras Cir*; 9 (4): 140 - 7, 1982.

30. NAKAMURA, T.; MORIYASU, F.; BAN, N.; NISHIDA, O.; TAMADA, T.; KAWASAKI, T.; MIURA, K.; SAKAI, M.; MIYAKE, T.; UCHINO, H.; KUMADA, K.; OZAWA, K.: "Hemodinamic analysis of postsplenectomy portal thrombosis using ultrasonic doppler duplex system". *Am J Gastroenterol*; 82 (11): 1212 - 6, 1987.

31. OLIVEIRA, F.: "Avaliação crítica e resultados da desvascularização esofagogástrica + ligadura ou não de varizes associada à esplenectomia". In: LIMA, D. R. & BATISTA NETO, J.: I Simpósio Alagoano de Hipertensão Portal e Esquistossomose Mansônica - Maceió, 1987.

32. OZAKI, C. F.; ANDERSON, J. C.; LIEBERMAN, R. P.; RIKKERS, L. F.: "Duplex ultrasonography as a non invasive technique for assessing portal hemodynamics". *Am J Surg*; 155: 70 - 5, 1988.

33. PHEMISTER, D. B. & HUMPHREYS, E. M.: "Gastroesophageal resection and total gastrectomy in the treatment of bleeding varicose veins in Banti's syndrome". *Ann Surg*; 126 (4): 397 - 407, 1947.

34. POLLARA, W. M.: "Desvascularização esofagogástrica trasmediastinal sem esplenectomia no tratamento de varizes do esôfago". São Paulo, 1992 (Tese Docência - Faculdade de Medicina da Universidade de São Paulo).

35. RAIA, S. & MACEDO, A. L. V.: "Portal hypertension in schistossomiasis". *Clin Gastroenterol*; 14 (1): 57 - 81, 1985.

36. SAAD JUNIOR, R.; DE CAPUA JUNIOR, A.; SZUTAN, L. A.; DORGAN NETO, V.: "Valor normal da pressão porta no homem".

37. STELMACH, D.: "Estudo da pressão porta no pós-operatório de doentes esquistossomóticos submetidos a esplenectomia e desvascularização gastroesofágica". São Paulo, 1992 (Tese de Mestrado - Faculdade de Ciências Médicas da Santa Casa de São Paulo).

38. STRAUSS, E.: "Hipertensão portal esquistossomótica: análise evolutiva de intercorrênciaclínica, dados endoscópicos e laboratoriais em estudo randomizado comparando três tipos de cirurgia". Ribeirão Preto, 1989 (Tese de Docência - Faculdade de Medicina de Ribeirão Preto da Universidade de São Paulo).

39. SUGIURA, M. & FUTAGAWA, S.: "Esophageal transection with paraesophagastric desvascularization in the treatment of esophageal varices". *World J Surg*; 8: 673 - 82, 1984.

40. WARREN, W. D.; ZEPPA, R.; FOMON, J. J.: "Selective transplenic descompression of gastroesophageal varices by distal splenorenal shunt". *Ann Surg*; 166 (3): 437 - 55, 1967.

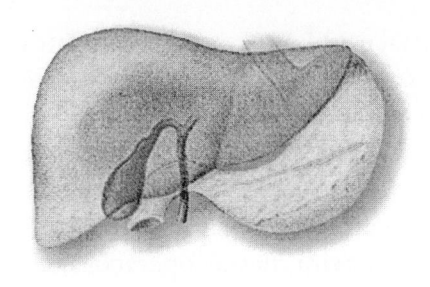

Recidiva Hemorrágica após Desconexão Ázigo-Portal em Esquistossomótico

José Cesar Assef
Armando De Capua Junior
Alvaro Razuk

capítulo 17

INTRODUÇÃO

A esquistossomose é a principal causa de hipertensão portal no Brasil, podendo determinar hemorragia por varizes esofagogástricas.

A hemorragia ocorre em cerca de 25% a 35% dos portadores destas varizes e é a causa mais frequente de mortalidade de esquistossomóticos *(Hassab, 1964; Haddad, 1982; Azevedo, 1986; Silva et al, 1986)*.

A busca da melhor terapêutica para esses doentes tem sido incessante e o tratamento da hipertensão portal, sofrido grandes variações, ao longo dos anos, no intuito de obter-se melhores resultados.

Várias são as possibilidadesde tratamento cirúrgico, podendo-se classificá-las em dois grandes grupos: métodos descompressivos por derivativos venosas métodos não derivativos. Dentre os métodos descompressivos, para hipertensão portal esquistossomótica, a derivação espleno-renal distal é a melhor possibilidade de tratamento operatório *(Raia, 1978; Abrantes, 1986)*.

Os métodos não derivativos referem-se às diversas variedades de desconexão ázigo-portal.

Em virtude de inúmeras técnicas operatórias descritas, discute-se muito qual a melhor opção cirúrgica para a hipertensão portal de origem esquistossomótica *(Oriente, Fava, Capua Jr., 1988)*.

Uma das principais complicações dos métodos cirúrgicos é a recidiva hemorrágica, pois nenhum deles a elimina.

As desconexões ázigo-portais, sobretudo as desvascularizações esôfago-gástricas com esplenectomia são de grande aceitação no tratamento cirúrgico da hipertensão portal esquistossomótica, porque não determinam a encefalopatia porto-sistêmica *(Kelner et al, 1982; Carneiro et al, 1983; Chaib et al, 1990; Szutan, 1993)* o índice de recidiva hemorrágica é aceitável e mesmo que aconteça é passível de contrle por medidas conservadoras *(Szutan, 1993)*.

ÍNDICE E CAUSAS DA RECIDIVA HEMORRÁGICA

A taxa de recidiva hemorrágica após desconexão ázigo-portal é variável.

A esplenectomia isolada apresenta 54% a 56% de recidiva hemorrágica *(Alves e Rebouças, 1964; Raia et al, 1984)*.

Apesar da esplenectomia reduzir cerca de 30% do fluxo sangüíneo portal, atualmente está praticamente abandonada como método exclusivo para tratamento da hemorragica digestiva pelas varizes esofágicas, pela proibitiva incidência de recidiva do sangramento. Os problemas da esplenectomia isolada são que a retirada exclusiva do baço não trata as varizes do esôfago *(Silva et al, 1984)*, determina aumento do fluxo das colaterais gastro-esofágicas devido a interrupção das colaterias peri-esplênicas *(Guimarães e Goffi, 1973)* determina apenas uma queda temporária da pressão portal e prejudica futuras anastomoses venosas *(Haddad, 1985)*.

Para esplenectomia associada a desvascularização gastro-esofágica observa-se taxa de recidiva hemorrágica em esquistossomóticos que varia de 3 a 15% *(Hassab, 1967; Carneiro, 1983; Raia, 1984; Silva, 1986; Szutan, 1993; Assef, 1996)*.

Vários são os fatores relatados como responsáveis pelo ressangramento após desconexão ázigo-portal.

Citam-se a desvascularização esôfago-gástrica incompleta *(Tanner, 1961; Hassab, 1967; Hashizume, 1990, Assef, 1992)*, a esofagite de refluxo *(Tanner, 1961; Chaib, 1983)*, a úlcera gástrica *(Tanner, 1961; Assef, 1992)*, a trombose da veia porta *(Hassab, 1967; Assef, 1992)*, a recanalização do sistema venos esôfago-gástrico *(Raia, 1978; Carneiro, 1983; Assef, 1992)* e ainda outras causas de hemorragia digestiva alta não relacionadas ao procedimento cirúrgico.

MÉTODOS DE AVALIAÇÃO DA RECIDIVA HEMORRÁGICA

Deve-se estabelecer uma sistematização na avaliação dos doentes com recidiva hemorrágica pós-operatória com o objetivo de obert-se diagnóstico e tratamento adequados.

A avaliação deve-se iniciar na emergência, por ocasião do sangramento agudo, realizando-se esofagogastroduodenoscopia *(após compensação hemodinâmica)* com finalidade de diagnosticar a origem do sangramento e eventualmente terapêutica.

Embora os pacientes sejam portadores de hipertensão portal e varizes esôfago-gástricas, a hemorragia digestiva pode ter outras causas, e o valor da endoscopia na emergência é determinar o local do sangramento quando mais de uma lesão pode estar presente *(Bonanno, 1972; Haddad, 1980)*.

Em esquistossomóticos com hipertensão portal, além das varizes esôfgo-gástricas o sangramento pode eventualmente ocorrer por gastrite erosiva, úlcera péptica ou esofagite de refluxo erosiva *(Kelner, 1982; Silva, 1982; Chaib, 1983; Assef, 1992)*. Além de eventualmente poder coexistir hipertensão portal por esquistossomose e úlcera péptica, nos pacientes submetidos a desconexão ázigo-portal e esplenectomia existem fatores relacionados ao procedimento cirúrgico que poderiam determinar a lesão ulcerosa. A úlcera estaria relacionada ao retardo do esvaziamento gástrico decorrente da vagotomia, muitas vezes desejada, ou inadvertida nas desvascularizações do esôfago distal. Assim, nessas operações, alguns cirurgiões associam algum procedimento de drenagem gástrica, como a piloroplastia *(Tanner, 1961; Silva, 1986)* ou a pilorotomia extramucosa *(De Capua Jr., 1991)*.

Antes de se instituir o tratamento da hemorragia digestiva na hipertensão portal, é imperativo certificar-se da fonte do sangramento, para a terapêutica mais objetiva.

Diagnosticado e controlado o sangramento deve-se procurar determinar a operação realizada anteriormente e os fatores de recidiva hemorrágica presentes.

A importância de estabelecer a cirurgia previamente realizada é que os fatores responsáveis pela recidiva hemorrágica podem estar relacionados ao procedimento cirúrgico e influenciar a conduta terapêutica. Na maioria das vezes são doentes operados há muitos anos, em serviços diversos, com impossibilidade de obter-se relatório da cirurgia. Torna-se necessário, portanto, estabelecer a cirurgia anterior por métodos ultrassonográficos e angiográficos.

A ultrassonografia, preferencialmente o doppler-ultrassom, ao diagnosticar ausência do baço, estabelece que ao menos a esplenectomia foi realizada. O exame permite ainda avaliação da veia porta, determinando fluxo portal e trombose do vaso quando presente.

Com a informação ultrassonográfica de ausência do baço, necessita-se ainda estabelecer se alguma forma de desconexão ázigo-portal foi realizada, o que pode ser conseguido por estudo angiográfico do sistema porta.

O sistema porta pode ser avaliado angiograficamente por portografia percutânea transhepática ou através das angiografias do tronco celíaco e da artéria mesentérica superior. Com o propósito de estabelecer a cirurgia realizada anteriormente e confirmar o diagnóstico ultrassonográfico de trombose da veia porta, temos utilizado a angiografia do tronco celíaco e da artéria mesentérica superior.

DETERMINAÇÃO DA OPERAÇÃO ANTERIOR

Pela arteriografia do tronco celíaco, a oclusão da artéria esplência confirma o achado ultrassonográfico de esplenectomia.

As angiografias do tronco celíaco e fases venosas da arteriografia mesentérica superior mostrando permeabilidade da artéria e veia gástricas esquerdas e circulação colateral acentuada para esôfago distal e fundo gástrico estabelece a cirurgia anterior como esplenectomia isolada ou desvascularização incompleta.

A trombose da veia porta pode ser evidenciada pelo método ultrassonográfico *(Gonçalves, 1986; Tudway, 1986)* cujas características são: trombos vistos no interior do vaso *(Merritt, 1979; Tudway, 1986)*, presença de múltiplos pequenos e tortuosos vasos colaterais no hilo hepático *(Cerri, 1984)*, aumento da ecogenicidade na luz do vaso *(Thelen, 1990)*.

As evidências ultrassonográficas de trombose de veia porta podem ser confirmadas pelas fases venosas da arteriografia mesentérica superior, onde a não opacificação ou falha de enchimento da veia porta reforça o diagnóstico.

As evidências angiográficas de artéria gástrica esquerda ocluída, veia gástrica esquerda não opacificada, intensa circulação colateral esôfago-gástrica e ausência de trombose de veia porta, são compatíveis com esplenectomia com desvascularização incompleta pela não ligadura de pequenos vasos colaterais da circulação portal ou esplenectomia com desvascularização adequada porém, com revascularização venosa.

A revascularização venosa entre o estômago isquêmico e os órgãos vizinhos na cavidade abdominal, restabelece a continuidade com os vasos de transição esôfago-gástrica após desconexão ázigo-portal *(Carneiro, 1983)*, e havendo hipertensão venosa, a neoformação vascular poderá originar vias colaterais importantes *(Raia, 1978)*.

Embora conceitualmente haja diferença entre essa desvascularização incompleta e revascularização venosa, a consequência final será a mesma.

TRATAMENTO DA RECIDIVA HEMORRÁGICA

Na fase aguda do sangramento por varizes esôfago-gástricas, na emergência, não há dúvida que a terapêutica endoscópica através da escleroterapia ou mesmo com a ligadura elástica oferecem os melhores resultados no controle do sangramento. Após controle do sangramento das varizes na emergência, procura-se estabelecer alguma forma de tratamento definitivo para evitar outros surtos hemorrágicos. *Sakai (1980)*, realizando escleroterapia endoscópica das varizes sangrantes do esôfago em pacientes esquistossomóticos, observou resultado mais eficaz nos doentes já submetidos a esplenectomia associada ou não às outras técnicas cirúrgicas e com melhor índice de sobrevida em relação aquelas sem cirurgia prévia.

No Departamento de Cirurgia da Faculdade de Ciências Médicas da Santa Casa de São Paulo temos padronizado o tratamento desses doentes basendo-se na cirurgia prévia. Assim, para situações de esplenectomia isolada, temos preferido a reoperação, realizando a desvascularização gastroesofágica ampla, com vagotomia troncular e pilorotomia, reservando o programa de escleroterapia repetida para os doentes já submetidos anteriormente a desvascularização gastroesofágica associada a esplenectomia.

Na recidiva hemorrágica após esplenectomia associada a desconexão ázigo-portal, o programa de escleroterapia repetida tem oferecido excelentes resultados *(Sakai, 1990)*. Atualmente, temos realizado, quando possível, a portografia transhepática e para os doentes com veia gástrica esquerda pérvea, durante o procedimento angiográfico, realizamos a embolização deste vaso *(Figuras 1 e 2)*.

Nas raras situações em que falha o método endoscópico, restariam alternativas cirúrgicas como anastomoses venosas centrais com os riscos da encefalopatia *(Raia, 1984)* e a ressecção do esôfago distal e fundo gástrico com interposição de delgado *(Oriente, 1988)*.

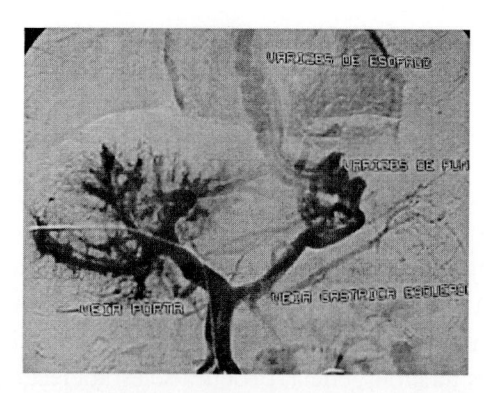

Fig. 1 - *Portografia transhepática que mostra veia gástrica esquerda pérvea e varizes esofageanas.*

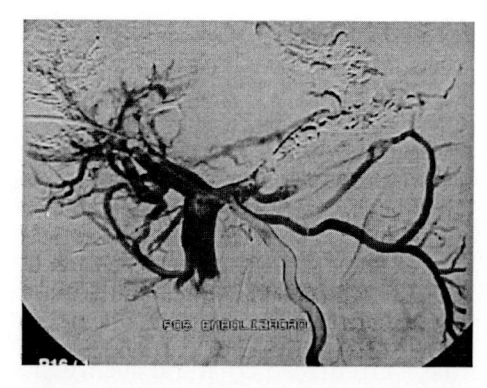

Fig. 2 - *Desaparecimento das varizes após embolização da veia gástrica esquerda.*

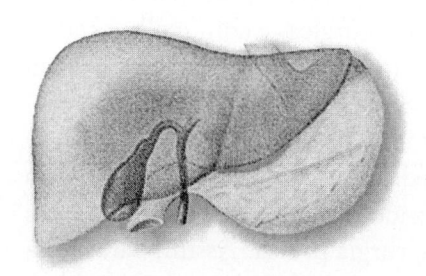

Referências Bibliográficas

01. ABRANTES, W.L. - Análise crítica da cirurgia de hipertensão portal esquistossomótica. In: OLIVEIRA E SILVA, A. & D'ALBUQUERQUE, L.C. - Hepatologia Clínica e Cirúrgica. São Paulo, Sarvier, 1986. P. 671-82

02. ALVES, C.A.P. & REBOUÇAS, G. - Esplenectomia na esquistossomose hepato-esplênica: resultados imediatos e tardios. Hospital,66:231-37, 1964.

03. ASSEF, J.C. - Recidiva hemorrágica após operações não descompressivas para tratamento da hemorragia digestiva alta em esquistossomóicos. São Paulo, 1992 (Tese - Mestrado - Faculdade de Ciências Médicas da Santa Casa de São Paulo).

04. ASSEF, J.C.; MORICZ, A.; SZUTAN, L.A.; RASSLAN, S.; DE CAPUA JUNIOR, A. - Tratamento cirúrgico de emergência da hemorragia por varizes esofagogástricas em esquistossomóticos. Gastroenterol. Endosc. Dig., 15:211-4, 1996.

05. AZEVEDO, J.R.S. - Hipertensão porta. J.Bras.Med., 50: 42-56, 1986.

06. BONANNO, C.A.; ROBILOTTI JUNIOR, J.G.; MARTEL, A.J. - The value of emergency endoscopy in active bleeders. Gastroenterology, 62:883, 1972. (Abstracts).

07. CARNEIRO, J.L.A.; MIES, S.; RAIA,S. - A circulação colateral gastroesofágica após desconexão ázigo-portal: portografia trans-hepática na esquistossomose mansônica. Ver. Col. Bras. Cir., 10:191-202,1983.

08. CERRI, G.G. - Contribuição da ultra-sonografia no diagnóstico da forma hepato-esplênica da esqquistosomose mensônica. São Paulo, 1984. (Tese - Doutorado - Faculdade de Medicina da Universidade de São Paulo).

09. CHAIB, E.; PUGLIESI, V.; CAPACCI, M.L.; D' ALBUQUERQUE, L.C.; WIDMAN, A.; BERNARDINI, A.P.; SILVA, A.O.; SAAD, W.A.; MACHADO, M.C.C.; PINOTTI, H.W. - Trambose portal: complicação precoce da desconexão ázigo-portal no tratamento das varizes esofagianas sangrantes. Rev. Hosp. Clin Fac. Med. São Paulo, 45:205-7, 1990.

10. CHAIB, S.A.; LESSA, B.S.; CECCONELLO, I.; FELIX, W.N.; CHAIB, E. - A new procedure for the treatment of bleeding esophageal varices by transgastric azygoportal disconnection. Int Surg, 68:353-6, 1983.

11. DE CAPUA JUNIOR, A. - Desconexões azigoportais. In: COLÉGIO BRASILEIRO DE CIRÚRGIÕES - Aspectos técnicos na cirúrgia do aparelho digestivo. São Paulo, Robe, 1991. P. 185-8.

12. GONÇALVES, E.G.; FERREIRA, M.S.; CARVALHO, A.M. - Avaliação do método ultrasonográfico no diagnóstico da hipertensão portal: análise de 30 casos. Ver. Imagem, 8:57-64, 1986.

13. GUIMARÃES, J.S. & GOFFI, F.S. - Estudo crítico sobre a anastomose esplenorrenal empregada no tratamento das hemorragias digestivas de esquistossomóticos. Rev. Ass. Med. Bras., 19:501-06, 1973.

14. HADDAD, C.M. - Desconexões ázigo-portais no tratamento de varizes esôfago-gástricas: resultados obtidos com a desvascularização gastroesofágica associada à esplenectomia no tratamento cirúrgicos eletivo e de urgência. São Paulo, 1980. (Tese - Doutorado - Escola Paulista de Medicina).

15. HADDAD, C.M. - Tratamento da hemorragia no docente com hipertensão portal. In: RASSLAN,S. - Afecções cirúrgicas de urgência. São Paulo, Panamed, 1985. P. 207-20.

16. HADDAD, C.M.; CHACON, J.P.; RICCA, A.B.; TOLEDO, L.F.Q. - Desvascularização gastroesofágica e esplenectomia no tratamento da hemorragia aguda por varizes gastroesofágicas. Ver. Col. Bras. Cir., 9:107-10, 1982.

17. HASHIZUME, M.; KITANO, S.; YAMAGA, H.; WADA, H.; SUGIMACHI, K. - Eradication of oesophageal varices recurring after portal non-decompressive surgery by injection sclerotherapy. BR. J. Surg., 77:940-2, 1990.

18. HASSAB, M.A. - Gastroesophageal decongestion and splenectomy in the treatment of esophageal varices in bilharzial cirrhosis: further studies with a report on 355 operations. Surgery, 61: 169-76, 1967.

19. HASSAB, M.A. - Gastroesophageal decongestion and splenectomy: a method of prevention and treatment of bleeding from esophageal varices associated with bilharzial hepatic fribrosis preliminary report. J. Int. Coll. Surg., 41:232-48,1964.

20. KELNER, S.; FERREIRA, P.R.; DANTAS, A.; LIMA FILHO, J.F.C.; SOUZA, A.P.; CARREIRO JUNIOR, J. C. P.; FERRAZ, E.M.; SILVEIRA, M. COELHO, A.R.B.; CÂMARA NETO, R.D.; DOMINGUES, L.A.W. - Ligadura de varizes esôfago-gástricas na hipertensão porta esquistossomótica: avaliação de 25 anos. Rev. Col. Bras. Cir., 9: 140-6, 1982.

21. LOPES FILHO, G.J. - Avaliação clínica, laboratorial, endoscópica e eletrencefalográfica tardia e doentes esquistossomóticos submetidos à anastomose espleno-renal distal. São Paulo, 1994. (Tese - doutorado - Escola Paulista de Medicina).

22. MERRIT, C.R.B. - Ultrassonographic demostration of portal vein thrombosis. Radiology, 133: 425-7, 1979.

23. ORIENTE, L.; FAVA, J.; DE CAPUA JUNIOR., A. - Esofagectomia distal com interposição de segmento intestinal para controle de hemorragia disgestiva por hipertensão porta em pacientes submentidos previamente a tratamento cirúrgico. AMHFCMSCSP, (30):5-7, 1988.

24. RAIA, S. - Descompressão portal seletiva na esquistossomose mansônica. São Paulo, 1978. (Tese Docência - Faculdade de Medicina da Universidade de São Paulo).

25. RAIA, S; MIES, S.; MACEDO, A.L. - Surgical tratment of portal hypertension in schistosomiasis. World J. Surg., 8:738-52, 1984.

26. SAKAI, P.; BOAVENTURA, S.; ISHIOKA, S.; MIES,S. SETTE JUNIOR, H.; PINOTTI, H.W. - Sclerotheraphy of bleeding esophageal varices in schitosomiasis. Endoscopy, 22:5-7, 1990.

27. SILVA, L.C.; STRAUSS, E.; GAYOTTO, L.C.C.; MIES, S.; MACEDO, A.L.; SILVA, A.T.; SILVA, E.F.; LACET, C.M.C.; ANTONELLI, R.H.; FERMANIAN, J.; FOSTERS, S.; RAIA, A.; RAIA, S. - A radomized trial for the study of the elective surgical tratment of portal hypertension in mansonic schistosomiasis. Ann. Surg., 204:148-53,1986.

28. SZUTAN, L.A. - Resultados imediatos e tardios da esplenectomia e desvascularização esofagogástrica no tratamento da hemorragia digestiva alta em esquistossomóticos. São paulo, 1993. (Tese - Doutorado - Faculdade de Ciências Médicas da Santa Casa de São Paulo).

29. TANNER, N.C. - The late results of porto-azygos disconnexion in the treatment of bleeding from oesophageal varices. Ann R. Coll. Surg. Engl., 28:153-74, 1961.

30. THELEN, M. - Radiological diagnosis of bleeding esophageal varices. Hepatogastroenterology, 37:551-5, 1990.

31. TUDWAY, D. & SANGSTER, G. - Ultrasound dignosis of portal vein thrombosis following splenectomy. Postgrad. Mwed. J., 62: 1153-6, 1986.

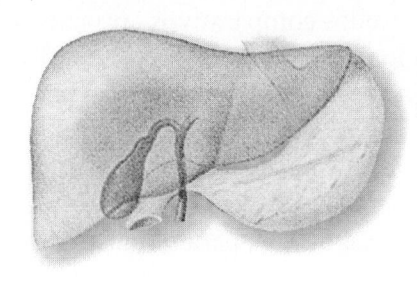

Cirurgia de Warren no Tratamento da Hemorragia Digestiva no Esquistossomótico

capítulo 18

Gaspar de Jesus Lopes Filho
Chibly Michel Haddad

INTRODUÇÃO

A esquistossomose constitui em todo o mundo, ainda hoje, um importante problema de saúde pública, já que estima-se existir cerca de 200 milhões de pessoas afetadas por essa doença em suas diferentes formas, principalmente em países em desenvolvimento, na Ásia, na África, na América do Sul e em algumas ilhas do Caribe. A Organização Mundial de Saúde, em relatório divulgado em abril de 1990, calculou que a cada ano morrem 200 mil pessoas em todo o mundo em decorrência de complicações da esquistossomose, sendo a maioria deles brasileiros. Em conseqüência desse fatos, o Brasil é hoje um dos principais centros de pesquisa dos diferentes aspectos médicos relacionados à doença em todas as suas formas de apresentação.

O objetivo principal do tratamento de doentes com esquistossomose mansoni na forma hepatosplênica é a prevenção ou o controle da hemorragia digestiva determinada por varizes esofagogástricas, a qual acaba tornando-se a principal causa de morte desses doentes.

Historicamente, têm sido utilizados, no tratamento de doentes esquistossomóticos com varizes esofagogástricas hemorrágicas, os mesmos métodos aplicados em todo o mundo para o tratamento da hipertensão portal de outras etiologias, particularmente a cirrose alcoólica. Algumas dessas técnicas revelaram-se catastróficas, devido à elevada incidência de efeitos colaterais inerentes às mesmas, e, conseqüentemente, foram praticamente abolidas ou tornadas de exceção *(anastomoses portocava, mesentéricocava e espleno-renal proximal).* Outras técnicas revelaram-se ineficientes ou eficientes apenas na fase aguda de sangramento por varizes esofagogástricas ou não se pôde ainda demonstrar vantagens em suas utilizações em esquistossomóticos *(propanolol, vasopressina, tamponamento mecânico das varizes esofagogástricas com sondas do tipo Sengstaken-Blakemore e Linton-Nachlas etc).* Outros métodos, referidos na literatura para o tratamento de hipertensão portal de diversas etiologias, tanto na fase aguda como na fase crônica, não foram sequer testados em esquistossomóticos, não havendo, portanto, até o momento, avaliação segura em relação à sua utilização *(somatostatina, metoclopramida, verapamil, mononitrato e dinitrato de isosorbide, ketanserina e outros).*

Portanto, parece claro que, até o momento, todos esses métodos, conservadores ou cirúrgicos, utilizados para o tratamento de hipertensão portal de etiologia esquistossomótica, carecem de uma fundamentação mais segura, baseada em resultados de estudos científicos comparativos realizados em esquistossomóticos, não devendo, portanto, ser utilizados indiscriminadamente, a não ser em casos de exceção, uma vez que as responsabilidades são muito grandes para que sejam tomadas decisões baseadas em extrapolações de estudos efetuados em hipertensão portal de outras etiologias.

Em realidade, atualmente, a grande discussão na literatura mundial, em doentes com boa reserva funcional hepática, independentemente da etiologia da hipertensão portal, gira em torno da utilização de um método conservador a esclerose por via endoscópica das varizes esofagogástricas ou de métodos cirúrgicos, principalmente as derivações venosas seletivas ou as operações de desconexão ázigoportal com ou sem transecção esofágica.

Por outro lado, inexistem estudos de longo prazo, em esquistossomóticos, comparando a escleroterapia endoscópica com outras técnicas de tratamento conservador ou cirúrgico, o que, a nosso ver e no de diversos autores, reserva esta técnica para utilização empírica e apenas em doentes esquistossomóticos com alguma contra-indicação ao tratamento cirúrgico ou que ressangram após algum tipo de tratamento cirúrgico.

Finalmente, em relação aos métodos cirúrgicos de tratamento da hipertensão portal em esquistossomóticos, existe dificuldade muito grande para a avaliação dos resultados, pela quase completa ausência de ensaios clínicos bem estruturados. Alguns trabalhos comparativos em esquistossomóticos reforçam a impressão de que a anastomose espleno-renal distal leva aos melhores resultados em relação às complicações pós-operatórias *(principalmente recidiva hemorrágica)* e à mortalidade. Entretanto, faltam, na literatura consultada, informações detalhadas em relação ao período pósoperatório tardio, principalmente após os cinco anos de seguimento, notadamente no que se refere ao comportamento do hiperesplenismo e à presença de encefalopatia hepática.

RESULTADOS OBTIDOS COM A ANASTOMOSE ESPLENO-RENAL DISTAL EM ESQUISTOSSOMÓTICOS

Considerando a dificuldade em avaliar os diversos métodos de tratamento de hipertensão portal, em doentes com esquistossomose mansoni na forma hepatosplênica, bem como a falta de informações mais detalhadas dos resultados a longo prazo dos diferentes métodos e das diversas técnicas operatórias utilizadas nesse tipo de doentes, pareceu-nos importante dentro das limitações inerentes à pesquisa em nosso meio e tendo em vista as dificuldades em obter um seguimento adequado e detalhado em estudos comparativos - procurar efetuar um estudo tipo coorte, com observação longitudinal a longo prazo de doentes esquistossomóticos submetidos a tratamento cirúrgico de varizes esofagogástricas hemorrágicas pela técnica de anastomose espleno-renal distal descrita por *Warren, Zeppa e Fomon*, em 1967, para o tratamento da hipertensão portal em cirróticos, e introduzida em nosso meio para o tratamento de esquistossomóticos por *Teixeira e Monteiro*, em 1969.

Assim, nosso objetivo foi efetuar uma avaliação tardia, clínica, laboratorial, endoscópica e eletrencefalográfica, cinco anos, no mínimo, após a realização de anastomose espleno-renal distal *(AERD)* - comprovadamente pérvia no decorrer de toda a evolução pós-operatória e até o momento da avaliação final em 13 doentes portadores de esquistossomose mansoni na forma hepatosplênica compensada, com antecedentes de sangramento pregresso por varizes esofagogástricas, com idade que variou de 24 a 54 anos, sendo 53,8% do sexo masculino e 46,2% do sexo feminino. Dez doentes *(76,9%)* eram brancos, dois *(15,4%)* pardos e um *(7,7%)* preto.

Todos os doentes apresentavam dados epidemiológicos positivos para esquistossomose mansônica, negavam ingestão alcoólica habitual e tinham antecedentes de hemorragia digestiva alta pregressa, sendo que, em oito deles *(61,6%)*, a hemorragia motivou a internação em caráter de emergência, durante a qual a *AERD* foi efetuada.

Puderam todos eles ser enquadrados no grupo A da classificação de *Child-Turcotte*, sendo que seis deles *(46.1%)* apresentavam sintomas de fragilidade capilar *(epistaxes, equimoses, gengivorragias, metrorragias etc.)* sugestivos de hiperesplenismo. Todos eles apresentavam hepatosplenomegalia, sendo que o crescimento do fígado variou entre 3 a 5 cm e o baço foi palpado entre 4 e 15 cm a partir do plano subcostal esquerdo.

As determinações laboratoriais pré-operatórias mais relevantes, referentes aos 13 doentes desta Casuística, estão assinaladas na Tabela 1.

Em todos os doentes, foram observadas varizes esofágicas, em número de 3 ou 4 cordões, estendendo-se por todo o órgão, desde o segmento superior ou médio e apresentando volume médio ou grande. A coloração azulada, o trajeto tortuoso ou serpiginoso e os sinais de congestão venosa na

Tabela 1 - *Determinações laboratoriais pré-operatórias.*

nº	HEMÁCIAS	LEUCÓCITOS	PLAQUETAS	BT	BI	AST	ALT	AP	ALB	U	C	NA	K
1	4,5	2300	127400	1,4	1,1	18	23	76	3,60	32	0,9	133	4,2
2	4,2	3800	121000	1,8	1,1	24	37	88	3,89	24	0,9	138	3,7
3	4,2	2000	172000	1,3	0,7	42	85	76	4,20	36	0,8	136	4,7
4	3,5	4900	220500	1,6	1,3	9	27	65	3,17	22	0,8	143	3,9
5	3,5	1100	23100	0,4	0,1	15	32	54	3,61	14	0,6	141	4,1
6	3,7	4000	108000	0,5	0,1	60	44	82	3,00	33	0,9	127	3,3
7	4,0	5200	124000	1,6	0,8	65	68	54	3,17	13	0,5	133	4,2
8	3,8	2600	85000	1,0	0,5	9	10	50	3,00	27	1,0	144	3,8
9	4,0	3900	98000	0,7	0,4	23	24	70	3,62	...	...	142	3,4
10	3,9	3700	100000	1,1	0,7	16	20	76	3,11	24	1,0	135	3,5
11	4,2	1800	117000	1,1	0,8	21	25	88	3,10	37	1,0	...	...
12	4,3	6900	20000	0,5	0,4	15	23	100	4,30	35	0,8	136	4,9
13	3,4	2200	50000	2,1	1,1	28	32	65	2,70	36	0,9	136	4,6

...: *não referido*; **HEMÁCIAS:** *(milhões/mm³)*; **LEUCÓCITOS:** *(/mm³)*; **PLAQUETAS:** *(/mm³)*; **BT:** *bilirrubina total (mg/dl)*; **BI:** *bilirrubina indireta (mg/dl)*; **AST:** *aspartato aminotransferase (IU/L)*; **ALT:** *alanino aminotransferase (IU/L)*; **AP:** *atividade protrombina (%)*; **ALB:** *albumina sérica (gm/dl)*; **U:** *uréia (mg/dl)*; **C:** *creatinina (mg/dl)*; **NA:** *sódio (mEq/L)*; **K:** *potássio (mEq/L)*;

superfície foram aspectos freqüentemente referidos nesses doentes. Além disso, todos os doentes, com exceção de um, apresentavam varizes gástricas ao exame endoscópico pré-operatório.

O sistema portal foi avaliado, em todos os doentes, através de uma esplenoportografia, por punção transparietal do baço, no pré-operatório, ou por punção sob visão direta, durante o ato operatório. Em todos eles, através das esplenoportografias e das esplenoportomanometrias, pôde ser confirmado o diagnóstico de hipertensão portal e verificada a dilatação e a perviedade de todo o sistema. Além disso, puderam ser identificadas veias colaterais e definido o padrão angiográfico característico da esquistossomose mansônica.

Todos os doentes foram operados eletivamente, sendo que oito deles foram internados durante a fase aguda de hemorragia, a qual pôde ser controlada conservadoramente. A técnica operatória utilizada obedeceu à sistematização descrita por *Warren et al.*, em 1967 *(Figuras 1 e 2)*.

No período pós-operatório imediato *(hospitalar)* não houve intercorrências em seis doentes *(46,1%)* e todos receberam alta hospitalar em boas condições, entre o 6º e o 20º dia de pós-operatório. Em outros seis doentes *(46,1%)*, ocorreu ascite discreta ou moderada, necessitando de tratamento à base de restrição hídrica e sódica, além de reposição proteica. Foi necessário a utilização de diuréticos em apenas um desses casos *(obs. 14)*, tendo todos os doentes apresentado boa evolução e recebido alta hospitalar em boas condições, entre o 8º e o 15º dia de pós-operatório. Vale ressaltar que alguns desses pacientes apresentaram, também, outras intercorrências menores como icterícia, hipertensão arterial leve e plaquetose, que não chegaram a requerer maiores cuidados ou a prejudicar sua evolução hospitalar. Finalmente, um doente *(7,7%)* apresentou, como única intercorrência, icterícia pós-operatória discreta, com padrão hemolítico pós-transfusional. Evoluiu, porém, favoravelmente, recebendo alta hospitalar em boas condições no 8º dia de pós-operatório.

Em todos os 13 doentes, a perviedade da $AERD$ pôde ser comprovada por ocasião da avaliação tardia final. Em 11 doentes *(84,6%)*, a comprovação foi obtida através de exame ultra-sonográfico utilizando-se o método *Doppler duplex (Figura 3)*. Em um *(7,7%)*, a comprovação deu-se na fase venosa de uma arteriografia esplênica, e, no doente restante *(7,7%)*, a perviedade foi detectada por exame ultra-sonográfico convencional *(ultra-sonografia bidimensional de tempo real)*.

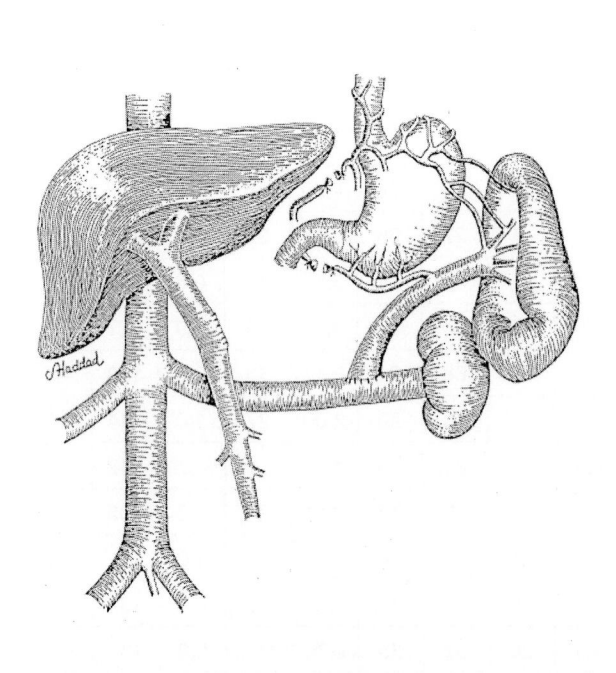

Fig. 1 - *Desenho esquemático da anastomose espleno-renal distal pela técnica de Warren et al.*

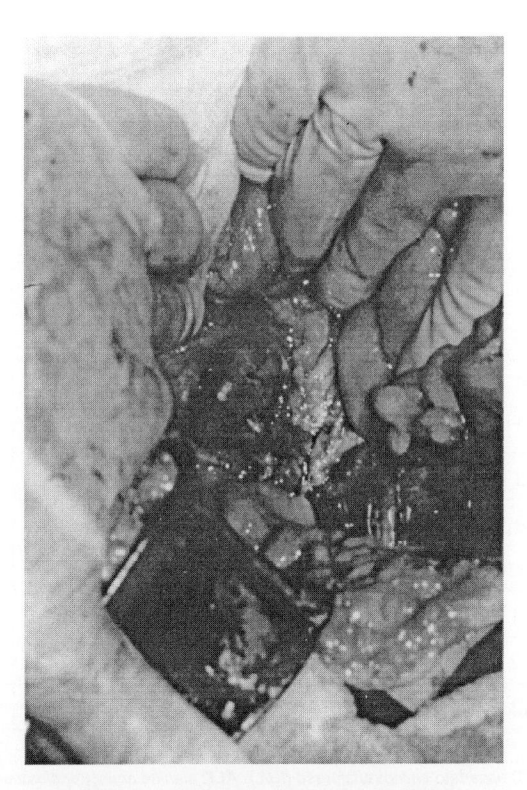

Fig. 2 - *Fotografia intra-operatória: aspecto final da anastomose espleno-renal distal.*

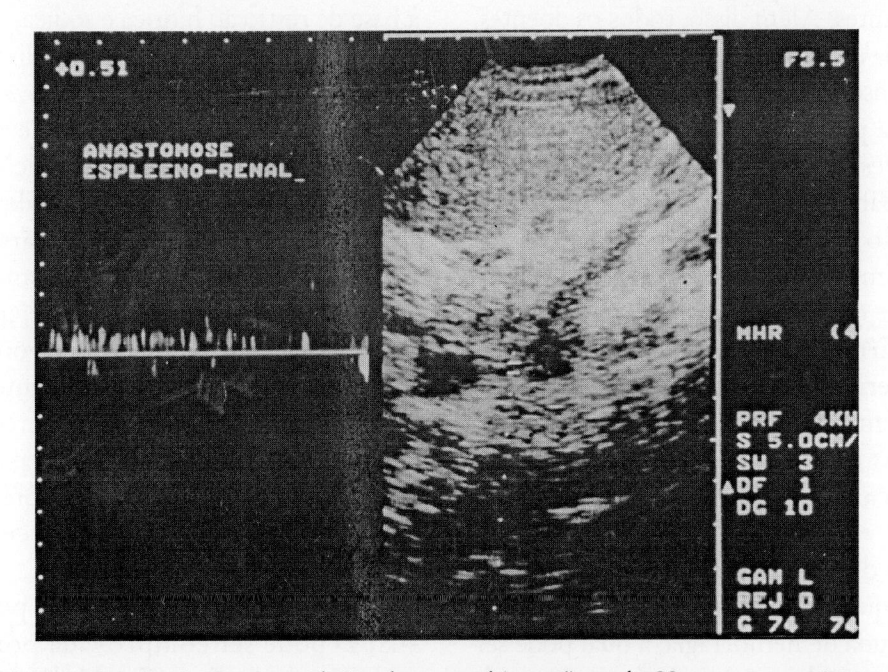

Fig. 3 - *Doppler duplex no período pós-operatório tardio após 69 meses: anastomose espleno-renal distal pérvia.*

O tempo de seguimento pós-operatório variou de 5 a 12 anos e 3 meses, com mediana de 8 anos e 3 meses, sendo que oito doentes *(61,6%)* puderam ser seguidos por mais de 7 anos e quatro doentes *(30,7%)* por mais de 10 anos.

Os 13 doentes que compõem esta Casuística submeteram-se, em um determinado ponto de seu seguimento pós-operatório - fixado em, pelo menos, cinco anos *(60 meses completos)* - à uma avaliação clínica, laboratorial e complementar completa, que chamaremos de *Avaliação Tardia Final (ATF)*, a qual nos permitiu analisar os seguintes aspectos:

ALTERAÇÕES PÓS-OPERATÓRIAS

RECIDIVA DE HEMORRAGIA DIGESTIVA ALTA

O procedimento cirúrgico utilizado no tratamento da esquistossomose mansoni na forma hepatosplênica deve ser adequado para prevenir ressangramentos com mínima morbidade e mortalidade. A análise da literatura mostra que os poucos trabalhos comparativos entre as diversas técnicas de tratamento cirúrgico das varizes esofagogástricas, em esquistossomóticos, apontam para as derivações venosas, particularmente a *AERD*, como técnicas mais eficazes, em controlar o sangramento de uma maneira definitiva, do que as desconexões ázigo-portais. Como já referimos, os trabalhos que apresentaram casuísticas de *AERD* em esquistossomóticos na forma hepatosplênica são, em sua maioria, retrospectivos e assinalaram taxas de recidiva hemorrágica que variam de 0 a 16,6%.

Poucos autores, frente à uma recidiva hemorrágica após *AERD* em esquistossomóticos, procuraram estudar a perviedade da anastomose venosa. De uma maneira geral, esses autores verificaram a alta incidência de trombose da anastomose, ocasionando, portanto, a hipertensão de todo o sistema, particularmente ao nível das varizes esofagogástricas. Em nossa Casuística, não constatamos nenhum caso de ressangramento ou de recidiva hemorrágica pós-operatórios. É claro que o tipo de seleção utilizado neste estudo, incluindo apenas doentes com anastomose comprovadamente pérvia, influenciou os resultados, mas também é verdade que estes dados reforçam a impressão de diversos autores de que a ausência de sangramentos pós-operatórios representa um sinal indireto da perviedade ou do bom estado funcional da *AERD*. Devemos ressaltar, portanto, a importância da *AERD (pérvia)* como fator de proteção contra a hemorragia digestiva alta, uma vez que todos os pacientes apresentavam no pré-operatório sangramento varicoso e após cinco anos da *AERD* - apesar de a fibrose periportal não ter sido removida e, portanto, persistir a hipertensão portal *sensu lato* - nenhum deles apresentou ressangramentos, denotando a descompressão seletiva do território varicoso, objetivo teórico fundamental desta técnica operatória.

EVOLUÇÃO ENDOSCÓPICA

Número de Cordões Varicosos Esofágicos

Todos os doentes apresentavam, no período pré-operatório, varizes esofágicas em número de 3 ou 4 cordões. Por ocasião da ATF observou-se desaparecimento das varizes esofágicas em seis doentes. Em dois desses doentes o desaparecimento foi constatado aos 12 e 24 meses, respectivamente; nos cinco doentes restantes não houve avaliação endoscópica precoce no período pós-operatório, o que impediu a detecção da época aproximada do desaparecimento. Dos sete doentes restantes, observou-se que em três havia apenas a presença de um cordão varicoso esofágico, em dois haviam dois cordões e em dois doentes haviam três cordões esofágicos no período pós-operatório tardio, havendo, portanto, diminuição significante em relação ao PRE.

Localização das Varizes Esofágicas

Todos os doentes apresentavam, no período pré-operatório, varizes estendendo-se desde o segmento superior ou médio do esôfago até a cárdia. Por ocasião da *ATF*, nos sete doentes que persistiam com cordões varicosos, esses estendiam-se desde o segmento médio do esôfago até a cárdia, havendo, portanto, diminuição significante em relação ao PRE.

Volume das Varizes Esofágicas

Todos os doentes apresentavam no período pré-operatório varizes esofágicas que foram descritas como sendo de médio ou grande calibre. Por ocasião da ATF, observou-se varizes esofágicas finas em cinco doentes e aumentadas em apenas um doente, sendo que em seis doentes as varizes esofágicas estavam ausentes, sendo essa diminuição significante em relação ao PRE.

Presença de Varizes Gástricas

No exame endoscópico realizado no período pré-operatório, apenas um doente não apresentava varizes de fundo gástrico ou de cárdia. No pós-operatório, houve desaparecimento das varizes gástricas em todos os doentes, com exceção de um. Em nove doentes, os exames endoscópicos foram realizados até o sexto mês pós-operatório e, em todos, verificou-se o desaparecimento das varizes gástricas. Os três doentes restantes só foram avaliados endoscopicamente após vários anos de cirurgia, o que impediu a detecção da época aproximada em que ocorreu o desaparecimento das varizes gástricas. A análise desses dados mostrou que a presença de varizes gástricas no POT diminuiu significantemente em relação ao PRE.

O estudo endoscópico das varizes esofagogástricas no pós-operatório das cirurgias de hipertensão portal apresenta um grande potencial de interesse, uma vez que os aspectos morfológicos da circulação venosa nessa região parecem guardar correlação com os níveis de pressão no território portal. No caso particular da *AERD*, parece haver correlação entre os aspectos endoscópicos das varizes esofagogástricas e os níveis de pressão local, níveis esses diretamente relacionados à perviedade ou não da *AERD*, e, conseqüentemente, à presença ou não de recidiva hemorrágica pós-operatória. Portanto, nossos achados endoscópicos por ocasião da *ATF*, com a melhoria ou o desaparecimento estatisticamente significante de todos os aspectos estudados, juntamente com a ausência de recidiva hemorrágica, parecem denotar a descompressão seletiva do território varicoso, objetivo teórico fundamental desse tipo de operação, e nos levam a concluir que a *AERD*, quando pérvia, é uma técnica operatória efetiva para o controle adequado das varizes esofagogástricas.

Encefalopatia Hepática

Dois doentes *(15,4%)* apresentaram sintomas e sinais clínicos e eletrencefalográficos que permitiram fazer o diagnóstico de encefalopatia hepática durante a evolução pós-operatória, sendo que apenas um deles apresentava sintomas e sinais por ocasião da *ATF*.

Encefalopatia hepática espontânea é uma entidade raramente observada em pacientes esquistossomóticos não operados. A história natural da esquistossomose mansônica mostra que a hemorragia por varizes esofagogástricas, e não a encefalopatia hepática, é sua principal causa de morte e que pacientes sem episódios hemorrágicos podem ter uma sobrevida longa, freqüentemente superior a 20 anos. Portanto, qualquer alteração pós-operatória na função hepática em doentes com esquistossomose mansoni na forma hepatosplênica "pura" deveria ser atribuída à operação efetuada e não à doença hepática subjacente, a não ser em casos de doença associada, como alcoolismo ou hepatite viral. Assim, os resultados de qualquer técnica operatória empregada nesse campo deveriam levar em conta não só a eficácia do método em coibir hemorragias, mas também a presença de complicações decorrentes da operação que afetassem a qualidade de vida dos pacientes. Nessa linha de raciocínio, a encefalopatia hepática figura como o grande "fantasma" pós-operatório das cirurgias de derivação venosa, particularmente a *AERD* em esquistossomóticos. Inexistem, até o momento, trabalhos controlados, com metodização adequada e número suficiente de pacientes, que determinem a real incidência de encefalopatia hepática no período pós-operatório tardio da *AERD* em esquistossomóticos. Assim sendo, julgamos que a posição futura e definitiva da *AERD* no arsenal terapêutico da esquistossomose mansônica dependerá do índice real de encefalopatia hepática pós-operatória.

Outro aspecto que deve ser enfatizado é a necessidade de um seguimento a longo prazo *(superior a cinco anos)* desses pacientes, além da demonstração da perviedade da anastomose ao tempo do reestudo. Vários autores ressaltaram o fato de que a incidência de encefalopatia hepática aumenta quanto maior é o tempo de seguimento pós-operatório de anastomoses porto-sistêmicas, em geral, e da *AERD*, em particular.

Poucos estudos relataram a ocorrência tardia - após vários anos - de encefalopatia hepática em pacientes esquistossomóticos submetidos à *AERD* e, entre estes, os números são extremamente variáveis, de 0% a 14,8%. Estas discrepâncias talvez possam ser explicadas pela variação no número de casos e no tempo de seguimento entre as diversas casuísticas, mas, provavelmente, os fatores mais importantes a serem considerados sejam os critérios de avaliação diagnóstica da função cerebral no pós-operatório, que geralmente foram omitidos ou vagamente referidos nas descrições das metodizações de avaliação dos diversos trabalhos. Isto implicou critérios subjetivos - em geral clínicos e baseados em sintomas e sinais ou até em informações telefônicas ou postais de terceiros - para a feitura do diagnóstico de encefalopatia hepática e que, provavelmente, dificultaram a determinação da real ocorrência da síndrome no pós-operatório da *AERD* em esquistossomóticos.

Poucos autores realmente procuraram estudar, a longo prazo e com metodização adequada, a encefalopatia hepática pós-operatória na *AERD* em esquistossomóticos. Assim, apenas os trabalhos de *Abrantes et al., Strauss, Ezzat et al. e Abrantes e Coelho* apresentaram seguimento mínimo de todos os doentes superior a cinco anos. Todos os demais autores, independentemente da qualidade da metodização de seus trabalhos, apresentaram tempo de seguimento variável *(muitas vezes nem referido)*, de apenas alguns pacientes e sempre inferior a cinco anos.

Nossa Casuística - longe de trazer solução a este problema, pois trata-se de uma casuística com pequeno número de casos e de uma coorte de sobreviventes *(portanto, com pouca capacidade de generalização e de validação externa dos nossos resultados)* - tem como principal característica o fato de alertar para a necessidade de futuras pesquisas, com maior número de pacientes, utilizarem um enfoque mais adequado de avaliação da disfunção cerebral pós-operatória, empregando critérios objetivos como o eletrencefalograma e testes psicométricos padronizados para a nossa população. Um outro aspecto extremamente importante, a nosso ver, desta Casuística é que ela permite salientar o fato de que a encefalopatia hepática pós-operatória, apesar de ser uma complicação possível, foi pouco freqüente *(7,6%)* por ocasião de uma avaliação tardia da *AERD* em esquistossomóticos e não comprometeu a qualidade de vida a longo prazo da quase totalidade dos nossos doentes.

METABOLISMO HIDROELETROLÍTICO E FUNÇÃO RENAL

Foram estudados os resultados tardios obtidos com a *AERD*, tanto em relação aos achados clínicos *(presença ou não de ascite)*, como em relação ao estudo laboratorial da função renal e eletrólitos.

Presença de Ascite

No caso da esquistossomose mansoni na forma hepatosplênica "pura", com níveis normais de albumina e sem associação com fatores que podem levar à descompensação, a ascite é ausente ou mínima. Em doentes operados, apesar da incidência elevada no pós-operatório imediato, a ascite costuma ser transitória e sua presença no período pós-operatório tardio da *AERD* em esquistossomóticos não é freqüente. Os autores que publicaram resultados tardios de *AERD* em esquistossomóticos apresentaram taxas intermediárias de ascite entre 0% e 11%. Em nossa Casuística, a ascite ocorreu em apenas 1 doente *(7,6%)*, que apresentou também icterícia e encefalopatia crônica, em decorrência de provável *shunt* porto-sistêmico, com subseqüente evolução para cirrose hepática, a partir do 3º ano pós-operatório.

Evolução Laboratorial

Não encontramos, na literatura consultada, trabalhos que incluíssem, entre os parâmetros laboratoriais estudados, as dosagens séricas de uréia, creatinina, sódio e potássio, e que, portanto, permitissem avaliar esses aspectos laboratoriais da função renal e do metabolismo hidroeletrolítico no período pós-operatório tardio da *AERD*, em esquistossomóticos. Assim sendo, nossa Casuística, nesse aspecto, não pode ser comparada com a de outros autores, mas traz como contribuição o fato de chamar atenção para a inexistência, a longo prazo, de alterações laboratoriais da dosagem sérica de uréia, creatinina, sódio e potássio nesses pacientes.

ICTERÍCIA

A pesquisa da icterícia, no período pós-operatório tardio da *AERD*, foi feita tanto em relação aos achados clínicos, como em relação à evolução laboratorial das bilirrubinas séricas.

Achados Clínicos

Nenhum doente desta Casuística apresentava icterícia ao exame clínico pré-operatório. Em 10 doentes, não foi detectada icterícia durante toda a evolução pós-operatória até a *ATF*. Dos três doentes restantes, dois apresentaram icterícia desde os primeiros meses de pós-operatório, a qual persistiu até a *ATF* e um manteve-se cronicamente ictérico a partir do 3º ano pós-operatório. A análise desses dados mostrou que a presença de icterícia no POT não diferiu significantemente do PRE.

Evolução Laboratorial das Bilirrubinas

Todos os doentes clinicamente ictéricos apresentavam aumento dos valores séricos de bilirrubina total, com predomínio da fração indireta. Além desses, porém, oito doentes, clinicamente anictéricos em toda a evolução pós-operatória, também apresentavam discreto aumento dos valores de bilirrubina total, sempre com predomínio da fração indireta. Portanto, apenas dois doentes apresentavam-se clinicamente anictéricos e com níveis séricos de bilirrubinas absolutamente normais, por ocasião da *ATF (Tabelas 1 e 2)*.

Da Silva et al., em 1958, foram os primeiros autores a chamar a atenção para a presença de um tipo peculiar de icterícia, caracterizada por aumento da fração indireta da bilirrubina sérica, em pacientes submetidos à derivações venosas portosistêmicas. Os primeiros autores a estudar este fenômeno na *AERD* em esquistossomóticos foram *Abrantes et al. e Raia*, que encontraram, respectivamente, 43,3% e 52,3%, de hiperbilirrubinemia indireta em 41 e 21 casos de esquistossomóticos submetidos à *AERD* e avaliados tardiamente. Ambos sugeriram tratar-se de um fenômeno hemolítico, provavelmente devido ao turbilhonamento do sangue ao nível da anastomose.

Como já vimos, entretanto, em poucos pacientes, uma leve icterícia, com predomínio da fração indireta, persiste no período pós-operatório tardio e poderia ser atribuída a um aumento da produção da bilirrubina ou à insuficiência hepática. O aumento da produção de bilirrubina, conseqüente ao turbilhonamento do sangue nos sinusóides do baço fibroesclerótico e/ou alterações do fluxo sangüíneo laminar na anastomose venosa, é bastante provável. Já a piora da função hepática em fígado esquistossomótico pode ser observada em alguns casos 37, geralmente com outras lesões associadas, mas não deve ocorrer na maioria dos esquistossomóticos "puros" submetidos à *AERD*.

Na literatura consultada, os índices de icterícia clínica ou de hiperbilirrubinemia indireta no período pós-operatório tardio da *AERD* em esquistos-

Tabela 2 - *Determinações laboratoriais pós-operatórias.*

nº	HEMÁCIAS	LEUCÓCITOS	PLAQUETAS	BT	BI	AST	ALT	AP	ALB	U	C	NA	K
1	5,0	2800	107000	2,7	1,5	14	13	82	3,73	28	0,7	144	3,6
2	4,6	5800	124000	3,1	1,7	21	26	52	3,02	18	0,8	140	3,5
3	4,8	5600	288000	1,7	0,8	30	25	52	5,54	29	0,6	142	4,1
4	5,4	7200	103000	1,2	0,7	43	27	100	4,60	28	0,5	140	4,4
5	5,0	4000	72000	1,4	0,9	10	8	80	4,74	35	0,9	142	4,0
6	4,3	4200	119000	1,3	0,7	27	20	69	3,88	24	0,6	144	4,2
7	4,7	4900	129000	2,9	1,8	13	11	41	5,19	30	0,4	137	4,2
8	4,2	5900	194000	1,3	1,0	18	20	57	3,50	31	1,1	132	4,8
9	4,1	3700	209000	0,6	0,4	13	9	94	4,18	22	0,8	138	4,0
10	5,2	5600	196000	2,3	1,5	22	25	82	4,27	35	0,9	135	3,9
11	4,5	4400	135000	1,7	1,0	15	19	71	4,53	25	0,9	142	3,9
12	4,2	8100	283000	1,0	0,8	10	10	57	4,30	28	0,6	141	4,3
13	3,1	4100	77500	3,2	1,9	79	65	65	3,60	34	0,9	134	4,0

(*): por ocasião da **AVALIAÇÃO TARDIA FINAL (ATF)**; **HEMÁCIAS**: (milhões/mm³); **LEUCÓCITOS**: (/mm³); **PLAQUETAS**: (/mm³);
BT: bilirrubina total (mg/dl); **BI**: bilirrubina indireta (mg/dl); **AST**: aspartato aminotransferase (IU/L); **ALT**: alanino aminotransferase (IU/L);
AP: atividade protrombina (%); **ALB**: albumina sérica (gm/dl); **U**: uréia (mg/dl); **C**: creatinina (mg/dl); **NA**: sódio (mEq/L); **K**: potássio (mEq/L);

somóticos variaram de 0% a 52,3%. Em nossa Casuística, encontramos a presença de icterícia clínica em três doentes *(23%)* no período pós-operatório tardio da AERD. Em relação aos dados laboratoriais, apesar de apenas três de nossos doentes estarem clinicamente ictéricos, tanto a bilirrubinemia total como a bilirrubinemia indireta estavam significantemente aumentadas, em 11 *(84,6%)* e 12 *(92.3%)* dos casos, no período pós-operatório tardio. Esse dado representa a maior taxa encontrada na literatura consultada, superior até mesmo aos índices de *Raia*, que encontrou 52,3% de hiperbilirrubinemia indireta; de *Abrantes et al.* 2 e *Raia et al.* com 43,3%; de *Strauss* com 52% e de *Saboya et al.* com 51%.

O fato, de apenas um doente desta Casuística apresentar-se clinicamente anictérico e com nível sérico de bilirrubina absolutamente normal, no período pós-operatório tardio da AERD, talvez se deva à presença de anastomose comprovadamente pérvia em todos os nossos doentes, fato esse nem sempre observado na literatura. Na visão de *Da Silva et al.*, de *Abrantes et al.* e de *Abrantes*, como já referimos anteriormente, a presença de hiperbilirrubinemia indireta, no período pós-operatório tardio das derivações venosas, seria indicadora da perviedade da anastomose, embora a recíproca não seja verdadeira.

HIPERESPLENISMO

No pré-operatório, foram constatadas manifestações clínicas de hiperesplenismo em seis doentes, representadas, basicamente, por sintomas hemorrágicos leves, sugestivos de fragilidade capilar *(epistaxes, equimoses, gengivorragias, metrorragias etc.)*. Desses doentes, quatro continuaram apresentando as mesmas manifestações hemorrágicas leves durante a evolução pós-operatória, as quais persistiam por ocasião da ATF. Nenhum deles, contudo, necessitou internação ou transfusões de sangue para tratamento dessas manifestações hemorrágicas. Nos nove doentes restantes, não foi observada qualquer manifestação clínica de hiperesplenismo durante toda a evolução pós-operatória até a ATF. A análise desses dados mostrou que a presença de manifestações clínicas de hiperesplenismo no POT não diferiu significantemente do PRE.

Houve, em todos os doentes, redução significante do tamanho do baço, representado pela distância de sua margem inferior em relação ao plano subcostal esquerdo, ao nível da linha medioclavicular esquerda, no período pós-operatório tardio *(por ocasião da ATF)*. Além disso, foram encontradas diferenças significantes nos valores observados na contagem de eritrócitos, leucócitos e plaquetas do sangue periférico no POT em relação ao PRE *(Tabelas 1 e 2)*.

Na esquistossomose mansoni na forma hepatosplênica é comum o aparecimento de hiperesplenismo. O baço costuma ser bastante grande e pode ocorrer pancitopenia no sangue periférico, mas raramente há um significado clínico para essas alterações. A anemia, quando ocorre, costuma ser causada por perda sangüínea digestiva ou desnutrição. A leucopenia e a plaquetopenia, quase sempre oligo ou assintomáticas, são freqüentemente observadas.

Em 1985, *Guerra et al.* apresentaram os resultados imediatos obtidos em oito esquistossomóticos submetidos à AERD e portadores de hiperesplenismo. Relataram a normalização do quadro hematológico - pelo menos a curto prazo - na maioria dos doentes e sugeriram a reformulação do conceito de hiperesplenismo, a partir da demonstração da correção das citopenias do sangue periférico sem a remoção do baço. Apresentaram a hipótese de que o hiperesplenismo, pelo menos na esquistossomose mansoni, seria decorrente de uma perturbação hemodinâmica grave, com estase esplênica pronunciada devido à hipertensão portal. Haveria, ainda, um prejuízo maior na circulação de sangue dentro do baço, dificultando, dessa forma, o fluxo entre a artéria e a veia esplênica. Estes fatos culminariam com a retenção ou o armazenamento dos elementos figurados do sangue dentro do baço.

Em relação aos aspectos laboratoriais, vários autores relataram melhora variável das contagens de leucócitos e/ou plaquetas em tempos diferentes do período pós-operatório tardio da AERD, em esquistossomóticos com hiperesplenismo. Já *Strauss*, estudando 30 esquistossomóticos submetidos à AERD, relatou não haver melhora significativa do padrão hematológico, mas, deve-se ressaltar, que esse autor obteve o período proposto de cinco anos de seguimento em apenas 56,6% dos seus doentes. Em nossos doentes, embora não houvesse significado estatístico na melhora das manifestações clínicas do hiperesplenismo *(talvez em decorrência do pequeno número de casos)*, pudemos demonstrar significante diminuição do tamanho do baço e melhora do quadro hematológico no período pós-operatório tardio da *AERD*.

AVALIAÇÃO DA FUNÇÃO HEPÁTICA

Todos os doentes desta Casuística puderam ser enquadrados no grupo A da classificação de *Child-Turcotte* por não apresentarem qualquer manifestação clínica de disfunção hepática no período pré-operatório.

Os exames laboratoriais *(Tabelas 1 e 2)*, submetidos à análise estatística, demonstraram não ter ocorrido diferença significante nos períodos pré-operatório e pós-operatório tardio *(por ocasião da ATF)* quanto aos valores séricos de aspartato amino-transferase, alanino amino-transferase e da atividade de protrombina do plasma. Já os valores observados de albumina plasmática, mostraram aumento significante em relação ao pré-operatório.

A esquistossomose mansônica em sua forma hepatosplênica "pura" é, essencialmente, uma fibrose periportal com hipertensão portal e mínima disfunção hepatocelular, a não ser em casos de doenças associadas, uma vez que é sabido que a esquistossomose não conduz à cirrose e que para que essa se instale, outros mecanismos patogênicos devem atuar. Dentre esses, o álcool e o vírus da hepatite B são os mais freqüentemente indicados como os de maior prevalência na esquistossomose mansoni na forma hepatosplênica descompensada.

Para avaliação de alterações funcionais hepáticas, a dosagem de uma enzima isoladamente não é suficiente; deve-se proceder à dosagem simultânea de várias enzimas e de outros testes bioquímicos. Assim sendo, embora não haja um consenso geral a esse respeito, particularmente em esquistossomóticos, podem ser utilizadas as dosagens de aspartato amino-transferase e alanino amino-transferase séricas para a avaliação da atividade da doença hepática, de albumina plasmática para a avaliação da função hepática de síntese proteica, de fosfatase alcalina e gama glutamil-transferase séricas para a avaliação da função excretora e a atividade de protrombina do plasma também para a avaliação da função hepática de síntese proteica.

Poucos autores, no entanto, relataram a evolução de exames laboratoriais relacionados à avaliação funcional hepática no período pós-operatório tardio da *AERD* em esquistossomóticos. Em nossa Casuística, utilizamos as dosagens de alanino amino-transferase e aspartato amino-transferase séricas, albumina plasmática, atividade de protrombina do plasma, fosfatase alcalina e gama glutamil-transferase séricas para a avaliação laboratorial da função hepática no período pós-operatório tardio da *AERD*. Não encontramos alterações significantes para as enzimas alanino amino-transferase e aspartato amino-transferase séricas e para a atividade de protrombina do plasma. Já os valores de albumina plasmática no período pós-operatório tardio melhoraram significantemente em relação ao pré-operatório. Esse achado, que está em desacordo com a literatura consultada, a qual não encontrou alterações ou relatou apenas diminuição tardia dos níveis de albumina plasmática, provavelmente se deve ao fato de alguns de nossos doentes *(61,5%)* terem sido internados em caráter de emergência por hemorragia digestiva alta, e submetidos à operação alguns dias após o controle do sangramento. Evidentemente, os níveis pré-operatórios de albumina plasmática desse grupo de doentes são inferiores àqueles dos doentes internados em caráter eletivo, e esse fato não se deve à alterações da função hepática de síntese proteica e sim às perdas hemorrágicas. Portanto, poderíamos dizer que, nesta Casuística, a avaliação pós-operatória tardia da *AERD* não mostrou alterações significativas da função hepática, tanto do ponto de vista clínico como laboratorial, em relação ao pré-operatório.

CONSIDERAÇÕES FINAIS

A certeza da perviedade da *AERD* é fundamental para a análise de resultados dessa operação. A discordância de resultados nas diversas casuísticas, seguramente, reflete a diferença na incidência de trombose da anastomose e/ou de outras veias do sistema portal, levando à recidiva hemorrágica e/ou ao agravamento da função hepática. Mais recentemente, iniciou-se a utilização da ultra-sonografia empregando o método de *Doppler duplex*, que combina a técnica *Doppler* de onda pulsátil com a ultra-sonografia bidimensional de tempo real, para avaliações pré, intra e pós-operatórias do sistema portal. Especificamente em relação à avaliação pós-operatória da *AERD*, após um desânimo inicial, houve o ressurgimento do interesse com os trabalhos de *Bolondi et al.* e de *Johansen e Paun*, que chegaram a considerar o método *Doppler duplex* como o novo "padrão-ouro" para a demonstração da perviedade das anastomoses porto-sistêmicas, afirmando que este deveria ser o exame de screening para pacientes submetidos à *AERD*, com a angiografia sendo reservada para pacientes em que a anastomose não fosse visibilizada após duas tentativas com o *Doppler duplex*. Todos esses autores, no entanto, trabalharam com o *Doppler duplex* em doentes cirróticos. Não encontramos na literatura estudos utilizando esse método para verificação pós-operatória de *AERD* em esquistossomóticos. Em nossa Casuística, todos os doentes apresentavam os sinais indiretos de perviedade da *AERD*, como: ausência de recidiva hemorrágica, melhora dos aspectos endoscópicos em relação ao pré-operatório e diminuição da esplenomegalia. Além disso, a perviedade da *AERD* pôde ser comprovada em todos os doentes, seja por *Doppler duplex (11 doentes)*, seja por exame ultra-sonográfico convencional *(um doente)* ou, ainda, por angiografia *(um doente)*. Este dado, da comprovação da perviedade da *AERD*, é inédito na literatura, pois nenhum autor que tenha estudado doentes esquistossomóticos operados, obteve a comprovação da perviedade da anastomose em todos os doentes.

Existem poucos estudos com seguimento pós-operatório a longo prazo comprovando a eficácia terapêutica e a ausência de complicações tardias em doentes esquistossomóticos submetidos à *AERD*. A maioria dos autores relatou apenas o seguimento pós-operatório a curto prazo e referiu a dificuldade de efetuar um seguimento mais prolongado. Dos trabalhos com metodização adequada e que relataram seguimento mais prolongado apenas os mais recentes referiram tempo de seguimento superior a cinco anos. Em nossa Casuística, todos os doentes foram seguidos por um período mínimo de cinco anos, sendo que oito deles puderam ser acompanhados por mais de sete anos e sete por mais de dez anos.

O rigor na seleção dos doentes desta pesquisa implicou a obtenção de uma amostra pequena *(n= 13 pacientes)*, o que, apesar de melhorar a validade interna, poderia ser uma restrição em relação à validade externa do estudo. No entanto, diversos trabalhos publicados até o momento, apesar das críticas já efetuadas em relação à sua metodização, apresentaram conclusões, de uma maneira geral, semelhantes às nossas, o que favorece a suposição de uma boa representatividade desta amostra.

Assim sendo, os achados de nossa pesquisa permitem afirmar que a *AERD* mostrou-se eficaz na proteção contra a hemorragia digestiva alta, tendo, ainda, determinado, a longo prazo, melhoria de todos os aspectos endoscópicos estudados das varizes esofagogástricas ou, até mesmo, seu desaparecimento. A encefalopatia hepática é de ocorrência pouco freqüente no período pós-operatório tardio e, portanto, a *AERD*, a longo prazo, não compromete a qualidade de vida da quase totalidade dos doentes, causando, no entanto, quase invariavelmente, o aparecimento de hiperbilirrubinemia indireta que persiste no período pós-operatório tardio; além disso, provoca melhora significante do quadro laboratorial de hiperesplenismo e redução acentuada da esplenomegalia, que assim permanecem no período pós-operatório tardio. Finalmente, a *AERD* não causa, a longo prazo, alterações significantes do metabolismo hidroeletrolítico, da função renal e da função hepática, tanto do ponto de vista clínico como laboratorial.

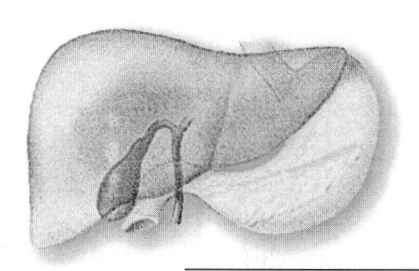

Referências Bibliográficas

01. ABRANTES, WL. Análise crítica da cirurgia da hipertensão portal esquistossomótica. In: Oliveira e Silva A, D' Albuquerque LC, ed. Hepatologia clínica e cirúrgica. São Paulo: Sarvier, 1986: 671-82.

02. ABRANTES WL, CABRAL GL, CARVALHO MA, NASCIMENTO TAD, NOCE, M. Hiperbilirrubinemia indireta após descompressão portal seletiva. Rev Assoc Méd Bras 1978; 24:277-8.

03. ABRANTES WL, CARVALHO MA, RABELO GD, DRUMOND DAF. Anastomose esplenorrenal seletiva profilática na forma hepatosplênica da esquistossomose. Rev Assoc Méd Bras 1983; 29:160-2.

04. ABRANTES WL, COELHO RCL. Hipertensão portal. In: Dani R, Castro LP, ed. Gastroenterologia clínica. 3.ed. Rio de Janeiro: Guanabara Koogan, 1993:1165-87.

05. ABRANTES WL, SILVA RA, NASCIMENTO A, RABELO GD, PEREIRA CGM. Encefalopatia portosistêmica em esquistossomóticos submetidos à anastomose espleno-renal distal. Rev Col Bras Cir 1988, 15:111.

06. ASFORA J, DOMINGUES ALC, COUTINHO A. Clínica e bioquímica do sangue em esquistossomóticos (aspectos comparativos). J Bras Med 1978, 37: 58-73.

07. BARBOSA FAS. Morbidade da esquistossomose. Rev Bras Malariol Doenças Trop, 1966, 18:3-160.

08. BARONE B, GUERRA CCC, BORGES DR, OLIVEIRA E, SILVA MP, GOLDENBERG S. Hipocoagulabilidade: uma nova indicação para a esplenectomia na esquistossomose mansônica hepatosplênica. Rev Assoc Méd Bras 1973,19:393-6.

09. BESSA SM, HELMY I. Injection sclerotherapy for esophageal varices caused by schistosomal hepatic fibrosis. Surgery 1985,97:164-8.

10. BESSA SM, HELMY I, EL-SHEIKH SO, HAMAM SM, EL-KHISHEN MA. The distal splenorenal shunt in patients with variceal bleeding due to schistosomal hepatic fibrosis. Surg Ginecol Obstet 1987, 165:143-7.

11. BOGLIOLO L. A esplenoportografia na esquistossomiase hepato-esplenica, forma de Symmers. Rev Assoc Méd Bras 1957, 3:263-9.

12. BOLONDI L, GAIANI S, MAZZIOTTI A et al. Morphological and hemodynamic changes in the portal venous system after distal splenorenal shunt: an ultrasound and pulsed Doppler study. Hepatology 1988, 8:652-7.

13. BORGES DR, MANOUKIAN N. Avaliação da função hepática de síntese proteica na hepatopatia esquistossomótica compensada e na cirrose. Rev Assoc Méd Bras 1987, 33:3-6.

14. CHANDLER JG. The history of the surgical treatment of portal hypertension. Arch Surg 1993, 128: 925-40.

15. CHATRIAN GE, BERGAMINI L, DONDEY M et al. A glossary of terms most commonly used by clinical electroencephalographers. Electroencephalogr Clin Neurophysiol 1974,37:578-48.

16. CHILD CG III, TURCOTTE JG. Hipertensión portal e cirurgia. In: Child CG III, ed. El hígado e la hipertensión portal. Barcelona: Ed. Científico-Médica, 1967:1-94.

17. CURY AA. Anastomose espleno-renal distal seletiva versus esclerose endoscópica para o controle das varizes esofagianas em pacientes portadores de esquistossomose. Rev Col Bras Cir 1990, 17:107-9.

18. CURY AA, MARX FILHO C, CAMINHAS FG, ABRANTES PG, CARVALHO NN. Anastomose esplenorrenal distal seletiva: análise de 134 intervenções. J Bras Med 1985,49:44-59.

19. DA SILVA LC, CARRILHO FJ. Hepatosplenic schistosomiasis: pathophysiology and treatment. Gastroenterol Clin North Am 1992, 21: 163-77.

20. DA SILVA LC, GODOY A, FRANCHINI F, CARVALHAES P, DA SILVA IV, PONTES JF. Alguns aspectos clínicos encontrados em pacientes operados de anastomose porto-cava (síndrome pós-anastomose porto-cava). Rev Paul Med 1958, 52: 465.

21. DA SILVA LC, STRAUSS E, GAYOTTO LCC et al. A randomized trial for the study of the elective surgical treatment of portal hypertension in mansonic schistosomiasis. Ann Surg 1986, 204:148-53.

22. DE COCK KM. Hepatosplenic schistosomiasis: a clinical review. Gut, 1986,27:734-45.

23. DEMEDTS M, PILLEN E, GROOTE J, WOISTIJNE KPV. Hepatic encephalopathy: comparative study of EEG abnormalities, neuropsychic disturbances and blood ammonia. Acta Neurol Belg 1973, 73:281-8.

24. EZZAT FA, ABU-ELMAGD KM, ALY IY et al. Distal splenorenal shunt for management of variceal bleeding in patients with schistosomal hepatic fibrosis. Ann Surg 1986, 204:566-73.

25. EZZAT FA, ABU-ELMAGD KM, ALY MA et al. Selective shunt versus nonshunt surgery for management of both schistosomal and nonschistosomal variceal bleeders. Ann Surg 1990, 212:97-108.

26. FIGUEIRA A, ROCHA JLM, LOPES FILHO GJ, RICCA AB, COLLEONI NETO R, HADDAD CM. Aspectos endoscópicos das varizes do esôfago e do estômago em doentes esquistossomóticos no pós-operatório imediato e tardio (dez anos) de anastomose espleno-renal distal. Gastroenterol Endosc Dig 1992, 11:109-14.

27. FISCHER JE, BOWER RH, ATAMIAN S, WELLING R. Comparison of distal and proximal splenorenal shunts: a randomized prospective trial. Ann Surg 1981, 194:531-44.

28. FOLEY WD, GLEYSTEEN JJ, LAWSON TL et al. Dynamic computed tomography and pulsed Doppler ultrasonography in the evaluation of splenorenal shunt patency. J Comput Assist Tomogr 1983, 7:106-12.

29. GUERRA CCC, HADDAD CM, MATSUMOTO M, LUZZI JR, SILVA MP, CHACON JP. Comportamento do hiperesplenismo após anastomose esplenorrenal seletiva. Rev Assoc Méd Bras 1985, 31:65-9.

30. HABASHI AHF. Trans-splenic decompression of oesophageal varices by selective distal splenorenal shunt. J Egypt Méd Assoc 1977, 60:23-38.

31. HENDERSON JM. Derivação esplenorrenal distal. Clin Cir Am Norte 1990,70:415-34.

32. Japanese Research Society for Portal Hypertension. The general rules for recording endoscopic findings on esophageal varices. Jpn J Surg 1980, 10: 84-7.

33. JOHANSEN K, PAUN M. Duplex ultrasonography of the portal vein. Surg Clin North Am 1990, 70: 181-90.

34. KELNER S, FERREIRA PR, DANTAS A et al. Ligadura de varizes esôfago-gástricas na hipertensão porta esquistossomótica: avaliação de 25 anos. Rev Col Bras Cir 1982, 9:140-6.

35. LILIENFELD AM, LILIENFELD DE. Foundations of epidemiology. 2.ed. New York: Oxford University Press, 1980.

36. LOPES FILHO GJ, Avaliação clínica, laboratorial, endoscópica e eletrencefalográfica tardia de doentes esquistossomóticos submetidos à anastomose espleno-renal distal. MD Thesis, São Paulo, Brazil, 1994.

37. MACHADO AL, BEZERRA FILHO JE, CAMPOS AB, PESSOA JBPP, CORREIA RA. Selective distal splenorenal shunts: technique and results. Am J Surg 1981, 142:281-4.

38. MALT RA, NABSETH DC, ORLOFF MJ, STIPA S. Portal hypertension, 1979. New Engl J Med 1979, 301: 617-8.

39. MANOUKIAN N, BORGES DR. Hypoprothrombinemia in the compensated form of hepatosplenic schistosomiasis: further studies. Rev Inst Med Trop São Paulo 1988,30:274-80.

40. MARQUIS C, GERTSCH P, MOSIMANN R. Contrôle angiographique, endoscopique et manométrique à long terme des anastomoses spléno-rénales distales selon Warren. Helv Chir Acta 1982, 49: 633-6.

41. MIES S, PEREIRA MB, ORLANDO CD, SETTE M, RAIA S. Propanolol na prevenção da recidiva de hemorragia digestiva em pacientes com esquistossomose hepatesplênica. Rev Assoc Méd Bras 1988,34:24-8.

42. OBEID FN, SMITH RF, ELLIOTT JR JP, REDDY DJ, HAGEMAN JH. Bilharzial portal hypertension. Arch Surg 1983,118:702-8.

43. PITTELLA JEH. Encefalopatia hepática na forma hepatesplênica da esquistossomose mansônica. Rev Hosp Clin Fac Med São Paulo 1981,36:97-101.

44. RAIA S. Descompressão portal seletiva na esquistossomose mansônica. São Paulo, Brazil, 1978.

45. RAIA S, MIES S, ALFIERI JR F. Portal hypertension in mansonic schistosomiasis. World J Surg 1991,15:176-87.

46. RAIA S, MIES S, MACEDO ALV. Portal hypertension in schistosomiasis. Clin Gastroenterol 1985, 14:57-82.

47. ROCHA JLM. Aspectos endoscópicos das varizes de esôfago e de estômago em doentes com hipertensão portal de etiologia esquistossomótica submetidos a tratamento cirúrgico pela técnica de anastomose espleno-renal distal com avaliação pós-operatória imediata e tardia. São Paulo, Brazil, 1990.

48. ROSEMBERG D, SARAIVA JAM, VILLELA MP. Avaliação dos resultados da anastomose porto-cava no tratamento cirúrgico da hipertensão portal. J Bras Med 1960,3:45-108.

49. SAAD WA, YAMIN R, VELARDE FUG et al. Descompressão seletiva do sistema portal no tratamento da hipertensão portal associada a varizes de esôfago sangrantes. Rev Assoc Méd Bras 1977, 23:165-8.

50. SABOYA F, LUCENA F, SANTOS I. A anastomose espleno-renal distal no tratamento das varizes esofageanas. In: Congresso Brasileiro de Gastroenterologia, 32; de Endoscopia Digestiva, 8, Natal, 1992. Anais. Natal, 1992. p.46.

51. SILVA AB. Contribuição ao estudo clínico e eletrencefalográfico da encefalopatia hepática nas cirroses e na esquistossomose mansônica. MD Thesis, São Paulo, Brazil, 1983.

52. STRAUSS E. Hipertensão portal esquistossomótica: análise evolutiva de intercorrências clínicas, dados endoscópicos e laboratoriais em estudo randomizado comparando três tipos de cirurgia. Ribeirão Preto, Brazil, 1989.

53. SZUTAN LA. Resultados imediatos e tardios da esplenectomia e desvascularização esofagogástrica no tratamento da hemorragia digestiva alta em esquistossomóticos. São Paulo, Brazil, 1993.

54. TEIXEIRA ED, MONTEIRO G. Estudo clínico da técnica de Teixeira na cirurgia da hipertensão porta. Hospital 1969,75:153-8.

55. VEZOZZO DCP. Avaliação hepática e hemodinâmica portal com Doppler duplex na esquistossomose mansônica. MD Thesis, São Paulo, Brazil, 1992.

56. WARREN KS. The relevance of schistosomiasis. New Engl J Med 1980,303:203-6.

57. WARREN KS, REBOUÇAS G. Blood ammonia during bleeding from esophageal varices in patients with hepatosplenic schistosomiasis. New Engl J Med 1964, 271: 921-6.

58. WARREN WD, ZEPPA R, FOMON JJ. Selective transsplenic decompression of gastroesophageal varices by distal splenorenal shunt. Ann Surg 1967, 166:437-55.

59. YASSIN YM, SHERIF SM. Randomized controlled trial of injection sclerotherapy for bleeding oesophageal varices: an interim report. Br J Surg 1983, 70:20-2.

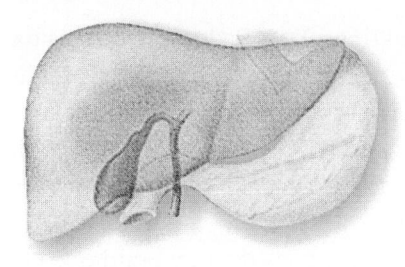

Indicação de Cirurgia Emergencial em Hemorragia Digestiva Alta por Varizes Esofagogástricas em Esquistossomóticos e Cirróticos

capítulo 19

Armando De Capua Junior
José Cesar Assef
Luiz Arnaldo Szutan

RESUMO

Os autores situam as diversas possibilidades terapêuticas para o tratamento das varizes esofagogástricas sangrantes.

Tecem as considerações sobre os tipos de cirurgia que podem ser utilizadas e os seus resultados.

Apresentam seu algoritmo de atendimento em doentes esquistossomóticos e cirróticos.

INTRODUÇÃO

A hipertensão portal é uma síndrome que há muito tem despertado interesse médico, não só pela diversidade etiológica, mas também pelos inúmeros métodos terapêuticos.

Dentre as manifestações clínicas, a hemorragia digestiva alta *(H. D. A.)* é a mais temida, visto que a mortalidade, na maioria das vezes, relaciona-se a ela.

A principal fonte de sangramento nestes doentes são as varizes esofagogástricas, embora outras causas, tais como gastropatia hipertensiva, úlcera péptica ou até mesmo outras lesões não relacionadas à doença, também possam ser responsáveis pela hemorragia.

O tratamento das varizes esofagogástricas continua sendo motivo de controvérsias e no nosso serviço para norteá-la acreditamos que dois aspectos devam ser definidos: a etiologia da hipertensão portal e o momento da terapêutica *(eletiva ou urgência).*

Embora a história natural dos doentes cirróticos mostre que percentagem importante irá sangrar durante sua vida e que os doentes com má reserva hepática apresentam sobrevida média de 30 - 40% em 4 anos não adotamos tratamento profilático, escleroterápico ou cirúrgico porque não há consenso de que estes procedimentos melhorem o prognóstico.

A cirurgia profilática tem sido objeto de infindáveis discussões. *Inokuchi (1984, 1990)* concluiu pela sua efetividade quando existe seleção adequada dos doentes, porém seus resultados não foram reprodutíveis no mundo Ocidental e no nosso entender na era dos transplantes ela deva ser proscrita, pois acresce-se à dúvida sobre os seus resultados a possibilidade de prejudicar um eventual transplante. Adotamos como única profilaxia como propõe *Greig* et al *(1994)* a administração de beta-bloqueadores que em muitos casos pode ser associado com a espirolactona *(Lauler, 1993)* que provoca queda do volume sangüíneo circulante com consequente redução da pressão portal sem alteração do fluxo hepático.

TRATAMENTO DE URGÊNCIA

AVALIAÇÃO INICIAL

Todo doente na vigência de hemorragia digestiva alta deve ter um padrão de atendimento inicial que inclui:

- Confirmação clínica da H. D. A. *(hematêmese e/ou melena)*;
- Verificação dos dados vitais;
- História clínica e exame físico;
- Acesso venoso;
- Coleta de exames laboratoriais.

Concomitante à avaliação inicial, institui-se a reposição volêmica através da utilização de cristalóides, colóides e sangue. Deve-se sempre iniciar com cristalóides e o volume a ser administrado vai depender da intensidade do sangramento e das condições hemodinâmicas. Embora os cristalóides possam contribuir para formação de ascite no doente com hipertensão portal, o controle da instabilidade hemodinâmica é prioritária. Os colóides devem ser usados sob a forma de plasma fresco, diminuindo o volume de cristalóide a ser utilizado e repondo fatores de coagulação, deficientes em doentes com insuficiência hepática.

O concentrado de hemáceas pode ser usado na dependência dos níveis hematimétricos.

Após a reposição volêmica, procurando-se a compensação hemodinâmica, deve-se determinar a fonte da H. D. A. Neste aspecto, a endoscopia digestiva é a melhor forma para diagnosticar o local do sangramento.

Mas apesar da hipertensão portal e da presença de varizes esofagogástricas, o sangramento pode ter outras fontes.

Métodos Terapêuticos na Urgência

Terapêutica Endoscópica

Para os doentes que sangram por varizes, advogamos quando da endoscopia diagnóstica, início imediato do tratamento endoscópico *(escleroterapia ou ligadura elástica)*.

1. **Escleroterapia:** Foi introduzida por *Crafoord e Frankner (1939)* e defendida por vários autores. Apesar de algumas estatísticas demonstrarem recidiva de até 50%, *Sarin et al. (1986)* referem recorrência de apenas 2,9% num período de seguimento de 17,9 ± 4,8 meses. Achamos válida a conduta particularmente porque ela é exequível com relativa facilidade e com baixo índice de complicações.

2. **Ligadura elástica:** Apesar dos benefícios da escleroterapia, o método não é isento de complicações e outra modalidade de terapêutica endoscópica, a ligadura elástica, foi introduzida por *Stiegmann et al.* para tratamento das varizes esofagogástricas.

Os defensores deste método acreditam que ele seja similar à escleroterapia para controle do sangramento agudo, porém a morbi-mortalidade decorrente do procedimento seria menor.

Entendemos que a terapêutica endoscópica constitui o melhor procedimento no surto hemorrágico pelas varizes na urgência, quer seja através da escleroterapia ou da ligadura elástica, devendo a escolha por um ou outro método, basear-se na experiência do endoscopista, porém nos casos que se opta pelo tratamento endoscópico como terapêutica definitiva das varizes esofágicas nossa opção é pela escleroterapia, pois o tratamento escleroterápico determina uma fibrose que dificulta a aparição de novas cadeias varicosas na luz esofágica.

Tamponamento com Balão Esofágico

O balão esofágico encontrado em nosso meio é o de *Sengstaken-Blakemore* e embora tenha sido considerado por alguns como método eficaz para controlar a hemorragia varicosa, seu uso tem sido criticado pelo elevado índice de ressangramento quando os balões são esvaziados e pelas complicações que acompanham o seu uso.

Atualmente, entendemos que o balão de *Sengstaken-Blakemore* deve ser reservado para os doentes nos quais falha a terapêutica endoscópica ou quando esta não for possível por dificuldades técnicas.

Drogas Vasoativas

Não utilizamos as drogas vasoativas no controle da hemorragia digestiva do doente cirrótico pelos seus inconvenientes *(diminuição do fluxo pelas artérias hepáticas e coronárias, alto custo e, principalmente, pelo efeito fugaz)*.

Sherlock advoga seu uso como arma para coibir o sangramento criando condições para a escleroterapia.

Transjugular Intrahepatic Portal Shunt (TIPS)

O TIPS foi utilizado experimentalmente por *Rosch et al. (1969)* e aplicado clinicamente pela primeira vez por *Colapinto et al. (1982)*.

Trata-se de um procedimento de radiologia intervencionista, onde procura-se estabelecer através de um pequeno *"stent"*, uma comunicação porto-sistêmica, intra-hepática.

Sua melhor indicação seria para os doentes cirróticos, quando não se consegue controlar o sangramento decorrente da hipertensão portal, quer seja pela terapêutica endoscópica ou pelo tamponamento com o balão esofágico.

Métodos Operatórios

1. **Transecção esofágica:** A transecção esofágica foi introduzida por *Walker (1960)* e passou a ser mais utilizada com o surgimento dos grampeadores mecânicos, que minimizaram as complicações fistulosas decorrentes das anastomose manuais.
É um procedimento que procura, através da interrupção na circulação venosa no esôfago distal próximo à cárdia, impedir que o sangue do sistema porta atinja a região das varizes esofágicas que sangram.
Tem a vantagem de ser um procedimento rápido, fato relevante para os doentes cirróticos e apresenta como grande contra-indicação, a presença de varizes gástricas.
Quando não conseguiamos coibir o sangramento com os procedimentos endoscópicos indicávamos a transecção esofágica que mostrou bons resultados no que diz respeito ao controle do sangramento, porém a alta morbi-mortalidade e a alta incidência de recidiva nos levou a abandoná-la e a indicar derivações porto-sistêmicas calibradas;

2. **Derivação porto-cava:** Foi método operatório utilizado na década de 40 sendo realizada a anastomose direta entre as veias porta e cava. Os resultados, no que se refere ao controle da hemorragia eram muito bons, entretanto a elevada incidência de encefalopatia porto-sistêmica fez com que fosse relegada a plano secundário.

Com a introdução da derivação porto-cava calibrada *(utilização de uma prótese com calibre reduzido, 0,8 - 1,0 cm)* essa modalidade operatória voltou a ganhar adeptos, acreditando-se que dessa forma, conseguiria-se reduzir a pressão suficientemente para controlar o sangramento ao mesmo tempo que manter-se-ia um fluxo hepático necessário para minimizar a encefalopatia.
Quando utilizado na emergência, durante surto hemorrágico, o método é seguido de elevada mortalidade. *Orloff et al.*, indicam a derivação porto-cava precocemente, acreditando assim, que conseguiriam operar os doentes em melhores condições de função hepática;

3. **Derivação mesentérico-cava:** É o método operatório onde realiza-se a derivação venosa entre a mesentérica superior e a cava, com interposição de uma prótese, apresentando resultados semelhantes à porto-cava convencional.
A derivação mesentérico-cava apresenta a vantagem de interferir menos com um eventual transplante hepático, uma vez que a anastomose é realizada próximo à raiz do mesocólon transverso, portanto longe do fígado.
A sua desvantagem em relação à porto-cava, é a maior incidência de trombose da anastomose, uma vez que a prótese utilizada é mais longa.

4. **Derivação espleno-renal distal:** Foi introduzida por *Warren et al. (1967)* e por *Teixeira e Monteiro (1969)*.
Trata-se de uma derivação venosa seletiva, idealizada com a finalidade de prevenir hemorragia por varizes esofagogástricas baixando a pressão nas veias esofagocardiotuberositarias e diminuir a incidência de encefalopatia porto-sistêmica pela manutenção do fluxo hepático, responsável por grande parcela dos insucessos das derivações venosas totais.
Acreditamos que, se esta derivação é a cirurgia de escolha utilizada eletivamente para os doentes cirróticos não candidatos ao transplante hepático, o mesmo não se aplica na emergência, durante surto hemorrágico e função hepática descompensada.

5. **Desconexões ázigo-portais:** Inúmeras técnicas de desconexões ázigo-portais foram descri-

tas: desvascularizações gastroesofágicas com ou sem esplenectomia; esplenectomia parcial; desvascularizações externas ou internas; desvascularizações com ou sem vagotomia; transecções esofágicas e diversas combinações entre esses procedimentos.

Somos partidários das desvascularizações gastroesofágicas externas, extensas, associadas à esplenectomia, com vagotomia troncular e piloroplastia.

Diante de inúmeros métodos terapêuticos, acreditamos ser importante definir uma sistematização de conduta no atendimento do doente com hemorragia por varizes esofagogástricas.

CONDUTA NO DOENTE CIRRÓTICO

Entendemos que após diagnosticar-se que as varizes são a origem do sangramento, a terapêutica endoscópica, quer seja através da escleroterapia ou da ligadura elástica, constitui-se na melhor terapêutica inicial na emergência *(Figura 1)*.

Com a primeira sessão, consegue-se controlar o sangramento em 70% dos casos. Havendo insucesso, o qual é definido como recidiva do sangramento durante o período de internação na emergência, para os doentes cirróticos, entendemos que deva haver uma nova tentativa de controle da hemorragia por métodos não operatórios, ou seja, repetir a terapêutica endoscópica ou proceder o tamponamento com balão esofágico. Isso justifica-se, uma vez que os doentes cirróticos não apresentam boa resposta ao tratamento operatório de emergência, aliado ao fato de que, com uma segunda sessão de terapêutica endoscópica, consegue-se controlar o sangramento em 90 - 95% dos casos.

Havendo sucesso terapêutico, ou seja, o doente não apresenta outros sangramento durante o período de internação, quer seja na primeira ou na segunda sessão de terapêutica endoscópica, ele deve ser encaminhado para tratamento eletivo.

Entretanto, havendo persistência do sangramento, a situação torna-se crítica e as opções recairiam sobre o TIPS ou os procedimentos operatórios, com alta taxa de mortalidade.

Para os cirróticos, as opções operatórias na emergência seriam a transecção esofágica, a derivação porto-cava ou a derivação mesentérico-cava. Entendemos que a cirurgia de *Warren* não deva ser realizada na emergência em doentes com descompensação da função hepática.

Na tabela 1 encontra-se nossos resultados com a cirurgia de emergência para doentes cirróticos *(Tabela 1)*.

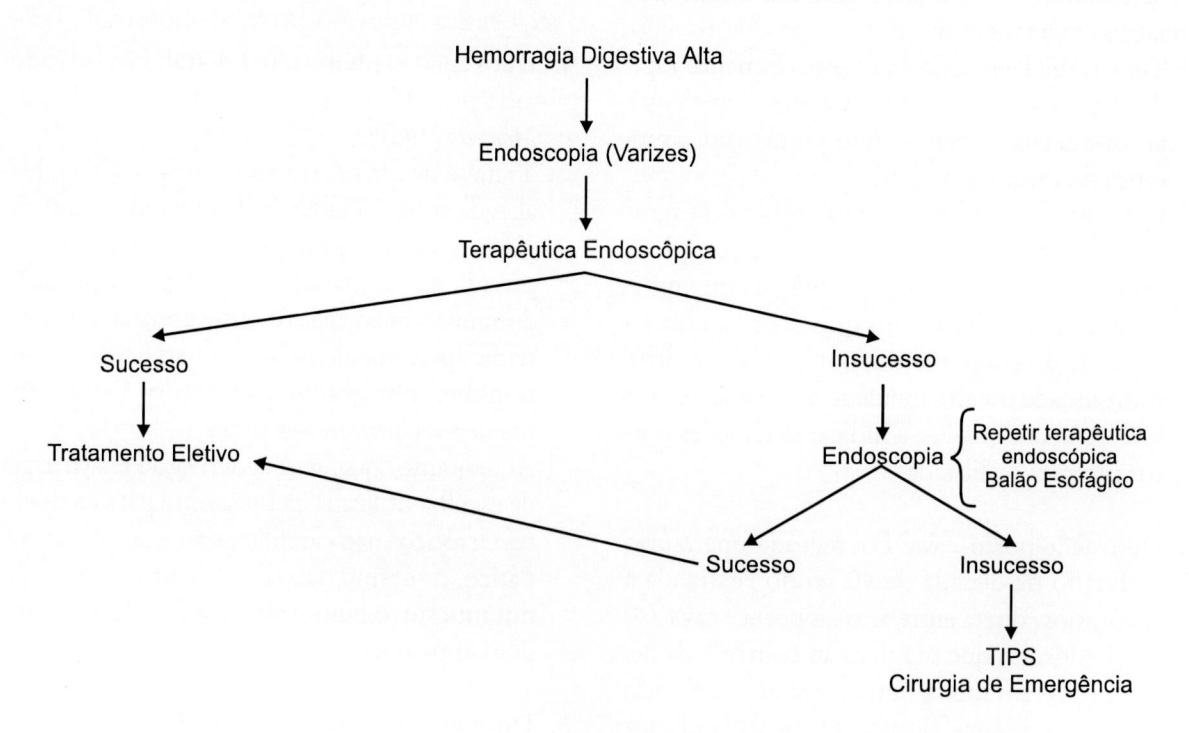

Fig. 1

Tabela 1 - *Tratamento cirúrgico de emergência.*

CIRURGIA	PACIENTES	MORTALIDADE
Transecção	10	60%
Meso-Cava	9	44%
D.S.R.D.	2	50%
Porto-Cava	8	38%
TOTAL	29	48,3%

Esses resultados não são bons, é uma mortalidade bastante elevada, mas encontra-se dentro dos valores observados na literatura mundial.

Deve-se ressaltar que todos esses doentes apresentavam grande comprometimento da função hepática quando da operação, o que em parte, justifica a alta mortalidade.

O tratamento da hemorragia por varizes esofagogástricas requer um alto grau de conhecimento de suas complicações e da possibilidade de usar todas as opções terapêuticas. Não há um único tratamento ideal para todos os doentes e os benefícios das várias abordagens, cirúrgicas e não cirúrgicas, dependem de uma sistematização dos procedimentos, incluindo o momento adequado para intervenção operatória.

Os métodos terapêuticos mostrados atuam apenas nas conseqüências da hipertensão portal, pois nenhum deles trata a doença hepática.

O tratamento definitivo para os cirróticos seria o transplante hepático, hoje uma realidade em nosso meio, porém apenas de forma eletiva, uma vez que a hemorragia não se constituiu em prioridade para a fila de transplantes.

Nos nossos dias é fundamental, quando se trata de um doente cirrótico, o cuidado para não se inviabilizar um futuro transplante.

CONDUTA NO DOENTE ESQUISTOSSOMÓTICO

Através desta sistematização, observamos que a terapêutica endoscópica tem demonstrado ser o procedimento de escolha no tratamento inicial na emergência para controlar a hemorragia varicosa, independentemente do sangramento ativo ou recente *(Figura 2)*.

```
Hemorragia Digestiva Alta
         ↓
  Endoscopia (Varizes)
         ↓
 Terapêutica Endoscôpica
        / \
   Sucesso   Insucesso
      ↓         ↓
 Cirurgia    Repetir terapêutica endoscópica
 Eletiva     Balão esofágico
             Cirurgia de Elergência
```

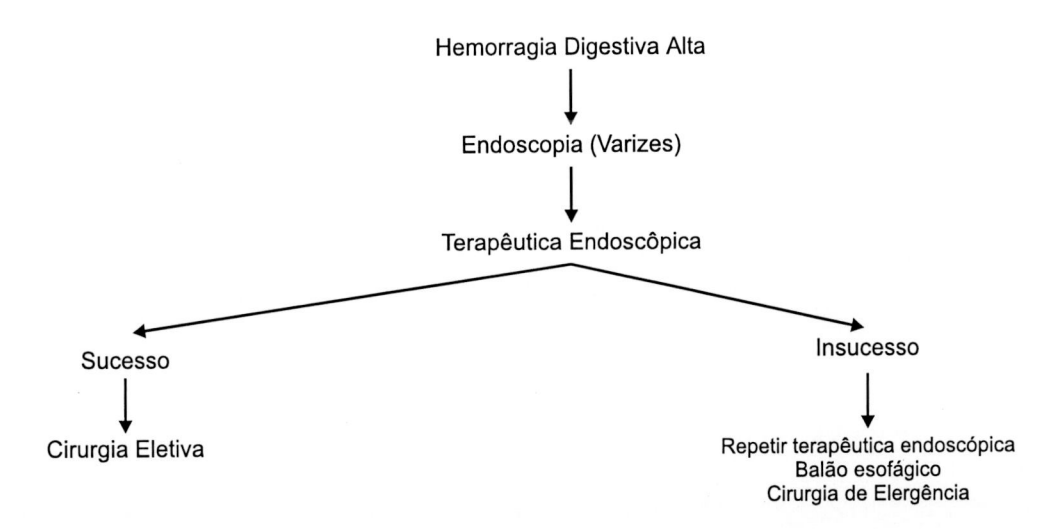

Fig. 2

Havendo sucesso no controle do sangramento na emergência, o doente deve ser preparado para cirurgia eletiva, pois entendemos que os esquistossomóticos que já sangraram ao menos uma vez por varizes esofagogástricas, devam ser tratados por métodos operatórios.

Havendo insucesso com a terapêutica endoscópica, o que é raro em esquistossomóticos, ocorrendo novo sangramento durante o período de internação na emergência, pode-se optar por repetir a terapêutica endoscópica, promover o tamponamento com balão de *Sengstaken-Blakemore* ou realizar a cirurgia na emergência.

Atualmente temos preferido e utilizado esta última opção pois acreditamos que os doentes esquistossomóticos apresentam boa reserva funcional hepática e respondem bem à operação na emergência.

Ressalta-se ainda que mesmo que haja controle do sangramento com métodos não operatórios, o tratamento posterior será a cirurgia e que a operação realizada na emergência não é paliativa e sim a mesma que seria utilizada eletivamente.

Alguns estudos mostram taxas de recidiva hemorrágica e mortalidade mais elevadas na cirurgia de emergência *(Haddad, 1982)*, entretanto, estes estudos incluem doentes cirróticos os quais, sabidamente, respondem de maneira diferente aos esquistossomóticos, principalmente no que se refere a operações na emergência.

De 184 doentes esquistossomóticos, atendidos em nosso serviço de emergência por hemorragia pelas varizes esofágicas, 173 *(94%)* tiveram o sangramento controlado por escleroterapia endoscópica e 11 *(6%)* foram submetidos a cirurgia de emergência, onde realizou-se a esplenectomia associada à desvascularização gastroesofágica mais vagotomia troncular e piloroplastia.

Em 9 doentes a operação foi realizada após falha da primeira sessão de escleroterapia. Nos outros 2 pacientes, realizou-se ainda uma segunda sessão de esclerose e também tamponamento com balão de *Sengstaken-Blakemore*, antes da operação. Dois doentes morreram, justamente os dois em que repetiu-se o procedimento endoscópico e o balão esofágico, antes da operação.

Entendemos que, a operação na emergência, para os doentes esquistossomóticos, deva ser realizada o mais precocemente possível, quando falha a primeira terapêutica endoscópica, pois o que temos observado é que o sangramento prolongado é que determina aumento da morbi-mortalidade.

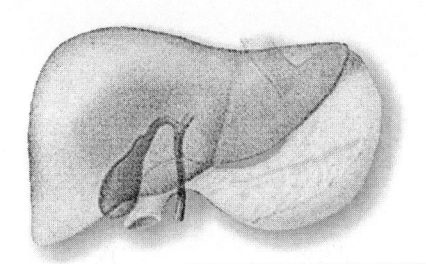

Referências Bibliográficas

01. ASSEF, J. C. & CASAROLI, A. A.: "Hemorragia Digestiva Alta por Varizes de Esôfago". In Coimbra, R. S. M.; Soldá, S. C.; Casaroli, A. A.; Rasslan, S. - Emergências Traumáticas e Não Traumáticas. São Paulo, Atheneu, 1998. p. 189 - 95.

02. ASSEF, J. C.; MORICZ, A.; SZUTAN, L. A.; RASSLAN, S.; DE CAPUA JUNIOR, A.: "Tratamento Cirúrgico de Emergência da Hemorragia por Varizes Esofagogástricas em Esquistossomóticos". Gastroenterol Endosc Dig, 15: 211 - 4, 1996.

03. BARSOUM, M. S.; BOULOS, F. I.; ALY, A. M. H.; SAAD, M.; SOLIMAN, M. A.; DOSS, W. H.; ZAKARIA, S.; THAKEB, F.: "Acute Variceal Hemorrhage: The Persistent Bleeder. A Plea for Management". World J Surg, 18: 273 - 8, 1994.

04. COLAPINTO, R. F.; STRONELL, T. D.; GILDINER, M.; RITCHIE, A. C.; LANGER, B.; TAYLOR, B. R.; BLERIDIS, L.M.: "Formation of ultrahepatic portosystemic shunts using a ballon dilatation cathether: preliminary clinical experience". A J R, 140: 709 - 714; 1983.

05. CRAFOORD, C.; FRENCKNER, P.: "New surgical treatment of varicose veins of the esophagus". Acta Otolaryngol, 27: 422 - 429; 1939.

06. DE CAPUA JUNIOR, A. & SZUTAN, L. A.: "Desconexão Ázygo-Portal e Esplenectomia mais Escleroterapia no Tratamento da Hipertensão Portal". In Abrantes, W. L. - Hipertensão Portal: Estado Atual. São Paulo, Robe, 1995. p. 231 - 42.

07. GREIG, J. D.; GARDEN, J.; CARTER, D. C.: "Prophylatic treatment of patients with esophageal varices: Is it ever indicated?". World J Surg, 18: 176 - 184; 1994.

08. INOKUCHI, K.: "Cooperative study group of portal hypertension of Japan: Prophylatic portal nondecinoression surgery in patients with esophageal varices: na interin report". Ann Surg, 200: 61; 1984.

09. INOKUCHI, K.: "Cooperative study group of portal hypertension of Japan. Imporved survival after prophylatic portal nondecompression surgery for esophageal varices: a randomized clinical trial". Hepatology, 12: 1 - 6; 1990.

10. LAULER, D. P.: "An overview of the pathophysiology and management of portal hypertension and ascites". J Hepatology, 17: 51 - 53; 1993.

11. MISRA, S. P. & DWIVEDI, M.: "Emergency Endoscopy in Patients with Portal Hypertension having upper Gastrointestinal Bleeding". Trop Doct, 27: 31 - 4, 1997.

12. ORLOFF, M. J.: "Emergency portocaval shunt: a comparative study of shunt, varix ligation and non surgical treatment of bleeding esophageal varices in unselected patients with cirrhosis". Ann Surg, 166: 456 - 478; 1967.

13. ROSCH, J.; HANAFFE, W. N.; SNOW, H.: "Work in progress; transjugular portal venography and radiologic portocaval shunt: na experimental study". Radiology 92: 1112 - 1114; 1969.

14. SAKAI, P. "Tratamento Endoscópico das Varizes Sangrantes do Esôfago". In Abrantes, W. L. - Hipertensão Portal: Estado Atual. São Paulo, Robe, 1995. p. 111 - 20.

15. SARIN, S. F.; SACHDER, G.; NANDA, R.: "Follow-up of patients after variceal eradication". Ann Surg, 34: 78 - 81; 1986.

16. SHERLOCK, S.; DOOLE J.: "Diseases of the liver and biliary system". Tenth Edition, 1997.

17. STIEGMANN, G. V. & GOFF, J. S.: "Endoscopic Varix Ligation: Preliminary Clinical Experience". Gastrointest Endosc, 34: 113 - 8, 1988.

18. STIEGMANN, G. V.; GOFF, J. S.; MICHALETZ-ANODY, P. A.: "Endoscopic sclerotherapy as compared with endoscopic ligation for bleeding esophageal varices". N Engl J Med, 326: 1527 - 1532; 1992.

19. TEIXEIRA, E. D. & MONTEIRO, G.: "Estudo Clínico da Técnica de Teixeira na Cirurgia de Hipertensão Porta". Hospital, 75: 153 - 8, 1969.

20. WALKER, R. M.: "Transection operations for portal hypertension". Thorax 15: 216 - 224; 1960

21. WARREN, W. D.; ZEPPA, R.; FOMON, J. J.: "Selective trans-esplenic descompression of gastroesophageal varices by distal splenorenal shunt". Rev Surg, 166: 437 - 455; 1967.

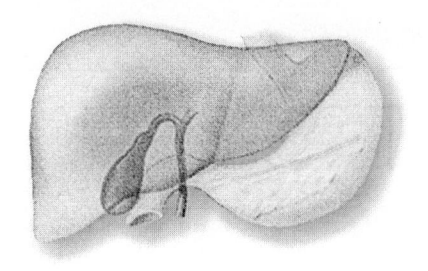

Hipertensão Portal em Crianças

capítulo 20

Juan Carlos Lianos
Maurício Iasi

HISTÓRICO

A história da hipertensão portal sempre foi marcada por inúmeros estudos e controvérsias. Foi assim, quando em 1877, *Eck* desenvolveu modelo experimental canino de derivação portal relatando sua possível reprodução em humanos. No entanto, *Pavlov (fisiologista)* demonstrou sistematicamente as conseqüências do desvio total do fluxo portal e advertiu esse tratamento em humanos. Assim, em 1903, *Vidal* reforçou os trabalhos de *Pavlov* em *shunt* porto-sistêmico causando: intolerância a proteína, encefalopatia, sepse e óbito.

Por isso, de 1900 a 1940 praticamente o tratamento foi baseado em esplenectomia, omentopexia e desvascularizações. No entanto, em 1939 a escleroterapia esofagiana é utilizada por *Crafoord* e *Frenckner* como tratamento das varizes esofágicas.

Whipple reintroduz a idéia de *shunt* porto – sistêmico para controle de sangramento por varizes de esôfago em 1945.

De 1960 a 1970 vários estudos randomizados foram realizados para definir a indicação dos *shunts* portossistêmicos.

Warren (USA) em 1967 e *Imokuchi (Japão)* no ano seguinte, lançam a derivação espleno-renal como a solução para a descompressão do território portal.

No final de 60, o sucesso terapêutico do Transplante hepático *(Starzl)* abre novas perspectivas para a doença hepática terminal.

Na década de 70, a escleroterapia é reintroduzida por *Johnston* e *Rogers*, *Terblanche* e *Plaquet* e *Oberhammer*.

Em meados de 1980, *Lebrec* utilizou a redução farmacológica da hipertensão portal com sucesso. Assim, parece o fim do tratamento cirúrgico.

Apesar disso, em 1990 há um retorno ao tratamento cirúrgico para pacientes selecionados, pois nem todos os sangramentos eram controlados com drogas e endoscopia, e o transplante hepático passa a ser difundido no tratamento de doenças hepáticas terminais.

FISIOPATOLOGIA

A hipertensão portal pode ser definida como elevação da pressão sanguínea portal acima dos valores normais *(5-10 mmHg)* ou como sugerem alguns autores acima de 12 mmHg.

Na população pediátrica, a HP envolve um amplo espectro de doenças hepáticas.

Uma sistemática investigação sobre esta patologia foi quase que exclusivamente estudada para a população adulta devendo ser tomadas precauções na extrapolação dos dados para as crianças.

O fluxo hepático é mantido constante por circulação dupla com 2/3 pela veia porta e 1/3 pela artéria hepática através dos sinusóides com baixa resistência e conseqüentemente baixa pressão.

Quadro 1 - *Doenças pediátricas associadas com Hipertensão Portal.*

Pós-hepático		
Insuficiência cardíaca congestiva Síndrome de Budd-Chiari		
Intra-hepático		
Doenças das vias biliares	**Doenças hepatocelulares**	**Miscelânea**
Atresia das vias biliares	Hepatite auto-imune	Histiocitose X
Fibrose cística	Hepatites virais B e C	Doença Veno-oclusiva
Cisto de colédoco	Doença de Wilson	Esquistossomose
Colangite esclerosante	Deficiência de á-1 anti-tripsina	Doença de Gaucher
Síndromes colestáticas	Glicogenose tipo IV	Esclerose Hepato-portal
Síndrome de Alagille	Toxinas	Peliose
Doença de Byler	Etanol/ Metotrexate	HP Idiopática
Hipoplasia de ductos biliares	Vitamina A /Arsênico	
Pré-hepático		
Trombose de v. Porta Trombose de v. esplênica		

A pressão portal *(P)* é uma função direta do fluxo sanguíneo esplâncnico *(Q)* e da Resistência ao fluxo *(R)* de acordo com a lei de Ohms:

$$P = Q \cdot R$$

Em geral, a HP é uma combinação de aumento do fluxo portal e da resistência.

Assim, na HP o aumento da resistência pode ser causado por comprometimento pré-hepático, intra-hepático ou pós-hepático. Com o aumento da resistência. Há um aumento do fluxo esplâncnico que sustentará o regime de hipertensão juntamente com o estado hiperdinâmico característico desses doentes.

Por esse motivo, a rede afetada *(Figura 1)* pelo aumento do Q e do R desenvolve um mecanismo de descompressão do sistema por colaterais, que serão responsáveis pelas complicações clínicas características da doença.

Dessas complicações, a mais importante e freqüente no que tange a morbimortalidade é a hemorragia de varizes esofágicas.

Outro fator determinante de prognóstico é a presença de comprometimento da função hepática causada pelas doenças intra e pós- hepáticas. Assim, as altas prevalências de doenças colestáticas e trombose de veia porta nas crianças com HP faz com que não se acompanhem de insuficiência hepática e permitem um melhor prognóstico em relação aos adultos.

ETIOLOGIA

A etiologia da HP na população pediátrica torna evidente os resultados distintos em relação ao adulto devido a freqüência maior de comprometimento extra-hepático, como por exemplo a trombose de veia porta que é a causa mais freqüente de HP em crianças. Porém, nas 3 últimas décadas houve um aumento significativo dos casos de atresia de vias biliares, talvez por avanços diagnósticos.

As causas de patologias pediátricas que induzem a HP são listadas no quadro a seguir *(Quadro 1)*.

CLÍNICA

Em 2/3 das crianças a HP apresenta-se inicialmente com sinais de hemorragia digestiva alta *(HDA)* exteriorizado por melena e/ou hematêmese de varizes esofágicas.

No paciente com HP esses sangramentos podem ter outras fontes como gastropatia hipertensiva, úlceras gastroduodenais, ou varizes retais *(complexos hemorroidários)*.

A maioria dos casos cursa com esplenomegalia nos episódios de hemorragia.

Assim, HDA e esplenomegalia são altamente sugestivos de HP até que se prove o contrário.

O primeiro episódio pode iniciar aos 2 meses de idade.Porém, a apresentação mais comum é a esplenomegalia descoberta na consulta de rotina.

Ocasionalmente, manifestações de hiperesplenismo estão relacionadas, incluindo trombocitopenia, leucopenia, petéquias e equimoses.

Podem estar associados sinais clínicos de insuficiência hepática como icterícia, eritema palmar, *"spiders"*, ascite, ginecomastia.

A descompressão vascular da HP para território abdominal superficial torna-se frequentemente visível através de circulação colateral, sendo conhecido na região peri-umbilical como *"Caput Medusae"*. O murmúrio de *Cruveilhier-Baumgarten* é o sopro audível nesses vasos.

É comum haver retenção de sódio pela vasodilatação sistêmica, devendo ser pesquisado nos exames iniciais.

A ascite, comum em pacientes com descompensação hepática, é desencadeado pelo déficit de drenagem linfática e aumento da pressão intravascular abdominal.

DIAGNÓSTICO

A hipertensão portal deve ser suspeitada em toda criança com hemorragia gastrointestinal associada ou não com esplenomegalia.

O diagnóstico inicia com o exame físico detalhado, buscando sinais clínicos de doença hepática.

Após avaliação clínica, devem ser realizados exames laboratoriais:

- Eletrólitos, glicemia, uréia e creatinina – avaliação metabólica;
- TGO, TGP, FA e gGT, coagulograma - função hepática;
- Hemograma completo - hiperesplenismo e anemia pós hemorragia;
- Proteinas totais e frações – proteica hepática;
- Bilirrubinas totais e frações – colestase;
- Sorologias – avaliação diagnóstica;
- Cobre *(sérico e urinário)*, ceruloplasmina – Doença de Wilson;
- α- 1 anti-tripsina.

Os exames diagnósticos mais invasivos como esplenoportografia e angiografia muito comuns no passado, deram lugar a ultra-sonografia e endoscopia, que tornaram o diagnóstico mais seguro principalmente em crianças.

Assim, o US apresentou avanço significativo no diagnóstico da HP em crianças, embora seja examinador-dependente, permitindo obter dados valiosos na avaliação etiológica e programação terapêutica.

A medida da espessura do pequeno omento pelo US, realizado de modo simples, pode realizar complementação diagnóstica e reavaliação de tratamento.

Pode-se medir o diâmetro da veia porta, que normalmente estará aumentado na HP, além de avaliar a direção do fluxo portal e velocidade no doppler. A presença de fluxo hepatofugal através de colaterais é característica de HP avançada.

A endoscopia modificou a história da HP no que tange ao diagnóstico e tratamento das varizes esofágicas. Através de sua extensa utilização, o diagnóstico foi ampliado por detecção precoce de varizes, mesmo antes de qualquer sangramento ou sinal de hepatopatia. Além disso, fornece dados como grau, intensidade e risco de sangramento de varizes; presença de gastropatia hipertensiva e outras fontes de hemorragia como úlceras gastro-duodenais ou Síndrome de *Mallory-Weiss*.

Se o diagnóstico não é conclusivo ou satisfatório após avaliação clínica, laboratorial, ultrassonográfica e endoscópica, podemos utilizar a colangiografia retrógrada endoscópica e biópsia hepática.

TRATAMENTO

A terapêutica pode ser dividida em duas fases: profilática e de emergência.

O tratamento profilático é baseado em estudos para população adulta. É dividido basicamente em escleroterapia, drogas e tratamentos cirúrgicos eletivos *(Quadro 2)*.

Quadro 2 - *Controle endoscópico de sangramento em crianças.*

- Cada 2 a 3 semanas até completa obliteração
- 3-5 sessões de acordo com o n° de varizes
- Avaliação mensal por 3 meses *(pós esleclerotarapia)*
- Avaliação semestral por 1 ano
- Avaliação anual

Tratamento Farmacológico

A somatostatina *(natural)* é um potente inibidor de sangramento gastrointestinal inclusive de varizes esofágicas por diminuir o fluxo portal em conseqüência de sua ação vasodilatadora em território esplâncnico. O Octriotíde® análogo sintético da somatostatina tem sua meia-vida 100 vezes mais longa que esta, sendo mais efetivo no controle da hemorragia, apesar de não ter estudos específicos no tratamento na população pediátrica.

Os β-bloqueadores são as drogas mais freqüentemente usadas, principalmente no acompanhamento ambulatorial. Produz vasoconstrição esplâncnica e diminuição do débito cardíaco causando como efeito procurado a diminuição da pressão portal.

Na impossibilidade de utilização de â-bloqueador como na DPOC e bradicardia são utilizados os nitritos.

Tratamento de Emergência

A principal emergência relacionada com HP é a hemorragia de varizes esofágicas. Seu tratamento de emergência visa dar suporte de vida e controlar o sangramento *(algoritmo I) (Quadro 3)*.

Quadro 3 - *Reanimação Inicial - Suporte de Vida.*

- Monitoração rigorosa de sinais vitais em UTI
- Avaliação Laboratorial
- Reposição volêmica criteriosa *(hipotensão controlada)*
  - Expansores-cristalóides
  - Concentrado de hemácias
- Repor plaquetas *(se < 50.000)*
- Sonda gástrica *(Lavar SF 0,9% e monitorar)*
- Vitamina K
- Plasma fresco congelado
- Somatostatina *(octriotíde)* / vasopressina

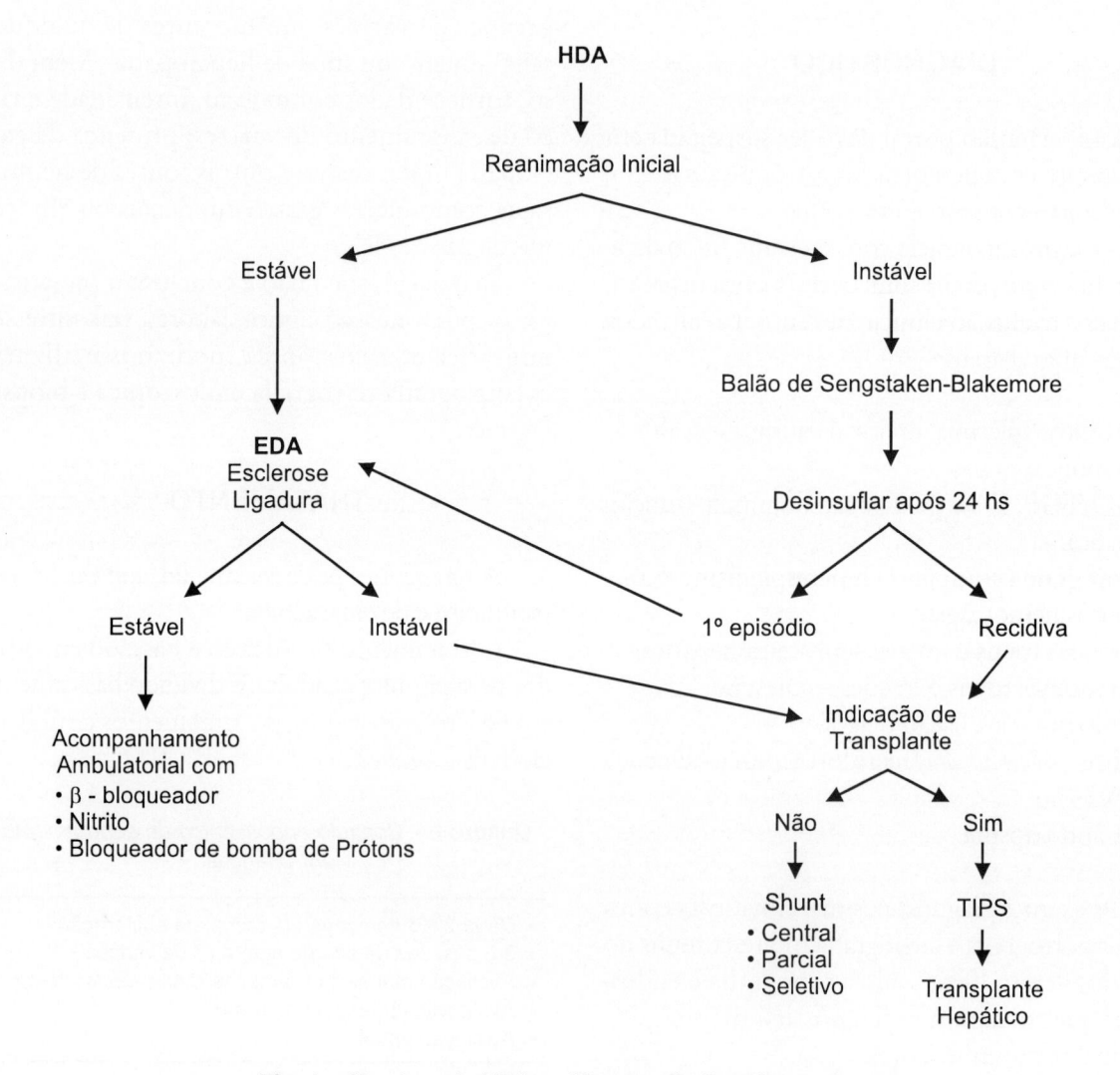

Fig. 1 - *Algoritmo de HDA na Hipertensão Portal em crianças.*

Quadro 4 - *Avaliação da severidade da cirrose.*

Variável	PONTUAÇÃO		
	1	2	3
Albumina	> 3.5	2.8 – 3.5	< 2.8
Bilirrubina total			
Tempo de Protrombina (segundos acima do normal)	1 – 4 s	4 – 6 s	> 6 s
Ascite	Ausente	Leve – Moderada	Grave
Encefalopatia	Ausente	Leve - Moderada	Grave – Coma

Após tomar as medidas de reanimação inicial, devemos prosseguir no algoritmo *(Figura 1)* com medidas que tem por objetivo o controle adequado da hemorragia. Preferencialmente deve ser tentado o tratamento clínico e endoscópico, se necessário utilizar o balonamento.

Durante o tratamento de emergência deve-se procurar saber se é o primeiro episódio ou recidiva da hemorragia. Se for recidivado e apesar do tratamento clínico e endoscópico não for possível o controle do sangramento, deverá ser avaliado os critérios de indicação de transplante hepático. Se não preencher critérios para transplante devemos optar por tratamento cirúrgico do tipo *"Shunt"*. Se houver falha terapêutica após o *shunt* e houver se esgotado as possibilidades de tratamento clínico, pode ser reavaliado o transplante hepático, de acordo com o grau de insuficiência hepática.

BALONAMENTO ESÔFAGO-GÁSTRICO

O Balão de *Sengstaken-Blakemore* é uma terapia usada em pacientes com sangramento incontrolável depois de tomadas as medidas iniciais de compensação clínica *(vide algoritmo)*.

É efetivo na maioria dos pacientes, apesar de ser medida temporária *(24 horas)* até ser possível realizar endoscopia, pois há risco de recorrência hemorrágica.

Em crianças, devido ao risco de aspiração criada pelo balão esofágico é recomendável como manobra de segurança a proteção das vias aéreas com entubação orotraqueal *(Figura 2)*.

AVALIAÇÃO CIRÚRGICA

A avaliação da melhor conduta cirúrgica depende do estado clínico do paciente da causa da HP e da experiência do serviço.

O dilema terapêutico é composto pela não possibilidade de prever com segurança qual paciente irá sangrar ou ressangrar apesar do tratamento clínico e quais irão desenvolver falência hepática ou encefalopatia com *shunt*.

A avaliação pelo Child da reserva hepática tem sido usada como valor preditivo da tolerância para o *shunt* e para indicação de transplante hepático *(Quadro 4)*.

Na classificação de *Child-Pugh*, obteremos os seguintes valores:

- Classe A = 5 - 6
- Classe B = 7 - 9
- Classe C = > 10

O conceito de *"shunt"* da área portal com alta pressão para circulação sistêmica de baixa pressão surgiu com *Whipple* e foi refinada por *Clatworthy*, *Warren* e *Sarfeh*. Através de seus trabalhos, a anastomose término-lateral e látero-lateral porto-caval e espleno-renal provaram ser efetivas na descompressão do sistema portal, controlando a hemorragia. *Clatworthy* e *Boles* desenvolveram o *shunt* central espleno-renal especificamente para crianças. *Clatworthy* e *Marion* descreveram independentemente o *shunt* meso-caval para pacientes que não tinham veia porta ou esplênica patente. A interposição meso-caval foi popularizado por Drapanas em adultos e aplicado por *Altman, Nay* e *Fitzpatrick* em crianças.

Orloff, Orloff e *Rambotti* citaram a alta mortalidade de hemorragia recorrente não controlada defendendo a intervenção cirúrgica de emergência para *shunt* porto-sistêmico em crianças com sangramento. Relataram ótimos resultados com mínimos efeito adversos.

Excelentes resultados com descompressão portal por *shunts* em crianças tem sido relatados em vários centros. Por isso, nem idade ou tamanho devem ser considerados como contra- indicações.

Os *Shunts* em obstrução portal extra- hepática é usualmente realizada em crianças entre 2 e 4 anos com função hepática normal e com alta tolerância para sangramentos.

A realização de *shunts* nessas crianças tem sido demonstrada com sucesso por *Maksoud* e *Mies*, *Bismuth, Franco* e *Alagille* e por *Orloff, Orloff* e *Rambotti. Mitra e cols.* relataram extensa casuística com *shunt* látero-lateral espleno-renal sem esplenectomia em crianças não cirróticas com 87% de patencia.

O shunt em crianças cirróticas será determinado pelas condições clínicas destas.Assim, aquelas com função hepática estável *(clínica e histológica)*, em que o risco de hemorragia representa a principal ameaça o *shunt* porto-sistêmico pode ser a escolha ideal. Por isso, o *shunt* meso-caval em H é aplicável em crianças que tiveram cirurgia prévia de *Kasai* ou em pacientes que o *shunt* porto-caval ou espleno-renal falharam. O h é produzido em geral com enxerto autólogo de veia jugular externa.

Apesar do controle da hemorragia o fluxo hemodinâmico é alterado com conseqüências fisiológicas para o paciente dependendo do tipo do *shunt*. A conexão porto- sistêmica ideal preserva a função hepática.

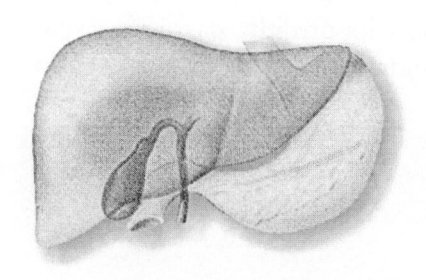

Referências Bibliográficas

01. COHN JN, KHATRI IM, GROSZMANN RJ, et al. Hepatic blood flow in alcoholic liver disease measured by an indicator dilution technique. Am J Med 53:704, 1972

02. ECK NV. On the question of ligature of portal vein. Voen Med Zh 130:1, 1877

03. HAHN M, MASSEN O, NENKI M, et al. De ecksche fistel ziwischen der unteren hohlvene und der pfortaden und folgen fur den organismus. Arch Exp Pathol Pharmacol 32:162-210, 1893

04. IMOKUCHI K.A selective portocaval shunt. Lancet 2:51, 1968.

05. JOHNSTON GW, ROGERS HW. A review of 15 years experience in use of sclerotherapy in control of acute hemorrhage from esophageal varices. Br J Surg 60:797, 1973.

06. KONTOS HH, SHAPIRO W, MAUCK HP, et al. General and regional circulatory alterations in cirrhosis of the liver. Am J Med 37:526, 1964

07. LEBREC D, NOUEL O, CORBIC M, et al. Propanolol, a medical treatment for portal hypertension? Lancet 2: 180-2,1980.

08. MURRAY JF, DAWSON AM. Sherlock S. Circulatory changes in chronic liver disease. Am J Med 24:358, 1958

09. PAQUET KJ, OBERHAMMER E, Sclerotherapy of bleeding oesophageal varices by means of endoscopy. Endoscopy 10: 7-12, 1978

10. SABBÁ C, FERRAIOLI G, GENECIN P, et al. Evaluation of post- prandial hyperemia in superior mesenterio artery and portal vein in healthy and cirrhotic humans in an operador- blind echo- Doppler study. Hepatology 13: 714, 1991.

11. TERBLANCHE J, NORTHOVER JMA, BORNMANN PC, et al. A prospective controlled trial of esclerotherapy in the long term management of patients after esophageal variceal bleeding. Surg Gynecol Obstet 148: 323-333, 1979.

12. VIDAL E. Traitment chirurgical des ascites. 1903.

13. WARREN WD, ZEPPA R, FOMAN JS. Selective transplenic decompression of gastroesophageal varices by distal splenorenal shunt. Ann Surg 166:437, 1967.

14. WHIPPLE AO. The problem of portal hypertension in relation to the hepatosplenopathies.Ann Surg 122:449, 1945.

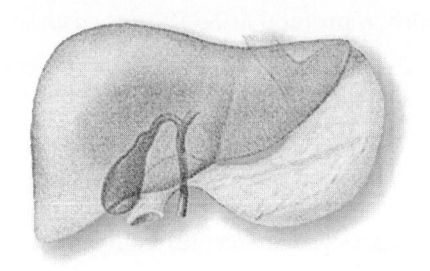

Atresia Biliar

capítulo 21

Nancy T. Barbagallo Cordovani
Maurício Iasi

INTRODUÇÃO

Atresia Biliar *(AB)* é uma colangiopatia obstrutiva, caracterizada por obliteração fibro-esclerosante das vias biliares extra-hepáticas *(ductos hepáticos ou ducto biliar comum)*, em qualquer ponto do *porta hepatis* ao duodeno. De caráter rapidamente progressivo, compromete também os ductos biliares intra-hepáticos, culminando com a sua destruição e o desenvolvimento precoce de cirrose, com conseqüente deterioração da função hepática e aparecimento de hipertensão portal. Manifesta-se no primeiro mês de vida.

EPIDEMIOLOGIA

Estima-se que afetaria um em cada 8000 a 12000 nascidos vivos. Em estudo populacional realizado na Suécia entre 1987 e 1997, a incidência foi de 1:14 000 nascidos vivos *(15% dos afetados apresentaram mal formações cardíacas)*, semelhante ao encontrado em outros países da Europa.

Há dados que sugerem haver diferenças étnicas. A incidência de AB é maior em populações asiáticas. Nos Estados Unidos, a incidência é cerca de duas vezes maior em crianças afro-americanas *(0,96:10 000 nascidos vivos)* do que em caucasianas *(0,44:10 000)*.

É mais freqüente no sexo feminino *(71%em nossa casuística)*.

Ocorreria mais em pacientes com baixo peso ao nascimento. As observações relativas à influência de fatores maternos *(idade, paridade, raça, etc.)* não são concordantes.

Apesar de vários estudos terem detectado um aumento na incidência dessa doença em crianças nascidas em determinadas épocas do ano, esse fato não foi confirmado por outros, tendo sido atribuído a fatores epidemiológicos locais.

É a causa mais comum de colestase crônica em crianças *(30% dos casos em crianças pequenas)*. É também a mais freqüente indicação de TXF em pediatria *(geralmente em torno de 50%, podendo oscilar entre 35 a 67%)*. Em nossa casuística, correspondeu a cerca de 40% das crianças referidas ao Programa de Transplante de Fígado para avaliação e a 55% dos transplantes pediátricos.

ETIOPATOGENIA

A etiologia e patogênese da AB ainda não estão bem determinadas, apesar dos inúmeros estudos e teorias existentes: alteração na formação da placa ductal durante o primeiro trimestre de vida fetal; associação com infecções virais; agressões por agentes tóxicos e/ou teratogênicos; mecanismos imunológicos; alterações vasculares, etc.

A concomitância de anomalias congênitas em pacientes com AB, poderia sugerir uma malformação congênita do trato biliar.

A ocorrência mais freqüente em crianças nascidas a termo, poderia sugerir uma etiologia gestacional tardia.

Como o processo é rapidamente progressivo, com inflamação e destruição inicial dos ductos biliares extra-hepáticos e posteriormente dos intra-hepáticos, há quem acredite que a lesão seja adquirida, com os mesmos agentes agressores agindo tanto nas vias intra como extra-hepáticas.

Apesar de agentes infecciosos terem sido relacionados à doença, como o reovírus tipo 3, o rotavírus *(grupos A, B e C)*, o citomegalovírus *(CMV)*, etc., até o momento não se conseguiu provar sua efetiva importância. A presença de uma elevada freqüência de infecção por CMV em crianças com AB tem sido observada por nós e por outros autores. Entretanto, o mesmo tem sido relatado em casos de hepatite neonatal.

Estudos epidemiológicos sugerem que fatores raciais e ambientais poderiam também atuar na patogênese da doença.

A não recorrência numa mesma família e a discordância em gemelares, sugere não haver herança Mendeliana.

CLASSIFICAÇÃO

O comprometimento das vias biliares extra hepáticas pode ser classificado de acordo com o local predominante de atresia em:

1. **Tipo I:** obliteração do ducto biliar comum, enquanto os ductos proximais estão patentes;

2. **Tipo II:** obliteração do ducto hepático, com estruturas císticas presentes no *porta hepatis;*

3. **Tipo III:** atresia dos ductos hepáticos direito e esquerdo, ao nível do *porta hepatis*. É o tipo mais comum, ocorrendo em cerca de 75-90% dos casos. Os ductos intra-hepáticos estão inicialmente patentes, porém são rápida e progressivamente destruídos.

QUADRO CLÍNICO

A AB manifesta-se clinicamente sob duas formas, de acordo com *Schweizer* e *Desmet*:

1. **Tipo embriônico ou fetal** *(10-35% dos casos)*:

- Início precoce da colestase neonatal, geralmente nas duas primeiras semanas de vida;
- Ião há período anictérico após o término da icterícia fisiológica;
- Ião há ductos biliares remanescentes no ligamento hepato-duodenal;
- Costuma haver associação com anomalias congênitas em 10 a 20% dos casos, tais como: poliesplenia, asplenia, defeitos cardiovasculares, *situs inversus*, malrotação intestinal, veia porta pré-duodenal, anomalias da artéria hepática e da veia cava inferior, dos sistemas gastrointestinal e urinário, etc. As alterações esplênicas são quase sempre associadas a outras malformações *(síndrome de atresia biliar e malformações esplênicas ou síndrome de atresia biliar e poliesplenia).*

2. **Tipo perinatal ou pós-natal** *(65-90% dos casos)*:

- Início tardio da colestase neonatal, geralmente na segunda semana de vida ou após;
- Pode haver período anictérico após o desaparecimento da icterícia fisiológica;
- Há estruturas remanescentes de ductos biliares no ligamento hepato-duodenal;
- Não há associação com anomalias congênitas.

As crianças afetadas apresentam quadro de icterícia, colúria e acolia fecal As fezes tem cor de "massa de vidraceiro" e a urina mancha as fraldas de amarelo.

Numa fase inicial, os pacientes podem encontrar-se em bom estado geral e nutricional, com atividade e apetite conservados, o que pode determinar a não valorização das manifestações clínicas, tanto por parte dos familiares, como pelo pediatra. Esses, equivocadamente, com freqüência adotam conduta expectante, encaminhando o paciente muito tardiamente a um centro de referência, fazendo com que o mesmo perca a possibilidade de realizar a portoenterostomia. Muitas mães interpretam erroneamente a acolia como sendo a coloração normal das fezes e podem não perceber a colúria.

Ao exame físico, chama a atenção a presença de icterícia e de hepato-esplenomegalia, com fígado de consistência aumentada, muitas vezes bastante endurecido e irregular.

Numa fase mais tardia, quando se desenvolve hipertensão portal, a esplenomegalia torna-se mais evidente, podendo estar presente circulação venosa colateral abdominal. Ocorre o aparecimento precoce de outros estigmas de hepatopatia crônica, como "*spiders*", edema, ascite, baqueteamento de dedos, etc. A icterícia torna-se progressivamente mais intensa, adquirindo tonalidade esverdeada. Até lágrima e saliva podem adquirir coloração amarelada. O surgimento de prurido, geralmente após o terceiro ou quarto mês de idade, compromete ainda mais a qualidade de vida. A desnutrição instala-se rapidamente, nos primeiros meses de vida. Há o desenvolvimento de manifestações secundárias à deficiência de vitaminas lipossolúveis *(A, D, E e K)*, como fenômenos hemorrágicos, anemia, raquitismo, fraturas ósseas, etc. Sopros cardíacos podem ser secundários à anemia, a shunts artério-venosos pulmonares ou à malformações cardíacas *(na forma embriônica ou fetal)*. Se não tratada, a morte ocorre geralmente dentro dos dois primeiros anos de vida.

Já foram descritos casos de atresia biliar em associação a trissomia do cromossomo 17, trissomia do 18 e a fistula broncobiliar.

DIAGNÓSTICO

É de fundamental importância que o diagnóstico seja precoce. Toda icterícia em crianças com mais de 14 dias de vida deve ser investigada, pois pode tratar-se de colestase e não de uma simples icterícia fisiológica prolongada.

O diagnóstico de atresia biliar baseia-se em dados clínicos e em exames subsidiários.

Quadro Clínico

É importante que seja realizada uma anamnese detalhada e um exame físico cuidadoso.

O quadro anteriormente descrito é sugestivo de atresia biliar. A presença de acolia fecal persistente é um dos dados clínicos mais importantes. Entretanto, muitas mães e/ou familiares não conseguem identificar a coloração alterada das fezes e da urina, motivo pelo qual orientamos que o próprio médico as observe. As fezes devem ser guardadas em recipiente transparente, para que o médico possa examiná-las. Como o conteúdo intestinal é ictérico *(secreções e células de descamação)* e como a evacuação pode ocorrer juntamente com a eliminação de urina colúrica, a parte externa das fezes pode apresentar coloração amarelada. Para evitar dúvidas, orienta-se observar o interior do bolo fecal.

Ao exame físico, avaliar também as características do fígado e do baço e se há estigmas de hepatopatia crônica. A identificação de *situs inversus* sugere a forma embriônica ou fetal.

Exames Laboratoriais

1. **Bilirrubinas:** ocorre hiperbilirrubinemia, às custas da fração direta *(BRD)* ou conjugada *(geralmente 50-80% da total)*. Na AB, a bilirrubina direta ou conjugada habitualmente permanece em níveis acima de 4-5 mg/dl e com tendência a elevação progressiva, podendo, em alguns casos, atingir valores bastante elevados. Lembrar que são considerados anormais os níveis de BRD acima de 2 mg/dl *(15-20% da total)*. A elevação da fração indireta *(BRI)* ou não conjugada ocorre mais tardiamente, denotando insuficiência hepática e incapacidade do hepatócito conjugar a bilirrubina. BRI acima de 6 mg/dl é considerado fator de mau prognóstico;

2. **Aminotransferases:** costumam estar moderadamente elevadas *(níveis geralmente em torno de 3-5 vezes o valor normal)*. Grandes elevações sugerem agressão hepato-celular mais grave e habitualmente não estão presentes na AB, com algumas exceções;

3. **Gama-glutamil transpeptidase e fosfatase alcalina:** habitualmente estão bastante elevadas, mesmo em fases iniciais, denotando o caráter obstrutivo da via biliar;

4. **Coagulograma:** numa fase inicial, o tempo de protrombina pode estar alargado secundariamente a deficiência na absorção de vitamina K, normalizando-se após sua administração. Numa fase mais tardia, quando não há produ-

ção de fatores de coagulação, como conseqüência à insuficiência hepática, a utilização de vitamina K não corrige o TP. Nesse estágio, o fibrinogênio, o fator V e outros fatores de coagulação também atingem valores baixos. A coagulopatia torna-se mais grave com o aparecimento de plaquetopenia secundária ao hiperesplenismo que se instala;

5. **Outros:** com a progressão do quadro, há comprometimento da função de síntese hepática, agravada pela desnutrição e déficit de absorção, ocorrendo hipoalbuminemia, hipocolesterolemia, anemia, hipocalcemia, hipofosfatemia, níveis sericos baixos de vitaminas lipossolúveis, etc.

Ultra Sonografia Abdominal

As alterações encontradas à ultra-sonografia não são patognomônicas de atresia de vias biliares, porém, a ausência de vesícula biliar é sugestiva de seu diagnóstico. Em cerca de 30% dos casos, é visualizada uma vesícula biliar normal. Em aproximadamente 22% dos pacientes, a vesícula pode permanecer em comunicação com o duodeno através do ducto cístico e do colédoco patentes e estar preenchida por muco.

A utilização de ultra-som de alta freqüência *(13 MHz)* para a vesícula biliar, melhoraria o diagnóstico de atresia de vias biliares extra hepáticas em crianças com idade igual ou menor a 12 semanas, com colestase. Sabe-se que os pacientes com atresia biliar podem ter imagem ultrassonográfica da vesícula biliar normal, irregular ou ausente. Através desse método, verificou-se que a vesícula estava ausente ou apresentava forma irregular na maioria dos pacientes afetados. Os resultados na identificação dos casos com AB foram superiores com o uso de ultra-sonografia de alta freqüência *(sensibilidade de 91.9%, especificidade de 96.7%, valor preditivo positivo de 89.5%, valor preditivo negativo de 97.5% e acuracidade de 95.6%)*, quando comparados com o tipo convencional, de 7 MHz *(respectivamente 90%, 92.4%, 75.3%, 97.3% e 91.9%)*.

A identificação de uma imagem ultrassonográfica periportal triangular, cranial à veia porta *("triangular cord sign")*, correspondente a uma massa fibrosa periportal em forma de cone, é considerada uma ferramenta simples e confiável no diagnóstico diferencial precoce entre atresia biliar e colestase intra-hepática em crianças, com um valor preditivo superior a 95%. Há relato do desaparecimento dessa imagem após o procedimento de *Kasai* e de seu reaparecimento em crianças que desenvolveram colestase progressiva pós cirúrgica.

A presença de poliesplenia, situs inversus e outras malformações, sugere a forma embriônica ou fetal.

Várias publicações tem descrito a utilização da ultra-sonografia na identificação pré-natal não só de atresia biliar *(relacionada principalmente à ausência de vesícula biliar)*, mas também de cisto de colédoco e outras alterações da árvore biliar.

Mapeamento de Vias Biliares (Cintilografia Hépato-Biliar)

Utiliza-se infusão intravenosa de derivados do ácido iminodiacético *(IDA)* marcados com tecnécio radioativo *(^{99m}Tc)*. Derivados mais modernos, como o ^{99m}Tc- disofenin *(DISIDA)*, atingem maior concentração na bile, mesmo em presença de hiperbilirrubinemia

Em pacientes normais, após injeção intra-venosa, o material é rapidamente eliminado pelo fígado e vesícula biliar, aparecendo no intestino delgado em cerca de trinta a quarenta minutos *(câmera gama)*. Se a excreção for retardada, preconiza-se a obtenção de imagens por 24 horas. Quando a via biliar não está patente, como ocorre na AVB, não é detectada atividade intestinal.

Em colestases importantes *(BRD>10md/dl)*, mesmo em presença de via biliar extra-hepática patente, pode não haver excreção do material radioativo por não ter sido captado. Como a molécula marcada deve ser captada pelo hepatócito e eliminada posteriormente para vias biliares, recomenda-se administrar fenobarbital *(5mg/kg/dia)* por cerca de 5 dias antes do exame, para melhorar sua captação/excreção e evitar assim resultados inconclusivos ou duvidosos.

A detecção de radioatividade em alça intestinal afasta a possibilidade de AB, demonstrando permeabilidade da via biliar. Sua ausência sugere AB, porém, deve sempre haver correlação com dados clínicos e laboratoriais e confirmação através de biópsia hepática e/ou colangiografia, pois podem ocorrer casos falso positivos. O método é considerado de alta sensibilidade *(100%)*, porém de menor especificidade *(75-94%)*.

A cintilografia hépato-biliar é também importante para o diagnóstico de cisto de colédoco. Na Doença de Caroli, esse método pode auxiliar se houver dilatação expressiva das vias biliares intra-hepáticas.

RESSONÂNCIA MAGNÉTICA

Não é um exame utilizado habitualmente para o diagnóstico de atresia biliar. Há relatos descrevendo-o como um método confiável e não invasivo na identificação dessa doença, pela não visualização dos ductos biliares extra hepáticos *(incluindo vesícula biliar, ducto cístico, ducto biliar comum e ducto hepático comum)*.

Estudos preliminares tem atribuído a esse exame a capacidade de identificar a morfologia da via biliar anormal e o grau de fibrose periportal. Nesses relatos, a presença de um hiposinal periportal paralelo aos ramos da veia porta na seqüência TFE T1 *(Turbo Field Echo T1)*, que desapareceu após injeção de *Gadolinium*, foi considerada sugestiva de fibrose importante *(houve correlação anátomo-patológica)*.

TUBAGEM DUODENAL

É introduzida uma sonda até o duodeno distal, com o objetivo de verificar se há a presença de bile no conteúdo duodenal. A prova é considerada positiva quando o fluido é amarelo *(com bile)*, devendo ser interrompida. Se não houver bile por 24 horas no material coletado, considerá-la negativa.

Há relatos mostrando sensibilidade de 97.3%, especificidade de 93.7%, valor preditivo positivo de 92.3% e valor preditivo negativo de 98.5% para esse método.

Apesar de simples e rápido, esse exame não é utilizado de rotina.

BIÓPSIA HEPÁTICA

A biópsia hepática é considerada um importante método diagnóstico. As alterações encontradas não são patognomônicas, porém são bastante sugestivas, permitindo o diagnóstico em 80-90% dos casos. O achado histológico característico é de proliferação canalicular difusa. Os espaços porta encontram-se alargados por edema, proliferação de ductos biliares, fibrose e infiltrado inflamatório misto *(neutrófilos, linfócitos)*. Observa-se precocemente colestase canalicular e intracelular, geralmente centrolobular em fases iniciais. Lagos biliares intersticiais são vistos em fases mais avançadas. A fibrose é limitada aos espaços porta e à periferia dos lóbulos hepáticos, intensificando-se com a evolução da doença. Há casos em que cirrose é identificada precocemente, já na primeira biópsia. Transformação giganto-celular e balonificação de hepatócitos podem estar presentes, mas essas alterações geralmente são ocasionais, discretas e limitadas às zonas periportais.

As alterações histológicas características de AB podem não estar presentes em alguns casos em que a biópsia hepática foi realizada muito precocemente.

A microscopia eletrônica não é utilizada para diagnóstico. Existem estudos relacionando a evolução clínica com as características ultraestruturais de canalículos biliares presentes em fragmentos obtidos durante a realização da portoenterostomia.

COLANGIOGRAFIA

Costuma ser realizada uma colangiografia operatória antes do início da cirurgia de Kasai. Se for confirmada a atresia extra-hepática, procede-se à portoenterostomia.

Colangiografia percutanea ou endoscópica não são utilizadas habitualmente.

OUTROS

A tomografia computadorizada abdominal pode auxiliar na identificação de anomalias anatômicas, como poliesplenia, cistos, etc. Não é um exame empregado habitualmente para o diagnóstico de atresia biliar.

Investigar a presença de infecções virais e bacterianas *(toxoplasmose, rubéola, citomegalovirus, herpes, hepatites B, C, SIDA, lues, infecções do trato urinário, etc.)*.

Se necessário, proceder à investigação de erros inatos do metabolismo, para o diagnóstico diferencial com colestases de outras etiologias.

Exames podem ser realizados para a identificação e acompanhamento de alterações decorrentes da patologia de base, tais como anemia, desnutrição, raquitismo, outras deficiências vitamínica e de sais minerais, síndrome hepato-pulmonar, hiperesplenismo, hipertensão porta, cardiopatia, etc.

TRATAMENTO

Cirúrgico

Cirurgia de Kasai

É o tratamento de escolha. Consiste na dissecção das vias biliares extra-hepáticas fibrosadas até o *porta hepatis*, secção transversal do resquício fibroso, seguida por portoenterostomia *(drenagem para dentro de uma alça intestinal em Y de Roux)*. Foi baseada no caráter evolutivo do comprometimento da árvore biliar, da parte extra para a intra-hepática e visa aproveitar os canalículos biliares que ainda estariam pérvios, ao nível do *porta hepatis*. Existem variantes da técnica inicialmente proposta.

O ideal é que a cirurgia seja realizada antes de 60 dias de vida. Após os três meses de idade, só deve ser indicada em casos selecionados e sem evidência de doença hepática avançada. Na Santa Casa de São Paulo, é realizada até 100 dias de vida.

Estudo realizado em pacientes referidos ao Programa de Transplante Hepático e Intestinal da Santa Casa de São Paulo, mostrou que a cirurgia de Kasai foi realizada em apenas 73,4% dos casos, muitas vezes no serviço de origem do encaminhamento. A época da realização da cirurgia foi:

- Até 60 dias de vida: 10,2% dos casos;
- De 61 a 90 dias: 30,6%;
- De 91 a 120 dias: 12,3%;
- Acima de 121 dias: 20,4%;
- Após 100 dias: 28,6%

Esses dados traduzem um retardo no diagnóstico e no encaminhamento dos pacientes a um centro de referência. Muitas crianças já apresentavam sinais e sintomas de descompensação hepática na chegada ao serviço.

Transplante Hepático

Se não houver drenagem biliar *(níveis de bilirrubina direta acima de 2 mg/dl trinta dias após a cirurgia de Kasai)*, deve ser avaliada a necessidade de cadastrar o paciente na "lista" de espera para transplante hepático *(ver capítulo)*. Parte dessas crianças poderá vir a necessitar mais tardiamente do transplante, parte poderá necessitar rapidamente *(muitas vezes sendo necessário um transplante inter-vivos)* e parte poderá melhorar e não precisar desse procedimento.

A legislação vigente no Brasil permite o cadastramento na lista de espera para transplante hepático *(doador cadáver)* de pacientes portadores de atresia de vias biliares nas seguintes condições:

a) Ausência de cirurgia de *Kasai* em crianças com idade igual ou superior a 4 meses;
b) Ausência de fluxo biliar após a cirurgia de *Kasai*;
c) Hipoplasia portal progressiva documentada por ecografia;
d) Dois ou mais episódios de colangite.

Clínico

É considerado de suporte. Visa a manutenção das condições nutricionais, suplementação com vitaminas lipossolúveis *(A,D E,K)* e tratamento de outras condições decorrentes da evolução da hepatopatia *(prurido, hipertensão portal, hipoalbuminemia, ascite, edemas, coagulopatia, colangites e outras infecções, etc.)*.

O ácido ursodeoxicólico não está indicado se a via biliar não estiver pérvia. Foram descritos casos em que se relacionou seu uso a uma piora da função hepática. Alguns autores preconizam seu emprego, entretanto, é importante que haja algum grau de drenagem biliar.

Há relatos do uso de corticosteróides no pós operatório imediato, visando reduzir o processo inflamatório e aumentar a chance de sucesso da cirurgia de Kasai. Entretanto, haveria o risco potencial de aumentar a incidência de infecções e de deiscências.

A dieta deve ser hipercalórica, fracionada, rica em cálcio, magnésio, ferro e vitaminas A, D, E e K. Deve ser preparada com gordura rica em triglicerídeos de cadeia media *(óleo de milho, gordura de coco, etc)*, com adição de azeite de oliva para o fornecimento de ácidos gordurosos essenciais. O ideal é que seja feita suplementação com preparados comerciais de triglicerídeos de cadeia média e ácidos graxos essenciais, porém seu custo é elevado. Evitar alimentos irritantes gástricos, principalmente naqueles pacientes com hipertensão portal/gastropatia. Dietas muito restritivas ou hipogordurosas são contra-indicadas, pois podem agravar a desnutrição.

EVOLUÇÃO

Quando não tratada, a AB é de evolução reconhecidamente fatal, com a morte geralmente ocorrendo dentro dos dois primeiros anos de vida.

A introdução da hepatoportoenterostomia pelos cirurgiões japoneses *Morio Kasai* e *Suzuki*, em 1959, determinou uma alteração na história natural dessa doença.

Apesar de *Kasai* relatar sobrevivência de 10 anos em 74% de seus pacientes operados antes de 60 dias de vida, esses resultados nem sempre foram alcançados por outros cirurgiões. Numa revisão realizada pela *Universidade de Kagoshima*, em 2013 crianças operadas em 49 instituições do *Japão*, antes de 1978, apenas 15,9% sobreviveram por mais de 10 anos e somente 7,8% sobreviveram por mais de 10 anos sem icterícia e sem cirrose hepática. Em várias comunicações, a sobrevivência após a portoenterostomia oscila entre 47 e 60% aos 5 anos e entre 25 e 35% aos 10 anos.

Vários fatores tem sido relacionados a um pior prognóstico pós-cirúrgico:

1. Pouca experiência do cirurgião;

2. Idade por ocasião da cirurgia maior que 60 dias;

3. Raça caucasiana;

4. Episódios repetidos de colangite;

5. Características das alterações hépato-biliares:

• Gravidade no comprometimento de ductos biliares intra-hepáticos;
• Ausência de ductos biliares no hilo hepático ou tamanho menor que 150 mm dos ductos remanescentes;
• Presença de cirrose na biópsia inicial;
• Grau de alterações na biópsia hepática pré-cirúrgica, relativas à inflamação lobular, células sinciciais gigantes, necrose focal, necrose em ponte e colangite. Apesar de vários padrões histológicos terem sido propostos como indicadores prognósticos, não há ainda um modelo universalmente aceito.

6. Associação a mal formações: os resultados após a cirurgia de *Kasai* em crianças com AB associada à síndrome de malformações esplênicas são controversos: alguns autores consideram o prognóstico pior *(morte ou necessidade de transplante)*, porém, em outros relatos, a drenagem biliar e a sobrevivência em 5 anos são equivalentes aos apresentados por aqueles sem a síndrome. Na experiência da *Universidade de Nebraska (USA)*, não houve associação entre o tipo de anomalia encontrada e a evolução, nem diferença significativa na sobrevivência em 10 anos dos pacientes ou dos enxertos quando comparados os grupos com e sem a síndrome *(no caso, todos apresentavam poliesplenia)*.

Após a portoenterostomia, podem ocorrer episódios de colangite *(50%)*. Hipertensão portal ocorre em mais de 60% dos casos.

Alguns autores chegaram a mostrar efetividade *(drenagem biliar)* da hepatoportoenterostomia em 70 a 82% de seus pacientes, em poucos centros selecionados, quando operados antes de 60 dias vida.

Sabe-se que, quando submetidos à cirurgia entre 60 e 90 dias, a drenagem biliar ocorre em 45 a 59% dos casos, diminuindo para 10 a 28% entre 90 a 120 dias. Entretanto, há relatos de 50% de drenagem biliar em crianças operadas entre 3 e 4 meses de idade e de 31% em maiores de 4 meses.

Quando a cirurgia não é efetiva e não há drenagem biliar, o transplante hepático acaba por tornar-se a opção terapêutica.

De um modo geral, aproximadamente 1/3 dos pacientes submetidos à cirurgia de *Kasai* apresentam boa evolução, apesar da possibilidade de existir algum grau de comprometimento hepático e 2/3 acabam necessitando de transplante hepático *(1/3 precocemente, geralmente dentro dos dois primeiros anos de vida e 1/3 em idade maior)*. Portanto, a cirurgia de *Kasai* não e efetiva em cerca de 33% dos pacientes a ela submetidos. Muitas dessas crianças evoluem rapidamente para insuficiência hepática e acabam morrendo antes de conseguir um órgão, a menos que haja a possibilidade de realização de um transplante intervivos relacionados e desde que consigam atingir um peso adequado. Em aproximadamente 33% dos casos, essa cirurgia e parcialmente efetiva e o paciente consegue sobreviver vários anos com o fígado nativo, antes que esse necessite ser substituído. Portanto, o procedimento de Kasai, apesar de ser considerado paliativo, desempenha papel importante no prolongamento da vida, permitindo que parte dessas crianças possa alcançar o momento do transplante.

Estudo evolutivo de todos os pacientes com AB, residentes na *França* e nascidos de 1986 a 1996, mostrou que a sobrevivência em 10 anos com o fígado nativo foi de 35% em pacientes que realizaram a cirurgia de *Kasai* com idade inferior a 90 dias e de 25% com idade superior a 90 dias. A sobrevivência geral, em 5 anos foi de 57% nos que não realizaram a cirurgia de *Kasai (grupo 1)*, 74% naqueles em que a cirurgia de *Kasai* foi antes de 90 dias *(grupo 2)* e 55% naqueles com cirurgia de *Kasai* acima de 90 dias *(grupo 3)*. Os resultados inferiores nos grupos 1 e 3 foram atribuídos a elevada mortalidade enquanto aguardavam o transplante. A sobrevivência após o TXF foi semelhante nos três grupos. Concluíram que a realização da cirurgia de *Kasai* após 3 meses de idade só e justificada em casos selecionados e sem doença hepática avançada.

Uma taxa elevada de sucesso tem sido obtida quando o TXF é realizado como terapêutica seqüencial e complementar à cirurgia de *Kasai*, quando esta falha. Esse é o procedimento terapêutico aceito na maioria dos serviços, porém, alguns centros optam pelo transplante como opção primária para aqueles pacientes nos quais o diagnóstico de AB foi realizado tardiamente e quando já há cirrose estabelecida.

Estudos utilizando ultra-sonografia com Doppler avaliaram a relação entre a velocidade venosa portal *(VVP)* e indicadores clínicos e bioquímicos da função hepática, visando estabelecer uma correlação com a sobrevivência pós operatória em pacientes com atresia biliar, e, conseqüentemente, determinar o momento ideal para a realização do transplante hepático. Os valores médios da velocidade venosa portal encontrados no grupo Child - Pugh A *(17.1 cm/s +/- 8.9 cm/s)* foram superiores e estatisticamente significativos, quando comparados aos obtidos em pacientes Child-Pugh B e C *(10.2 cm/s +/- 3.3 cm/s)*.

Existem estudos experimentais que utilizam características de metabolização de algumas substâncias para avaliação de grau de comprometimento hepático, visando estabelecer previsões prognósticas..

Após o transplante de fígado, aproximadamente 20% dos pacientes submetidos previamente à cirurgia de *Kasai* necessitam de cirurgia por perfuração intestinal e 14% por sangramento em cavidade abdominal.

A taxa de sobrevivência em 1 ano pós TXF varia entre 75 e 80% *(90% em alguns centros)* e, em 5 anos, entre 64 e 82%. Os piores resultados foram obtidos naqueles que realizaram o transplante em caráter de urgência e/ou com órgãos não inteiros *(de doadores cadáveres)*.

Portanto, apesar da cirurgia de *Kasai* ser considerada um procedimento paliativo, é importante que seja realizada antes dos dois meses de idade. Alertamos aos pediatras quanto à importância de um diagnóstico precoce. Pensar na possibilidade de AB em todo lactente com persistência de icterícia após os 14 dias de vida.

O ideal seria que o transplante fosse realizado antes que se desenvolvesse déficit pôndero-estatural ou hipocolesterolemia e antes que aparecessem sinais de descompensação hepática ou de complicações irreversíveis.

DIAGNOSTICO DIFERENCIAL

Deve ser feito com outras doenças colestáticas do período neonatal: "hepatites neonatais" de diferentes etiologias, deficiência de alfa-1-antitripsina, erros inatos do metabolismo de sais biliares e outras doenças metabólicas, hipoplasia de vias biliares intra-hepáticas sindromática *(Síndrome de Alagille)* e não sindromática, etc.

Nas síndromes colestáticas não obstrutivas, pode haver a eliminação alternada de fezes coradas, hipocoradas e acólicas. Em hepatites de causa infecciosa, o estado geral pode estar comprometido. Em alguns erros inatos do metabolismo, o paciente pode apresentar hipoglicemia, acidose, comprometimento da função renal, crises convulsivas, alterações neurológicas, etc.

Algumas alterações histológicas são encontradas tanto em "hepatites neonatais" de diferentes etiologias como em obstrução biliar extra-hepática.

Entretanto, os achados mais sugestivos de atresia biliar *(proliferação de ductos biliares, estase de bile intraductal, fibrose portal e ausência de fibrose intralobular)* costumam ser identificados por patologistas experientes, permitindo o diagnóstico na maioria dos casos. A biopsia hepática e importante no diagnóstico diferencial com colestases de outras etiologias *(hipoplasia intra-hepática, Doença de Caroli/fibrose hepática congênita, deficiência de alfa-1 antitripsina, infecção por CMV e de outras etiologias, etc)*, não só pelas características histológicas de determinadas patologias, como também pela detecção de alterações típicas obtidas através de técnicas que utilizam imunohistoquímica, permitindo inclusive a identificaçao de agentes infecciosos e de grânulos de alfa-1 antitripsina.

A dilatação de vias biliares intra-hepáticas *(Doença de Caroli)* é uma das causas de colestase neonatal. Pode estar associada a fibrose hepática congênita *(Síndrome de Caroli)* e a cistos hepáticos e/ou renais. Os episódios de colangite. podem ser freqüentes.

Na hipoplasia de vias biliares intra-hepáticas, as vias biliares extra– hepáticas podem estar hipoplásicas por desuso, apesar de patentes. A cirurgia de *Kasai* está contra-indicada nesses casos. O tratamento deve ser clínico. Na forma sindromática *(Síndrome de Alagille)*, o *fascies* característico pode não ser evidente nos primeiros meses de vida. Deve-se investigar a presença de *embriotoxon* posterior, vértebras em asa de borboleta, cardiopatias e outras malformações, hipercolesterolemia, etc. A evolução do comprometimento da função hepática costuma ser mais lenta do que na atresia biliar.

Lembrar que ao ser realizada a cintilografia hépato-biliar, a presença de material radioativo em alça intestinal afasta a possibilidade de atresia biliar, porem, sua ausência não a confirma. Esse método é também útil para o diagnóstico de cisto de colédoco e de Doença de Caroli, nas formas em que a dilatação das vias biliares intra-hepáticas é muito grande.

Portanto, para o diagnostico diferencial, deve haver sempre correlação entre os achados clínicos, laboratoriais, radiológicos, histológicos e os demais exames que forem necessários.

E importante o diagnóstico diferencial precoce, já que a conduta na atresia biliar é cirúrgica.

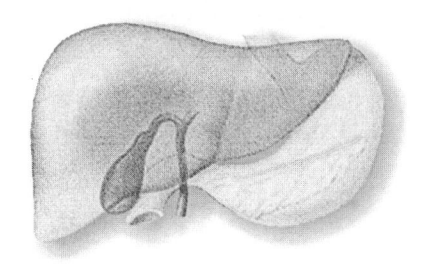

Referências Bibliográficas

01. ARYA, G.; BALISTRERI, W.F. - Pediatric liver disease in the United States: Epidemiology and impact. J Gastroenterol. Hepatol. 17(5): 521-525, May 2002

02. ALTMAN, R.P.; LILLY, J.R.; GREENFELD, J.; WEINBERG, A.; VAN LEEUWEN, K.; FLANIGAN, L. - A Multivariable risk factor analysis of the portoenterostomy (Kasai) procedure for biliary atresia: twenty-five years of experience from two centers. Ann. Surg. 226 (3): 348-53, 1997.

03. AZAROW, K.S.; PHILLIPS, M.J.; SANDLER, A.D.; HANGERSTRAND, I.; SUPERINA, R.A. - Biliary atresia: should all patients undergo a portoenterostomy? J. Pediatr. Surg. 32 (2): 168-74, 1997.

04. BADÍA, I.; FERRO, A.; GALOPPO, M. C. - Biliary atresia, the Kasai operation, and the chance of success [Letters]. The Journal of Pediatrics 141(2): 295, August 2002

05. BALISTRERI, W.F.; GRAND, R.; HOOFNAGLE, J.H.; SUCHY, F.J.; RYCKMAN, F.C.; PERLMUTTER, D.H.; SOKOL, R.J. - Biliary atresia: current concepts and research directions. Summary of a symposium. Hepatology 23: 1682-92, 1996.

06. BEN-AMI M, PERLITZ Y, SHALEV S, SHAJRAWI I, MULLER F. - Prenatal diagnosis of extrahepatic biliary duct atresia. Prenat Diagn 22(7):583-5, Jul 2002.

07. BEM-AMI, M. et al. - Prenatal diagnosis of extrahepatic biliary duct atresia. Ultrasound Quarterly 18(4): 291, December 2002.

08. CALNE, R. - Contraindications to liver transplantation. Hepatology 20: 3S - 4S, 1994.

09. Consensus statement on indications for liver transplantation: Paris, June 22 -23, 1993. Hepatology 20: 63S - 68S, 1994.

10. CASACCIA G, BILANCIONI E, NAHOM A, TRUCCHI A, AITE L, MARCELLINI M, BAGOLAN P. - Cystic anomalies of biliary tree in the fetus: is it possible to make a more specific prenatal diagnosis? J Pediatr SurgM 37(8):1191-4, Aug,200.

11. CHARDOT C; CARTON M; SPIRE-BENDELAC N; LE POMMELET C; GOLMARD J; REDING R; AUVERT B - Is the Kasai operation still indicated in children older than 3 months diagnosed with biliary atresia? - Journal of Pediatrics. 138(2):224-8, Feb,2001.

12. CORDOVANI, N.T.B.; IASI, M.; GRAZIANO, A.D. – Atresia de vias biliares (AVB):Alerta para a importância do diagnostico precoce. – Anais do X Congresso Brasileiro de Gastroenterologia Pediátrica, p.68, 2001.

13. CORDOVANI, N.T.B.; IASI, M; IASI, M.S.; FÁVERO, S.S.; SOLER. W.V.; ARAÚJO, M.F.; UVO, R.B.; SANTO, G.C.; GRAZIANO, A.D. - Estudo evolutivo de pacientes portadores de atresia biliar referidos a programa de transplante de fígado.- JBT- Jornal Brasileiro de Transplantes 1(4):226, 1998.

14. DESMET, V. J. - Congenital diseases of intrahepatic bile ducts: variation on the theme " Ductal Plate Malformation". Hepatology 16: 1069 - 83, 1992.

15. FARRANT P; MEIRE HB; MIELI-VERGANI G. - Improved diagnosis of extraheptic biliary atresia by high frequency ultrasound of the gall bladder. Br J Radiol 74(886):952-4, Oct 2001.

16. FARRANT P; MEIRE HB; MIELI-VERGANI G. - Ultrasound features of the gall bladder in infants presenting with conjugated hyperbilirubinaemia. Br J Radiol 73(875):1154-8, Nov, 2000.

17. FISCHLER, B.; HAGLUND, B.; HJERN, A. -A population-based study on the incidence and possible pre- and perinatal etiologic risk factors of biliary atresia. The Journal of Pediatrics. 141(2): 217-222, August 2002.

18. GRACEY, M. & BURKE, V.- Pediatric Gastroenterology and Hepatology. 3 ed. Boston, Blackwell Scientific Publications, 1993. 1152 p.

19. HAN SJ, KIM MJ, HAN A, CHUNG KS, YOON CS, KIM D, HWANG EH. - Magnetic resonance cholangiography for the diagnosis of biliary atresia. J Pediatr Surg 37(4):599-604, Apr, 2002.

20. HASEGAWA, T.; FUKUI, Y.; TANANO, H.; KOBAYASHI, T.; FUKUZAWA, M.; OKADA, A. - Factors influencing the outcome of liver transplantation for biliary atresia. J. Pediatr. Surg. 32 (11):1548-51,1997.

21. HOWARD, H. R. - Extrahepatic biliary atresia: a review of current management. Br. J. Surg. 70: 193- 97, 1983.

22. INOMATA, Y.; OIKE, F.; OKAMOTO, S.; UEMOTO, S.; ASONUMA, K.; EGAWA, H.; KIUCHI, T.; OKAJIMA, H.; TANAKA, K. - Impact of the development of a liver transplant program on the treatment of biliary atresia in an Institution in Japan. J. Pediatr. Surg. 32 (8): 1201-5, 1997.

23. KAMINSKA A, PAWLOWSKA J, JANKOWSKA I, SWIATEK-RAWA E, SOCHA P, KAMINSKI A, TEISSEYRE M, CZUBKOWSKI P, TOTH K. - Hepatobiliary scanning in the diagnosis of biliary atresia. Med Sci Monit 7 Suppl 1:110-3, May 2001.

24. KASAI, M. - Treatment of biliary atresia with special reference to hepatic portoenterostomy and its modifications. Prog. Pediatr. Surg. 6: 50-52, 1974.

25. KASAI, M.; SUZUKI, M. - A new operative procedure (hepatic portoenterostomy) "for incorrectable type" of the congenital biliary atresia. J. Surg. 13: 733 -39, 1959.

26. KASAI, M.; MOCHIZUKI, I., OHKOHCHI, N., CHIBA, T., OHI, R. - Surgical limitations for biliary atresia: indications for liver transplantation. J. Pediatr.Surg. 24: 851- 54, 1989.

27. KHONG PL, OOI CG, SAING H, CHAN KL, WONG WH, TAM PK, HAN H, PEH WC. - Portal venous velocity in the follow-up of patients with biliary atresia after Kasai portoenterostomy. J Pediatr Surg 37(6):873-6, Jun, 2002.

28. KOTB MA, KOTB A, SHEBA MF, EL KOOFY NM, EL-KARAKSY HM, ABDEL-KAHLIK MK, ABDALLA A, EL-REGAL ME, WARDA R, MOSTAFA H, KARJOO M, A-KADER HH. - Evaluation of the triangular cord sign in the diagnosis of biliary atresia. Pediatrics 108(2):416-20, Aug, 2001.

29. LARROSA-HARO A, CARO-LOPEZ AM, COELLO-RAMIREZ P, ZAVALA-OCAMPO J, VAZQUEZ-CAMACHO G. - Duodenal tube test in the diagnosis of

biliary atresia. J Pediatr Gastroenterol Nutr 32(3):311-5, Mar 2001.

30. LEE, H.; VACANTI, J.P. - Liver transplantation and its long-term management in children. Pediatr. Clin. North Am. 43 (1): 99 -124, 1996.

31. MADDREY, W.C. & SORRELL, M.F. - Transplantation of the liver. 2ed. Norwalk - Connecticut, Appleton & Lange, 1995. 640 p.

32. MAKSOUD, J. G.; FAUZA, D. O.; SILVA, M. M.; PORTA, G.; MIURA, I.; ZERBINE, M. C. N. - Management of biliary atresia in the liver transplantation era: A 15 - year, single - center experience. J. Pediatr. Surg. 33: 115 - 18, 1998.

33. MALATACK, J.; SCHAID, D. J.; URBACH, A. H.; GARTNER, J. C.; ZITELLI, B. J.; ROCKETTE, H.; FISCHER, J.; STARZL, T. E.; IWATSUKI, S.; SHAW, B. W. - Choosing a pediatric recipient for orthotopic liver transplantation. J. Pediatr. 111 (4): 479 - 89, 1987.

34. MIDDLESWORTH, W.; ALTMAN, R.P. - Biliary atresia. Curr. Opin. Pediatr. 9 (3): 265-69, 1997.

35. OTTE, J.; GOYET, J. V..; REDING, R.; HAUSLEITHNER, V.; SOKAL, E.; CHARDOT, C.; DEBANDE, B.- Sequential treatment of biliary atresia with Kasai portoenterostomy and liver transplantation: a review. Hepatology 20 (1): 41S- 48S, 1994.

36. PARK WH, CHOI SO, LEE HJ. - Technical innovation for noninvasive and early diagnosis of biliary atresia: the ultrasonographic "triangular cord" sign. J Hepatobiliary Pancreat Surg 8(4):337-41, 2001.

37. SANDLER, A.D.; AZAROW, K.S. SUPERINA, R.A. - The impact of a previous Kasai procedure on liver Transplantation for biliary atresia. J. Pediatr. Surg. 32 (3): 416-19, 1997.

38. SCHWARZ, S.; VARGAS, J.; KONOP, R.; GUANDALINI, S.;PALLARES, D.; ALTSCHULER, S. – eMedicine Journal 2 (11), November 6, 2001.

39. SHERLOCK, S. & DOOLEY, J. - Diseases of the liver and biliary system. 10 ed. London, Blackwell Science Ltd., 1997. 714p.

40. VARELA - FASCINETTO, G.; CASTALDO, P.; FOX, I. J.; SUDAN, D.; HEFFRON, T. G.; SHAW, B. W.; LANGNAS, A. N. - Biliary atresia - polysplenia syndrome: surgical and clinical relevance in liver transplantation. Ann. Surg. 227 (4): 583 - 89, 1998.

41. WALKER, W. A.; DURIE, P R.; HAMILTON, J.R.; WALKER-SMITH, J.A.; WATKINS, J.B. - Pediatric Gastrointestinal Disease. 2 ed. St. Louis, Mosby, 1996. 997 p.

42. WILLIAMS, R.; PORTMANN, B.; TAN, K.C. - The Practice of liver transplantation. Edinburgh, Churchil Livingstone, 1995. 304 p.

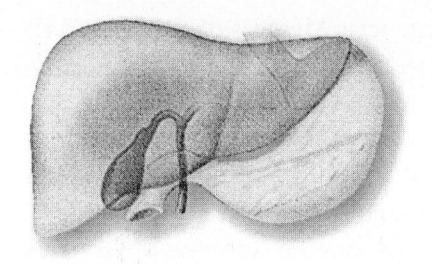

Cisto de Colédoco

capítulo 22

Ricardo A. B. Uvo
Maurício Iasi

As dilatações císticas da via biliar são malformações raras. A primeira publicação data de 1852. Em geral acredita-se tratar-se de uma anomalia congênita porém existem fortes evidências clínicas e experimentais a favor de fatores adquiridos influenciando na formação do cisto.

Alonso Lej classificou os cistos de colédoco em três formas. Tipo 1, o mais frequente com cerca de 65 a 93% dos casos é uma dilatação fusiforme que acomete o hepatocolédoco. O tipo 2 *(divertículo coledociano)* e o tipo 3 *(coledococele)* são raros.

Outras duas formas foram posteriormente adicionadas à classificação. O tipo 4 onde a dilatação do hepatocolédoco cursa com a presença de cistos da via biliar intrahepátca, forma essa bastante frequente. O tipo 5 apresenta somente cistos intahepáticos e é conhecido como Doença de Caroli *(Figura 1)*.

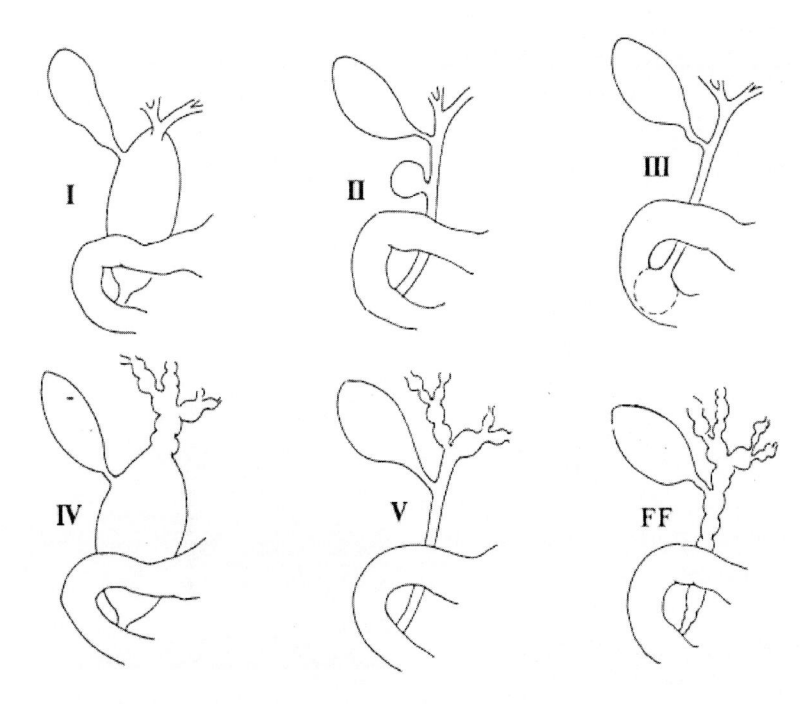

Fig. 1 - *Tipos de cisto de colédoco: Notar a presença de um sexto tipo denominado forma frustra (FF) que seria considerado uma forma de transição.*

ETIOLOGIA

A etiopatogenia dessas malformações é ainda desconhecida. São reconhecidos como importantes fatores patogênicos a junção anômala dos ductos pancreático e biliar, o refluxo de secreção pancreática para o ducto biliar e o estreitamento distal do colédoco.

Numa análise de 26 pacientes portadores de cisto de colédoco submetidos a tratamento cirúrgico, *Iwai e cols* encontraram em 25 *(92,2%)* a presença da junção pancreático-biliar anômala. Os níveis de amilase eram aumentados tanto no cisto como na vesícula biliar e a presença do refluxo de suco pancreático para a via biliar foi demonstrada com o uso de manometria intraoperatória.

Todani et al classificaram a junção pancreático-biliar anômala em 3 tipos baseados na anatomia. Tipo A quando a junção é em ângulo reto; tipo B quando em ângulo agudo e tipo C quando há uma junção complexa. Cada tipo está relacionado a uma forma específica de cisto. A junção anômala é considerada fator importante no desenvolvimento do colangiocarcinoma.

DIAGNÓSTICO

Os cistos de colédoco podem ser diagnosticados em qualquer idade inclusive no pré natal. Porém mais de 50% dos casos ocorrem na primeira década. Existe uma preponderância do sexo feminino de 3 a 4 para 1 sobre o sexo masculino.

No primeiro ano de vida predomina a icterícia enquanto nas crianças maiores e adultos predomina a dor abdominal. A tríade clássica composta de icterícia, dor abdominal e massa palpável ocorre em 6 a 30% dos casos predominantemente nas crianças maiores.

A colangite e a pancreatite aguda podem ser as primeiras manifestações clínicas relacionadas ao cisto de colédoco.

As complicações associadas ao cisto de colédoco são em geral tardias. Pode ocorrer a litíase, a cirrose biliar, a hipertensão portal, o abscesso hepático e o colangiocarcinoma.

Raramente o cisto pode manifestar-se com quadro clínico de abdome agudo devido a perfuração expontânea.

No grupo de fígado, vias biliares e transplante hepático da Disciplina de Cirurgia Pediátrica da Faculdade de Ciências Médicas da Santa Casa de São Paulo, no período de maio de 1992 a maio de 1998, foram tratadas 14 crianças portadoras de cisto de colédoco. Onze *(78,6%)* do sexo feminino e 3 *(21,4%)* do sexo masculino. A idade ao diagnóstico variou de 19 meses a 12 anos.

Em relação aos sinais e sintomas observados tivemos: dor em cólica em 10 *(71,4%)*; icterícia em 5 *(35,7%)*; massa palpável em 8 *(57,1%)*; tríade clássica em 4 *(28,5%)*; colangite em 3 *(21,4%)* e febre em 5 *(35,7%)* pacientes.

Onze crianças foram operadas e eram cistos do tipo 1. Uma criança não foi operada por abandono do tratamento; duas crianças possuem cistos tipo 5.

A utilização de métodos de imagem auxiliam sobremaneira na confirmação do diagnóstico e no estudo morfológico do cisto de colédoco.

A ultrassonografia é largamente utilizada e pode ser útil inclusive no diagnóstico da junção anômala *(Figura 2)*.

O estudo radioisotópico com Tc99-mIDA *(DESIDA)* é útil no diagnóstico diferencial com outros cistos *(Figura 3)*.

A tomografia computadorizada é importante na avaliação do parênquima hepático e das dilações císticas intrahepáticas *(Figura 4)*.

A colangiopancreatografia retrógrada endoscópica é um procedimento útil na detecção de anomalias dos ductos biliares e pancreáticos. Os insucessos giram em torno de 3 a 10% dos casos.

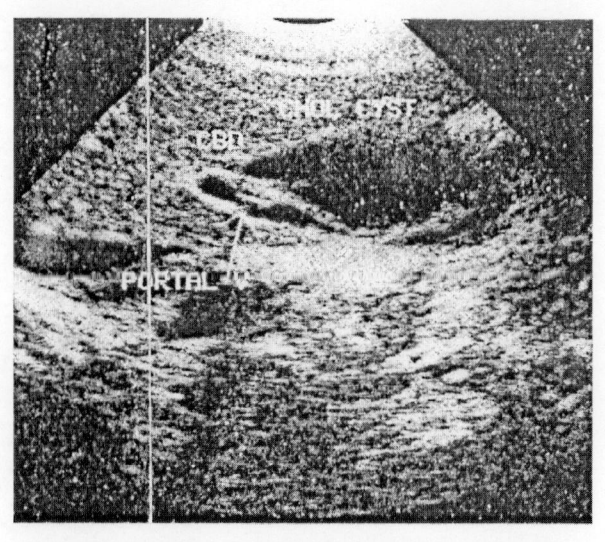

Fig. 2 - *Ultrassonografia da via biliar mostrando dilatação cística do ducto colédoco e sua relação com a veia porta.*

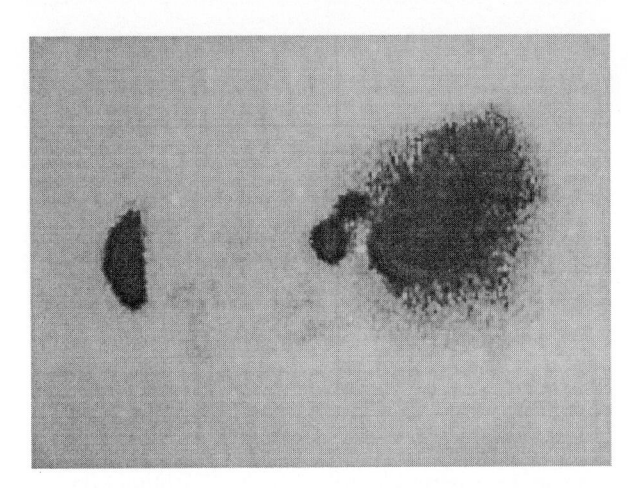

Fig. 3 - *Estudo realizado com radioisótopo (Tc 99m - IDA), mostrando a dilatação cística do colédoco.*

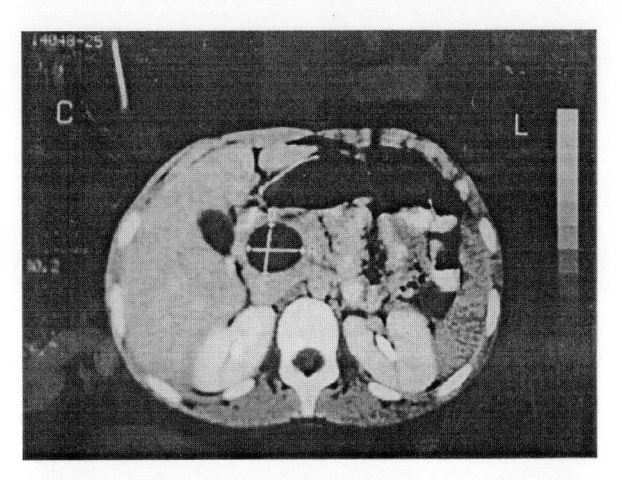

Fig. 4 - *Tomografia computadorizada mostrando a vesícula biliar e o cisto de colédoco.*

A taxa de complicações como a pancreatite e outras é em torno de 1 a 5%. Há necessidade de anestesia geral na criança e é contra indicada na presença de pancreatite aguda e colangite *(Figuras 5 e 6).*

A colangioressonância é um exame promissor não invasivo com imagens de alta qualidade. Não necessita de anestesia ou contraste e permite o estudo das vias biliares intra e extrahepáticas *(Figura 7).*

Os diagnósticos diferenciais incluem todos os tumores císticos da região tais como duplicidades gastointestinais, cisto e pseudocisto de pâncreas, cisto broncogênico abdominal, cistos mesentéricos e cistos hepáticos.

TRATAMENTO

O tratamento recomendado atualmente para o cisto de colédoco consiste na ressecção cirúrgica completa seguida de hepático-jejuno anastomose em Y de Roux. No tipo 3 conhecido como coledococele, pode ser tentado o tratamento endoscópico ou a ressecção intraduodenal do cisto.

Na doença de Caroli *(tipo 5)* localizada podemos realizar a ressecção cirúrgica. Nos casos de doença difusa geralmente associada à fibrose hepática congênita, o tratamento é clínico e o transplante hepático pode ser considerado uma opção terapêutica em casos selecionados.

Devemos ressaltar a importância da ressecção da porção intrapancreática do cisto até encontrar-

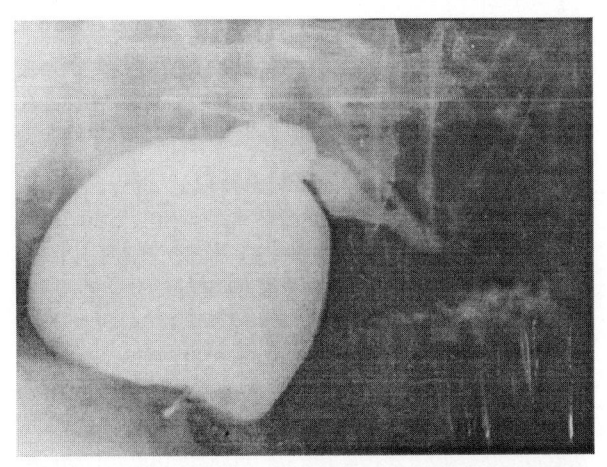

Fig. 5 - *Colangiografia endoscópica mostrando o cisto de colédoco, notar a relação com o ducto pancreático.*

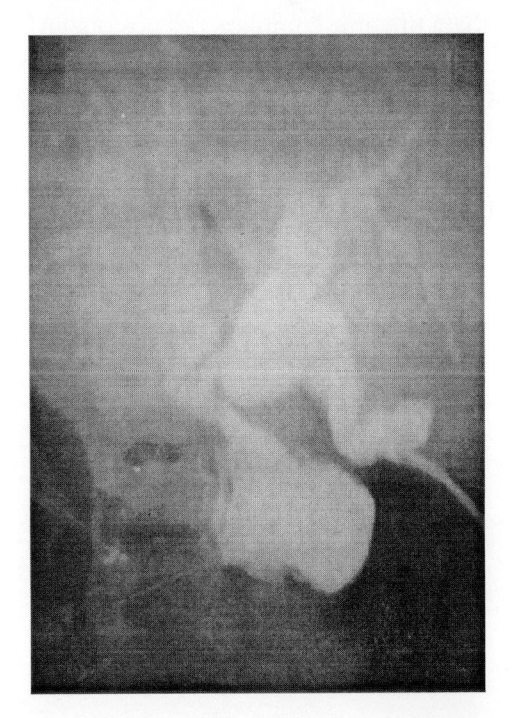

Fig. 6 - *Colangiografia intraoperatória. Observar a vesícula cateterizada, a dilatação cística do hepato colédoco, o ducto pancreático e o contraste intestinal.*

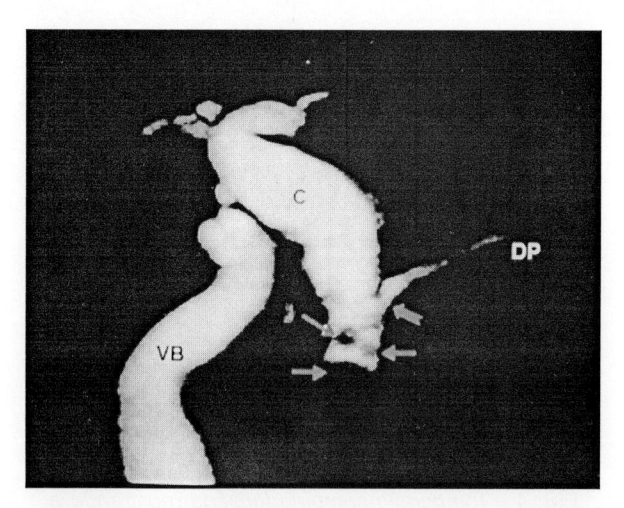

Fig. 7 - *Colangioressonancia mostrando o cisto de colédoco (c), o canal pancreático normal e a junção pancreáticobiliar anômala dilatada.*

mos a porção estreita distal do colédoco que conecta-se ao ducto pancreático. Esse procedimento evita complicações pós operatórias como litíase da porção distal do colédoco, pancretite e neoplasia.

Nos casos cuja ressecção cirúrgica completa é difícil devido a aderências inflamatórias, poderemos realizar a exérese parcial do cisto, deixando a parede posterior do mesmo aderida à veia porta ou a porção distal intrapancreática. Em ambos os casos deve-se ressecar a mucosa do cisto *(Figura 8 e 9)*.

A anastomose hepático-jejunal ampla é necessária para previnir complicações pós-operatórias.

As complicações pós operatórias imediatas mais comumente encontradas são as infecções da ferida operatória, fístula da anastomose bíliodigestiva, pancreatite aguda, sepsis, derrame pleural, abscesso intraperitoneal. A mortalidade operatória varia entre 0 e 3,3%.

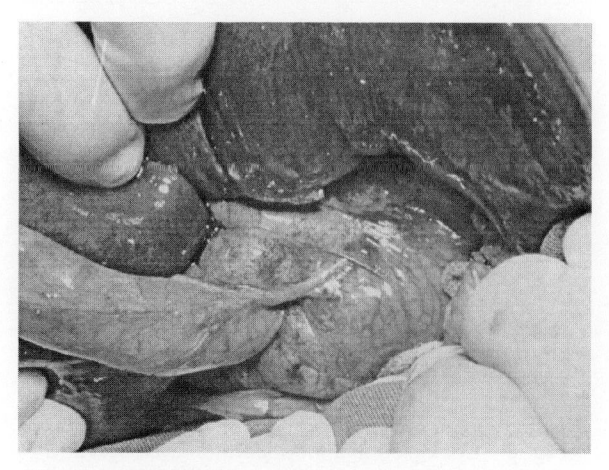

Fig. 8 - *Imagem intraoperatória mostrando o fígado, a vesícula biliar e o cisto de colédoco.*

A interposição de segmento jejunal no qual se constrói uma válvula antirrefluxo entre o ducto hepático e o duodeno foi preconizado por *Shamberger e cols* com o objetivo de diminuir a incidência de colangite pós operatória.

Nos casos com diagnóstico ultassonográfico pré natal o tratamento cirúrgico deve ser planejado no recém nascido. O tratamento cirúrgico precoce parece previnir complicações.

Procedimentos cirúrgicos como as cistoenterostomias são acompanhadas de alto índice de morbidade pós-operatória. A parede do cisto é composta por tecido fibroso e a incidência de estenose da anastomose é alta mantendo-se a estase biliar. Em consequência ocorrem colangites de repetição e litíase.

A estase biliar tem sido responsabilizada pelo aparecimento do colangiocarcinoma que nos pacientes com cisto de colédoco chega a ser 20 vezes maior que na população normal.

Portanto hoje questiona-se a necessidade de converter as cistoenterostomias em hepático-jejunostomias.

No seguimento a longo prazo dos pacientes submetidos a hepático-jeunostomia para tratamento do cisto de colédoco, várias complicações têm sido citadas por diversos autores. Entre elas ressaltamos as colangites de repetição, litíase intrahepáti-

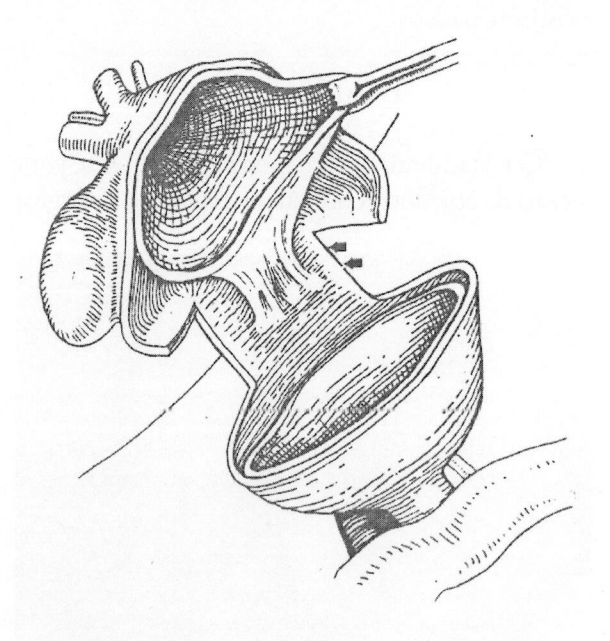

Fig. 9 - *Tempo cirúrgico mostrando a ressecção parcial do cisto e a retirada da mucosa que reveste a porção superior. Notar a íntima relação da parede posterior do cisto com a veia porta.*

ca, pancreatite de repetição, litíase da porção intrapancreática do colédoco e neoplasias.

As complicações pós operatórias têm maior incidência nos adultos que nas crianças.

Uma análise de 200 crianças *(15 anos ou menos)* e 40 adultos *(16 anos ou mais)* feita por *Yamataka e cols* mostrou complicações pós operatórias em 18 *(9%)* crianças e 17 *(42,5%)* adultos. As 18 crianças apresentaram 25 complicações como colangite, litíase intrahepática, pancreatite, litíase da porção intrapancreática do colédoco ou do ducto pancreático e obstrução intestinal. Os 17 adultos tiveram 27 complicações incluindo dois casos de colangiocarcinoma.

A incidência de litíase pós operatória foi significativamente menor em crianças menores de 5 anos que naquelas maiores de 5 anos e nos adultos.

Houve necessidade de reoperação em 15 crianças: revisão da hepáticoenterostomia em 4, litotomia colangioscópica percutânea transhepática em 1, ressecção da porção intrapancreática do colédoco em 2, esfincterotomia endoscópica da papila em 1, pancreáticojejunostomia *(Puestow)* em 1, lise de bridas em 6. Dez adultos foram reoperados: revisão da hepaticoenterostomia em 2, litotomia colangioscópica percutânea transhepática em 2, hepatctomia esquerda em 1, papilotomia endoscópica em 2, laparotomia exploradora por tumor em 2 e lise de brida em 1.

O exame endoscópico da via biliar no intra-operatório auxilia na remoção de debris, barro biliar e cálculos diminuindo a formação de litíase pós operatória.

As 11 crianças operadas na Disciplina de Cirurgia Pediátrica da Faculdade de Ciências Médicas da Santa Casa de São Paulo foram submetidas a ressecção total ou parcial do cisto *(nos casos de ressecção parcial foi retirada a mucosa do cisto)* e reconstrução em Y de Roux.

Tivemos como complicações precoces 2 fístulas *(18,18%)* sendo que 1 paciente necessitou reoperação. As complicações tardias foram: 1 caso de abdome agudo obstrutivo por brida e 2 casos de pancreatite de repetição pela presença de cisto de cabeça de pâncreas *(colédoco distal)*. Um paciente foi submetido à exérese do cisto e o outro foi submetido a uma duodeno-pancreatectomia.

Portanto houve uma taxa de reintervenção cirúrgica de 36,36%.

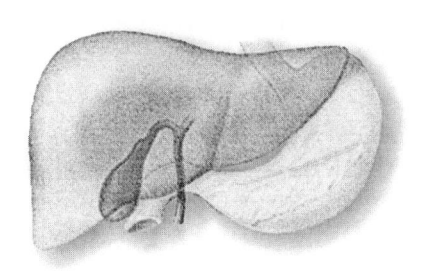

Referências Bibliográficas

01. ALLENDORPH M, WERLIN SL, GEENEN JE, et al: Endoscopic retrograde cholangiopancreatography in children. J Pediatr 110:206-211, 1987

02. ALONSO-LEJ F, REVER WB, PESSANGNE DJ: Congenital choledochal cyst, with a report of 2 and analysis of 94 cases. Surg Gynecol Obstet 108:1-30, 1959

03. ANDO H, KANEKO K, ITO T, WATANABE Y, SEO T, HARADA T, ITO F, NAGAYA M, SUGITO T: Complete excision of the intrapancreatic portion of choledochal cysts. J Am Coll Surg 183:4 317-321, 1996

04. BABBITT DP: Congenital choledochal cysts: New etiological concept based on anomalous relationships of the CBD and pancreatic bulb. Ann Radiol 12:231-240, 1969

05. CAROLI J: Disease of intrahepatic bile ducts. Isr J Med Sci 4:21-35, 1968

06. CHAUDHARY A, DHAR P, SACHDEV A: Reoperative surgery for choledochal cysts. Br J Surg 84:6 781-784, 1997

07. CHEN HM, JAN YY, CHEN MF, WANG CS, JENG LB, HWANG TL, CHEN SC, CHAO TC: Surgical treatment of choledochal cyst in adults: results and long-term follow-up. Hepatogastroenterology 43:12 1492-1499, 1996

08. CHIJIIWA K, KIMURA H, TANAKA M: Malignant potential of the gallbladder in patients with anomalous pancreaticobiliary ductal junction. The difference in risk between patients with and without choledochal cyst. Int Surg 80:1 61-64, 1995

09. CHIJIIWA K, KOGA A: Surgical management and long-term follow-up of patients with choledochal cysts. Am J Surg 165:2 238-242, 1993

10. CHIJIIWA K, KOMURA M, KAMEOKA N: Postoperative follow-up of patients with type IV A choledochal cysts after excision of extrahepatic cyst. J Am Coll Surg 179:6 641-645, 1994

11. DOUGLAS A. H: Case of dilatation of the common bile duct. Monthly J. Med.Sci 14:97, 1852

12. FIEBER SS, NANCE FC: Choledochal cyst and neoplasm: a comprehensive reviw of 106 cases and presentation of two original cases. Am Surg 63:11 982-987, 1997

13. FLANIGAN DP: Biliary carcinoma associated with biliary cysts. Cancer 40:880-883, 1977

14. HAN SJ, HWANG E H, CHUNG K S, KIM M J, KIM H: Acquired choledochal cyst from anomalous pancreatobiliary duct union. J Pediatr Surg 32:1735-1738, 1997

15. IWAI N, DEGUCHI E, YANAGIHARA J, IWAI M. MATSUO H, TODO S, IMASHUKU S: Cancer arising in a choledochal cyst in a 12-year-old girl. J Pediatr Surg 25:12 1261-1263, 1990

16. IWAI N, YANAGIHARA J, TOKIWA K, SHIMOTAKE T, NAKAMURA K: Congenital choledochal dilatation with emphasis on pathophysiology of the biliary tract. Ann Surg 215:1 27-30, 1992

17. JALLEH RP, WILLIAMSON RC: Choledochal cyst and chronic pancreatitis-treated by proximal pancreatectomy. HPB Surg 4:3 245-9; discussion 250, 1991

18. KOMI N, TAKEHARA H, KUNITOMO K, MIYOSHI Y, YAGI T: Does the type of anomalous arrangement of pancreaticobiliary ducts influence the surgery and prognosis of choledochal cyst? J Pediatr Surg 27:6 728-731, 1992

19. LAI HS, DUH YC, CHEN WJ, CHEN CC, HUNG WT, LEE PH, HUANG SF: Manifestations and surgical treatment of choledochal cyst in different age group patients. J Formos Med Assoc 96:4 242-246, 1997

20. LILLY JR: The surgical treatment of choledochal cyst. Surg Gynecol Obstet 149: 36-42, 1979

21. LIPSETT PA, PITT HÁ, COLOMBANI PM, BOITNOTT JK, CAMERON JL: Choledochal cyst disease. A changing pattern of presentation. Ann Surg 220:5 644-652, 1994

22. LOPEZ RR, PINSON CW, CAMPBELL JR, HARRISON M, KATON RM: Variation in management based on type of choledochal cyst. Am J Surg 161:5 612-615, 1991

23. MIYANO T, SURUGA K, SUDA K: Anomalous pancreatocholedochal ductal junction syndrome: A proposal of a new classification. J Jpn Soc Pediatr Surg 21:75-81, 1985

24. MIYANO T, SURUGA K, SUDA K: Choldocho-pancreatic end to side anastomosis in dog as a experimental model of choledocho-pancreatic long common channel disorders. Jpn J Pediatr Surg 13:525-531,1981

25. MIYANO T, YAMATAKA A, KATO Y, et al: Choledochal cysts: Special emphasis on the usefulness on intraoperative endoscopy. J Pediatr Surg 30:482-484, 199

26. MOSS RL, MUSEMECHE CA: Successful management of ruptured choledochal cyst and biliary reconstruction. J Pediatr Surg 32: 1490-1491, 1997

27. OKADA A, NAKAMURA T, HIGAKI J, et al: Congenital dilatation of the bile duct in 100 instances and its relationship with anomalous junction. Surg Gynecol Obstet 171:291-298, 1990

28. PENG HC, CHEN HC, CHANG WT, CHOU MM, HSIEH WK: Antenatal diagnosis and early surgery for choledochal cyst: a report of two cases. Chung Hua I Hsueh Tsa Chih (Taipei) 57:1 79-83, 1996

29. RHA SY, STOVROFF MC, GLICK PL, ALLEN JE, RICKETTS RR: Choledochal cysts: a ten year experience: Am Surg 62:1 30-34, 1996

30. SAING H, HAN H, CHAN KL, LAM W, CHAN FL, CHENG W, TAM PKH: Early and late results of excision of choledochal cysts. J Pediatr Surg 32: 1563-1566, 1977

31. SCHWEIZER P, SCHWEIZER M: Pancreatobiliary long common channel syndrome and congenital anomalous dilatation of the choledochal duct-study of 46 patients. Eur J Pediatr Surg 3:1 15-21, 1993

32. SCUDAMORE CH, HEMMING AW, TEARE JP, FACHE JS, ERB SR, WATKINSON AF: Surgical management of choledochal cysts. Am J Surg 164:5 497-500, 1994

33. SHAMBERGER RC, LUND DP, LILLEHEI CW, HENDREN WH 3rd: Interposed jejunal segment with nipple valve to prevent reflux in biliary reconstruction. J Am Coll Surg 180:1 10-15, 1995

34. SHARMA AK, WAKHLU A, SHARMA SS: The role of endoscopic retrograde cholangiopancreatography in management of choledochal cysts in children. J Pediatr Surg 30:1 65-67, 1995

35. SPITZ L: Experimental production of cistic dilatation of the common bile duct in neonate lambs. J Pediatr Surg 12:39-42, 1977

36. STRINGER MD, DHAWAN A, DAVENPORT M, MIELI-VERGANI G, MOWAT AP, HOWARD ER: Choledochal cysts: lessons from a 20 year experience. Arch Dis Child 73:6 528-531, 1995

37. ST-VIL D, LUKS FI, DEROUIN M, BENSOUSSAN AL, BLANCHARD H, FILIATRAULT D: Cysts of choledochus in children: experience of the Sainte-Justine hospital. Ann Chir 46:9 821-825, 1992

38. TODANI T, WATANABE Y, FUJII T, et al: Anomalous arrangement of the pancreatobiliary ductal system in patients with a choledochal cyst. Am J Surg 147:672-676, 1984

39. TODANI T, WATANABE Y, NARUSUE M, et al: Congenital bile duct cysts: Classification, operative procedures, and review of thirty-seven cases including cancer arising from choledochal cyst. Am J Surg 134:263-269, 1977

40. TSANG TM, TAM PK, CHAMBERLAIN P: Obliteration of the distal bile duct in the development of congenital choledochal cyst. J Pediatr Surg 29:12 1582-1583, 1994

41. WANG DS, ZHENG XH, CHEN DS, WANG ZR: Surgical treatment of congenital choledochal cyst. Singapore Med J 31:1 53-55, 1990

42. YAMASHIRO Y, MIYANO T, SURUGA K, et al: Experimental study of the pathogenesis of choledochal cyst and pancreatitis, with special reference to the role of bile acid and pancreatic enzymes in the anomalous choledocho-pancreatic ductal junction. J Pediatr Gastrenterol Nutr 3:721-727, 1984

43. YAMASHIRO Y, SATO M, SHIMIZU T, et al: How great is the incidence of truly congenital common bile duct dilatation? J Pediatr Surg 28:622-626, 1993

44. YAMATAKA A, KUWATSURU R, SHIMA H, KOBAYASHI H, LANE G, SEGAWA O, KATAYAMA H, MIYANO T: Initial experience with non-breathhold magnetic resonance cholangiopancreatography: A new noninvasive technique for the diagnosis of choledochal cyst in children. J Pediatr Surg 32:1560-1562, 1997

45. YAMATAKA A, OHSHIRO K, OKADA Y, HOSODA Y, FUJIWARA T, KOHNO S, SUNAGAWA M, FUTAGAWA S, SAKAKIBARA N, MIYANO T: Complications after cyst excision with hepaticoenterostomy for choledochal cyst and their surgical management in children versus adults. J Pediatr Surg 33:7 1097-1102, 1997

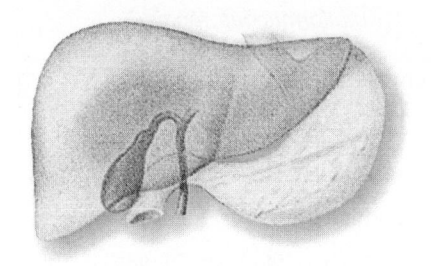

Doença de Caroli

capítulo 23

Vincenzo Pugliese
Paulo Herman
Eduardo Carone
Paulo Chapchap

A doença de Caroli é uma afecção rara caracterizada pela dilatação congênita, não obstrutiva, da árvore biliar intra-hepática. Foi descrita pela primeira vez por *Jacques* e seus colaboradores, na França, em 1958, mas só passou a ser reconhecida entidade clínica distinta após extenso trabalho de revisão, realizado pelo próprio autor, em 1964.

ETIOPATOGENIA

É uma doença certamente de caráter familial, de herança autossômica recessiva segundo alguns autores, autossômica dominante segundo outros ou de herança desconhecida segundo outros ainda, decorrente da malformação da placa ductal embrionária, sendo deste modo agrupada dentro das doenças fibropolicísticas hepatobiliares.

Tanto os cistos hepáticos, como os cistos renais, são entidades nosológicas de alta prevalência no homem. A associação destes, no entanto, inclui um espectro de distúrbios congênitos caracterizados por dilatação de estruturas tubulares associada à fibrose em ambos os órgãos.

Nas doenças fibropolicísticas hepatobiliares, tantos as dilatações, como o grau de fibrose, podem ocorrer de modo muito variável ao longo de toda a extensão de árvore biliar, determinando diferentes entidades hepática policística, a fibrose hepáticos *(complexos de von Meyenburg)*. Estas malformações podem ocorrer isoladamente, porém são descritas freqüentes associações entre elas *(Figura 1)*.

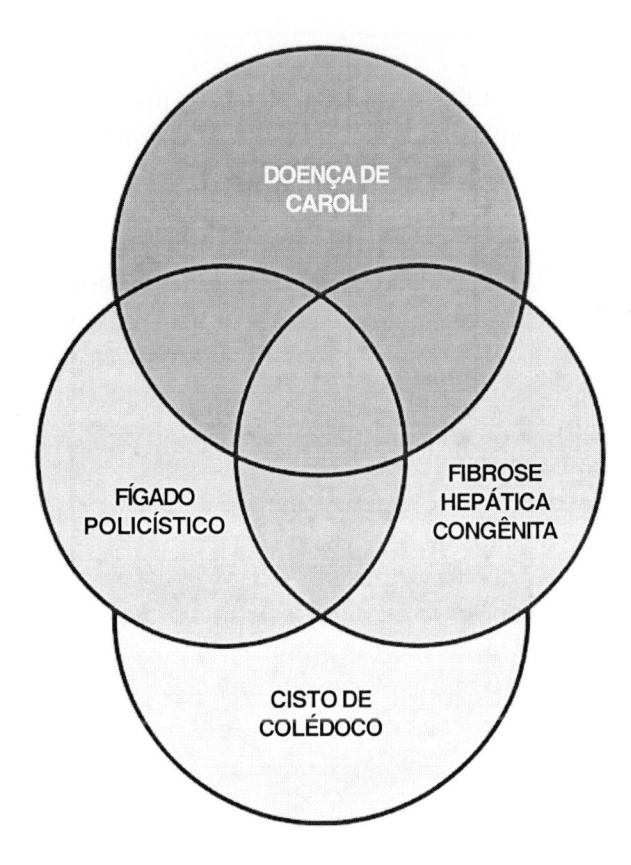

Fig. 1 - *Doenças fibropolicísticas hepatobiliares.*

Para melhor compreensão dos mecanismos e das hipóteses etiopatogênicas envolvidas nestes distúrbios faz-se necessária uma revisão sumária dos conhecimentos sobre o desenvolvimento embriológico hepatobiliar.

Tabela 1 - *Relação das doenças fibropolicísticas hepatobiliares com malformações renais.*

Doença Fibropolicística Hepatobiliar	Acometimento Renal	
	Prevalência	Malformação
Fibrose Hepática Congênita	70 - 80%	Doença Renal Policística Esclerose tuberosa Nefronoftise - Doença Medular Cística Cistos Renais
Fígado Poístico	70 - 90%	Doença Renal Policística Cistos Renais
Doença de Caroli	50%	Doença Renal Policística Nefronoftise - Doença Medular Cística Rim em esponja Cistos Renais

Em 1926, *Hammar* descreveu a placa ductal como uma entidade embriológica da árvore biliar em desenvolvimento. Em 1977, após vários estudos morfológicos, *Jorgensen* supôs que os cistos da via biliar pudessem advir de defeitos embriológicos da placa ductal, denominando tais anomalias como "malformações da placa ductal". Posteriormente *Valeer Desmet* formulou a hipótese, mais aceita atualmente, de que a persistência anormal da placa ductal, ou defeitos na sua remodelação, seriam a verdadeira causa destas malformações e que as suas variações determinam o amplo espectro das doenças fibropolicísticas hepatobiliares.

O desenvolvimento do fígado inicia-se na 4ª semana de gestação, a partir de uma evaginação no endoderma da porção terminal do intestino cefálico, e durante as 7 primeiras semanas de vida embrionária não há sistema biliar dentro deste fígado. A via biliar intra-hepática desenvolve-se a partir da porta hepatis em direção à periferia do órgão, simultaneamente à progressiva ramificação do sistema venoso portal. Isto determina uma continua criação de bainhas mesenquimais perivenulares portais que darão origem ao tecido conectivo dos espaços porta. As células hepáticas fetais em contato com este tecido mesenquimal são geralmente menores que os demais hepatoblastos fetais e sua disposição forma um cilindro denominado placa ductal. A partir da 12ª semana de gestação, em um processo que se estende até após o nascimento, esta placa ductal é remodelada formando os ductos biliares, enquanto que os elementos não tubulares são reabsorvidos.

A interrupção ou distúrbios neste fenômeno de remodelamento em momentos distintos do desenvolvimento da árvore biliar daria origem a entidades anátomo-clínicas distintas.

Há fortes evidências de que tanto a diferenciação da placa ductal, como a dos túbulos renais, seja promovida pelo os mesmos determinantes genéticos. Estes conhecimentos permitem supor que defeitos em um único gene determinem diferentes condições nosológicas, tais como a doença renal policística autossômica recessiva, a doença renal policística autossômica dominante, a doença policística do adulto, a fibrose hepática congênita e as doença de Caroli, ao mesmo tempo que explica a freqüente associação das doenças fibropolicísticas hepatobiliares com malformações renais *(Tabela 1)*.

PATOLOGIA

A doença de Caroli é caracterizada pela dilatação multifocal dos ductos biliares intra-hepáticos. As porções ectasiadas formam cistos de dimensões variadas, separados por ductos biliares normais ou uniformemente dilatados. Esta dilatação biliar pode ocorrer de forma difusa, afetando toda a árvore biliar intra-hepática, ou confinada a um lobo do fígado *(forma unilobar ou localizada)*. Cálculos friáveis de bilirrubinato formam-se com muita freqüência no lúmen em conseqüência de estase e da infecção bacteriana secundária.

Microscopicamente pode-se observar processo inflamatório crônico intenso, com graus variáveis de fibrose, muitas vezes acompanhado de processo inflamatório agudo. O epitélio biliar pode estar preservado, mas com freqüência observam-se ulcerações e hiperplasia com projeções papilares. Glândulas mucosas podem surgir na parede biliar fibrótica. O lúmen ductal é geralmente preenchido por pus, muco e material calcáreo além de bile. O parênquima hepático pode estar preservado ou apresentar inflamação, fibrose e cirrose biliar secundária.

Devido ao processo inflamatório o crônico sobre o epitélio biliar pode ocorrer colangiocarcinoma em 7 a 12% dos casos.

QUADRO CLÍNICO

A doença de Caroli prevalece no sexo masculino. Como trata-se de moléstia congênita, a primeira manifestação clínica pode ocorrer no lactente, porém em alguns casos pode passar despercebida ao longo de toda a vida. Com maior freqüência, no entanto, é diagnosticada na terceira década.

A manifestação clínica mais comum é a colangite, sendo a febre o sinal clínico mais freqüente. A icterícia é geralmente leve ou mesmo ausente, porém tende a acentuar-se nos episódios de colangite, que são freqüentemente acompanhados por bacteremia e choque séptico. A moléstia pode apresentar-se também através de hipertensão portal *(hemorragia digestiva alta)*, por dor no hipocôndrio direito ou por hepatomegalia. Esteatorréria também foi descrita nesta afecção. Em alguns casos a apresentação inicial da moléstia faz-se por seu acometimento renal, manifestando-se por infecção urinária alta, hipertensão arterial sistêmica ou hematúria.

DIAGNÓSTICO

Os testes de função hepática são geralmente normais. As transaminases séricas encontram-se geralmente nos limites da normalidade, porém as enzimas canaliculares *(gama-glutamil-transpeptidase e a fosfatase alcalina)* freqüentemente encontram-se elevadas. A bilirrubinasérica é geralmente normal, ocorrendo hiperbilirrubinemia direta nos episódios de colangite.

Exames de imagem como a ultrassonografia e a tomografia computadorizada, na maioria das vezes são suficientes para o diagnóstico das afecções císticas hepato-biliares. O diagnóstico definitivo é realizado através de estudo contrastado das vias biliares. Este pode ser feito por via trasparietohepático ou por via endoscópica retrógrada. Devido às possíveis complicações traumáticas e infecciosas observadas com o emprego desses dois métodos, atualmente o estudo morfológico das vias biliares pode ser feito de forma acurada e mais segura através da colangioressonância magnética ou da colangiografia por tomografia computadorizada tridimensional.

TRATAMENTO

O tratamento da Doença de Caroli é difícil e depende da sua localização e extensão.

A colangite é a complicação mais freqüente e grave desta doença. É geralmente causada por bactéria Gram negativas e de curso recorrente, podendo aparecer de forma espontânea ou após procedimentos cirúrgicos ou endoscópico sobre a via biliar. O tratamento clínico da colangite bacterina é extremamente difícil uma vez que as dilatações e a litíase biliar perpetuam a estase biliar. Dentre os agentes antimicrobianos recomendados atualmente para esse tratamento incluem-se os atuais beta-lactâmicos, aminoglicosídeos, quinolonas e cefalosporinas de terceira geração. A melhora da infecção é geralmente temporária, ocorrendo alto índice de melhora da infecção é geralmente temporária, ocorrendo alto índice de recidiva, após a suspensão dos antibióticos, se não for tratada a estase biliar.

Para o tratamento da estase biliar a drenagem biliar interna, principalmente através da hepáticojejuno anastomose em Y-Roux, é a cirurgia mais freqüentemente empregada nas formas difusas da Doença de Caroli. Na maior parte dos casos, entretanto, estes procedimentos não conseguem determinar uma resolução completa da estase biliar, sendo portanto seguidos de alta morbidade.

Nas formas localizadas ou unilobulares da doença e ressecção cirúrgica é a forma recomendada de tratamento, uma vez que a remoção da árvore biliar doente promove a profilaxia tanto dos surtos de colangite como do colangiocarcinoma, que incide com maior freqüência nestes pacientes.

O transplante hepático é recomendado paraas formas difusas da doença, em que há dificuldade no controle das complicações determinadas pela moléstia: colangite, hipertensão portal e insuficiência hepática.

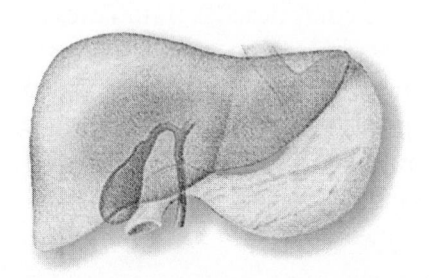

Referências Bibliográficas

01. BALSELLS, J.; MARGARIT, C.; MURIO, E.; LAZARO, J.L.; CHARCO, R.; VIDAL, M. T.; BONNI, J. Adenocarcinoma in Caroli's disease treated by liver transplantation. HPB-Seurg. 7: 81-6, 1993.

02. BURT, M.J.; CHAMBERS, S.T.; CHAPMAN, B.A.; STRACK, M. F.; TROUGHTON, W. D. Two cases of Caroli's disease: diagnosis and management. J. Gastroenterol. Hepatol. 9:194-7, 1994.

03. CAROLI, J.; SOUPAULT, R.; KOSSAKOWSKI, J.; PLOCKER, L.; PARADOWSKA, M. Une afecction Nouvelle, sans doute congenitale, des voies biliares: La dilatation polykystique congenitale des biliares intrahepatiques. Sem. Hop. Paris 34: 136-42, 1958.

04. CAROLI, J.; CORCOS, V. Maladies dês voies biliares intrahepatiques segmentales. Masson et Cie., Paris pp. 59-154, 1964.

05. D'ÁGATA, I.D.; JONAS, M.M.; PEREZ-ATAYDE, A.R.; GUAY-WOODFORD, L.M. Combined cystic disease of the liver and Kidney. Semin. Liver Dis. 14: 215-28, 1994.

06. DESMET, V.J. Congenital diseases of intrahepatic bile ducts: variations on the theme "ductal plate malformation". Hepatology 16: 1069-83, 1992.

07. HAMMAR, J.A. Uber die erste entsehung der nicht Kapillaren intrahepatischen gallengange beim meschen. Z. Mirrosk. Anat. Forsch. 5:59-89, 1926.

08. JOLY, L.; CHOUX, R.; BARONI, J.L.; PAYAN, M.J.; MAZEL, C.; BRAMGER, D.; PONTE, J.; SASTRE, B.; SAHEL, J. Carcinoma in situ sur maladie de Caroli Localisee. Gastroenterol. Clin. Biol. 14: 90-2, 1990.

09. JORGENSEN, M.J. The ductal plate malformation. Acta Pathol. Microbiol. Scand. (Suppl. A) 257: 257: 1-88, 1977.

10. KNOOP, M.; KECK, H.; LANGREHR, J.M.: PETER, F.J.; FERSLEV, B.; NEUHAUS, P. Therapie des Unilobulares Caroli-Syndroms durch leberresktion. Chirurg 65:861-6, 1994.

11. LANDEN, S.; BARDAXOGLOU, E.; MARDDERN, G.J.; DELUGEAU, V.; GOSSELIN, M.; LAUNOID, B. Caroli's disease a surgical dilemma. Acta Chir. Belg. 93: 224-6, 1993.

12. LOBATO-MUÑOZ, A.; ORTIZ-REINA, S.; BAQUEDANO-RODRIGUEZ, J.; DELACRUZ-MERA, A.; MERINO-ROYO, E.; CASSINELLO-OGEA, C. Enfermedad de Caroli malignizada. Hipotesis etiopatigenicas, a propósito de um caso. Esp. Enferm. Dig. 79: 289-93, 1991.

13. LUCANDRI, G.; MERCANTINI, P.; DIGIACOMO, G.; RANDONE, B.; APA, D.; DIGIULIO, E.; SCHILLACI, [a]; ZIPARO, V. La Malattia di Caroli: descrizione di due casi e revisione della letteratura. G. Chir. 17:103-10, 1996.

14. MADARIAGA, J, R.; IWATSUKI, S.; STARZI, T.E.; TODO, S.; SELBY, R.; ZETTI, G. Hepatic resection for cystic lesions of the liver. Ann. Surg. 218:610-4, 1993.

15. MCKUSICK, V.A. Mendelian In Man, 10 th Ed., Johns Hopkins Press, Baltimore pp. 1648-9. 1992.

16. MILLER, W.J.; SECHTIN, A.G.; CHAMPBELL, W.L.; PIETERS, P.C. Imaging Findings in Caroli's disease. AJR-Am. J. Roentgenol. 165:333-7, 1995.

17. NAGASUE, N. Successful treatment of Caroli's disease by hepatic resection. Report of six patients. Ann. Surg. 200:718-23, 1984.

18. ORSONI, P.; VANDENBOSSCHE, D.; BOUKAYA, V.; VERRIER, C.; AUDIBERT, P.; PICAUD, R. Un cas de maladie de Caroli pure, unilobaire. J. Chir. Paris 131:532-7, 1994.

19. SANS, M.; RIMOLA, A.; NAVASA, M.; GRANDE, L.; GARCÍA-VALDECASAS, J.C.; ANDREU, H.; SALMERÓN, J.M.; MAS, A.; RODES, J. Liver trasplantion in patients with Caroli's disease and recurrent cholangitis. Transpl. Int. 10:241-4, 1997.

20. SUMMERFIELD, J.A.; NAGAFUCHI, Y.; SHERLOCK, S.; CADASFALCH, J.; SCHEURER, P.J. Hepatobiliary fibrocystic diseases: a clinical and histological review of 51 patients. J. Hepatol. 2: 141-56, 1986.

21. TANDOM, R.K.; GREWAL, H.; ANAND, A.C.; VASHIST, S. Caroli's syndrome: a heterogeneous entity. Am. J. Gastroenterol. 80:170-3, 1990.

22. TSUCHIDA, Y.; SATO, T.; SANJO, K.; ETOH, T.; HATA, K.; TERAWAKI, K.; SUZUKI, I.; KAWARASAKI, H.; IDEZUKI, Y.; NAKAGOME, Y.; SHIRAKI, K. Evaluation of long-term results of Caroli's Disease: 21 years' observation of a family with autossomal "dominat" inheritance, and review of the literature. Hepatogastroenterology 42: 175-81, 1955.

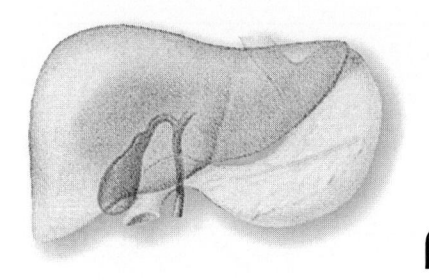

Tratamento do Carcinoma Hepatocelular: Ressecção x Transplante Hepático

Mauricio Iasi
Márcia S. F. Iasi

capítulo 24

O tratamento do carcinoma hepatocelular *(CHC)* permanece controverso até os dias atuais. Com o refinamento do diagnóstico e a investigação sistemática nos grupos de risco, é possível o diagnóstico mais precoce. Desta maneira houve aumento no número de casos relatados e grade número de propostas para tratar os diferentes estágios da doença.

RESSECÇÃO HEPÁTICA

Os resultados das ressecções hepáticas para o tratamento do carcinoma CHC podem ser analisados didaticamente em pacientes com ou sem cirrose.

A história natural do CHC sem tratamento foi relatada por LLOVEST-99, com o acompanhamento de 102 pacientes cirróticos. Nesta casuística 65 eram Child A, 34 Child B e 3 Child C. O tumor era solitário em 26 *(5 a 16 cm de diâmetro)* e multinodular em 76. Estes pacientes foram seguidos por 17 meses. Neste período 79 pacientes foram a óbito. A sobrevivência foi de 54% no primeiro ano de seguimento, de 40% no segundo ano e de 30% no terceiro ano *(Figura 1)*.

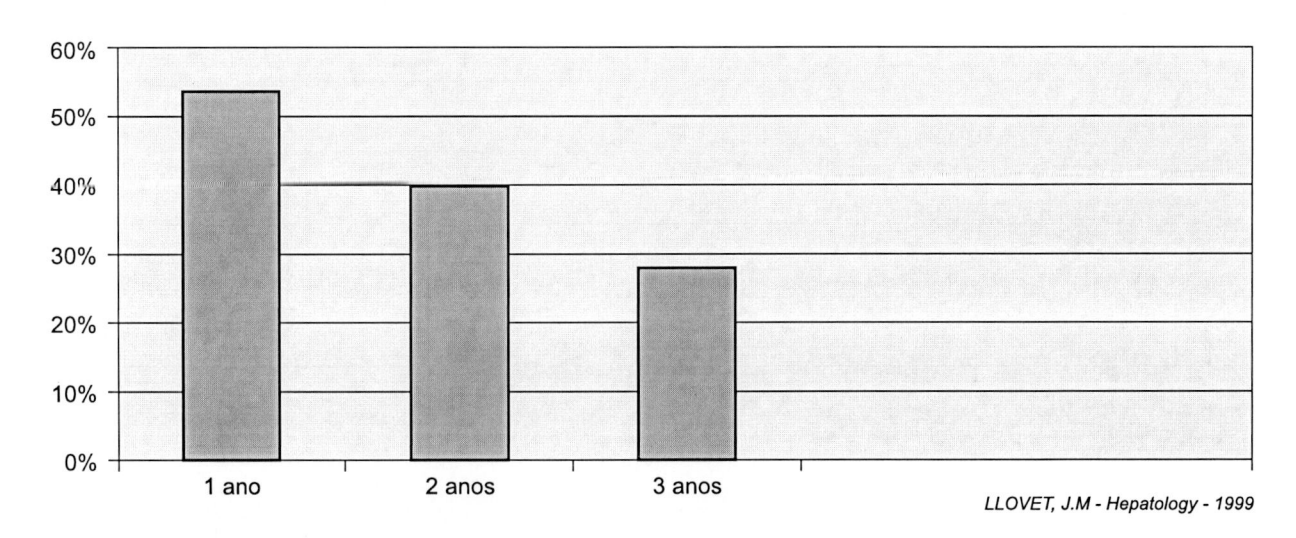

LLOVET, J.M - Hepatology - 1999

Fig. 1 - *Sobrevivência do CHC sem tratamento.*

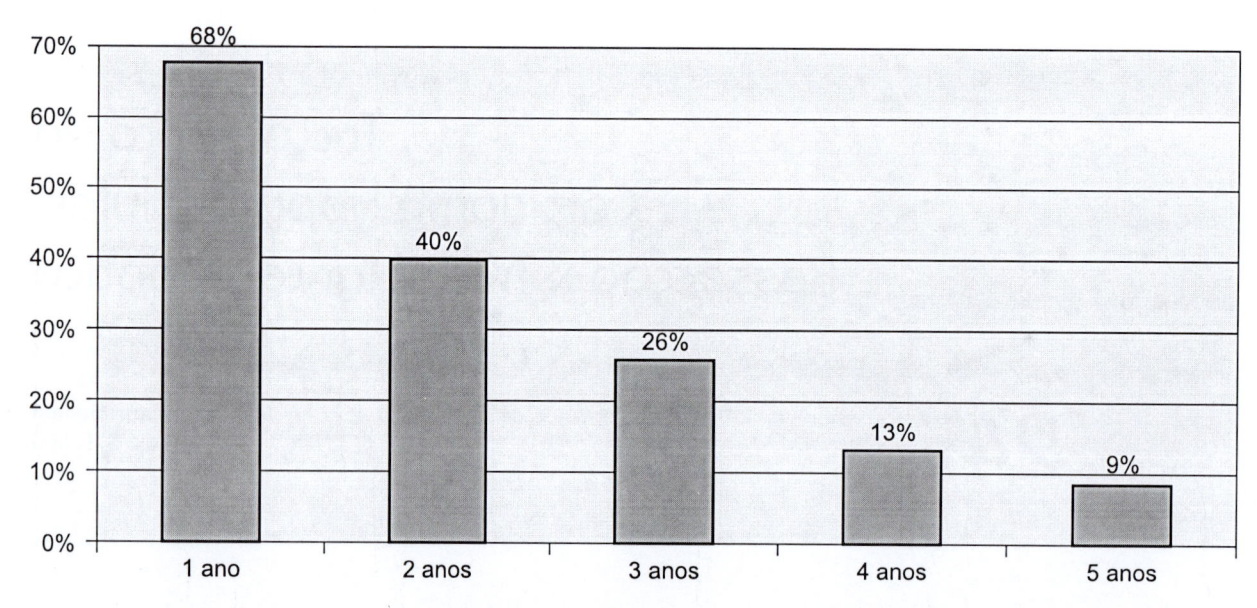

Fig. 2 - *Sobrevivência em pacientes com CHC + cirrose, submetidos à ressecção hepática.*

Os pacientes sem cirrose com CHC e com tumores igual ou menores de 5 cm de diâmetro sem grave hipertensão portal, apresentam os melhores resultados com a ressecção hepática. NAGASUE-99, relata 96% de sobrevivência até os primeiros dois meses de pós-operatório.

As ressecções hepáticas feitas em pacientes cirróticos, foram analisadas por GOUILLAT-99, em 37 pacientes com tumores iguais ou menores de 5 cm de diâmetro, seguidos por 5 anos. Houve recorrência da doença em 31% dos pacientes entre 3 e 5 anos de seguimento. A sobrevivência pode ser vista na figura 2 *(Figura 2)*.

Este mesmo autor observou sobrevivência livre de tumor em 3 anos de 35% e 24% em 5 anos.

Sem dúvida a segurança das ressecções hepáticas em cirróticos aumentou consideravelmente, com o aprimoramento de medidas de suporte peri-operatórias, com o uso de dissectores ultrassônicos, diminuindo de maneira significativa a perda sanguínea intra-operatória, medidas para diminuir a perda de calor *(mantas e colchões térmicos)* e o controle adequado intra operatório da coagulação, através da monitorização com tromboelastografia. Porem o impacto na sobrevivência ainda deixa muito a desejar. Se compararmos a curva de sobrevivência das ressecções hepáticas por CHC à história natural, teremos a curva mostrada na figura 3 *(Figura 3)*.

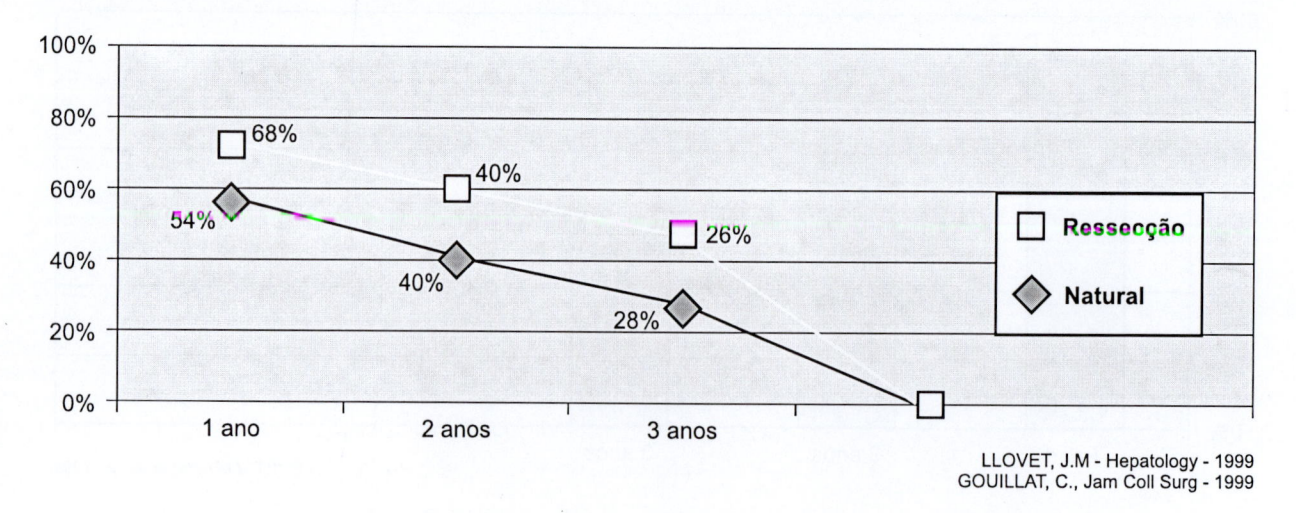

LLOVET, J.M - Hepatology - 1999
GOUILLAT, C., Jam Coll Surg - 1999

Fig. 3 - *Comparação da sobrevivência sem tratamento e com ressecção no CHC.*

TRANSPLANTE HEPÁTICO

O Transplante hepático consiste na ressecção mais radical de um CHC.

Em uma revisão YAMAMOTO-99, realizada entre o *National Cancer Center Hospital do Japão* e a *Universidade de Pittsburgh nos Estados Unidos*, foram analisados 294 cirróticos submetidos a ressecção hepática e 270 pacientes transplantados, ambos procedimentos considerados curativos para o CHC.

A mortalidade precoce *(até 150 dias)* foi menor nas ressecções hepáticas *(p: 0,001)* e a sobrevivência neste período foi semelhante *(p: 0,40)* nos dois grupos. Quando comparados os pacientes sem invasão macroscópica e sem metástases linfonodais a sobrevivência geral dos pacientes transplantados foi melhor *(p: 0,006)*. Esta diferença não foi observada nos pacientes Child A. A sobrevivência livre de tumor foi significativamente maior nos transplantados *(p: 0,0001)*. Este fato foi observado principalmente nos tumores < 5 cm de diâmetro, unilobares e sem invasão vascular.

CHUI-99 relata 24 transplantes em pacientes com CHC, com 4,2 % de mortalidade operatória. A sobrevivência actuarial de 1 ano foi de 87% e de 5 anos de 76%. No mesno período a sobrevivência de pacientes transplantados por outras causas, não CHC *(n: 369)* foi de 77% no primeiro ano e de 72% em 5 anos.

HOUBEN-99, fez uma revisão da literatura sobre tratamento de CHC em 126 pacientes sem cirrose, transplantados. Destes cerca de dois terços eram carcinoma hepatocelular e um terço carcinoma fibrolamelar. Em 16.8% dos pacientes houve recorrência do tumor, sendo 75% dos casos nos primeiros 2 anos pós transplante. A sobrevivência dos pacientes com carcinoma fibrolamelar foi maior que as dos pacientes com CHC em 5 anos.

SCHIMITT-99 estudando CHC no pós transplante hepático em 69 pacientes, observou que 56% apresentaram recorrência. Os locais mais freqüentes das recorrências foram o fígado e o pulmão. As recidivas foram constatadas em vários períodos desde 43 dias pós transplante até 3204 dias.

Podemos observar na figura 4 a sobrevivência na história natural do CHC *(sem tratamento)*, com ressecção hepática e com transplante de fígado *(Figura 4)*.

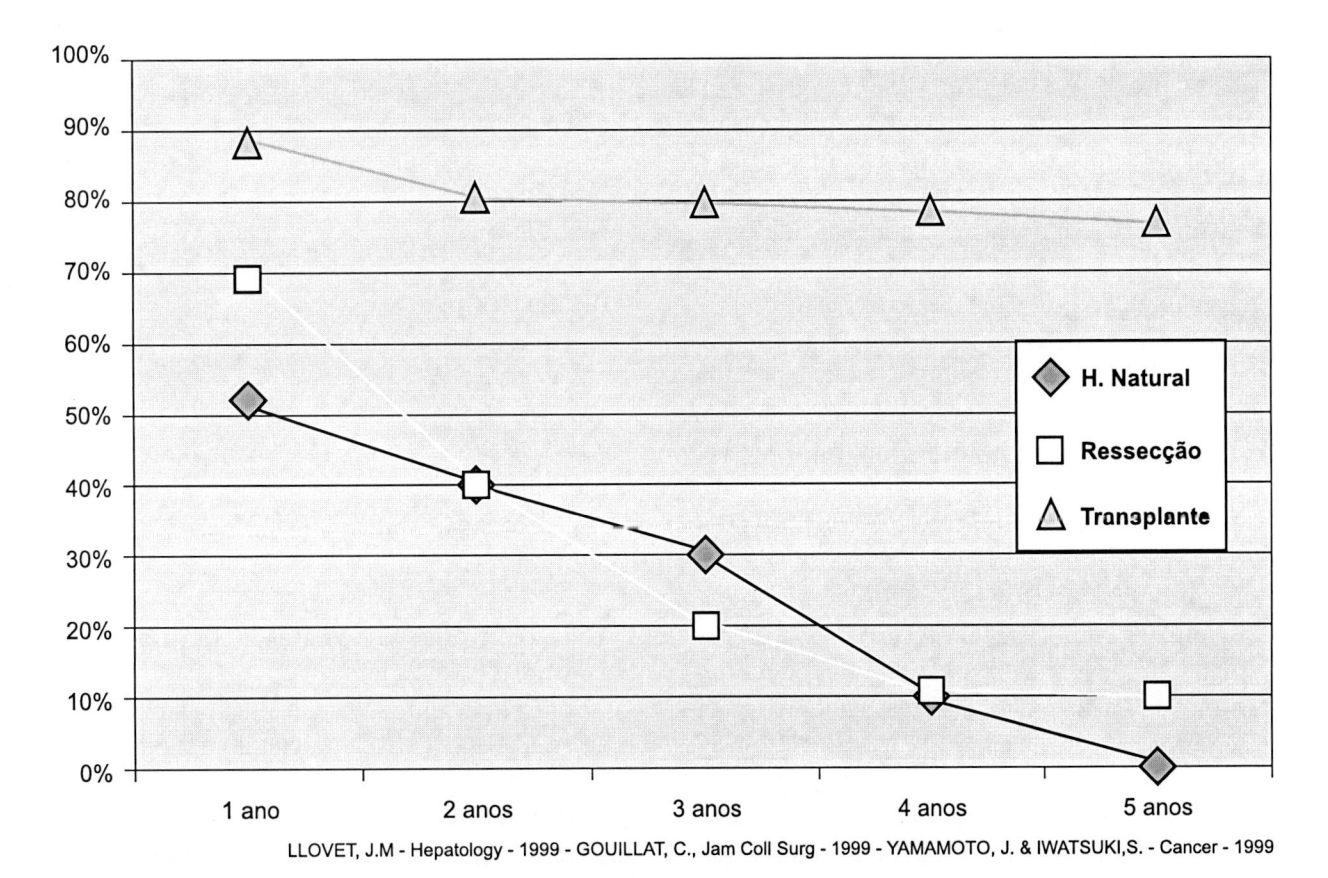

LLOVET, J.M - Hepatology - 1999 - GOUILLAT, C., Jam Coll Surg - 1999 - YAMAMOTO, J. & IWATSUKI,S. - Cancer - 1999

Fig. 4 - *Sobrevivência de pacientes com CHC sem tratamento (história natural), ressecção hepática (RH) e transplante de fígado (TXF).*

OUTROS TRATAMENTOS

Dentre os tratamentos considerados paliativos para o CHC a alcoolização e a quimioterapia, arterial intra-hepática ou sistêmica são as opções mais frequentemente empregadas. Estas modalidades terapêuticas passaram a ganhar especial interesse atualmente com a perspectiva de um tratamento definitivo para o CHC, o transplante hepático. Em muitos pais, inclusive o Brasil há longas filas de espera por um enxerto. No Brasil este tempo médio é de 1 a 2 anos, na dependência do tipo sanguíneo. Neste período d espera é necessário alguma medida para se conter o crescimento tumoral.

OLDAHAFER - 98 estudou o papel da quimioterapia intra-arterial hepática em dois grupos de 21 pacientes em cada grupo, que foram submetidos ao transplante de fígado. Em um grupo foi realizada quimioterapia intra-arterial pré-transplante *(6 seções e o outro não. Este autor não observou diferença entre os grupos com relação à sobrevivência de 1 ano (60,8% c/ QT X 61,5% s/QT) e em 3 anos (48% c/ QT X 53,9% s/ QT)*. Conclui que não há vantagens em usar a QT intra-arterial pré-transplante e que há aumento da morbidade.

HARNOIS -99 apresenta uma experiência diferente ao analisar 27 pacientes com cirrose e CHC, com tumores iguais ou menores que 5 cm de diâmetro e sem doença extra-hepática. Dos 27 pacientes iniciais, 24 cumpriram o protocolo até o transplante de fígado *(167 dias em média)*. Observaram que em 29 meses de seguimento pós operatório não houve recidivas tumorais e obtiveram uma sobrevivência de 1 ano de 91% e 2 anos de 84%. Para este estudo utilizaram ivalon, mitomicina, doxrubicina e cisplatina.

Classicamente a quimioterapia sistêmica, utilizada nos pacientes com tumores irresecáveis ou com doença extra hepática, não fornecem resultados animadores. LEUNG - 99 estudando 50 pacientes com CHC não ressecáveis, utilizou sitemicamente: Cisplatina, doxorubicina, 5-fluoracil e alfa interferon com até 6 ciclos. Obteve uma resposta parcial, com diminuição do tumor em 26% dos casos. Originalmente 36 dos 50 pacientes apresentavam alfafetoproteina. 500 ng/ml e após o tratamento 42% apresentavam alfafetoproteina < 50% do inicial.

Em 9 pacientes foi possível uma ressecção e em 4 não haviam células tumorais viáveis *(só necrose)*. No total 9 pacientes estavam vivos após 30 meses de acompanhamento. Os autores ressaltam a toxicidade do tratamento, mas a possibilidade de erradicação da doença com quimioterapia sistêmica.

NOSSO PROTOCOLO

Após extensa metanálise da literatura e revendo nosso experiência anterior estamos desenvolvendo de maneira prospectiva o seguinte protocolo para o tratamento do CHC *(Figura 5)*.

A hipertensão portal é avaliação pelo achado endoscópico (varizes / gastropatia hipertensiva).

Quando temos níveis de alta feto proteina, considerados diagnósticos *(> 400 ng/ml)* podemos precindir da biópsia hepática. Como níveis menores, realizamos a biópsia hepática dirigida por método de imagem para confirmação do diagnóstico.

O estadiamento do carcinoma hepatocelular tem sido feito com tomografia de tórax e mapeamento ósseo.

1. **QT sistêmica:**

- Cisplatina;
- Doxorubicina;
- 5-Fluoracil;
- Alfa interferon;
- Repetir a caca 3 semanas, no máximo 6 ciclos.

2. **QT arterial intra-hepática:**

- Cisplatina;
- Doxorubicina;
- Mitomicina C.

São realizados ciclos a cada 45 dias até o transplante ser realizado.

Em 527 pacientes avaliados para transplante hepático na Santa Casa de São Paulo, foi constatado 8% de carcinomas hepatocelulares. Cerca de metade destes pacientes foram retirados da fila para transplante por apresentarem disseminação tumoral. O acompanhamento dos pacientes transplantados ainda está sendo analisado.

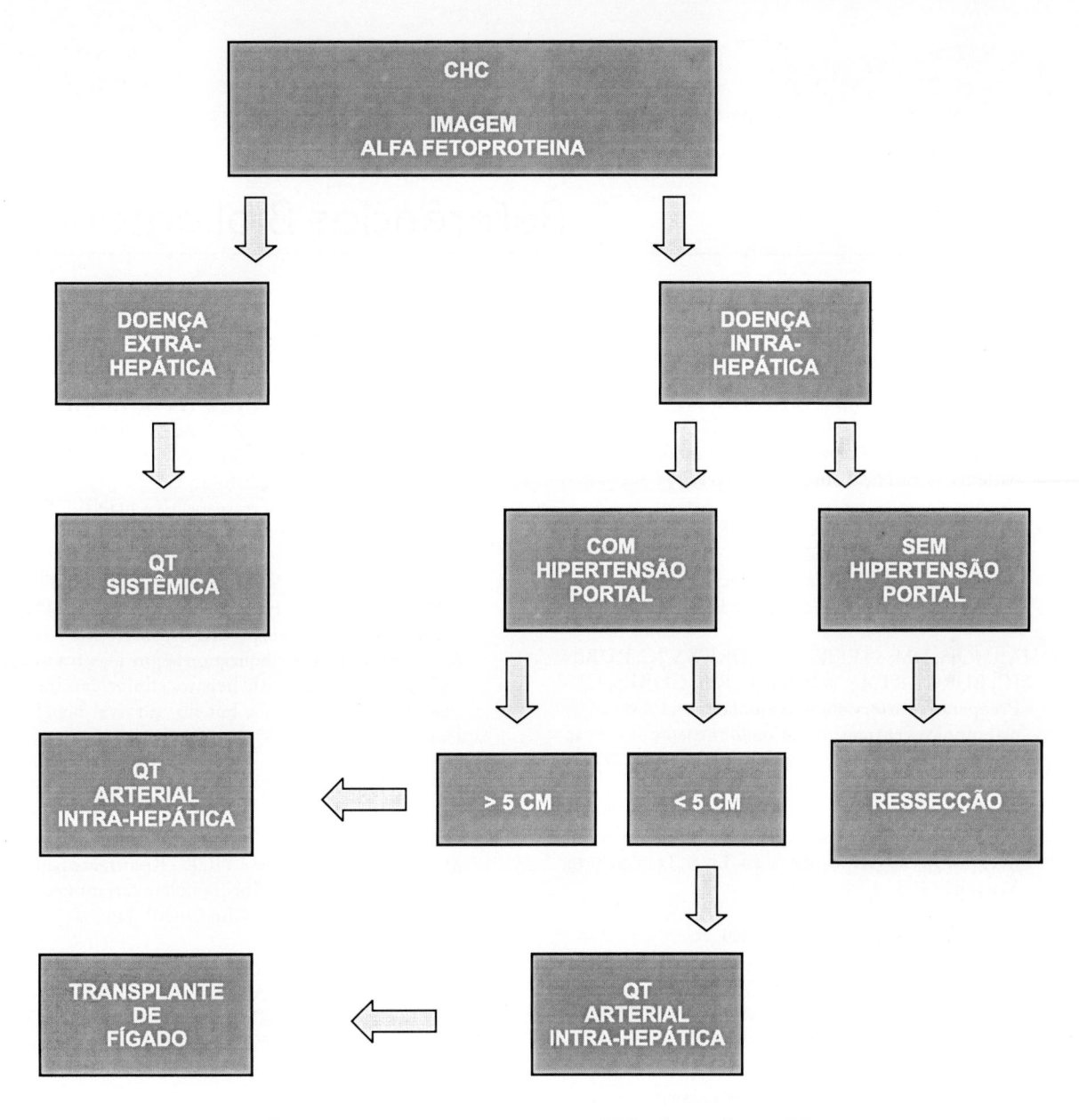

```
                    ┌─────────────────────┐
                    │         CHC         │
                    │                     │
                    │       IMAGEM        │
                    │   ALFA FETOPROTEINA │
                    └─────────────────────┘
                       ↓               ↓
          ┌──────────────┐         ┌──────────────┐
          │   DOENÇA     │         │   DOENÇA     │
          │   EXTRA-     │         │   INTRA-     │
          │   HEPÁTICA   │         │   HEPÁTICA   │
          └──────────────┘         └──────────────┘
                ↓                     ↓         ↓
          ┌──────────┐        ┌───────────┐  ┌───────────┐
          │   QT     │        │    COM    │  │    SEM    │
          │ SISTÊMICA│        │ HIPERTENSÃO│  │ HIPERTENSÃO│
          │          │        │   PORTAL  │  │   PORTAL  │
          └──────────┘        └───────────┘  └───────────┘
                                ↓       ↓         ↓
   ┌──────────────┐         ┌───────┐ ┌───────┐ ┌──────────┐
   │      QT      │ ←       │ > 5 CM│ │ < 5 CM│ │ RESSECÇÃO│
   │   ARTERIAL   │         └───────┘ └───────┘ └──────────┘
   │ INTRA-HEPÁTICA│                     ↓
   └──────────────┘                  ┌──────────────┐
                                     │      QT      │
   ┌──────────────┐                  │   ARTERIAL   │
   │  TRANSPLANTE │ ←                │ INTRA-HEPÁTICA│
   │      DE      │                  └──────────────┘
   │    FÍGADO    │
   └──────────────┘
```

Fig. 5 - *Protocolo de tratamento do CHC - Santa Casa - SP.*

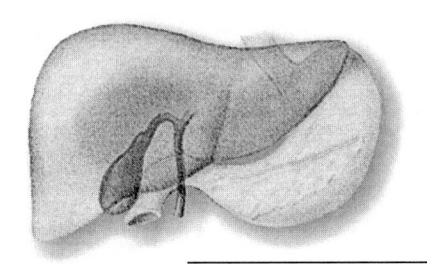

Referências Bibliográficas

01. CHUI, AK; RAOP, AR; McCAUGHAN, GW; WAUGH, R; VERRAN. DJ; KOOREY, DJ; SHEIL, AG. - Liver transplantation for hepatocellular carcinoma in cirrotic patients. Aust N Z J Surg; Nov;69(11):798-801, 1999.

02. GOUILLAT, C; MANGANAS, D; SAGUIER, G; DUQUE-CAMPOS, R; BERARD, P - Resection of hepatocellular in cirrhotic patients: longterm results of a prospective study. J Am Coll; Surg Sep 189(3):282-90, 1999.

03. HARNOIS, DM; STEERS, J; ANDREWS, JC; RUBIN JC; BURGART, L; WIESNER, RH; GORES, GJ. - Preoperative artery chemoembolization followed by orthotopic liver transplantation for hepatocellular carcinoma. Liver Transpl Surg; May 5(3):192-9, 1999.

04. HOUBEN, KW; McCALL, JL - Liver transplantation for hepatocellular carcinoma In patients without underying liver disease: a systematic review. Liver Transpl Surg, Mar; 5(2):91-5, 1999.

05. LEUNG, TW. - Clin Cancer Res 1999.

06. LLOVET, JM; BUSTAMANTE, J; CASTELLS, A; VILANA, R; AYUSO, M DEL C; SALA, M; BRU, C; RODES, J; BRUIX, J - Natural history of untreated Nonsurgical hepatocellular carcinoma: rationale for the design and evaluation of therapeutic trials. Hepatology Jan 29(1):62-7, 1999.

07. NAGASUE, N; YAMANOI, A; EL-ASSAL, ON; OHMORI, H; TACHIBANA, M; KIMOTO, T; KOHNO, H - Major compared with limited hepatic resection for hepatocellular carcinoma without underlying cirrhosis: a retrospective analysis. Euro J Surg ;Jul 167 (7):638-46, 1999.

08. OLDHAFER, KJ; CHAVAN, A; FRUHAUF, NR; FLEMMING, P; SCHITT, HJ; KUBICKA, S; NASHAN, B; WEIMANN, A; RAAB, R; MANNS, MP; GALANSKI, M. - Arterial chemoembolization before liver transplantation in patients with hepatocellular carcinoma: marked tumor necrosis, but no survival benefit? J Hepatol; Dec 29(6):953-9, 1998.

09. SCHLITT, HJ; NEIPP, M; WEIMANN, A; OLDHAFER, KJ; SCHMOLL, E; NASHAN, B; KUBICKA, S; MASCHEK, H; TUSCH, G; RAAB, R; RINGE, B; MANNS, MP; PICHLMAYR, R. - Recurrence patterns of hepatocellular and fibrolamellar carcinoma after liver transplantation. J Clin Oncol, Jan; 17(1): 324-31, 1999.

10. YAMAMOTO, J; IWATSUKI, S; KOSUGE, T; DVORCHIK, I; SHIMADA, K; MARSH, JW; YAMASAKI, S; STARZL, TE - Should hepatomas be trated with hepatic resection or transplantation? Cancer; Oct(86):1151-8, 1999.

Hepatoblastoma

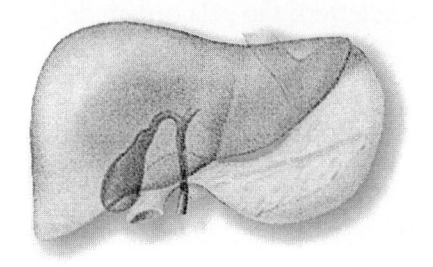

Roberto A. Mastroti

capítulo 25

INTRODUÇÃO

Os tumores de fígado, embora pouco freqüentes na criança, são em sua maioria malignos. Em estatística levantada para a Seção Cirúrgica da *Academia Americana de Pediatria*, num total de 375 tumores observou-se a seguinte distribuição *(Tabela 1)*:

As neoplasias malignas do fígado variam de 0,5 a 2 % do total de tumores sólidos na criança e correspondem de 5 a 15 % dos canceres abdominais na infância, sendo que os tumores primários do fígado são menos comuns que as metástases hepáticas de outros tumores.

A incidência anual de tumores hepáticos primitivos malignos em crianças é de 0,87 / 1.000.000. ; correspondendo a 0,12-0,50 % de todas as necropsias.

Os hepatomas são divididos em dois grandes grupos: os de origem epitelial e os de origem mesenquimal. Os tumores epiteliais: hepatoblastoma *(HB)* e carcinoma hepatocelular *(CH)* são mais freqüentes que os mesenquimais: sarcomas e rabdomiossarcomas, sendo o HB, ainda, exclusivo da criança; por estas razões falaremos neste capítulo somente dos tumores epiteliais. O hepatoblastoma é três vezes mais freqüente que o carcinoma hepatocelular, outros autores acham uma proporção menor - 3:2 *(138 casos de HB para 98 de CH)*.

São mais freqüentes em crianças brancas *(1,9/ milhão)* que em negras *(0,4/milhão)*.

Tanto o HB como o CH tem predominância pelo sexo masculino M:F 1,3:1, outros autores encontram relações maiores 2,5:1 e até 12:1.

O HB atinge crianças com menos de 3 anos, já o CH acomete mais crianças acima de 5 anos, em 2 picos: 0-4 anos e 12-15 anos.

O HB se instala no fígado não cirrótico e permanece por longo período limitado pela cápsula de *Glisson*. O lobo direito é o mais acometido *(64%)*, o esquerdo menos *(12%)*, o comprometimento bilateral ocorre em cerca da quarta parte dos casos *(24%)*. *Exelby*, em 139 pacientes, confir-

Tabela 1

Malignos	252 (67%)	Benignos	123 (33%)
Hepatoblastoma	138	Hemangioma	54
Carcinoma Hepatocelular	98	Hamartoma	37
Sarcoma	13	Cistos diversos	16
Outros	3	Adenoma	7
		Outros	9

ma esta predominância: lobo D: 71, lobo E: 20, bilateral: 30, e, multicêntrico: 18.

O hepatoblastoma está associado à outra afecção em cerca de 5% dos casos, sendo algumas consideradas predisponentes: o hemangioma, a cirrose pós necrótica ou biliar, a precocidade ou o desenvolvimento sexual retardado nos meninos, a osteoporose, a doença de armazenamento de lípides ou de glucogênio, a doença de *von Gierke*, a síndrome de *Toni-Fanconi*, a neurofibromatose, a hemi-hipertrofia, o tumor de *Wilms*, a síndrome de *Beckwith-Wiedemann*. Há nítida associação com a polipose adenomatosa familiar, sendo que crianças de famílias portadoras deste gene têm um risco maior de ter hepatoblastoma; a síndrome alcoólica fetal, *Prader-Willi*, terapia com andrógenios, etc. Um paciente com síndrome de *Beckwith-Wiedemann* e hepatoblastoma foi relatado com as células tumorais tendo deixado de serem heterozigóticas nos locus 11p15, fato também associado ao tumor de *Wilms* e rabdomiossarcoma.

O CH está associado às hepatites B e C, especialmente crianças que adquiriram o virus no período perinatal; às cirroses, como a pós-necrótica ou a da atresia de vias biliares, esta associação com a cirrose só ocorre em 6% dos casos; à hepatite de células gigantes, doenças metabólicas como a tirosinemia hereditária, colestase intra-hepática familial, e a deficiência de alfa-1-anti-tripsina, em geral após anos de evolução. Metade dos CH tem antecedentes de doença hepática: como galactosemia, doenças de armazenamento de glicogênio, tirosinose e outras entidades raras que causam cirrose além da AVB e da hepatite neonatal. Há relatos de ocorrência em irmãos.

APRESENTAÇÃO CLÍNICA

Os tumores hepáticos nas crianças têm três modos de apresentação:

a) Aumento progressivo do abdome ou massa no abdome superior, este é o modo mais comum;
b) Anorexia, apatia, perda de peso, cansaço;
c) Fratura patológica *(rara)* por osteoporose, causada por distúrbios de síntese das proteínas necessárias às estruturas ósseas ou hipercolesterolemia afetando o osso.

Os sintomas referidos são pela ordem de freqüência:

a) Aumento do volume abdominal;
b) Anorexia;
c) Vômitos;
d) Perda de peso;
e) Dor abdominal contínua ou cólicas;
f) Indisposição;
g) Irritabilidade;
h) Febre;
i) Palidez;
j) Perda fecal.

A perda de peso e a irritabilidade ocorrem em doença avançada e estão presentes em menos de 25% do total de casos.

Observou-se uma relação entre o baixo peso ao nascimento e a ocorrência de HB, sendo mais alto o risco em pacientes com peso menor de 1.500g; os prematuros extremos tinham histologia desfavorável em seus tumores. Foram coletados 15 casos no SIOPEL-3, com peso entre 560 e 1380 g. e idade gestacional entre 23 e 33 semanas. Não se detectaram doenças congênitas associadas, dos pacientes 13 receberam oxigenioterapia, sendo 6 por angústia respiratória e 7 por doença crônica do pulmão; a duração da oxigenioterapia foi de 4 a 508 dias, estes pacientes desenvolveram HB com PRETEXT III e IV; estes prematuros receberam ainda no período neonatal furosemide por períodos que variaram de 6 a 460 dias, quanto maior o tempo de uso pior foi o estadio. As conclusões foram que o fator determinante destas neoplasias foram ambientais, circunstanciais e não genéticos. Fica a recomendação de monitorar as crianças de baixo peso após sua alta da UTI.

Ao exame físico estão presentes sinais como:

a) Fígado aumentado ou massa hepática;
b) Massa abdominal móvel;
c) Palidez;
d) Esplenomegalia;
e) Veias subcutâneas colaterais visíveis;
f) Edema;
g) Icterícia;
h) "Spider nevi";
i) Eritema palmar;
j) Hemangioma de pálpebras.

A anemia está presente em cerca de 50% dos casos; as transaminases estão alteradas em 1/3 dos casos; as bilirrubinas estão aumentadas em 15% dos HB e em 25% dos CH.

O HB pode causar desmineralização do esqueleto com aumento do cálcio sérico e depósito de cálcio no tumor.

Alguns pacientes têm problemas de coagulação e acentuada trombocitose.

A virilização é comum nos meninos, e se manifesta com alterações da voz, pelos pubianos, aumento do tamanho do pênis e dos testículos, com níveis elevados de gonadotrofina urinária e testículos com hiperplasia de células de *Leydig*, sem espermatogênese. O hormônio seria produzido pelo tumor. A hemi-hipertrofia teria etiologia semelhante à do tumor de *Wilms* e dos tumores da cortical da adrenal.

Muitas vezes ocorre maturação súbita da idade óssea. É útil a dosagem de gonadotrofinas sérica e urinária e testosterona urinária.

EXAMES AUXILIARES DE DIAGNÓSTICO

EXAMES LABORATORIAIS

Revelam anemia, às vezes há trombocitopenia, as bilirrubinas estão em geral normais, a TGO e a fosfatase alcalina estão levemente aumentadas, pode haver cistotioninúria.

A ferritina tem relação com a progressão tumoral, mesmo com a AFP normal.

A alfa-fetoproteína é o marcador por excelência. Está aumentada em 80 a 90 % dos casos, mas pode elevar-se também no carcinoma embrionário de ovário e testículo, nos tumores do seio endodérmico, nos carcinomas gástricos ou pancreáticos, bem como em doenças inflamatórias e metabólicas do fígado. Os valores normais da AFP para crianças maiores e adultos é menor que 10 ng/ml. O valor cai desde o nascimento, mas pode se manter em níveis acima de 10 ng/ml por muitos meses *(até 10 meses) (Figura 1)*.

Os níveis de AFP em crianças com tumores hepáticos se mantém por muito mais tempo que o dos adultos. A positividade da AFP é de 96,6%. Os diferentes tipos de HB e CH não apresentam diferenças substanciais nos níveis de AFP, embora, sejam mais baixos no HB bem diferenciado e no HC fibrolamelar. A AFP é diretamente proporcional à massa tumoral e, níveis iguais ou menores de 100 ng/l ou iguais ou acima de 1.000.000 ng/l são de mau prognóstico. As lesões hemangiomatosas do fígado ou metástases de neuroblastoma no fígado *(IVs)* podem ter AFP levemente elevadas, em geral ela é negativa em metástases hepáticas de outros tumores. A AFP deixa de ser detectável 10 dias após a ressecção do tumor e, cai nas quimioterapias eficazes. Finalmente a AFP pode ser detectada por imunofluorescência nas células tumorais hepáticas. A ausência da elevação da AFP é sinal de mau prognóstico e está associada à variante histológica de pequenas células *(anaplasia)*, respondendo mal ao tratamento.

Os níveis pós-ressecção costumam ficar ao redor de 200 ng/ml. Os valores normais da alfa-fetoproteína variam com a idade, e transcrevemos abaixo uma tabela para facilitar sua utilização *(Tabela 2)*:

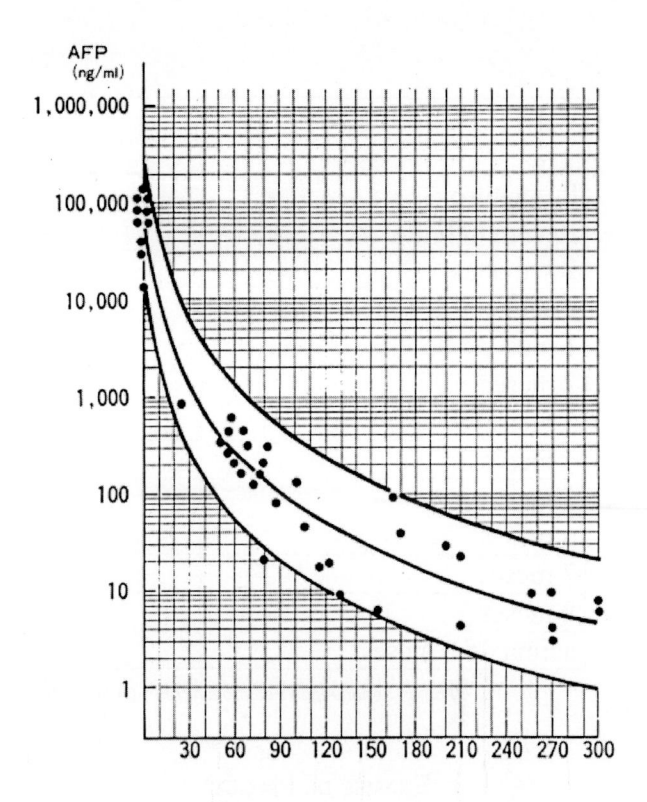

Fig. 1 - *O gráfico mostra a queda da AFP nos primeiros 10 meses de vida, até atingir níveis abaixo de 10 ng/ml. Baseado em Tsuchida, Y. e cols.*

Tabela 2

Idade	Valores	Desvio Padrão (ng/ml) + ou -
Prematuro	134.734	+ ou - 41.444
Recém nascido	48.406	+ ou - 34.718
2 semanas	33.113	+ ou - 32.503
2 semanas a 1 mês	9.453	+ ou - 12.610
1 mês	2.654	+ ou - 3.080
2 meses	323	+ ou - 278
3 meses	88	+ ou - 87
4 meses	74	+ ou - 56
5 meses	46,5	+ ou - 19
6 meses	12,5	+ ou - 9,8
7 meses	9,7	+ ou - 7,1
8 meses	8,5	+ ou - 5,5
acima de 8 meses	8,5	+ ou - 5,5

Fonte: Serum Alpha Fetoprotein (AFP) Levels in Normal Infants - Wu, Book and Sudar - Paediatric Research, 15: 50-52 (1981)

EXAMES DE IMAGEM

1. Radiografia simples de abdome, no HB podemos ter imagens de calcificação *(Figura 2)*;

2. Radiografia de tórax *(PA e lateral)* e tomografia computadorizada de tórax para pesquisa de metástases;

3. Ultrassonografia *(Figura 5)* é o exame por excelência, e o que é utilizado prioritariamente;

4. Tomografia axial computadorizada *(TC)* de abdome com contraste *(Figura 3)*;

5. Ressonância eletromagnética simples ou em 3D com gadolíneo;

6. Tomografia com ou sem ultrassom *"Doppler"* é importante para verificar a permeabilidade das veias hepáticas, porta e cava inferior; arteriografia *(Figura 4)*, não apresenta maior interesse, raros são os casos de anomalias vasculares;

7. Urografia excretora e cintilografia *(mapeamento)* *(Figuras 6a e 6b)*, muito usadas anteriormente, perderam sua importância.

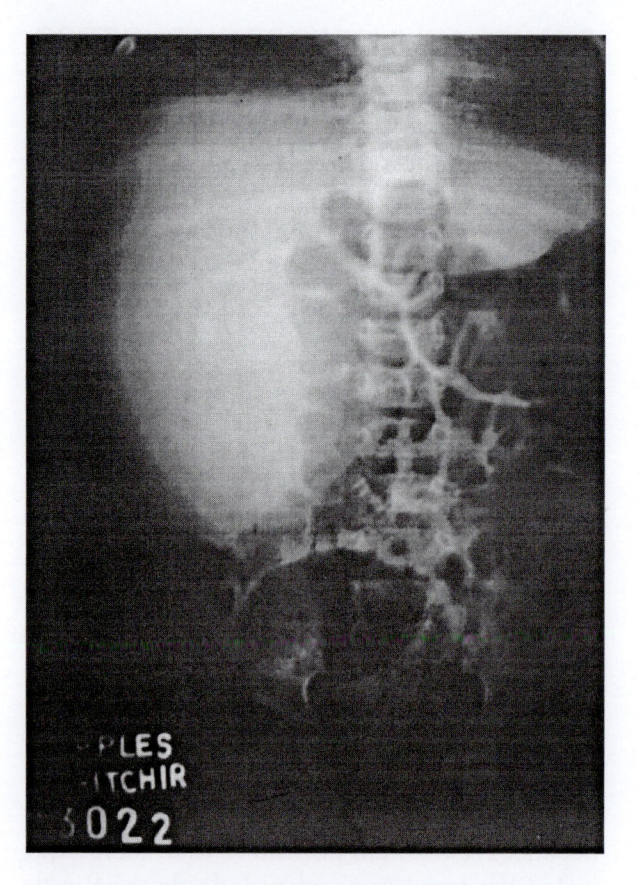

Fig. 2 - *Radiografia simples de abdome mostrando grande velamento, dando idéia das dimensões do tumor hepático (HB).*

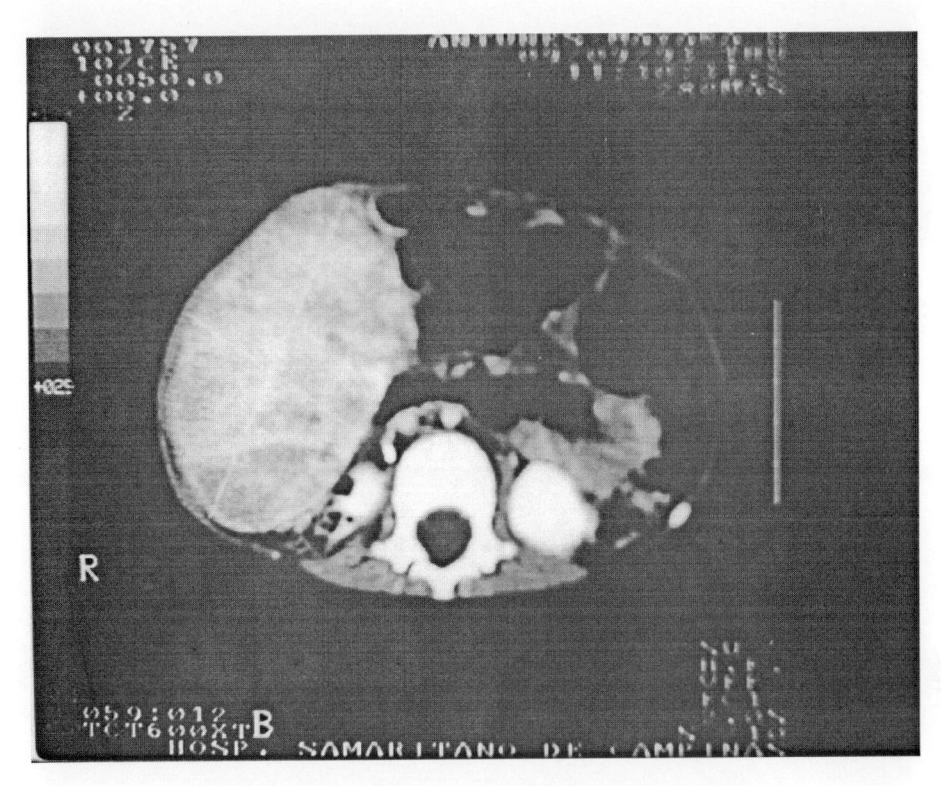

Fig. 3 - *TC revelando massa tumoral hepática (HB).*

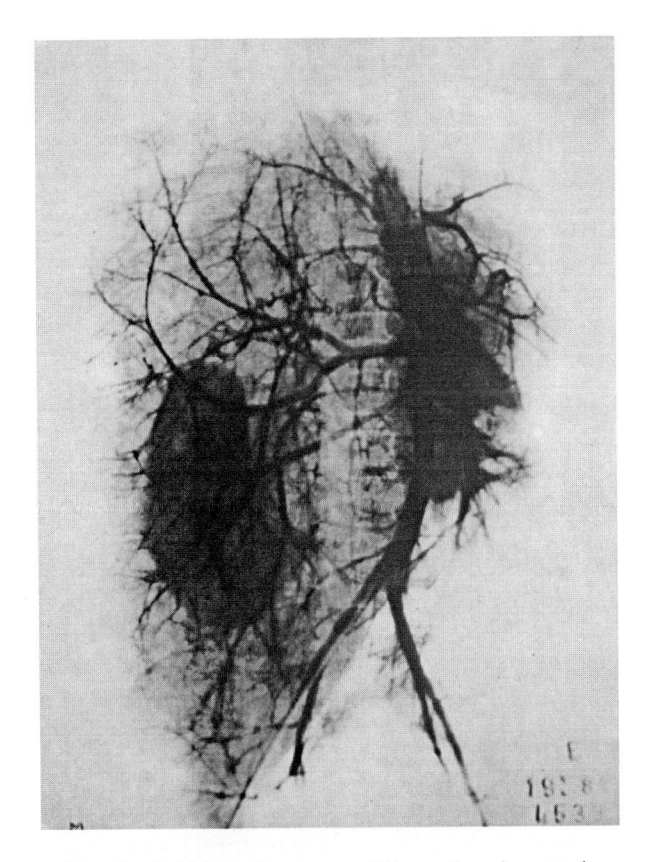

Fig. 4 - *Arteriografia em um HB mostrando grande desvio dos vasos e padrão neoplásico da irrigação.*

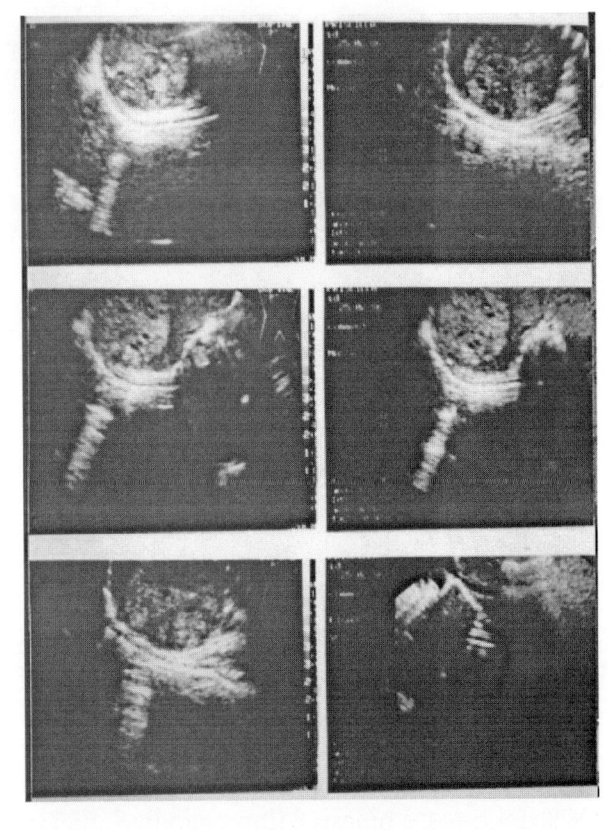

Fig. 5 - *Ultrassonografia num HB mostrando textura do tumor.*

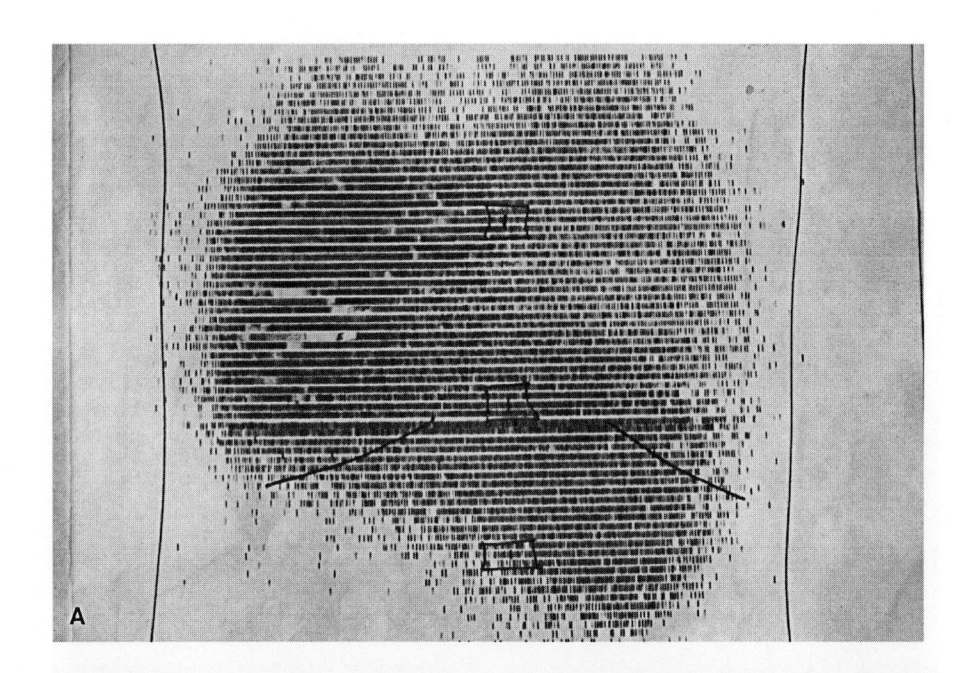

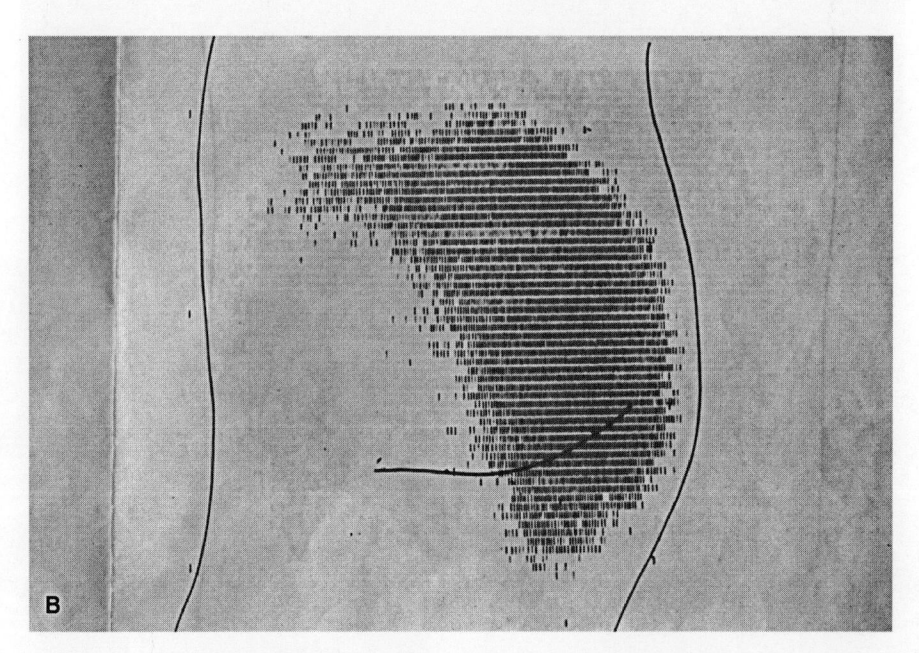

Fig. 6 - *A - Cintilografia posterior mostrando grande área hipocaptante (HB); B - perfil confirmando localização posterior da massa.*

BIÓPSIA

É fundamental e, se for percutânea, devem ser tomados os cuidados necessários por ser o tumor muito vascularizado.

Embora a alfa-fetoproteína seja um excelente marcador tumoral, estando aumentada em 75 a 96% dos casos, a biópsia é imprescindível, não só para diagnóstico, mas, para orientação de tratamento quimioterápico e prognóstico.

A biópsia é recomendada em todos os pacientes, mas, é obrigatória nos pacientes com menos de 6 meses de idade, pois a AFP pode estar aumentada por outra neoplasia; nos pacientes que apresentam AFP normal, e, também ajuda a distinguir o HB do HC.

A biópsia pode ser feita com "trucut" fina ou através de uma mini-laparotomia, que permita colher 3 amostras de locais diferentes. A utilização de punção com agulha fina é desaconselhada. A vídeo-laparoscopia é método que ainda carece de experiência para sabermos de sua validade.

HISTOLOGIA

Há 2 tipos de HB: o epitelial, com células epiteliais hepáticas imaturas ou fetais, e, o misto mesenquimatoso e epitelial, com tecidos derivados do mesênquima e elementos epiteliais., esta segunda forma tem portanto mais estroma.

Os tumores hepáticos têm outra classificação histológica, segundo seus componentes: HB tipo fetal, tipo embrionário, tipo misto fetal e embrionário, imaturo; e o CH tipo adulto; no CH há uma variante fibrolamelar que ocorre em crianças e a progressão é lenta e o grau de ressecabilidade é maior que em outras formas.

A histologia pode mostrar um padrão fetal ou embrionário, sendo o padrão fetal puro o de melhor prognóstico, mas, só podem ter este diagnóstico casos não tratados previamente com Qt.

Já podem ser determinados sub-tipos histológicos como *"yolk sac"*, HB benigno hepático e HB atípico *(6,8%)*, de acordo com a reatividade às lecitinas.

Como em outras neoplasias há o conceito de histologia favorável e desfavorável.

Só a biópsia e a histologia podem distinguir HB de CH.

DISSEMINAÇÃO

O tumor está confinado ao fígado em apenas 65% dos casos ao diagnóstico; a maioria dos tumores tem nesta ocasião mais de 10 cm, e poucos têm menos de 5cm. Encontramos ambos os lobos afetados em 1/3 dos HB e em ½ dos CH. Os HB ocorrem mais no lobo direito, passando a outras áreas do fígado por propagação direta ou via linfática ou vascular intra-hepática. A disseminação extra-hepática é para os linfonodos regionais do porta hepatis e pulmão; ou através das veias hepáticas para o pulmão, esta forma é rara, formando nódulos arredondados. Segundo *Randolph* há metástases pulmonares em 25% dos casos ao diagnóstico, são as metástases mais comuns, sendo raras as abdominais, cerebrais, para a córnea, gânglios, ossos e medula.

Em relação à extensão extra-hepática consideramos 4 situações:

- **V** - invasão da veia cava e/ou as 3 veias hepáticas;
- **P** - invasão da veia porta principal ou de seus 2 ramos;
- **E** - doença extra-hepática exceto V ou P;
- **M** - metástases a distância *(pulmões)*.

ORIENTAÇÃO TERAPÊUTICA E SOBREVIDA

A cura destes tumores só é possível com a sua ressecção completa. A ressecabilidade dos HB, sem quimioterapia prévia, é menor que 50%. A ressecção completa sem outro tratamento coadjuvante, consegue, na melhor das hipóteses, cura em 60% dos casos; portanto, a cirurgia isoladamente, consegue tratar somente 20% das crianças.

Os tumores, completamente ressecáveis, têm sobrevida de até 79%, enquanto aqueles em que a ressecção completa não é possível, a sobrevida não supera 26%.

Com histologia favorável a sobrevida é superior a 90%. O hepatoma fibrolamelar é a variante do CH com bom prognóstico, não sendo necessária nem QT coadjuvante.

Não houve sobrevida em 227 ressecções incompletas, sendo que a sobrevida global era na metade da década de 70 de 35% no HB e 13% no CH. As taxas atuais de sobrevida giram ao redor de 70% no HB e 25% no CH; e nas ressecções completas, estes índices atingem 60% e 35% respectivamente.

Nos casos incompletamente ressecados com Qt pós-operatória, os índices de cura giram em torno de 12%.

A radioterapia *(Rt)* tem pouca eficiência no tratamento dos hepatomas, mas, as técnicas mais avançadas ainda não foram suficientemente avaliadas, seja como tratamento primário seja para controle da doença residual.

A determinação da extensão pré-operatória do tumor *(PRETEXT)*, que veremos a seguir, também dá índice de sobrevida global bem definido: I = 100%; II = 94%; III = 70% e IV = 68%.

ESTADIAMENTO

O estadiamento baseia-se na ressecabilidade do tumor e na disseminação extra-hepática.

1. Tumor confinado ao fígado *(completamente ressecável)*;

2. Tumor confinado ao fígado, ressecável, porém com margens comprometidas microscópicamente;

3. Tumor, inicialmente considerado irressecável, ou tumor ressecado com doença residual macroscópica, ou linfonodos comprometidos;

4. Extenso envolvimento hepático ou metástases hematogênicas à distância ou regional por contiguidade.

A partir do SIOPEL - 3, de 1998 passou a ser estabelecida a extensão tumoral pré-operatória - PRETEXT, sendo o fígado dividido em 4 secções, e os diferentes graus de extensão assim distribuídos:

1. **PRETEXT I** - 1 secção hepática comprometida;

2. **PRETEXT II** - 2 secções hepáticas vizinhas comprometidas;

3. **PRETEXT III** - 3 secções hepáticas comprometidas ou 2 secções hepáticas não vizinhas;

4. **PRETEXT IV** - as 4 secções hepáticas comprometidas.

Os grupos, de I a IV, refletem o número de setores hepáticos comprometidos *(Figura 7)*.

Devemos considerar também o volume do tumor que é o produto dos 3 diâmetros máximos perpendiculares. Esta medida era feita anteriormente, SIOPEL-1 relacionando o volume tumoral ao abdominal, era o índice tumoral *(IT)*, que correspondia à razão entre os produtos de T1 x T2 e B1 x B2, onde T1 é o maior eixo do tumor e T2 o eixo perpendicular a este, e, B1 a largura do abdome e B2 a medida antero-posterior do abdome *(Figura 8)*.

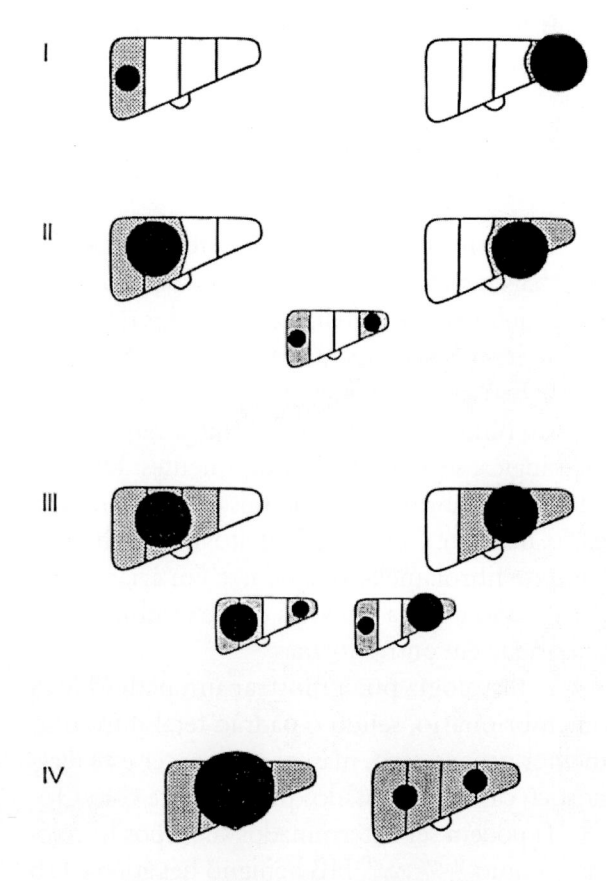

Fig. 7 - *Classificação da Extensão da Doença Pré-tratamento*

Dada a importância da ressecção o mais completa possível é desejável, antes de se iniciar o tratamento, determinar o tamanho do tumor; a localização e extensão do tumor no fígado; se houve invasão de vasos *(veia porta e veia hepática)*; comprometimento extra-hepático direto e metástases à distância. Utilizamos, de preferência, para este estadiamento a ressonância eletro-magnética *(RM)*, ou a tomografia computadorizada contrastada *(TC)* e a ultrassonografia *(US)*.

Esta classificação cria grupos que refletem diretamente o grau de ressecabilidade do tumor e a dificuldade que o cirurgião deve encontrar.

O comprometimento venoso é mais importante que o arterial, em termos de ressecabilidade, razão pela qual a arteriografia perdeu sua maior utilidade. Sempre devemos verificar a invasão da veia porta e/ou seus ramos *(P)* e da veia cava e/ou as 3 veias hepáticas *(V)*.

Finalmente, devemos assinalar a extensão extra-hepática *(E)* direta do tumor, exceto V ou P; e a presença de metástases à distância *(M)*.

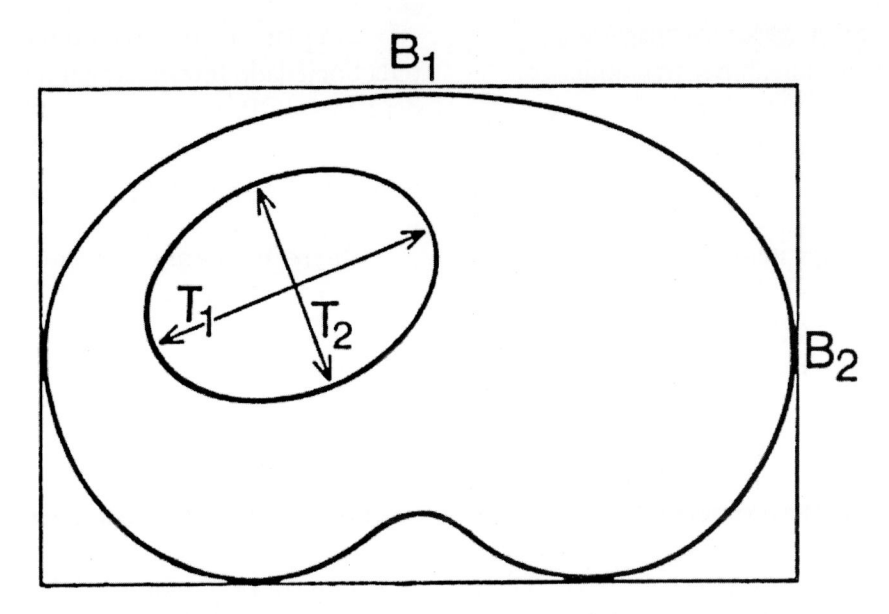

Fig. 8 - *Esquema para a determinação do índice tumoral (IT).*

O envolvimento de linfonodos não está incluído nesta classificação, pois, não se sabe seu significado clínico.

Os tumores foram ainda divididos em 2 grupos quanto ao risco:

1. **"Standart risk"** - PRETEXT I II e III:
• Sem metástases;
• Sem extensão extra-hepática.

2. **"High risk"** - PRETEXT IV e/ou:
• Com metástases;
• Com extensão extra-hepática.

Temos ainda duas situações especiais: os tumores pedunculados, que estão confinados ao fígado e ocupam só o setor onde se originam, e, as roturas tumorais, que não são automaticamente *"high risk"*, mas, dependem do PRETEXT.

A partir do estabelecimento do PRETEXT, da extensão extra-hepática da neoplasia e do volume do tumor podemos estabelecer grupos definitivos de estadiamento.

Devemos sempre verificar o estado da criança ao diagnóstico, antes de iniciar qualquer procedimento. Isto compreende um exame físico onde marcamos o fígado e medimos sua distância do rebordo costal, na linha hemi-clavicular, à direita e à esquerda, e também, na linha média desde o xifóide *(Figura 9)*. O estado nutricional deve ser documentado com fotografia.

A relação de exames solicitados para avaliação pré-tratamento compreende:

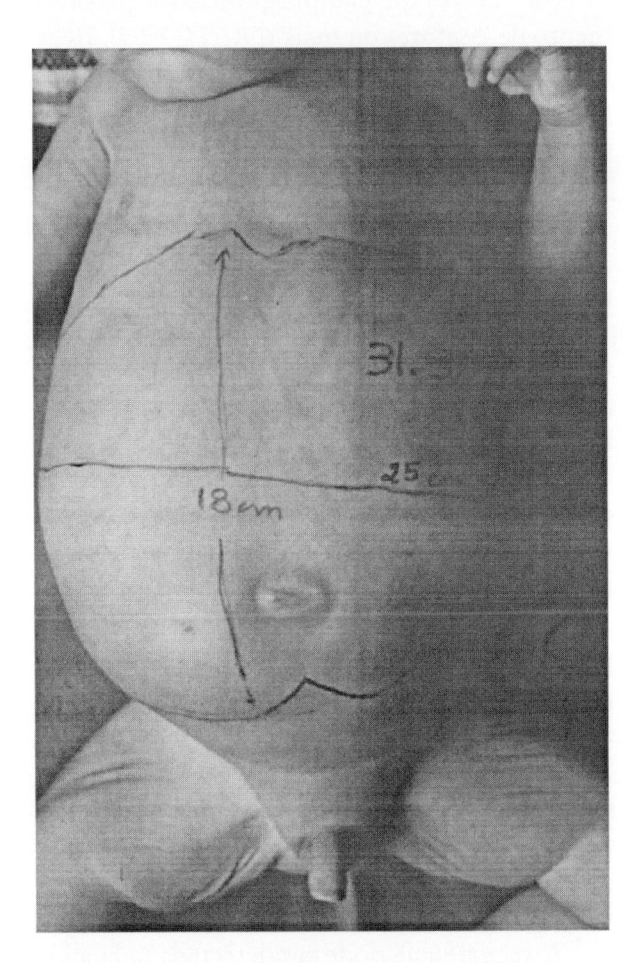

Fig. 9 - *Criança com extenso hepatoblastoma ao diagnóstico.*

- Hemograma, uréia, creatinina, magnésio;
- Função hepática: bilirrubinas, transaminases;
- Alfa-fetoproteina semanal;
- Triglicérides, colesterol;
- Ferritina;
- Transcobalamina II;
- Sorologia para hepatite A e B;
- Radiografia de tórax *(ântero-posterior e perfil)*;
- Ultrassonografia de abdome;
- Tomografia computadorizada de abdome e pulmões;
- Ressonância eletro-magnética de abdome;
- Biópsia pré-tratamento;
- Estudo da filtração glomerular renal *(51 Cr EDTA)*;
- Ecocardiograma;
- Estudo audiológico.

PROGNÓSTICO

São fatores de mau prognóstico o envolvimento de 2 setores ou mais *(PRETEXT II, III ou IV)*, o tipo multifocal, a presença de metástases pulmonares, a invasão vascular, o tipo histológico embrionário e as dosagens de AFP extremas: abaixo de 100 ng/l e acima de 1.000.000 ng/l.

QUIMIOTERAPIA PRÉ-OPERATÓRIA

A Qt pré-operatória está sempre indicada, esta orientação do protocolo SIOPEL 1 *(janeiro 1990 - fevereiro 1994)* é baseada em alguns dados obtidos neste período: tornam ressecáveis um grupo significativo de casos inoperáveis; facilitam a cirurgia, diminuindo a mortalidade e as complicações e permitindo cirurgia mais radical; tornam menores o índice de doença residual e de recidivas; diminuem, ainda, significativamente, o número de laparotomias para verificar a ressecabilidade. A quimioterapia *(Qt)* pré-operatória tem taxas de resposta ainda difíceis de se estabelecer *(20 a 80%)* em séries pequenas.

A Qt como coadjuvante elevou para cerca de 80% os índices de cura. A Qt tem como vantagem adicional tratar precocemente micro-metástases eventualmente existentes. A sobrevida, com cirurgia como tratamento exclusivo, é de 10 a 20 %.

A recurrência pode ser detectada pela alfa-feto proteína, e, a quimioterapia, nesta situação, é tão efetiva como a primária.

Um plano de tratamento muito difundido é o da Sociedade Internacional de Oncologia Pediátrica - SIOP, que tem como título *"SIOP Liver Study Tumour"*, as drogas usadas na Qt, numa primeira linha são a cisplatina e doxirubicina *(PLADO)*.

Outro esquema pré-operatório é o do *Children's Cancer Study Group (823F)* com cisplatina e adriamicina em 4 ciclos.

Quando temos resposta favorável, com diminuição de 50% da massa, e considerando a ressecção possível, pode-se antecipar a cirurgia. A resposta à Qt pode ser: completa, parcial, doença estável ou doença progressiva. Sempre a pior resposta, seja ela a do tumor primário ou da metástase, é a que deve ser considerada na avaliação do resultado global da Qt.

CIRURGIA

A meta da cirurgia é a ressecção completa do tumor, pois, só assim podemos ter esperança de cura. Devemos esgotar todas as possibilidades antes de considerar o tumor irressecável, quando isto ocorre temos ainda o recurso do transplante isotópico de fígado.

Nos últimos 20 anos, principalmente graças aos transplantes, a cirurgia do fígado evoluiu muito, seja em recursos materiais seja no conhecimento e experiência dos cirurgiões, tornando possível extensas ressecções com resultados favoráveis. O conhecimento da anatomia é muito importante nestas ressecções.

Para êxito na intervenção cirúrgica se fazem necessários cirurgiões pediátricos experientes, equipamento moderno para cirurgia do fígado, terapia intensiva de bom nível, melhorar o estado nutricional da criança e disponibilidade de patologistas para biópsias de congelação.

O tumor é considerado irressecável quando tem seus 4 setores comprometidos, mesmo após Qt, ou o tumor se localiza muito junto ao hilo.

Além da Qt pré-operatória, outros procedimentos podem ser utilizados para tornar um tumor ressecável. A embolização prévia trouxe benefícios mínimos, sendo a Qt intra-arterial muito mais eficaz.

Outro procedimento útil é a quemo-embolização superseletiva, com CDDP ou doxorubicuna, e utilizando *"gelfoam"*, gelatina ou esponja. Entre a primeira e a segunda aplicação damos um intervalo de 3 semanas e entre a segunda e a cirurgia 1 mês. Com esta técnica houve melhora da sobrevida de 1 ano de 60 para 67% e de 3 anos de 30% para 40%.

As metástases pulmonares não contraindicam a cirurgia do fígado, embora a Qt prévia tenha tornado esta situação rara. A retirada destas metástases só deve ser feita se o tumor primário foi totalmente ressecado ou se foi considerável irressecável, e, a alternativa de transplante hepático foi pensada.

Antes da cirurgia devemos corrigir os defeitos de coagulação do paciente, lembrando que os valores hematológicos mínimos são os habituais para cirurgia do fígado.

Previamente ao ato cirúrgico devemos obter vias venosas para PVC, infusão de sangue e colheita de amostras, sendo uma no braço. Deixar disponíveis sangue e derivados.

Durante a cirurgia, a temperatura deve ser mantida através do aquecimento do sangue e hemoderivados e de colchões térmicos.

A incisão de preferência é transversa, ampla, acompanhando os rebordos costais dos dois lados; alguns autores preferem a tóraco-laparotomia para ressecar os tumores à direita, diminuindo a chance de embolia gasosa por igualar a pressão torácica e abdominal. Temos preferido, para os tumores de grande volume, a abordagem pela incisão subcostal bilateral, usada para os transplantes hepáticos.

Cuidados especiais devem ser tomados para se evitar a torção da cava durante a manipulação cirúrgica; ao serem ocluídas as veias hepáticas, pode ser necessária instalação de *"by pass"* cava-átrio.

Podemos usar dispositivos de infusão rápida e hipotermia com diluição extrema. Tem sido utilizados em alguns centros a dissecção ultrassônica, o mapeamento ultrassônico intra-operatório e o bisturí laser Nd:YAG. Uso de aspiradores ultrassônicos como nas neurocirurgias, bisturi de argônio e US intra-operatório é útil.

A cirurgia, no PRETEXT I, consiste na remoção do lobo afetado *(em geral lateral esquerdo ou posterior direito)*.

Devemos colher linfonodos do porta hepatis, celíacos e para-aórticos para verificar a extensão extra-hepática da doença.

Após a cirurgia devemos classificar o procedimento como:

1. Ressecção completa;

2. Doença residual microscópica *(determinada pelo exame patológico das margens)*;

3. Doença residual miniscópica *(verificada na cirurgia, tendo restado tumor junto a estruturas importantes)*;

4. Irressecável *(deixada grande quantidade de massa tumoral)*.

No pós-operatório cuidar de evitar a hipo ou hiperglicemia, dar vitamina K e plasma *(fatores de coagulação)*, albumina sérica. A regeneração hepática é rápida na criança, e, em duas semanas pode ser feita Qt e Rt, bem antes dos 1 ou 2 meses recomendados para os adultos.

A Qt deve aguardar somente 14 dias de pós-operatório.

As extensas ressecções hepáticas na criança apresentam uma mortalidade de 5% e alta morbidade: lesão de vias biliares, fístulas bronco-biliares, hipertensão, sangramento, coagulopatia, infecção. A porcentagem de trisegmentectomias mostra a dificuldade cirúrgica e varia de 33 a 50%.

Entre as complicações temos hemorragia maciça, torção de cava ou veias hepáticas, embolia aérea, hipotermia, acidose, estas já com conduta padronizada. A permeabilidade do trato biliar extra-hepático deve ser verificada no final do procedimento, se há dúvida. A lesão da árvore ou ductos biliares não ligados na superfície hepática pode produzir drenagem biliar tornando necessária a re-operação. Crianças com cirrose podem descompensar com ascite, icterícia e coma.

A evolução das hepatectomias na criança acompanhou a realizada nos adultos, com o controle dos pedículos vasculares e, mais recentemente a exclusão vascular total, com isquemia quente de até 60 minutos, foi útil em muitos casos *(Figuras 10a e 10b)*.

Como a ressecção dos tumores malignos do fígado é essencial para a cura, quando o tumor é irressecável, o transplante ortotópico do fígado é a única opção cirúrgica possível. Deve-se pensar em transplante nos casos de hepatomas irressecáveis limitados ao fígado. A Qt pré é mandatória. A cri-

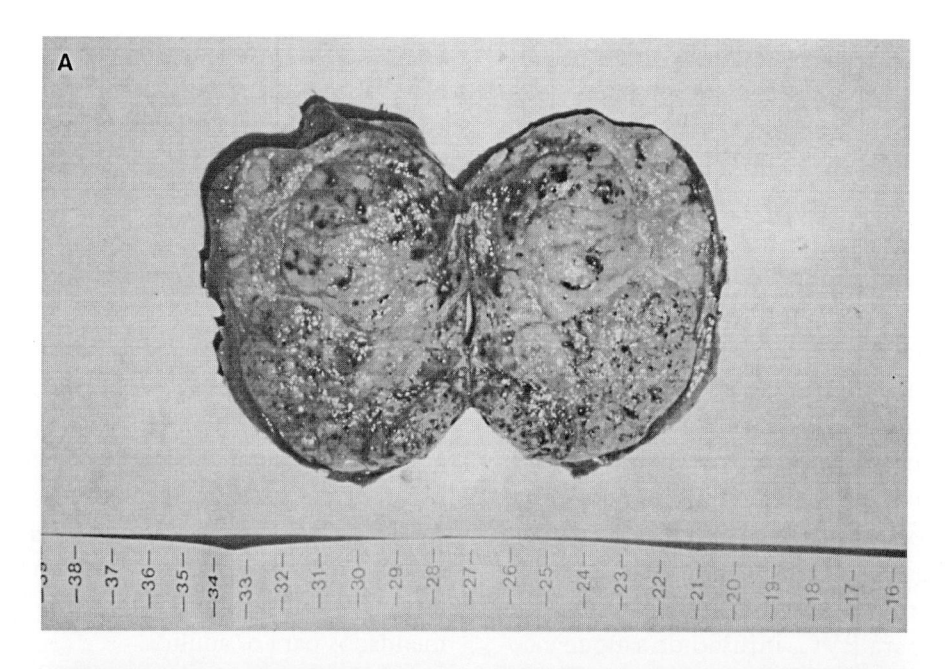

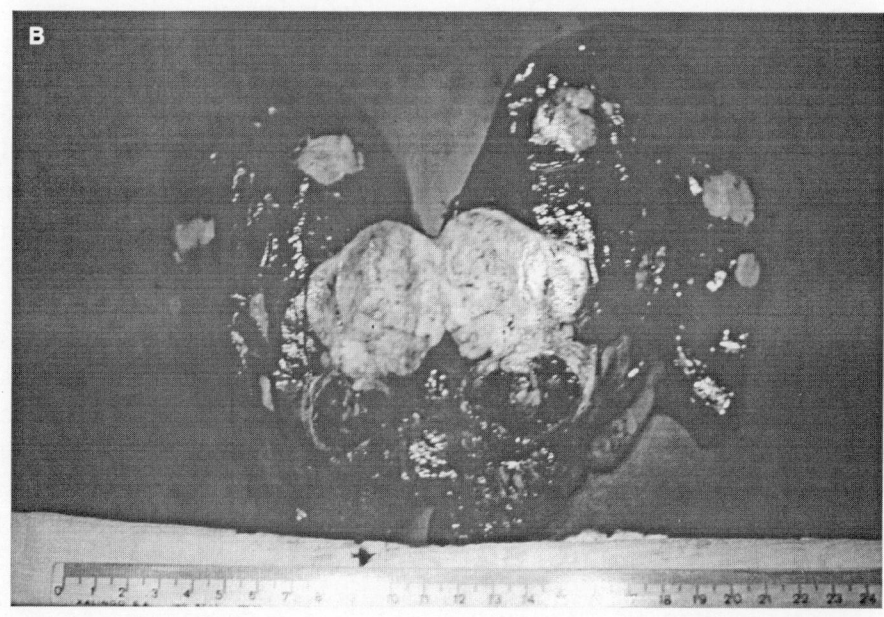

Fig. 10 - *Peças de dois hepatoblastomas ressecados, com aspecto macroscópico difuso e nodular.*

ança não deve ter evidência de doença local extra-hepática, os exames de imagem devem ser negativos para metástases pulmonares, caso existam metástases, estas devem ser removidas cirurgicamente pré-transplante. Um ciclo de Qt intra-arterial deve preceder o transplante.

Em adultos o resultado é desanimador, mas na criança a Qt exerce importante papel e talvez a Qt pós-transplante possa ser usada, considerando-se a imunossupressão. O grupo de Toronto relata 6 transplantes sendo 3 CaH e 3 HB com sobrevida de 83%; *Tagge* em *Pittsburgh* apresenta 21 transplantes com 67% de sobrevida, sendo que os pacientes que tiveram tentativa primária de ressecção sem Qt posterior tiveram sobrevida de 33%. *Koneru* publicou a experiência de vários centros com 12 transplantes e 50% de sucesso sendo que 25% tiveram óbito por recurrência. Fatores associados a bom prognóstico de transplante são: tumor primário pequeno, histologia favorável e sorologia negativa para hepatite B. As últimas publicações revelam séries com transplante isotópico de fígado, intervivos com 10 anos de evolução livre de doença.

QUIMIOTERAPIA

São utilizados diferentes esquemas de acordo com o estádio.

No HB seguimos o esquema abaixo:

1. Ressecção completa seguida de 4 ciclos de Qt com cisplatina, vincristina e fluoracil. Outra opção seria a cisplatina com doxorrubicina, mais tóxica. Se a histologia for puramente fetal, podemos usar só doxorrubicina, ou apenas fazer acompanhamento sem outra terapia;

2. Idem;

3. Cerca de 75% dos tumores considerados irressecáveis ao diagnóstico tornam-se ressecáveis após Qt pré-operatória com cisplatina, e 60 a 65% tem sobrevida livre de doença, o esquema é o mesmo. A combinação de ifosfamida-cisplatina-doxorrubicina tem sido bem sucedida em doença avançada. Nos pacientes em que o tumor permanece irressecável podemos tentar altas doses de cisplatina-etoposide-Rt, infusão direta de Qt hepática ou transplante;

4. A cura é possível em 20-25%, o esquema é o mesmo do estadio II acrescido da ressecção das metástases pulmonares. Opções:

- 4 ciclos de Qt + ressecção + 2 ciclos da mesma Qt se o tumor for completamente removível, caso contrário trocar Qt;
- Qt altas doses cisplatina-etoposide ou infusão contínua de doxorrubicina;
- Rt + re-exploração;
- Quimioembolização por infusão arterial hepática;
- Transplante se a metástase estiver controlada;
- Qt em fase I ou II.

No CaH:

1. Ressecção cirúrgica + Qt *(cisplatina + doxorrubicina)*;

2. Idem;

3. Associação de Qt + cirurgia foi ineficaz *(23 de 26 pacientes falharam)*;

4. Idem ao III *(12 de 13 falharam)*.

TUMORES RECURRENTES - PROGRESSIVOS

A evolução destes pacientes depende de muitos fatores: local da recidiva, tratamento anterior, e considerações individuais de caso a caso. Por exemplo, estadio I ao diagnóstico, tratando agressivamente com cirurgia as metástases pulmonares que tenham surgido pode levar o paciente a sobreviver sem doença.

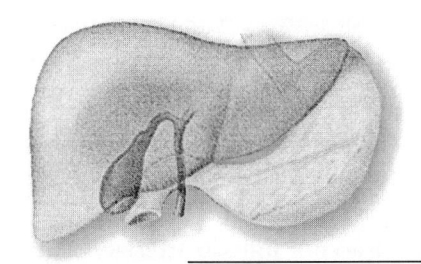

Referências Bibliográficas

01. ABELEV, GI: Alpha fetoprotein in ontogenesis and its association with malignat tumors. Adv Cancer Res 14: 295-358, 1971.

02. BENJAMIN, IS: Progress in liver ressection in Cancer Topics 7 : 54-56, 1989.

03. BISMUTH, H: Liver Anatomy. Wld J Surg 6 :3-9, 1982.

04. BOLES, ET JR: Tumors of the abdomen in children. Pediatr Clin North Am 9: 467-484, 1962.

05. BRAUNSTEIN, GD; BRIDSON, WE; GLASS, E et al : In vivo et in vitro production of human chorionic gonadotropin and alpha-fetoprotein by a virilizing hepatoblastoma. J Clin Endocrinol Metab 35 : 857, 1972.

06. CAMPBELL, JR: Malignant hepatic tumors: hepatoblastoma and hepatocellular carcinoma. In Hays, DM : Pediatric Surgical Oncology, 153-158, Grune & Stratton, Orlando, 1986.

07. CRAIG, J; PETERS, R; EDMONDSON, H; OMATA, M: Fibrolamellar carcinoma of the liver. A tumor of adolescents and young adults with distinctive clinicopathologic features. Cancer 46 : 372-379, 1980.

08. DAVIDSON, PM; AULDIST, W: Surgical anatomy and operative techniques for eletive hepatic resection in children. Pediatric Surg Int 4: 7-10, 1988.

09. DOUGLASS, E; ORTEGA, J; FEUSNER, J et al: Hepatocellular carcinoma (HCA) in children and adolescents: results from the Pediatric Intergroup Hepatoma Study (CCG 8881/POG 8945) Proc Am Soc Clin Oncol 13 : A 1439, 420, 1994.

10. ETTINGER, JL; FREEMAN, AI: Hepatoma in a child with neurofibromatosis. Am J Dis Child 133:528-531, 1979.

11. EXELBY, PR: Other abdominal tumors. Cancer 35 : 910-915, 1975.

12. EXELBY, PR; FILLER, RM; GROSFELD, JL: Liver tumors in children in the particular reference to hepatoblastoma and hepatocellular carcinoma American Academy of Pediatrics Surgical Section Survey J Pediatr Surg 10: 329-337, 1975.

13. FAHRI, DC; SHIKES, RH. MURARI, PJ et al: Hepatocellular carcinoma in young people. Cancer 52: 1516-1525, 1983.

14. FEUSNER, JH; KRAILO, MD; HAAS, JE, et al: Treatment of pulmonary metastases of initial satge I hepatoblastoma in childhood: report from Childrens Cancer Group. Cancer 71 (3): 859-864, 1993.

15. FILLER, RM: Tumores del higado in Holder, TM; Aschcraft, KW: Cirugía Pediátrica: 1040-1047, Interamericana, México, 1984.

16. FILLER, RM; EHRLICH, PF; GREENBERG, ML; et al: Preoperative chemotherapy in hepatoblastoma. Surgery 110: 591-596, 1991.

17. FINEGOLD, MS; WEINBERG, AC: Hepatoblastoma: Histologic classification has important prognostic and therapeutic implications. Pediatr Res 17:223A, 1983.

18. FRAUMNENI, JF JR; MILLER, RW; HILL, JA: Primary carcinoma of the liver in childhood. An epidemiologic study. JNCI 40: 1087-1099, 1968.

19. FRAUMNENI, J; ROSEN, P; HULL, E et el: Hepatoblastoma in infant sisters. Cancer 24: 1086-1090, 1969.

20. GANTHIE, F; VALAYER, J; THAI, BJ et al: Hepatoblastoma and hepatocarcinoma in children: Analysis of a series of 29 cases. J Pediatr Surg 21:424-429, 1986.

21. GONÇALVES, CS; PEREIRA, FEL: Tumores primitivos do fígado in Oliveira e Silva, A; D'Albuquerque, LC: Hepatologia. Clínica e cirurgia:744-745, Sarvier, São Paulo, 1986.

22. HASHIZUME, K; NAKAJO, T; KAWARASAKI, H: Prader-Willi sindrom associate with hepatoblastoma. Acta Paediatr Japon 33: 712-722, 1991.

23. HERBUT, PA: Pathology : 835-840, Lea & Febiger, Philadelphia, 1959, 2a. ed.

24. IKEDA, K; KIMURA, N; SUITA, S et al : Pre and postoperative changes of alpha-fetoprotein and human chorionic gonadotropin in hepatoma in children. Z Kinderchir 34: 42-51, 1981.

25. ISHAK, KG; GLUNZ, PR: Hepatoblastoma and hepatocarcinomain infancy and childhood. Report of 47 cases. Cancer 20:396-422, 1967.

26. JONES, PG; CAMPBELL, PE: Tumours of the liver and bile ducts in Tumours of infancy and childhood : 598-607, Blackwell Scientific Publ., Oxford, 1976.

27. KHAN, A; BADER, JL; JOY, GR, et al: Hepatoblastoma in child with fetal alcohol syndrome. Lancet, 1: 1403-1403, 1979.

28. KING, DR; ORTEGA, J; CAMPBELL, J et al: The surgical management of children with incompletely resected hepatic cancer is facilitated by intensive chemotherapy. J Pediatr Surg 26: 1074-1081, 1991.

29. KONERU, B; FLYE, MW; BUSUTTIL, RW; et al: Liver transplantation for hepatoblastoma. The American experience. Ann Surg 213:118-121, 1991.

30. KOSENOW, W; FEIL, G; VON TOERNE, H et al: Sexuelle Fruehreife-durch primaeres Lebercarcinoma; "Hepatogenitales Syndrom". Monatsschr Kinderheiekd 115: 37, 1967.

31. KULKARNI, PB; BEATTY, E JR: Cholangiocarcinoma associated with biliary cirrhosis due to congenital biliary atresia. Am J Dis Child 131: 442-444, 1977.

32. LACK, EE; NEAVE, C; VAWTER, GF: Primary hepatic tumors in childhood. Hum Pathol 14 : 512, 1983.

33. LACK, EE; NEAVE, C; VAWTER, GF: Hepatocellular carcinoma. Review of 32 cases in childhood and adolescence. Cancer 52 : 1510-1515, 1983.

34. LAMPKIN, BC; WONG, KY; KALINYAK, KA et al: Malignidades sólidas em crianças e adolescentes in Sheldon, CA; Martin, LW: Cirurgia Pediátrica II. Clin Cir Amer Norte 6: 1436-1439, 1985.

35. LEONARD, AS; ALYONO, D; FISCHEL, RJ et al: Papel do Cirurgião no tratamento docâncer em crianças in Sheldon, CA; Martin, LW: Cirurgia Pediátrica II. Clin Cir Am Norte 6: 1453-1490, 1985.

36. LI, FP; THURBER, WA; SEDDON, J, et al.: Hepatoblastoma in families with polyposis coli. JAMA 257(18): 2475-2477, 1987.

37. LITTLE, MH; THOMSON, DB; HAYWARD, NK, et al : Loss of the alleles on the short arm of chromosome 11 in a hepatoblastoma from a child with Beckwith-Wiedemann syndrome. Human Genetics 79 (2): 186-189, 1988

38. MCINTIRE, KR; VOGEL, CL; PRIMACK, A et al : Effect of surgical and chemotherapeutic treatment on alpha feto-protein levels in patients with hepatocellular carcinoma. Cancer 37: 677-683, 1976.

39. MCNAB, GH; MONCRIEFF, AA; BODIAN, M et al : Primary malignant hepatic tumors in childhood. Br Emp Cancer Campaing Ann Report 30 : 168, 1952.

40. MELIA, WM; BULLOCK, S; JOHNSON, PJ et al : Serum ferritin in hepatocellular carcinoma. A comparison with alphafetoprotein. Cancer 51: 2112-2115, 1983.

41. MILLER, RW: Fifty-two forms of childhood cancer, United States mortality experience, 1960-1966. J Pediatr 75:685, 1969.

42. NAPOLI, VM; CAMPBELL, WG JR: Hepatoblastoma in infant sister and brother. Cancer 39 : 2647-2650, 1977.

43. NICKERSON, HJ; SILBERMAN, TL; MCDONALD, TP: Hepatoblastoma, thrombocytosis, and increased thrombopoietin. Cancer 45 : 314-317, 1980.

44. NISHIOKA, T; IBATA, K; OKITA, T et al: Localization of alpha-fetoprotein in hepatoma tissues by immunofluorescence. Cancer Res 32 : 162, 1972.

45. ORTEGA, JA; KRAILO, MD; HAAS, JE; et al: Effective treatment of unresectable or metastatic hepatoblastoma with cisplatin and continuous infusion doxorubicin chemotherapy: A report from the Children's Cancer Study Group. J Clin Oncol 9:2167-2176, 1991.

46. ORTEGA, JA, DOUGLASS, E, FEUSNER, J. et al : A randomised trial of cisplatin (DDP)/ vincristine(VRC)/ 5-fluoracil (5FU) vs. DDP/doxorubicin (DOX) i.v. continuous infusion (CI)for the treatment of hepatoblastoma (HB): results from the Pediatric Intergroup Hepatoma Study (CCG-8881/POG-8945). Proc Am Soc of Clin Oncol 13: A-1421, 416, 1994.

47. PIERRO, A; LANGEVIN, AM; FILLER, RM; et al: Preoperative chemotherapy in 'unresectable' hepatoblastoma. J Pediatr Surg 24: 24-28, l989.

48. RANDOLPH J.; ALTMAN RP: Tumors of the liver in Ravitch, MM; Welch, KJ; Benson, CD; Aberdeen, E; Randolph, JG: Pediatric Surgery, 839-846, Year Medical Book Publishers, Chicago, 1979.

49. REMISCHOVSKY, J; SCHNAUFER, L; GLOEBL, H: Tratamiento de los tumores hepáticos primitivos, in Evans, AE: Tumores en Pediatria 113-121, Ed Med Panamericana, Buenos Aires, 1975.

50. REYNOLDS, M; DOUGLASS, EC; FINEGLOD, M et al: Chemotherapy can convert unresectable hepatoblastoma. J Pediatr Surg 27: 1080-1083, 1992.

51. ROOT, AW; BONGIOVANNI, M; ERBERLEIN, WR: A testicular-interstitial-cell stimulating gonadotrophin in a child with hepatoblastoma and sexual precocity. J Clin Endocrinol 28 : 1317, 1968.

52. SCHALLER, RT; SCHALLER, J; FURMAN, EB: The advantages of hemodilution anesthesia for major liver resection in children. J Pediatr Surg 19: 705, 1984.

53. SHOCHAT, SJ: Atualização sobre tratamento dos tumores sólidos na infância, in Filston, HC: Cirurgia Pediátrica Clin Cir Amer Norte 6:1469-1472,1992.

54. SIOP. Epitelial Liver Tumour Study. January 1990.

55. SIOPEL - 3. Liver Tumor Studies. June 1998.

56. STARZL, TE; IWATSKUI, S; SHAW, BW JR; et al: Treatment of fibrolamellar hepatoma with partial or total hepatectomy and transplantation of the liver Surg Gynecol Obstet 162:145, 1986.

57. SUPERINA, R ; BILIK, R: Results of liver transplantation in children with unresectable liver tumors. J Pediatr Surg 31: 835-839, 1996.

58. TAGGE, EP, TAGGE, DU, REYES, J et al: Resection, including transplantation, for hepatoblastoma and hepatocellular carcinoma: Impact on survival. J Pediatr Surg 27: 292-296, 1992.

59. TENG, CT; DAESCHNER, CW et al : Liver disease and osteoporosis in children J Pediat 59 :684, 1961.

60. TSUCHIDA, Y; ENDO, Y; SAITO, S et al : Evaluation of alpha-fetoprotein in early infancy. J Pediatr Surg 13: 155-156, 1978.

61. TSUCHIDA, Y; SAITO, S: Pediatric malignant tumors. In Urushizaki, I; Hattori, N: Tumors Markers, 242-246, Igaku-shoin Ltd., Tokyo, 1984a.

62. TSUCHIDA, Y: Makers in childhood solid tumors in Hays, DM : Pediatric Surgical Oncology, 47-53, Grune & Stratton, Orlando, 1986.

63. TSUKUMA, H; HIYAMA, T; TANAKA, S, et al.: Risk factors for hepatocellular carcinoma among patients with chronic liver disease. N Engl Med J Med 328 (25): 328(25):1797-1801, 1993.

64. UGARTE, N; GONZALES-CRUSSI, F: Hepatoma in siblings with progressive familial cholestatic cirrhosis of childhood. Am J Clin Pathol 76:172-177, 1981.

65. YOUNG, JL JR; MILLER, RW: Incidence of malignant tumors in U.S. children.J Pediatr 86:254-258, 1975.

66. WEINBERG, AG; MIZE, CE; WORTHEN, HG: The ocurrence of hepatoma in the chronic form of hereditary tyrosinemia. J Pediatr 88 : 434-438, 1976.

67. WEINBEY, AG; FINEGOLD, MJ: Primary hepatic tumors of childhood. Human Pathol 14: 512-537, 1983.

68. WILFONG, AA; PARKE, JT; MC CRARI, JA III: Opsoclonus-myoclonus with Beckwith-Wiedmann syndrom and hepatoblastoma. Pediatr Neurol 8: 77-79, 1991.

69. WILLIS, RA: Pathology of tumors : 41-43, 434, 951-954, Appleton- Century-Crofts, New York, 1967, 4a. ed.

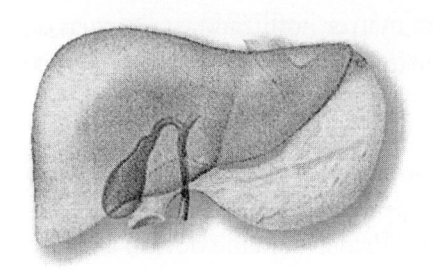

Quimioembolização de Tumores Hepáticos

José Augusto de Jesus Ribeiro

capítulo 26

INTRODUÇÃO

O carcinoma hepatocelular *(HCC)* é um dos tumores malignos do sistema digestivo de maior freqüência no mundo *(no Brasil, é o quarto de maior incidência, 1998)*, estimando-se um milhão de mortes todos os anos atribuídas a esta condição *(Lehnert e Harfarth, 1996)*. Corresponde a 4% de todos os tumores malignos, sendo o sétimo tumor mais comum entre os homens e o nono entre as mulheres *(Acunas e Rozanes, 1999)*.

Trata-se de neoplasia cuja incidência varia de acordo com a região geográfica. Nos Estados Unidos, trata-se de doença pouco freqüente, correspondendo a 1% de todos os novos diagnósticos de câncer e a 2% de todas as mortes por câncer naquele país *(Carriaga e Henson, 1995)*. É bastante freqüente na China e Sudeste da Ásia, com menor freqüência no Centro-Norte da Europa, na América do Norte e na América do Sul. Esta diversidade geográfica sugere diversidade também na distribuição dos possíveis agentes etiológicos e fatores de risco para HCC, que incluem hepatite *(HBV e HCV)*, consumo de álcool, aflotoxina B1, cirrose e doenças metabólicas *(Acunas e Rozanes, 1999)*.

A taxa de sobrevida para cinco anos entre os casos de HCC é de 3%; os casos de doença localizada apresentam taxa de sobrevida de cinco anos de 8%, enquanto, nos casos de doença regional ou à distância, esta taxa é igual ou menor a 2% *(Carriaga e Henson, 1995; Rose et al., 1999)*.

O tratamento de eleição para os HCC é a ressecção cirúrgica do tumor, que constitui a única opção terapêutica de fato curativa; no entanto, a maioria destes casos é diagnosticada já em estádio da doença em que a cura se torna impossível, por diversificadas razões, a saber: envolvimento intra-hepático dos vasos hepáticos maiores ou do tronco da veia porta; crescimento intra-hepático multicêntrico bilobar; metástase extra-hepática; pouca reserva hepática em pacientes com cirrose de fígado que impede qualquer forma de ressecção hepática, resultando em perda substancial de tecido funcional no fígado *(Lehnert e Harfarth, 1996)*.

Para estes pacientes, tampouco o transplante de fígado constitui alternativa viável, seja devido à possibilidade de doença extra-hepática adicional, seja devido à falta de disponibilidade de órgãos doadores.

Assim, apenas 20% dos casos referem-se a tumores possíveis de ressecção *(Farmer et al., 1994; Liu e Fan, 1997)*. Dos pacientes que se submetem à ressecção cirúrgica do tumor, entre 30% e 70% desenvolvem recidiva hepática *(Farmer et al., 1994; Liu e Fan, 1997; Bruix, 1997)*.

Para os pacientes não elegíveis para ressecção cirúrgica, as alternativas terapêuticas paliativas visam o controle dos sintomas e a possibilidade de prolongar a vida do paciente o tanto quanto possível. Dentre estas alternativas estão os programas quimioterápicos sistêmicos que usam adriamicina, fluorouracil, cisplatina além de outros agentes quimioterápicos, em esquemas isolados ou combinados *(Lehnert e Harfarth, 1996)*. Todavia, as taxas de resposta a estes programas não ultrapassam 20%, e atribui-se a pobre eficácia da quimioterapia sistêmica ao fato de a estreita proporção terapêutica impedir escalas maiores de dosagem dos agentes.

Estes resultados pouco promissores têm levado ao desenvolvimento de rotas alternativas para a introdução das drogas *(injeção dos agentes diretamente no tumor, aplicações intraperitoneais e infusões intra-arteriais ou intraportais)*, de modo a se alcançarem concentrações maiores dos agentes químicos dentro do tumor em comparação com as concentrações possíveis com os programas sistêmicos.

O HCC geralmente recebe suprimento sangüíneo da artéria hepática *(80% a 85% dos casos)*, enquanto o parênquima hepático normal é suprido primariamente pela veia porta e pela artéria hepática *(Farmer et al., 1994; Trinchet e Beaugrand, 1994; Venook, 1994)*. Por este motivo, as infusões intra-arteriais de agentes quimioterápicos têm se mostrado particularmente atrativas, especialmente nos casos de lesões menores, que parecem ser exclusivamente dependentes do suprimento arterial, enquanto as lesões maiores parecem atrair suprimento sangüíneo da veia porta no sítio periférico do tumor que faz borda com o tecido hepático normal *(circulação mista)*.

Neste sentido, a quimioembolização arterial transcateter *(TACE)* define-se pela combinação de oclusão vascular hepática seletiva com administração intra-arterial igualmente seletiva dos agentes quimioterápicos *(Lehnert e Harfarth, 1996; Rose et al., 1999)*.

Por meio da TACE, os agentes quimioterápicos são introduzidos seletivamente intra-arterial na artéria nutridora da massa tumoral, com embolização concomitante, de modo a aumentar o tempo de duração local do quimioterápico e induzir a isquemia do tumor com porcentagem de resposta em torno de 35 a 40%.

Para a obtenção de oclusão vascular em diferentes níveis vasculares, são empregados materiais específicos, e entre os utilizados atualmente com maior freqüência para a embolização da artéria hepática destacam-se o lipiodol, microesferas *(IVALON)*, dura-mátrer liofilizado e partículas de espuma de gelatina *(Gelfoam) (Lehnert et al., 1995; Takenaka et al., 1995; Wu et al., 1995; Harada et al., 1996; Lehnert e Harfarth, 1996)*.

O óleo etiliodizado é um éster etil do ácido lipídico do óleo de semente de papoula que contém 38% de iodo. Provavelmente devido à vascularização anormal do tumor ou à drenagem linfática igualmente anormal, este agente se concentra no tecido neoplásico dentro do fígado, por algum mecanismo de deposição ainda não esclarecido *(Venook, 1994)*. As células tumorais não apresentam sistema retículo-endotelial, local em que o lipiodol é metabolizado para, assim, permanecer nas células por maior tempo. O óleo etiliodizado pode aumentar o tempo de contato dos agentes quimioterápicos devido ao seu caráter seletivo de deposição, permitindo microembolização também seletiva do tumor *(Liu e Fan, 1997; Trinchet e Beaugrand, 1997)*.

O objetivo da oclusão vascular do ramo nutridor do tumor é provocar a isquemia local levando a necrose e posterior redução do volume tumoral, o que acarreta menor efeito de massa.

A seleção da rota de introdução do material oclusivo no leito vascular intra-tumoral pode ser aumentada pela aplicação pré-oclusiva de norepinefrina, epinefrina ou glicilpressina, drogas essas que promovem redução do fluxo de sangue ao tecido normal do fígado, mas também vasoconstrição dos vasos tumorais apenas em menor grau *(Lehnert et al., 1995; Takenaka et al., 1995; Wu et al., 1995; Harada et al., 1996; Lehnert e Harfarth, 1996)*.

A embolização seletiva dos vasos tumorais vem sendo combinada com a administração de drogas quimioterápicas ou com o uso de iodo antiferritina ou iodo lipoidal, de modo a se alcançarem maiores concentrações destes componentes no tecido tumoral por período mais longo. Para esta finalidade, as drogas mais freqüentemente usadas são antraciclinas, mitomicina, cisplatina e fluorouracil.

Cada vez mais, tem se optado por injeções superseletivas no centro do tumor, local em que se conseguem resultados melhores e menor ocorrência de efeitos adversos decorrentes do procedimento.

Com esta abordagem terapêutica, têm sido relatadas taxas mais altas de resposta, embora alguns estudos randomizados e controlados não tenham conseguido comprovar melhora significativa na sobrevida de pacientes com tumores não operáveis submetidos à quimioembolização paliativa *(Lehnert et al., 1995; Takenaka et al., 1995; Wu et al., 1995; Harada et al., 1996; Lehnert e Harfarth, 1996)*, o que talvez seja devido à falta de padronização dos pacientes com relação aos procedimentos.

Quimioembolização, portanto, refere-se à introdução de agente quimioterápico e agente embolizante *(geralmente gelfoam)*, ou à introdução de agente quimioterápico e lipiodol *(lipiodização)* ou, ainda, à introdução de agente quimioterápico, lipiodol e agente embolizante.

Desde os primeiros relatos realizados por *Kato et al (1981), Yamada et al (1983) e Okuda et al (1985)*, a quimioembolização vem sendo empregada, inicialmente, no tratamento de carcinoma hepatocelular não passível de ressecção.

Atualmente, pode ser realizada adjuvante a procedimento cirúrgico *(ressecção cirúrgica da massa tumoral ou transplante)* assim como realizada como procedimento paliativo quando não existe a possibilidade de ressecção da massa tumoral, tendo como objetivo melhorar a qualidade de vida e o estado geral do doente, sendo que a variedade de autores consultados, avaliam o procedimento em grupos assim separados para facilidade de compreensão.

QUIMIOEMBOLIZAÇÀO COMO PROCEDIMENTO PRÉ OPERATÓRIO

No que se refere a quimioembolização pré operatória, pudemos observar que, se por um lado, os índices de morbidade são maiores com este tratamento em comparação a pacientes tratados cirurgicamente apenas, as taxas de recidiva são menores, e as de sobrevida, maiores, principalmente para os dois primeiros anos pós tratamento. Apesar de as diferenças não apresentarem significado estatístico, a falta de padronização dos casos pode estar influenciando estes achados. Além disso, nenhum dos trabalhos analisados na literatura estabelecem qualquer relação direta entre sobrevida e fatores prognósticos, os quais são extremamente importantes na análise das respostas ao procedimento. As taxas de sobrevida para três e cinco anos não são diferentes *(Tabelas 1, 2, 3 e 4)*.

Tabela 1 - *Casuísticas publicadas entre 1995 e 2000 enfatizando a TACE como procedimento adjuvante pré-operatório em casos de HCC.*

Referência	Dados dos pacientes			Dados do tumor						
	Homens	Mulheres	Média de idade	Tamanho (cm)	Presença de cirrose	Classe de Child			Tumores múltiplos	Redução tumoral
						A	B	C		
Wu et al. (95)*	23	1	51,8	14,3	14	22	2	-	4	42,8%
Uchida et al. (95)	50	10	59	3,7	42	37	18	5		
Martin et al. (96)	16		58	-	12	-	-	-	-	>50%
Harada et al. (96)	90	15	57,6	<5 a >5	69	-	-	-	41	>25% - <60%
Majno et al. (97)	44	5	59,2	<5 a >5	-	43	6	-	-	42% a 50%
Majno et al. (97)	51	3	54	<5 a >5	-	25	23	5	-	42% a 50%
Paye et al. (98)**	21	3	57	-	-	-	-	-	-	pequena
Oldhafer et al. (98)*	20	1	52	-	-	10	8	1	-	> 50%
Lu et al. (99)	20	4	54	4,3	7	-	-	-	-	24,6%
Lu et al. (99)	16	4	46	10,7	9	-	-	-	-	8,5%
Roumilhac et al. (99)	11	3	55,6	1 a 4	-	5	7	2	-	<50% - 80%

(*) uma a cinco sessões de TACE - (**) uma a quatro sessões de TACE
Esquemas quimioterápicos:
- Ushida et al. (96): doxorrubicina (10mg-40mg) + epirrubicina (8mg-40mg) + mitomicina (5mg-35mg) + lipiodol (3,8ml)
- Martin et al. (96): cisplatina (100mg) + doxorrubicina (50mg)
- Harada et al. (96): doxorrubicina (10mg) + mitomicina (10mg) + óleo iodizado
- Oldhafer et al. (98): cisplatina (100mg) + ariablastina (60mg) + lipiodol (10ml)
- Roumilhac et al. (99): doxorrubicina (50mg-75mg) + lipiodol (10ml)

Tabela 2 - *Casuísticas publicadas entre 1995 e 2000 enfatizando pacientes com HCC submetidos à ressecção cirúrgica ou transplante hepático sem realização prévia de TACE como procedimento adjuvante pré-operatório.*

Referência	Dados dos pacientes			Dados do tumor					
	Homens	Mulheres	Média de idade	Tamanho (cm)	Presença de cirrose	Classe de Child			Tumores múltiplos
						A	B	C	
Wu et al. (95)*	23	5	53,2	14,5	12	24	2	-	6
Uchida et al. (95)	52	16	62	4,4	49	45	18	5	-
Harada et al. (96)	30	5	59,8	<5 a >5	36	-	-	-	13
Majno et al. (97)	26	1	60,9	<5 a >5	-	17	10	-	-
Majno et al. (97)	44	13	50,1	<5 a >5	-	25	23	5	-
Paye et al. (98)**	17	7	54	-	-	-	-	-	-
Oldhafer et al. (98)*	20	1	52	-	-	9	9	2	-
Lu et al. (99)	42	15	55	4,6	23	-	-	-	-
Lu et al. (99)	15	4	54	10,6	9	-	-	-	-

Tabela 3 - *Resultados publicados entre 1995 e 2000 enfatizando a eficácia da TACE pré-operatória.*

Referência	Resultados encontrados com a realização da TACE pré-operatória						
	Morbidade (%)	Recidiva (%)		Sobrevida (%)			
		Local	Extra-hepática	1 ano	2 anos	3 anos	5 anos
Wu et al. (95)	20,8	69,5	78,0	*	*	*	*
Uchida et al. (96)	23,2	-	-	88,2	75,4	49,9	24,3
Martín et al. (96)	52,0	-	-	-	-	-	-
Harada et al. (96)	53,3	-	-	90,0	-	77,9	53,2
Majno et al. (97)	50,0	51,0	57,0	84,0	-	57,0	43,0
Majno et al. (97)	43,0	-	28,0	87,0	-	65,0	55,0
Payne et al. (97)	-	41,6	58,3	*	*	*	*
Oldhafer et al. (98)	-	-	-	60,8	-	48,4	-
Lu et al. (99)	-	-	-	87,0	-	42,0	35,0
Lu et al. (99)	-	-	-	90,0	53,0	42,0	-
Gerunda et al. (00)	-	20,0	30,0	85,0	-	-	43,0

(*) Os autores realizaram estudo de sobrevida atuarial e encontraram sobrevida maior para o grupo sem TACE.

Se indica um procedimento pré cirúrgico em casos bastante selecionados após analise de fatores prognósticos *(serão citados posteriormente)* onde avaliamos se o procedimento trará mais benefícios do que efeitos colaterais em sua realização.

O Procedimento pode ser contra indicado em pacientes com função hepática ruim *(CHILD C)* pois, tal conduta pode piorar o estado geral do doente.

Algumas vantagens são atribuídas ao procedimento como a necrose da massa tumoral podendo tornar tumores inoperáveis em operáveis, e interferindo assim, positivamente na sobrevida do paciente *(Oldhafer et al., 1998; Majno et al., 1997)*. Quanto maior a taxa de necrose tumoral, melhor será a resposta ao procedimento. Além disso, pode limitar o crescimento do tumor nos casos de espera para procedimento cirúrgico *(Roumilhac et al., 1999)* e reduzir o risco de liberação de células neoplásicas no sangue periférico durante a realização do tratamento cirúrgico, diminuindo assim, o risco de metástases *(Roumilhac et al., 1999)*.

Tabela 4 - *Resultados publicados entre 1995 e 2000 enfatizando os achados em grupos de pacientes em que não se realizou a da TACE pré-operatória.*

Referência	Resultados encontrados sem a realização da TACE pré-operatória						
	Morbidade (%)	Recidiva (%)		Sobrevida (%)			
		Local	Extra-hepática	1 ano	2 anos	3 anos	5 anos
Wu et al. (95)	25,0	42,3	57,5	*	*	*	*
Uchida et al. (96)	16,2	-	-	81,8	71,4	62,5	62,5
Harada et al. (96)	-	-	-	96,9	-	67,8	46,4
Majno et al. (97)	65,0	74,0	81,0	78,0	-	47,0	35,0
Majno et al. (97)	31,0	0	14,0	77,0	-	69,0	62,0
Payne et al. (97)	-	50,0	58,3	*	*	*	*
Oldhafer et al. (98)	-	-	-	61,5	-	53,9	-
Lu et al. (99)	-	-	-	91,0	-	61,0	37,0
Lu et al. (99)	-	-	-	32,0	33,0	11,0	-
Gerunda et al. (00)	-	59,0	76,0	71,0	-	-	38,0

(*) Os autores realizaram estudo de sobrevida atuarial e encontraram sobrevida maior para o grupo sem TACE e sobrevida similar para ambos os grupos, respectivamente.

Quadro 1 - *Síntese dos dados encontrados na literatura relativos a trabalhos que analisaram a eficácia da TACE pré-operatória adjuvante no tratamento de pacientes com HCC.*

Tratamento	Total de pacientes	Média de idade	Tamanho do tumor	Morbidade	Recidiva geral	Sobrevida			
						1 ano	2 anos	3 anos	5 anos
Com TACE	411	54,9	1cm a 14,3cm	40,4%	48,2%	84,0%	64,2%	54,6%	42,2%
Sem TACE	336	55,6	4,4cm a 14,5cm	34,3%	51,2%	73,6%	52,2%	53,2%	46,8%

Os dados colhidos na literatura não mostraram qualquer padronização tanto em relação aos pacientes e sua condição, quanto em relação aos agentes quimioterápicos utilizados isolada ou associadamente. Tampouco evidenciaram melhora importante na sobrevida e morbi-mortalidade dos pacientes que realizaram quimioembolização pré operatória.

No entanto, as taxas de redução tumoral relatadas *(que oscilam entre 8,5% e 80%)* e a freqüência relativamente menor de recidivas por si só demonstram que o procedimento tem a sua utilidade, desde que se considerem atenciosamente os fatores prognósticos, para casos selecionados a partir de critérios rigorosos, de modo que se possa obter bom resultado final. Que se traduz principalmente na otimização do procedimento cirúrgico.

Importante ressaltar, ainda, que a quimioembolização pré operatória constitui procedimento tão somente paliativo, podendo melhorar a qualidade de vida e o estado geral do paciente; todavia, o tratamento definitivo é a cirurgia. Portanto, a realização da quimioembolização não deve, em nenhuma hipótese, postergar a intervenção cirúrgica *(Quadro 1)*.

QUIMIOEMBOLIZAÇÃO COMO PROCEDIMENTO PALIATIVO

O procedimento tem por objetivo melhorar a qualidade de vida e postergar a vida do doente, na medida do possível, visto que, neste caso, é indicado somente onde o tratamento cirúrgico não é possível por fatores previamente citados.

Quadro 2 - *Síntese dos dados encontrados na literatura relativos a trabalhos que analisaram o tratamento do HCC com TACE, TACE + PEI e outras modalidades terapêuticas.*

Terapêutica	Total de pacientes	Média de idade	Tamanho do tumor	Morbidade	Recidiva	Sobrevida				
						média (meses)	1 ano	2 anos	3 anos	5 anos
TACE	2.515	61,6	1 a >10	35,1%	42,6%	16,1	72,6%	48,8%	35,9%	23,0%
TACE + PEI	159	62,0	2,3 a >5,0	-	20,0%	25,0	98,0%	83,8%	60,7%	35,0%
Outras modalidades(*)	599	54,6	2,8 a >10	19,5%	61,6%	14,0	77,7%	68,3%	45,2%	51,5%

(*) Ressecção cirúrgica, transplante hepático, sem tratamento

Os resultados encontrados na literatura estudada tem se mostrado bastante heterogêneos devido a falta de padronização na análise dos dados.

Encontramos, assim, que a realização da quimioembolização paliativa nos diferentes esquemas quimioterápicos propostos *(Tabela 5 e Quadro 3)* apresenta morbidade maior do que outras modalidades terapêuticas. Os índices de recidiva são, todavia, menores. Já as taxas de sobrevida não apresentam grandes variações quando comparados os resultados da quimioembolização e de outras modalidades terapêuticas, exceção feita a sobrevida aos cinco anos que é melhor no grupo com tratamento cirúrgico.

Quando se adicionam injeções percutâneas de etanol *(alcoolização - PEIT)* á quimioembolização, as taxas de recidiva diminuem, e as de sobrevida aumentam. Todavia, a melhor sobrevida para cinco anos continua expressa pelos resultados do tratamento do HCC com cirurgia.

Deve-se considerar, todavia, que a falta de padronização dos casos, especialmente no que concerne aos fatores prognósticos, influencia diretamente no entendimento destes resultados, que englobam, no geral, tanto pacientes com fatores prognósticos positivos quanto negativos *(Tabela 6 e 7)*.

Tabela 5 - *Resultados publicados entre 1995 e 2000 enfatizando a TACE acompanhada de embolização completa como procedimento paliativo em HCC.*

Esquema quimioterápico	Referência	Morbidade (%)	Recidiva (%)	Sobrevida (%)				Resposta (%)			
				1 ano	2 anos	3 anos	5 anos	Total	Parc	Est	Prog
Cis + Adri + Fluox	Hatanaka et al. (95)	-	-	86,3	55,3	38,8	26,1	-	-	-	-
Cis + Pir + Lip	Ueno et al. (00)	-	-	72,0	-	29,8	16,8	-	30,0	-	-
Dox + Epi + Tamo + Lip	Stefanini et al. (95)	-	-	73,0	44,0	36,0	-	-	-	-	-
Dox + Lip	Chung et al. (95)	9,1	-	30,0	18,0	9,0	-	-	-	-	-
	Bartalozzi et al (95)	37,0	70,4	92,6	69,7	43,4	-	-	-	-	-
	Lee et al. (95)	-	58,3	75,0	66,7	48,0	-	-	-	-	-
	Ryder et al. (96)	22,0	-	-	-	-	-	-	-	-	-
	Chung et al. (96)	33,3	-	-	-	-	-	-	-	-	-
	Oi et al. (97)	-	-	-	-	-	-	-	61,9	-	38,1
	Yamamoto et al. (97)	-	-	92,5	57,5	20,0	-	-	-	-	-
	Kawai et al. (97)	-	-	73,0	55,0	38,0	-	-	-	-	-
	Hashimoto et al. (97)	-	40,0	-	-	-	-	-	-	-	-
	Lee et al. (97)	-	-	30 meses (média)				-	-	-	-

Tabela 5 - *Continuação.*

Esquema quimioterapêutico	Referência	Morbidade (%)	Recidiva (%)	Sobrevida (%)				Resposta (%)			
				1 ano	2 anos	3 anos	5 anos	Total	Parc	Est	Prog
	Rose et al. (98)	90,0	-	9,5 meses (média)				-	-	-	-
	Ernst et al. (99)	16,0	-	54,0	30,0	18,0	-	3,2	53,0	-	-
	Gattoni et al. (00)	-	-	78,3	46,0	40,0	-	-	-	-	-
Dox + Mit + Lip	Yoshioka et al. (97)	-	-	-	-	-	6,0	-	-	-	-
	Ueno et al. (00)	-	-	59,0	-	0	0	-	12,0	-	-
Dox + Cis + Lip	Bronovicki et al. (96)	-	35,0	-	-	54,0	47,0	-	-	-	-
	Shah et al. (98)	-	50,0	50,0	29,0	14,8	-	-	56,3	-	12,8
Dox + Cis + Mit + Lip	Lopez Jr. et al. (97)	60,0	-	93,0	-	-	-	-	-	-	-
	Ueno et al. (00)	-	-	70,1	-	16,3	4,1	-	23,0	-	-
Mit + Lip	Bayraktar et al. (96)	14,3	-	13 meses (média)				-	-	-	-
	Markovic et al. (98)	6,8	-	31 meses (média)				6,8	21,0	21,0	45,0
	Allgaier et al. (98)	-	-	8 meses (média)				-	-	-	-
Adri + Lip	Farinatti et al. (96)	-	-	83,0	61,0	56,0	-	-	-	-	-
Carb + Fluor + Mitoxan + L-Leuco	Colleoni et al. (97)	-	-	11 meses (média)				-	54,0	11,5	34,6
	Colleoni et al. (98)	-	-	16,6 meses (média)				-	43,0	46,4	10,7
Epi + Lip	Suzuki et al. (97)	-	29,0	86,0	65,0	57,0	21,0	-	-	-	-
	Oi et al. (97)	-	-	-	-	-	-	-	62,5	-	35,5
	Kawai et al. (97)	-	-	70,0	45,0	34,0	-	-	-	-	-
	Karlson et al. (99)	-	-	13,6 meses (média)				-	21,9	56,2	21,9

Adri - adriamicina. Carb - carbomicina. Cis - cisplatina. Dox - doxorrubicina. Epi - epirrubicina. Fluor - fluorosacil. Lip - lipiodol.. Mit - Mitomicina.

Tabela 6 - *Resultados publicados entre 1995 e 2000 enfatizando a TACE com associada com PEI como procedimento paliativo em casos de HCC.*

Esquema quimioterapêutico	Referência	Morbidade (%)	Recidiva (%)	Sobrevida (%)				Resposta (%)			
				1 ano	2 anos	3 anos	5 anos	Total	Parc	Est	Prog
Epi + Lip	Suzuki et al. (97)	-	20,0	100	100	67,0	33,0	-	-	-	-
	Nakamura e Tanaka (97)	-	-	97,0	68,0	52,0	18,0	-	-	-	-
Dox + Lip	Yamamoto et al. (97)	-	-	95,0	72,5	50,0	-	-	-	-	-
	Nakamura e Tanaka (97)	-	-	100	95,0	74,0	54,0	-	-	-	-
Mit + Lip	Allgaier et al. (98)	-	-	25 meses (média)				-	-	-	-

Adri - adriamicina. Carb - carbomicina. Cis - cisplatina. Dox - doxorrubicina. Epi - epirrubicina. Fluor - fluorecitina. Lip - lipiodol.. Mit - Mitomicina.

Tabela 7 - *Resultados publicados entre 1995 e 2000 enfatizando outras terapêuticas* que não a TACE como procedimento paliativo em casos de HCC.*

Referência	Morbidade (%)	Recidiva (%)	Sobrevida (%)			
			1 ano	2 anos	3 anos	5 anos
Lee et al. (95)	12,0	36,0	72,0	64,0	44,8	-
Li et al. (95)	-	48,9	72,3	-	-	-
Ryder et al. (96)	-	-	-	-	-	-
Bayrakteat et al. (96)	-	-	7,2 meses (média)			
Bayrakter et al. (96)	-	-	6,9 meses (média)			
Bronovicki et al. (96)	-	64,0	-	-	43,0	43,0
Bronovicki et al. (96)	-	76,0	-	-	48,0	48,0
Tateishi et al. (97)	-	76,1	89,0	72,7	-	63,6
Lee et al. (97)	-	-	7 meses (média)			
Markovic et al. (98)	27,0	69,0	49 meses (média)			
Markovic et al. (98)	-	-	8 meses (média)			
Allgaier et al. (98)	-	-	18 meses (média)			
Rose et al. (99)	-	-	3 meses (média)			

Outras terapêuticas incluem: ressecção cirúrgica apenas, transplante hepático apenas ou pacientes sem tratamento

Quadro 3 - *Síntese dos dados encontrados na literatura relativos a trabalhos que analisaram diferentes regimes de TACE com embolização completa no tratamento pacientes com HCC.*

(*) Regime quimioterapêutico	Total de pacientes	Média de idade	Tamanho do tumor	Morbidade	Recidiva	Sobrevida				
						média (meses)	1 ano	2 anos	3 anos	5 anos
(14) Dox+Lip	1.174	60,5	1 a >10	34,6%	56,2%	19,7	70,7%	48,9%	30,9%	-
(5) Epi+Lip	349	63,4	1,2 a 10	-	29,0%	13,6	78,0%	55,0%	45,4%	21,0%
(3) Mit+Lip	177	60,3	<3 a >5	10,6%	-	17,3	-	-	-	-
(2) Dox+Cis+Lip	79	62	<3 a >8	-	42,5%	-	50,0%	29,0%	34,4%	47,0%
(2) Dox+Cis+Mit+Lip	85	56,7	-	60,0%	-	-	81,5%	-	16,3%	4,1%
(2) Carb+Fluor+Mitox+L-Leuco	34	68	-	-	-	13,8	-	-	-	-
(2) Dox+Mit+Lip	241	59,9	<5 a >10	-	-	-	59,0%	-	0	0
(1) Cis+Adri+Fluo	159	61	<2 a >10	-	-	-	86,3%	55,3%	38,8%	26,1%
(1) Cis+Pir+Lip	56	-	-	-	-	-	72,0%	-	29,8%	16,8%
(1) Dox+Epi+Tamo+Lip	69	61,8	<3 a >5	-	-	-	73,0%	44,0%	36,0%	-
(1) Adri+Lip	72	63	1 a >5	-	-	-	83,0%	61,0%	56,0%	-

(*) quantidade de trabalhos
Adri - adriamicina. Carb - carbomicina. Cis - cisplatina. Dox - doxorrubicina. Epi - epirrubicina. Fluor - fluorecitina. Lip - lipiodol.. Mit - Mitomicina.

FATORES PROGNÓSTICOS

Os fatores prognósticos são de crucial importância na indicação do procedimento visto que, através da avaliação dos fatores é que teremos uma boa ou má indicação do procedimento e, conseqüentemente, uma boa ou má resposta.

Tais fatores relacionam-se com as condições do doente, condições do tumor, características da realização do procedimento e resultados de exames subsidiários. São eles:

Qualidade da Função Hepática

Talvez um dos fatores mais importantes na realização ou não do procedimento pois, em um doente com uma função hepática ruim o procedimento pode piorar o estado geral.

Presença de Cirrose

Quanto maior o nível de cirrose encontrada no parênquima hepático residual pior o prognóstico e a resposta ao procedimento do doente.

Metástases Extra Hepáticas

A presença de metástases é um pior prognóstico quanto maiores e em maior quantidade encontrarmos, comprometendo assim o estado geral do doente.

Presença de Ascite e Icterícia

A sua presença demostra uma função hepática pior e, conseqüentemente, pior resultado do procedimento.

Obstrução da Veia Porta

A veia porta é a maior responsável pela nutrição do parênquima hepático normal levando a sua obstrução, muitas vezes, a insuficiência hepática o que piora o estado geral do doente e, conseqüentemente, o prognóstico.

Pode-se, muitas vezes, contra indicar o procedimento quando a obstrução é troncular.

Oclusão da Artéria Hepática

Impede a realização do procedimento visto que a via de introdução dos agentes quimioembolizantes é esta artéria.

Extensão e Quantidade das Lesões

Quanto maior a lesão ou quanto maior o número de lesões encontradas no parênquima hepático pior a função hepática e, conseqüentemente, o resultado do procedimento.

Tipo Histológico do Tumor

Os tumores são divididos em padrão difuso ou nodular e, o padrão difuso apresenta resposta pior á quimioembolizaçào.

Volume de Lipiodol Utilizado no Procedimento

Autores citam que uma quantidade acima de 20 ml de lipiodol utilizado no procedimento pode levar a uma pior resposta devido a piora na função hepática.

Aspecto de Retenção do Lipiodol

Caracterizado através de métodos de imagem *(geralmente tomografia)* mostra que a resposta é melhor quanto melhor e maior for a retenção do óleo *(lipiodol)* a nível do tumor.

Níveis Séricos de Alfafeto Proteína

Marcador tumoral específico; Revela decréscimo importante quando o procedimento é efetivo levando a regressão da massa do tumor; sugere bom prognóstico quando após o procedimento encontramos níveis bem abaixo do que encontramos previamente ao exame.

Número de Sessões de Quimioembolização

É caracterizado como um fator prognóstico devido a morbidade que o procedimento em si apresenta portanto, quanto maior o número de sessões, maior a morbidade e, pior o prognóstico porém deve-se ter em mente que, salvo presença de contraindicações, deve-se realizar o número de sessões que forem necessárias para a regressão ou estabilização da massa tumoral.

Progressão do Tumor Observada após Quimioembolização

Fator prognóstico importante que mostra a não resposta do tumor ao procedimento quimioterápico.

Através da análise destes fatores é que podemos avaliar se o procedimento terá a efetividade esperada ou não, e realizar a sua indicação com melhor embazamento e, logicamente, melhor resposta.

TÉCNICA DO PROCEDIMENTO

O procedimento é realizado através de uma punção de *Seldinger (via artéria femoral comum)*, geralmente porém, pode ser utilizada outra via *(Via art. Braquial ou subclávia)*, onde se coloca uma bainha introdutora *(sheat, hemaquet)* por onde se introduz um cateter pré determinado *(cateter de Cobra, Simmons II ou III, Multipurpouse entre outros)* com o objetivo de cateterizar o mais seletivamente possível a artéria hepática ou seu ramo nutridor do tumor e depositar no tumor o agente embolizante e o agente quimioterápico.

Tal procedimento é realizado geralmente em máquina de angiografia digital por radiologistas, cirurgiões vasculares ou outros profissionais habilitados para este procedimento *(Figura 1)*.

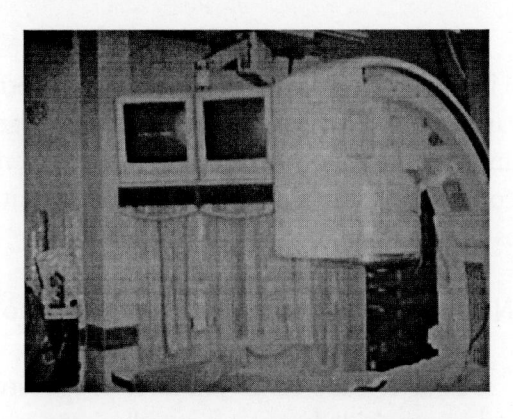

Fig. 1 - *Aparelho de Angiografia utilizado para realização do procedimento.*

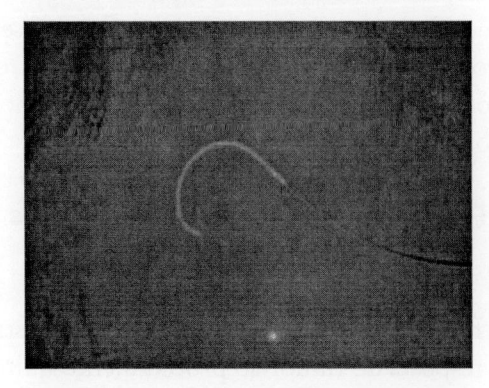

Fig. 2 - *Tipo de cateter utilizado para a injeção seletiva do agente quimioterapico.*

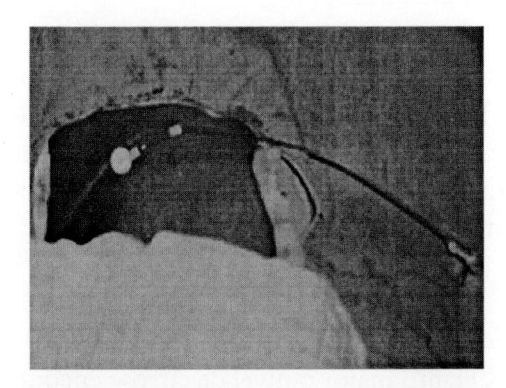

Fig. 3 - *Punção de Seldinger - Mais utilizada para realização do procedimento.*

EFEITOS COLATERAIS E COMPLICAÇÕES

A maior parte dos estudos mostram que a ocorrência de dor abdominal *(50 a 90% dos casos)*, febre *(50 a 90% dos casos)*, náuseas *(10 a 70% dos casos)* e vômitos *(10 a 60 % dos casos)* tem uma grande freqüência de aparecimento.

Alterações mais severas são encontradas em menor porcentagem tais como: insuficiência hepática, lesões gástricas e septicemia.

Ainda foram referidos hipotensão transitória, edema pulmonar, encefalopatia hepática, sangramento esofágico, infarto agudo do miocárdio, formação de biloma *(coleção de bile)* intra-hepático, embolia pulmonar, dano ao cordão espinhal, hiperglicemia severa, mielossupressão transitória, rotura do tumor, obstrução da artéria hepática, colecistite isquêmica e pneumonias.

A síndrome pós embolização severa é o conjunto dos sintomas mais freqüentes encontrados *(dor abdominal, febre, náuseas e vômitos)* que caracteriza-se pela facilidade do controle e, por serem transitórios.

Apesar de os dados compulsados da literatura e aqui sucintamente analisados constituírem conhecimento de importância ímpar para o tratamento mais efetivo dos HCC, ainda assim julgamos relevante que estudos futuros se preocupem em desenvolver protocolo que possa ser utilizado para melhor padronização dos dados do paciente, do tumor e do procedimento terapêutico, categorizando-se, especialmente, os fatores prognósticos, de modo que os resultados se apresentem de forma mais específica e conclusiva.

Quimioembolização de Tumores Hepáticos - 237

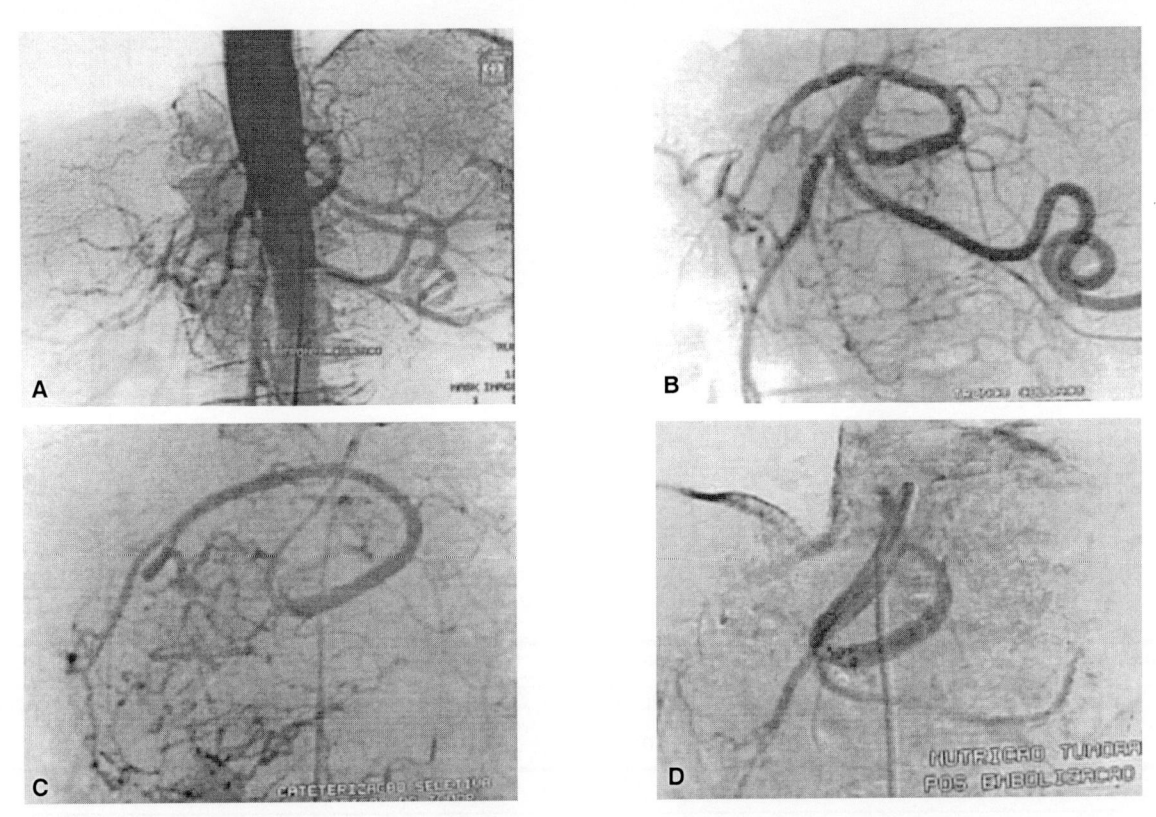

Fig. 4 - *Caso 1: Paciente com tumor extenso em lobo esquerdo tendo sido realizada aortografia (A) com caterizacao seletiva de tronco celíaco (B) com posterior introdução do cateter em ramo nutridor do tumor (C) sendo realizado embolização (D).*

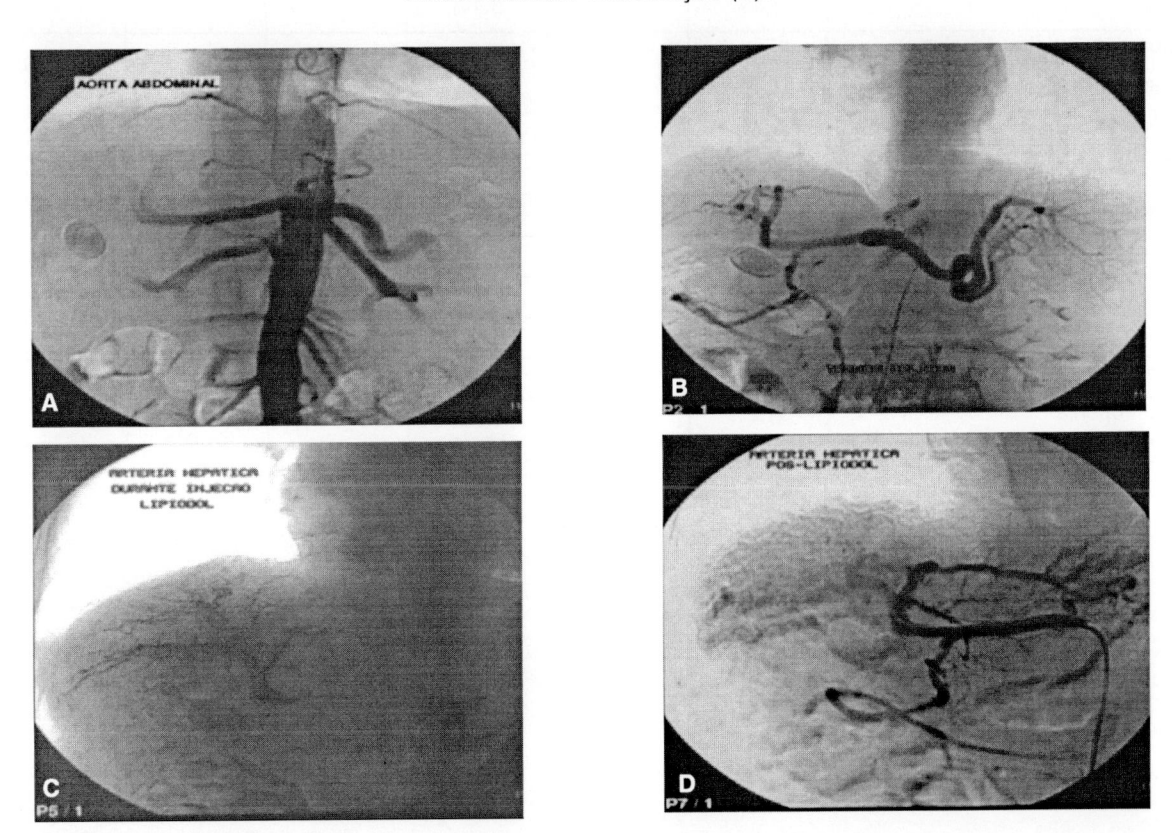

Fig. 5 - *Caso 2: Paciente apresentando nódulos hepáticos a tomografia tendo sido submetido a aortografia (A) com caterizacao de tronco celíaco (B), introdução de cateter em arteria hepática (C) e realização de lipiodização para contrastar os nódulos (D).*

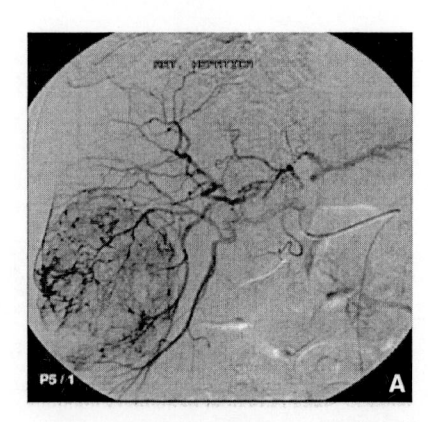

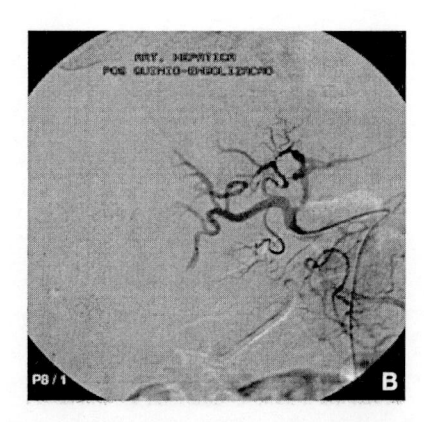

Fig. 6 - *Caso 3: Tumor hepático extenso em lobo hepático direito (A) tendo sido submetido a quimioembolização (B).*

Quadro 4 - *Complicações registradas nos trabalhos analisados para pacientes que realizaram e para os que não realizaram a TACE pré-operatória.*

Complicações	Com TACE			Sem TACE		
	Ocorrência mínima	Ocorrência máxima	Ocorrência média	Ocorrência mínima	Ocorrência máxima	Ocorrência média
Insuficiência hepática	1,7%	18,7%	8,9%	4,5%	7,1%	5,6%
Complicações gastrointestinais	1,7%	18,7%	8,4%	1,7%	1,7%	1,7%
Infarto cerebral	3,4%	3,4%	3,4%	-	-	-
Íleo	3,4%	3,4%	3,4%	-	-	-
Coagulação intravascular disseminada	1,7%	1,7%	1,7%	1,5%	1,5%	1,5%
Sépsis	1,7%	1,7%	1,7%	-	-	-
Abscesso intra-abdominal	5,0%	8,3%	6,6%	1,5%	3,6%	2,6%
Vazamento biliar	2,8%	2,8%	2,8%	2,9%	14,3%	8,6%
Trompo portal	-	-	-	1,5%	1,5%	1,5%
IAM	-	-	-	1,5%	3,6%	2,6%
Infecção da ferida cirúrgica	8,3%	8,3%	8,3%	3,6%	3,6%	3,6%
Pneumonia	4,2%	14,3%	9,3%	3,6%	3,6%	3,6%
Neutropenia	31,2%	31,2%	31,2%	-	-	-

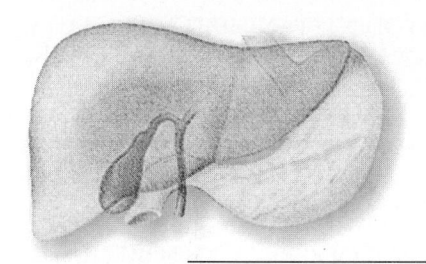

Referências Bibliográficas

01. ACUNAS, B. & ROZANES, I. - Hepatocellular carcinoma: treatment with transcatheter arterial chemoembolization. Eur. J. Radiol., 32:86-9, 1999.

02. ALLGAIER, H.-P.; DEIBERT, P.; OLSCHEWSKI, M.; SPAMER, C.; BLUM, U.; GEROK, W.; BLUM, H.E. - Survival benefit of patients with inoperable hepatocellular carcinoma treated by a combination of transarterial chemoembolization and percutaneous ethanol injection: a single-center analysis including 132 patients. Int. J. Cancer (Pred. Oncol.), 79: 601-5, 1998.

03. BARTOLOZZI, C.; LENCIONI, R.; CARAMELLA, D.; VIGNALI, C.; CIONI, R.; MAZZEO, S.; CERRAI, M.; MALTINI, G.; CAPRIA, A.; CONTE, P.F. - Treatment of large HCC: transcatheter arterial chemoembolization combined with percutaneous ethanol injection versus repeated transcatheter arterial chemoembolization. Radiology, 197:812-8, 1995.

04. BAYRAKTAR, Y.; BALKANCI, F.; KAYHAN, B.; UZUNALIMOGLU, B.; GOKOZ, A.; OZISIK, Y.; GURAKAR, A.; VAN THIEL, D.H.; FIRAT, D. - A comparison of chemoembolization with conventional chemotherapy and symptomatic treatment in cirrhotic patients with hepatocellular carcinoma. Hepato-Gastroenterol., 43: 681-7, 1996.

05. BERGER, D.H.; CARRASCO, H.; HOHN, D.C.; CURLEY, S.A. - Hepatic artery chemoembolization or embolization for primary and metastic liver tumors: posttreatment management and complications. J. Surg. Oncol., 60:116-21, 1995.

06. BRONOWICKI, J.-P.; BOUDJEMA, K.; CHONE, L.; NISAND, G.; BAZIN, C.; PFLUMIO, F.; UHL, G.; WENGER, J.-J.; JAECK, D.; BOISSEL, P.; BIGARD, M.A.; GAUCHER, P.; VETTER, D.; DOFFOEL, M. - Comparison of resection, liver transplantation and transcatheter oily chemoembolization in the treatment of hepatocellular carcinoma. J. Hepatol., 24:293-300, 1996.

07. BRUIX, J. - Treatment of hepatocellular carcinoma. Hepatology, 25:259-62, 1997.

08. CARRIAGA, M.T. & HENSON, D.E. - Liver, gallbladder, extrahepatic bile ducts, and pancreas. Cancer, 75 (suppl. 1): 171-90, 1995.

09. CATURELLI, E.; SIENA, D.A.; FUSILLI, S.; VILLANI, M.R.; SCHIAVONE, G.; NARDELLA, M.; BALZANO, S.; FLORIO, F. - Transcatheter arterial chemoembolization for hepatocellular carcinoma in patients with cirrhosis: evaluation of damage to nontumorous liver tissue-long-term prospective study. Radiology, 215 (1):123-8, 2000.

10. CHOI, B.I.; SHIN, Y.M.; HAN, J.K.; CHUNG, J.W.; PARK, J.H.; HAN, M.C. - Focal hepatic nodules after transcatheter oily chemoembolization: detection with spiral CT versus conventional CT. Abdom. Imaging, 21:33-6, 1996.

11. CHUNG, J.W.; PARK, J.H.; HAN, J.K.; CHOI, B.I.; HAN, M.C. - Hepatocellular carcinoma and portal vein invasion: results of treatment with transcatheter oily chemoembolization. AJR, 165: 315-21, 1995.

12. CHUNG, J.W.; PARK, J.H.; HAN, J.K.; CHOI, B.I.; HAN, M.C.; LEE, H.-S.; KIM, C.Y. - Hepatic tumors: predisposing factors for complications for transcatheter oily chemoembolization. Radiology, 198:33-40, 1996.

13. COHEN, S.E.; SAFADI, R.; VERSTANDIG, A.; EID, A.; SASSON, T.; SYMMER, L.; SHOUVAL, D. - Liver-spleen infarcts following transcatheter chemoembolization: a case report and review of the literature on adverse effects. Digest. Dis. Sci., 42:938-43, 1997.

14. COLLEONI, M.; LIESSI, G.; MASTRAPASQUA, G.; NELLI, P.; VICARIO, P.; SGARBOSSA, G.; PANCHERI, F.; MANENTE, P. - Intra-arterial chemotherapy followed by cheo-embolisation in unresectable hepatocellular carcinoma. Eur. J. Cancer, 33:56-60, 1997.

15. COLLEONI, M.; VICARIO, G.; MANENTE, P.; BRAUD, F.; FAZIO, N.; LIESSI, G. - Activity and tolerability of courses of intra-arterial chemotherapy followed by chemoembolization in unresectable hepatocellular carcinoma. Tumori, 84: 673-6, 1998.

16. ERNST, O.; SERGENT, G.; MIZRAHI, D.; DELEMAZURE, O.; PARIS, J.-C.; L'HERMINÉ, C. - Treatment of hepatocellular carcinoma by transcatheter arterial chemoembolization: comparison of planned periodic chemoembolization and chemoembolization based on tumor response. AJR, 172:59-64, 1999.

17. FARINATI, F.; DE MARIA, N.; MARAFIN, C.; HERSZÈNYI, L.; DEL PRATO, S.; RINALDI, M.; PERINI, L.; CARDIN, R.; NACCARATO, R. - Unresectable hepatoccelular carcinoma in cirrhosis: survival, prognostic factors, and unexpected side effects after transcatheter arterial chemoembolization. Digest. Dis. Sci. 41:2332-9, 1996.

18. FARMER, D.G.; ROSOVE, M.H.; SHAKED, A.; BUSUTTIL, R.W. - Current treatment modalities for hepatocellular carcinoma. Ann. Surg., 219:236-47, 1994.

19. GATTONI, F.; DOVA, S.; USLENGHI, C.M. - Three year follow-up of 62 cirrhotic patients with hepatocellular carcinoma treated with chemoembolization. Minerva Chir., 55(1-2): 31-7, 2000.

20. GERUNDA, G.E.; NERI, D.; MERENDA, R.; BARBAZZA, F.; ZANGRANDI, F.; MEDURI, F.; BISELLO, M.; VALMASONI, M.; GANGEMI, A.; FACCIOLI, A.M. - Role of transarterial chemoembolization before liver resection for hepatocarcinoma. Liver Trnspl., 6(5): 619-26, 2000.

21. HARADA, T.; MATSUO, K.; INOUE, T.; TAMESUE, S.; INOUE, T.; NAKAMURA, H. - Is preoperative hepatic arterial chemoembolization safe and effective for hepatocellular carcinoma? Ann. Surg., 224:4-9, 1996.

22. HASHIMOTO, M.; WATANABE, O.; HIRANO, Y.; KATO, K.; WATARAI, K. - Use of carbon dioxide microbubble-enhanced sonographic angiography for transcatheter arterial chemoembolization of hepatocellular carcinoma. AJR, 169:1307-9, 1997.

23. HASHIMOTO, T.; NAKAMURA, H.; TOMODA, K.; MURAKAMI, T.; NAKANISHI, K.; TSUDA, K.; ISHIDA, T.; KIM, T.; NARUMI, Y. - Hepatocellular carcinoma patients showing long-term complete responses to chemoembolization. Sem. Oncol., 24 (suppl. 6):26-8, 1997.

24. HATANAKA, Y.; YAMASHITA, Y.; TAKAHASHI, M.; KOGA, Y.; SAITO, R.; NAKASHIMA, K.; URATA, J.; MIYAO, M. - Unresectable hepatocellular carcinoma: analysis of prognostic factors in transcatheter management. Radiology, 195:747-51, 1995.

25. ITO, K.; HONJO, K.; FUJITA, T.; MITSUI, M.; AWAYA, H.; MATSUMOTO, T.; MATSUNAGA, N.; NAKANISHI, T. - Therapeutic efficacy of transcatheter arterial chemoembolization for hepatocellular carcinoma: MRI and pathology. J. Computed Assisted Tomography, 19: 198-203, 1995.

26. ITOH, Y.; OKANOUE, T.; OHNISHI, N.; NISHIOKI, K.; SAKAMOTO, S.; NAGAO, Y.; NAKAMURA, H.; KIRISHIMA, T.; KASHIMA, K. - Hepatic damage induced by transcatheter arterial chemoembolization elevates serum concentrations of macrophage-colony stimulating factor. Liver, 19:97-103, 1999.

27. JIN-NO, K.; HYODO, I.; TANIMIZU, M.; TANADA, M.; NISHIKAWA, Y.; HOSOKAWA, Y.; MANDAI, K.; MORIWAKI, S. - Total necrosis of hepatocellular carcinoma with a combination therapy of arterial infusion of chemotherapeutic lipiodol and transcatheter arterial embolization: report of 14 cases. Sem. Oncol., 24 (suppl. 6):71-9, 1997.

28. KARLSON, B.-M.; LÖFBERG, A.-M.; LÖRELIUS, L.-E.; JACOBSON, G.; HAGLIND, U. - Intraarterial chemoembolization with lipiodol and epirubicin in hepatocellular cancer: improved survival in some patients? Ann. Chir. Gynaecol., 88:264-8, 199

29. KAVAI, S.; TANI, M.; OKAMURA, J.; OGAWA, M.; OHASHI, Y.; MONDEN, M.; HAYASHI, S.; INOUE, J.; KAWARADA, Y.; KUSANO, M.; KUBO, Y.; KURODA, C.; SAKATA, Y.; SHIMAMURA, Y.; JINNO, K.; TAKAHASHI, A.; TAKAYASU, K.; TAMURA, K.; NAGASUE, N.; NAKANISHI, Y.; MAKINO, M.; MASUZAWA, M.; YUMOTO, Y.; MORI, T.; ODA, T. - Prospective randomized trial of lipiodol-transcatheter arterial chemoembolization for treatment of hepatocellular carcinoma: a comparison of epirubicin and doxorubicin (second cooperative study). Sem. Oncol., 24 (suppl. 6): 38-45, 1997.

30. KIMURA, H.; YABUSHITA, K.; KONISHI, K.; MAEDA, K.; KURODA, Y.; TSUJI, M.; DEMACHI, H.; MIWA, A. - Prognostic factors in resected hepatocellular carcinomas and therapeutic value of transcatheter arterial embolization for recurrences. Int. Surg., 83:146-9, 1998.

31. KOBAYASHI, N.; ISHII, M.; UENO, Y.; KISARA, N.; IWASAKI, T.; TOYOTA, T. - Co-expression of Bcl-2 protein and vascular endothelial growth factor in hepatocellular carcinomas treated by chemoembolization. Liver, 19:25-31, 1999.

32. KOZAKAI, I.; ICHIDA, T.; YAMAGUCHI, O.; ASAKURA, H. - Delayed anoxic pseudolobular necrosis (terminal hepatic necrosis) after chemo-lipiodolization for hepatocellular carcinoma. AJG, 91:1263-5, 1996.

33. LÄUFFER, J.M.; MAURER, C.A.; MARTI, H.P.; BORNER, M.M.; SCHILLING, M.K.; BÜCHLER, M.W. - Transarterial chemoembolization for hepatocellular carcinoma arising in a hepatitis C virus-seropositive renal allograft recipient. Transpl. Proc., 31:1710-2, 1999.

34. LEE, H.-S.; KIM, J.S.; CHOI, I.J.; CHUNG, J.W.; PARK, J.H.; KIM, C.Y. - The safety and efficacy of transcatheter arterial chemoembolization in the treatment of patients with hepatocellular carcinoma and main portal vein obstruction: a prospective controlled study. Cancer, 79:2087-93, 1997.

35. LEE, P.-H.; LIN, W.-J.; TSANG, Y.-M.; HU, R.-H.; SHEU, J.-C.; LAI, M.-Y.; HSU, H.-C.; MAY, W.; LEE, C.-S. - Clinical management of recurrent hepatocellular carcinoma. Ann. Surg., 222:670-6, 1995.

36. LEHNERT, T. & HERFARTH, C. - Chemoembolization for hepatocellular carcinoma: what, when and for whom? Ann. Surg., 224:1-2, 1996. (Editorial).

37. LI, J.-Q.; ZHANG, Y.-Q.; ZHANG, W.-Z.; YUAN, Y.-F.; LI, G.-H. - Randomized study of chemoembolization as an adjuvant therapy for primary liver carcinoma after hepatectomy. J. Cancer Res. Clin. Oncol., 121:364-6, 1995.

38. LIU, C.-L. & FAN, S-.T. - Nonresectional therapies for hepatocellular carcinoma. Am. J. Surg., 173:358-65, 1997.

39. LIU, C.-L.; NGAN, H.; LO, C.M.; FAN, S.T. - Ruptured hepatocellular carcinoma as a complication of transarterial oily chemoembolization. Brit. J. Surg., 85:512-4, 1998.

40. LIVRAGHI, T.; BOLONDI, L.; BUSCARINI, L.; COTTONE, M.; MAZZIOTTI, A.; MORABITO, A.; TORZILLI, G.; ITALIAN COOPERATIVE HCC STUDY GROUP - No treatment, resection and ethanol injection in hepatocellular carcinoma: a retrospective analysis of survival in 391 patients with cirrhosis. J. Hepatol., 22:522-6, 1995.

41. LLAD, O.L.; FIGUERAS, J.; VALLS, C.; DOMINGUEZ, J.; RAFECAS, A.; TORRAS, J.; FABREGAT, J.; GUARDIOLA, J.; JAURRIETA, E. - A prognostic index of survival of patients with unresectable hepatocellular carcinoma after transcatheter arterial chemoembolization. Cancer, 88:50-7, 2000.

42. LOPES JUNIOR, R.R; PAN, S.-H.; LOIS, J.F.; McMONIGLE, M.; HOFFMAN, A.L.; SHEER, L.S.; LUGO, D.; MAKOWKA, L. - Transarterial chemoembolization is a safe treatment for unresectable hepatic malignancies. Am. Surg., 63: 923-6, 1997.

43. LU, C.-D.; PENG, S.-Y.; JIANG, X.-C.; CHIBA, Y. - Preoperative transcatheter arterial chemioembolization and prognosis of patients with hepatocellular carcinomas: retrospective analysis of 120 cases. World J. Surg., 23:293-300, 1999.

44. MAJNO, P.E.; ADAM, R.; BISMUTH, H.; CASTAING, D.; ARICHE, A.; KRISSAT, J.; PERRIN, H.; AZOULAY, D. - Influence of preoperative transarterial lipiodol chemoembolization on resection and transplantation for hepatocellular carcinoma in patients with cirrhosis. Ann. Surg., 226:688-703, 1997.

45. MARKOWIC, S.; GADZIJEV, E.; STABUC, B.; CROCE, L.S.; MASUTTI, F.; SURLAN, M.; BERDEN, P.; BRENCIC, E.; VISNAR-PEROVIC, A.; SASSO, F.; FERLAN-MAROLT, V.; MUCELLI, F.P.; CESAR, R.; SPONZA, M.; TIRIBELLI, C. - Treatment options in Western hepatocellular carcinoma: a prospective study of 224 patients. J. Hepatol., 29:650-9, 1998.

46. MARTIN, M.; TARARA, D.; WU, Y.M.; UKAH, F.; FABREGA, A.; CORWIN, C.; LANG, E.; MITROS, F. - Intrahepatic arterial chemoembolization for hepatocellular carcinoma and metastic neuroendocrine tumors in the era of liver transplantation. Am. Surg., 62:724-30, 1996.

47. MATSUO, N.; UCHIDA, H.; SAKAGUCHI, H.; NISHIMINE, K.; NISHIMURA, Y.; HIROHASHI, S.; OHISHI, H. - Optimal lipiodol volume in transcatheter arterial chemoembolization for hepatocellular carcinoma: study based on lipiodol accumulation patterns and histopathologic findings. Sem. Oncol., 24 (suppl.6): 61-70, 1997.

48. NAKAMURA, S. & TANAKA, K. - Combination of transcatheter arterial embolization and percutaneous ethanol injection for hepatocellular carcinoma: comparison of efficacies of doxorubicin and epirubicin in transcatheter arterial embolization. Sem. Oncol., 24(suppl. 6):46-9, 1997.

49. NAKANO, H.; YOSHIDA, K.; TAKEUCHI, S.; KUMADA, K.; YAMAGUCHI, M. - Liver scintigraphy is useful for selecting candidates for preoperative transarterial chemoembolization among patients with hepatocellular carcinoma and chronic liver disease. Am. J. Surg., 178:385-9, 1999.

50. OI, H.; KISHIMOTO, H.; MATSUSHITA, M.; KATSUSHIMA, S.; TATEISHI, S.; OKAMURA, J. - Antitumor effect of transcatheter oily chemoembolization for hepatocellular carcinoma assessed by computed tomography: role of iodized oil. Sem. Oncol., 24(sippl. 6):56-60, 1997.

51. OLDHAFER, H.J.; CHAVAN, A.; FRÜHAUF, N.R.; FLEMMING, P.; SCHLITT, H.J.; KUBICKA, S.; NASHAN, B.; WEIMANN, A.; RAAB, R.; MANNS, M.P.; GALANSKI, M. - Arterial chemoembolization before liver transplantation in patients with hepatocellular carcinoma: marked tumor necrosis, but no survival benefit? J. Hepatol., 29: 953-9, 1998.

52. OUE, T.; FUKUZAWA, M.; KUSAFUKA, T.; KOHMOTO, Y.; OKADA, A.; IMURA, K. - Transcatheter arterial chemoembolizaation in the treatment of hepatoblastoma. J. Pediatr. Surg., 33: 1771-5, 1998.

53. PAYE, F.; FARGES, O.; DAHMANE, M.; VILGRAIN, V.; FLEJOU, J.F.; BELGHITI, J. - Cytolisis following chemoembolization for hepatocellular carcinoma. Brit. J. Surgery, 86:176-80, 1999.

54. PAYE, F.; JAGOT, P.; VILGRAIN, V.; FARGES, O.; BORIE, D.; BELGHITI, J. - Preoperative chemoembolization of hepatocellular carcinoma. Arch. Surg., 133: 767-72, 1998.

55. POON, R.T.; NGAN, H.; LO, C.M.; LIU, C.L.; FAN, S.T.; WONG, J. - Transarterial chemoembolization for inoperable hepatocellular carcinoma and postresection intrahepatic recurrence. J. Surg. Oncol., 73:109-14, 2000.

56. PORTOLANI, N.; TIBERIO, G.A.M.; BONARDELLI, S.; GRAZIOLI, L.; MATRICARDI, L.; BENETTI, A.; BERTOLONI, G.; RONCONI, M.; GIULINI, S.M. - Arterial chemoembolization in hepatocellular carcinoma suitable for resective surgery. Hepato-Gastroenterol., 43:1566-74, 1996.

57. ROSE, D.M.; CHAPMAN, W.C.; BROCKENBROUGHT, A.T.; WRIGHT, J.K.; ROSE, A.T.; MERANZE, S.; MAZER, M.; BLAIR, T.; BLANKE, C.D.; DEBELAK, J.P.; WRIGHT PINSON, C. - Transcatheter arterial chemoembolization as primary treatment for hepatocellular carcinoma. Am. J. Surg., 177:405-10, 1999.

58. ROUMILHAC, D.; SERGENT, G.; PRUVOT, F.R.; TALBODEC, N.; GAMBIEZ, L.; ERNST, O.; PARIS, J.C.; L'HERMINÉ, C.; LACOMTE-HOUCKE, M. - Treatment of hepatocellular carcinoma: pathologic results after chemoembolization and liver transplantation. Transpl. Proc., 31:416-7, 1999.

59. RYDER, S.D.; RIZZI, P.M.; METIVIER, E.; KARANI, J.; WILLIAMS, R. - Chemoembolization with lipiodol and doxorubicin: applicability in British patients with hepatocellular carcinoma. Gut, 38:125-8, 1996.

60. SHAH, S.R.; RIORDAN, S.M.; KARANI, J.; WILLIAMS, R. - Tumour ablation and hepatic decompensation rates in multiagent chemoembolization of hepatocellular carcinoma. Q. J. Med., 91: 821-8, 1998.

61. SPREAFICO, C.; MARCHIANÒ, A.; MAZZAFERRO, V.; FRIGERIO, L.F.; REGALIA, E.; LANOCITA, R.; PATELLI, G.; ANDREOLA, S.; GARBAGNATI, F.; DAMASCELLI, B. - Hepatocellular carcinoma in patients who undergo liver transplantation: sensitivity of CT with iodized oil. Radiology, 203:457-60, 1997.

62. STEFANINI, G.F.; AMORATI, P.; BISELLI, M.; MUCCI, F.; CELI, A.; ARIENTI, V.; ROVERSI, R.; ROSSI, C.; RE, G.; GASBARRINI, G. - Efficacy of transarterial targeted treatments on survival of patients with hepatocellular carcinoma. Cancer, 75:2427-33, 1995.

63. STEFANINI, G.F.; FOSCHI, F.G.; CASTELLI, E.; MARSIGLI, L.; BISELLI, M.; MUCCI, F.; BERNARDI, M.; VAN THIEL, D.H.; GASBARRINI, G. - Alpha-1-Thymosin and transcatheter arterial chemoembolization in hepatocellular carcinoma patients: a preliminary experience. Hepato-Gastroenterol., 45: 209-15, 1998.

64. STUART, K.; ANASTOPOULOS, H.; FERRANTE, K.; GORDON, F.D.; STOKES, K. - Treatment of hepatocellular carcinoma with transjugular intrahepatic portosystemic shunting and chemoembolization. AJG, 90: 1351-3, 1995.

65. SUMI, S.; YAMASHITA, Y.; MITSUZAKI, K.; YAMAMOTO, H.; URATA, J.; NISHIHARU, T.; TAKAHASHI, M. - Power doppler sonography assessment of tumor recurrence after chemoembolization therapy for hepatocellular carcinoma. AJR, 172:67-71, 1999.

66. SUZUKI, M.; SUZUKI, H.; YAMAMOTO, T.; MAMADA, Y.; MIZUNO, H.; TOMINAGA, T.; SUGA, M.; SUEMORI, S.; KATO, Y.; SATO, A.; YAMANOUCHI, E.; SAKUYAMA, K.; MAEYAMA, S.; SHINAGAWA, T.; OKABE, K. - Indication of chemoembolization therapy without gelatin sponge for hepatocellular carcinoma. Sem. Oncol., 24 (suppl. 6): 110-5, 1997.

67. TANG, Z.-Y. - Treatment of hepatocellular carcinoma. Digestion, 59:556-62, 1998.

68. TAPANI, E.; SOIVA, M.; LAVONEN, J.; RISTKARI, S.; VEHMAS, T. - Complications following high-dose percutaneous ethanol injection into hepatic tumors. Acta Radiol. 37:655-9, 1996.

69. TARAZOV, P.G.; POLYSALOV, V.N.; PROZOROVSKIJ, K.V.; GRISHCHENKOVA, I.V.; ROZENGAUZ, E.V. - Ischemic complications of transcatheter arterial chemoembolization in liver malignancies. Acta Radiol., 41:156-60, 2000.

70. TATEISHI, H.; OI, H.; MASUDA, N.; YANO, H.; MATSUI, S.; KINUTA, M.; MARUYAMA, H.; YAYOI, E.; OKAMURA, J. - Appraisal of combination treatment for hepatocellular carcinoma: long-term follow-up and lipiodol-percutaneous ethanol injection therapy. Sem. Oncol., 24 (suppl. 26): 81-90, 1997.

71. TRINCHET, J.-C. & BEAUGRAND, M. - Treatment of hepatocellular carcinoma in patients with cirrhosis. J. Hepatol., 27:756-65, 1997.

72. UCHIDA, M.; KOHNO, H.; KUBOTA, H.; HAYASHI, T.; YAMANOI, A.; KIMOTO, T.; ONO, T.; NAGASUE, N. - Role of preoperative transcatheter oily chemoembolization for resectable hepatocellular carcinoma. World J. Surg., 20:326-31, 1996.

73. UENO, K.; MIYAZONO, N.; INOUE, H.; NISHIDA, H.; KANETSUKI, I.; NAKAJO, M. - Transcatheter arterial chemoembolization therapy using iodized oil for paients with unresectable hepatolellular carcinoma: evaluation of three kinds of regimens and analysis of prognostic factors. Cancer, 88:1574-81, 2000.

74. VENOOK, A.P. - Treatment of hepatocellular carcinoma: too many options? J. Clin. Oncol., 12:1323-4, 1994.

75. VOGL, T.J.; SCHROEDER, H.; MACK, M.; SCHUSTER, A.; SCHMITT, J.; NEUHAUS, P.; FELIX, R. - Transarterial chemoembolization for hepatocellular carcinoma: volumetric and morphologic CT criteria for assessment of prognosis and therapeutic success results from a liver transplantation center. Radiology, 214: 349-57, 2000.

76. WATANABE, S.; MINAMI, A.; NISHIOKA, M.; OHKAWA, M.; KOUI, F. - Left brachial approach for transcatheter arterial embolization therapy in patients with hepatocellular carcinoma. Digest. Dis. Sci., 42:47-58, 1997.

77. WU, C.-C.; HO, Y.-Z.; HO, W.L.; WU, T.-C.; LIU, T.-J.; P'ENG, F.-K. - Preoperative transcatheter arterial chemoembolization for resectable large hepatocellular carcinoma: a reappraisal. Brit. J. Surg., 82:122-6, 1995.

78. YAMADA, R.; KISHI, K.; SATO, M.; SONOMURA, T.; NUSHIDA, N.; TANAKA, K.; SHIOYAMA, Y.; TERADA, M.; KIMURA, M. - Transcatheter arterial chemoembolization (TACE) in the treatment of unresectable liver cancer. World J. Surg., 19:795-800, 1995.

79. YAMAMOTO, K.; MASUZAWA, M.; KATO, M.; KUROSAWA, K.; KANEKO, A.; ISHIDA, H.; IMAMURA, E.; PARK, N.J.; SHIRAI, Y.; FUJIMOTO, K.; MICHIDA, T.; HAYASHI, N.; IKEDA, M. - Evaluation of combined therapy with chemoembolization and ethanol injection for advanced hepatocellular carcinoma. Sem. Oncol., 24 (suppl. 6): 50-5, 1997.

80. YAMASHITA, F.; TANAKA, M.; ANDOU, E.; YUTANI, S.; KATO, O.; TANIKAWA, K. - Carboplatin as an anticancer agent for transcatheter arterial chemoembolization in patients with hepatocellular carcinoma. Oncology, 54: 28-33, 1997.

81. YOSHIOKA, H.; SATO, M.; SONOMURA, T.; TERADA, M.; KISHI, K.; YOSHIKAWA, A. - Factors associated with survival exceeding 5 years after transcatheter arterial embolization for hepatocellular carcinoma. Sem. Oncol., 24(suppl. 6):29-37, 1997.

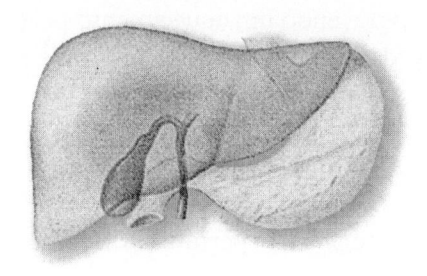

Ablação por Radiofrequência de Tumores Hepáticos

capítulo 27

Fabio Gonçalves Ferreira
Luiz Arnaldo Szutan

INTRODUÇÃO

A cirurgia hepática moderna teve seu início com os trabalhos de *Couinaud* em 1957 onde com a compreensão da anatomia e fisiologia hepática houve uma grande alteração nos tipos e nos tamanhos de ressecção do parênquima hepático.

Na metade do século passado, a grande maioria das cirurgias ressectivas do fígado era extensa com o conceito oncológico de quanto maior a margem de segurança nas ressecções melhor era o prognóstico dos doentes com neoplasia hepática.

No final da segunda metade do século passado, aliando os ensinamentos anatômicos e fisiológicos estabelecidos por *Couinaud* com os novos conceitos sobre o comportamento e disseminação das lesões neoplásicas que acometem o fígado, as ressecções foram tornando-se menores com melhoria no prognóstico e controle da doença neoplásica hepática.

Mais recentemente, inclusive em nosso meio *(D'Albuquerque, 1997 e Triviño, 2001)*, a segmentectomia hepática ganha seu espaço, transformando-se na cirurgia mais realizada no tratamento das neoplasias hepáticas.

Scheele (1989, 1996) mostra que o crescimento tumoral intra-hepático quer seja primário ou metastático, em seu início respeita os limites da segmentação hepática, sendo restrito aos segmentos acometidos.

Com a melhoria da técnica cirúrgica e o advento de equipamentos como o bisturi de argônio, bisturi ultra-sônico e cola de fibrina entre outros, o prognóstico dos doentes submetidos à ressecções hepáticas melhorou.

Mas entretanto existem pacientes que, pela particularidade da apresentação da doença neoplásica as vezes acometendo os dois lobos hepáticos, mesmo sendo lesões de pequeno tamanho ou acometendo um segmento central junto aos grandes vasos cuja ressecção não justificaria o risco cirúrgico por tratar-se de doença neoplásica, não apresentam condições de ressecção adequadas. Estes pacientes até algum tempo atrás não tinham opções terapêuticas ressectivas.

A partir daí foram desenvolvendo-se os denominados tratamentos minimamente invasivos, de início reservados a pacientes de prognóstico desfavorável, mas com o desenvolvimento do transplante hepático tornaram-se atrativos para certos tipos de pacientes, principalmente os pacientes em lista de espera portadores de cirrose viral que desenvolvem nódulos de hepatocarcinoma.

Entre estes tipos de tratamento recentemente foi acrescentando ao arsenal terapêutico do cirurgião hepático a ablação por radiofrequência.

The Liver Cancer Group of Japan em 1990 analisou estatisticamente 12.887 pacientes com câncer primário do fígado e baseou suas conclusões em 4.765 casos comprovados histologicamente, afirmando que menos de 20% deles foram passíveis de ressecção. Neste sentido enfatizam a importância de tratamentos alternativos.

Apenas 15 a 30% dos pacientes com carcinoma hepatocelular são passíveis de ressecção cirúrgica definitiva quando do seu diagnóstico e, mesmo aqueles ressecados, tem altos índices de recorrência local dando cada vez mais guarida aos tratamentos paliativos.

RADIOFREQUÊNCIA E NECROSE POR COAGULAÇÃO

Este método consiste na necrose por coagulação térmica localizada e controlada através da impedância tissular.

A impedância é uma característica física do tecido de conduzir ou não a corrente elétrica, sendo que o tecido coagulado ou necrosado por ter baixa impedância conduz corrente elétrica com mais facilidade que o tecido normal.

Esta característica física do tecido foi utilizada para dar segurança ao processo de termocoagulação, como veremos a seguir.

Uma corrente elétrica alternada de alta freqüência *(400.000 à 1.250.000Hz)* é então aplicada por um gerador através do eletrodo localizado no tecido a ser coagulado promovendo um aquecimento pela ficção molecular dada pela agitação iônica local e conseqüente necrose por coagulação *(Figura 1)*.

Ao mesmo tempo que o gerador envia a corrente elétrica, recebe informações sobre a impedância tissular local através da placa de retorno colocada no paciente *(figura 1)* permitindo ao aparelho controlar a necrose pela intensidade da corrente enviada pelo eletrodo.

Este método permite também poupar os grandes vasos sangüíneos pois como a energia é aplicada num ponto e o seu acúmulo no tecido é que produz o aumento de temperatura permitindo a coagulação, nos vasos de alto fluxo sangüíneo pela constante troca do alvo da corrente alternada não existe o aumento da temperatura local e, por conseqüência não teremos a necrose por coagulação.

MÉTODO DE APLICAÇÃO

Sua aplicação pode ser através de punção hepática por laparotomia, laparoscopia e via transcutânea, todas com o auxílio de algum método de imagem, dependendo da disponibilidade podemos lançar mão da ultra-sonografia intra-operatória, se for o caso ou tomografia computadorizada.

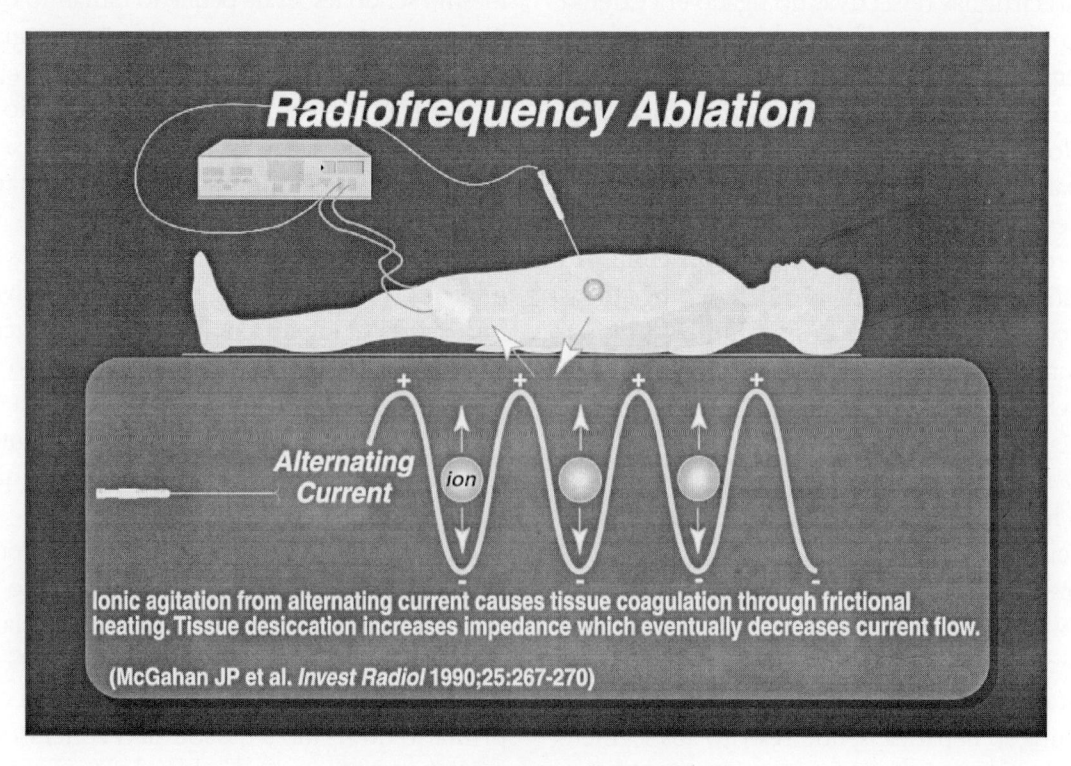

Fig. 1 - *Esquema da radiofreqüência.*

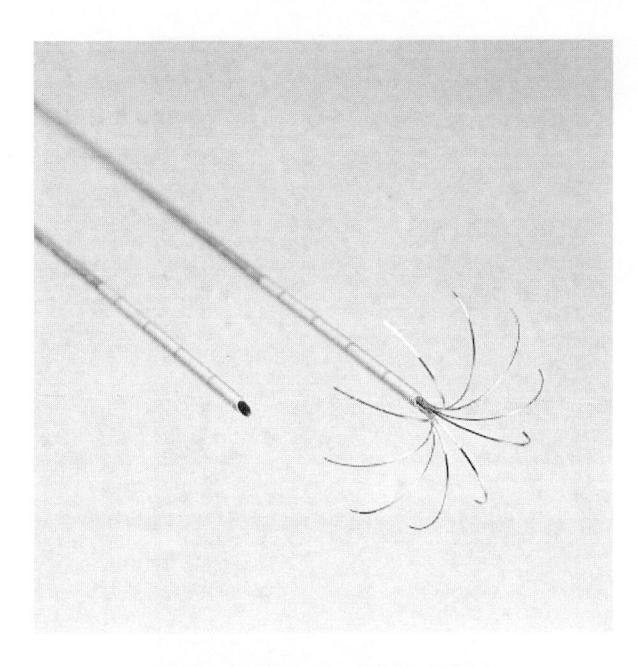

Fig. 2 - *Agulha de radiofreqüência.*

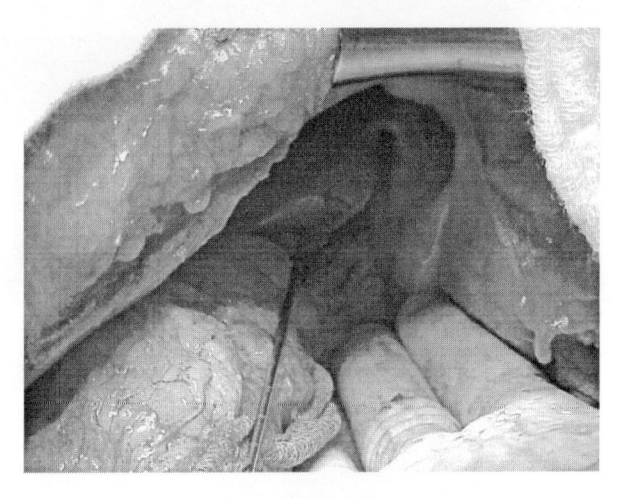

Fig. 3 - *Punção do nódulo.*

A técnica consiste na localização do nódulo, sua punção pela agulha de radiofrequência *(Figuras 2 e 3)* e a aplicação da corrente alternada. Dependendo do tipo de agulha, deve-se locar os eletrodos em forma de guarda-chuva ao redor do nódulo hepático, ou atravessá-lo completamente.

Este procedimento quando acompanhado pelo USG, gera imagem hiperecogênica no local da aplicação para maior segurança do cirurgião quanto a abrangência total da lesão *(Figura 4)*.

O mesmo pode compor tridimensionalmente várias punções para tratar lesões de até 13 cm de diâmetro, tendo como fator limitante apenas o aquecimento global do paciente, monitorizado por termômetro esofágico *(Figura 5)*.

O equipamento que utiliza o sistema de resfriamento por passagem de água através de um dispositivo dentro da agulha permite a coagulação com segurança de lesões maiores através de uma só punção, diminuindo o tempo de aplicação para cerca de 12 minutos.

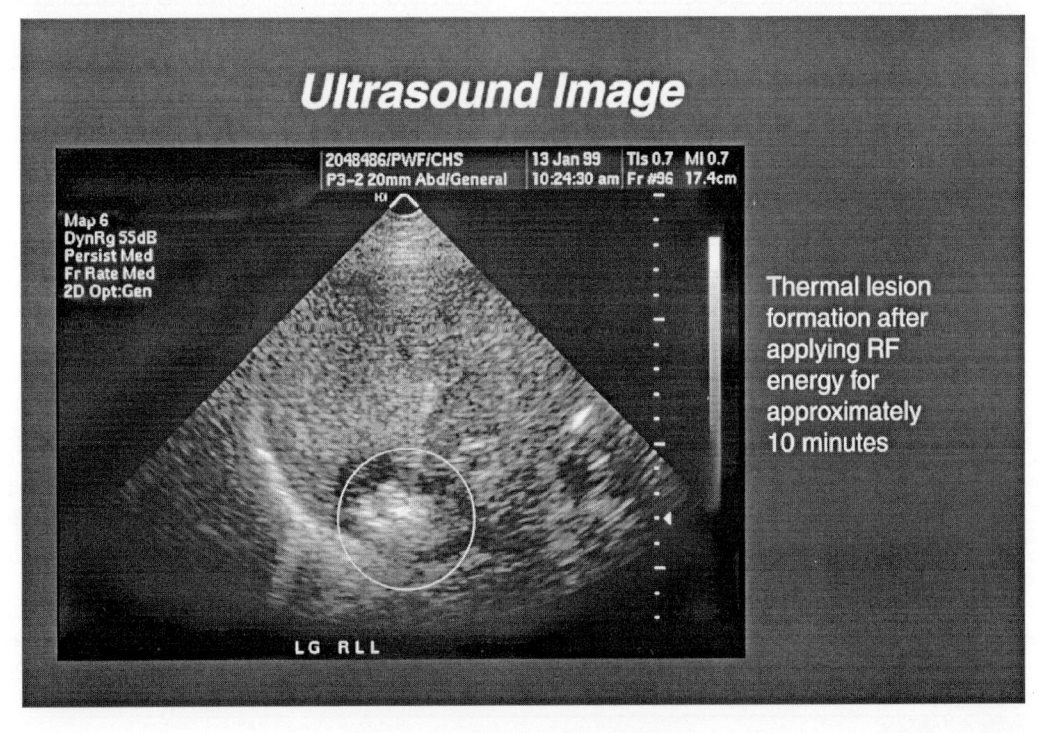

Fig. 4 - *Imagem ultrassonográfica.*

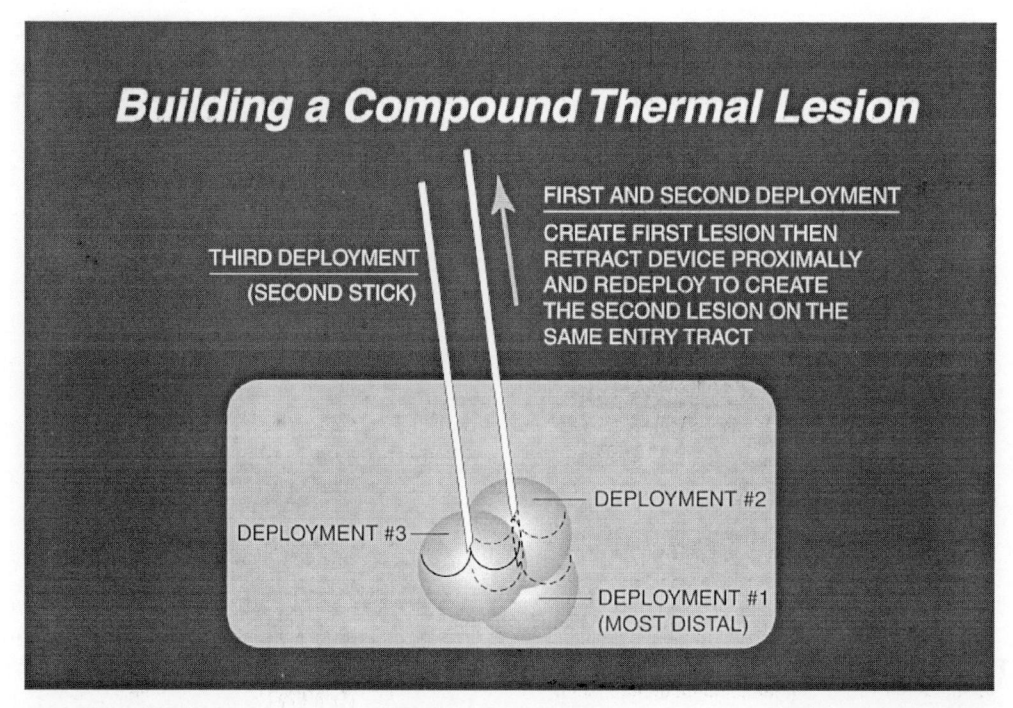

Fig. 5 - *Composição.*

INDICAÇÕES

A ablação por radiofrequência, desde sua criação já faz parte do arsenal terapêutico do cirurgião hepático. Sua utilização vem cada vez ampliando-se e em certas situações as indicações, antes restritas, atualmente têm um horizonte muito maior.

Curley (1999 e 2000) mostra excelentes resultados em sua casuística no *MD Andreson Cancer Center – EUA*, com recorrência local de 1,8% e baixa morbidade. *Nicoli (2000)* mostrou a técnica com bons resultados em pacientes cirróticos com hepatocarcinoma sem condições de ressecção com sobrevivência de 83% em 2 anos. Já *Livraghi (1999)* compara a ablação por radiofrequência com a alcoolização para tratamento de hepatocarcinoma em cirróticos mostrando que o método permite mais necrose da lesão com menor número de sessões. Em nosso meio poucos estudos mostram a eficácia do método devido as casuísticas serem iniciais e com poucos pacientes.

A tabela abaixo mostra algumas das principais casuísticas encontradas na literatura, suas indicações, resultados e morbidade *(Tabela 1)*.

Tabela 1

AUTOR/ANO	PEARSON (1999)	DE BAERE (2000)	YAMASAKI (2001)	IANNITTI (2002)
Número de doentes	92	68	10	123
Número de nódulos	138	121	12 (4cm)*	168 (5,2cm)*
Tipo de tumor	Tumores primários e metastáticos	Metástases de tumores colorretais	HCC	52 metástases colorretais 30 HCC 41 outros tipos histológicos
Morbidade	3,3%	4,4%	δ	7,1%
Mortalidade	δ	δ	δ	0,8%
Resultados	δ	91%	80%	3 anos 50% para metástase 3 anos 60% para HCC
Recorrência local	2,2%	9%	10%	δ

* tamanho médio dos nódulos
δ sem dados no trabalho

Indicamos a ablação por radiofrequência para os tumores hepáticos nas seguintes situações:

Tumores Primários do Fígado

Benignos

Nos adenomas, na hiperplasia nodular focal e nos hemangiomas, entre outros, a indicação não está bem estabelecida ainda na literatura. Não existe nenhuma casuística que mostre benefícios comparando com a ressecção cirúrgica.

Malignos

No hepatocarcinoma o tratamento com ablação por radiofrequência está muito bem estabelecido nos doentes onde se propõe o tratamento paliativo, quer seja em doentes com nódulos bilobares, doentes com função hepática comprometida que contra indique a ressecção e principalmente em pacientes com cirrose hepática viral, em lista de espera para transplante hepático que desenvolvem nódulos na evolução da doença.

Tumores Metastáticos

Nas metástases hepáticas, sempre que não consegue-se a ressecção cirúrgica a ablação por radiofrequência está indicada pois dentre os métodos paliativos tem a melhor aceitação, principalmente porque o parênquima hepático que circunda o nódulo é normal, prejudicando a alcoolização por não concentrar o álcool no nódulo.

RESULTADOS INICIAIS NA SANTA CASA

Em nove pacientes houve a indicação de ablação por radiofrequência de lesões hepáticas. Três pacientes apesar dos exames pré-operatórios mostrarem doença restrita ao fígado, na laparotomia encontramos disseminação metastática sem indicação de qualquer tratamento. Em seis pacientes, três homens e três mulheres com idade variando de 42 a 79 anos, conseguimos realizar o tratamento.

Foram puncionados 13 nódulos de 4,7 cm em média *(1,5 a 9 cm)* sendo cinco por laparotomia e um por punção percutânea.

As lesões foram em três casos metástases de adenocarcinoma colorretal, dois casos de hepatocarcinoma em cirróticos e um caso de sarcoma hepático recidivado.

O número de punções variou de uma a três com média de 1,54 por nódulo. Não observamos nenhuma complicação imediata do método tais como sangramento, abscesso local ou lesão por contiguidade.

O seguimento máximo foi de oito meses e tivemos apenas em um caso piora da função hepática após o procedimento, recuperada após dois dias de tratamento clínico.

Em um doente percebeu-se recidiva tumoral com o aparecimento de múltiplas metástases do carcinoma colorretal em ambos os lobos hepáticos sem indicação de qualquer outro tratamento no seguimento pós operatório.

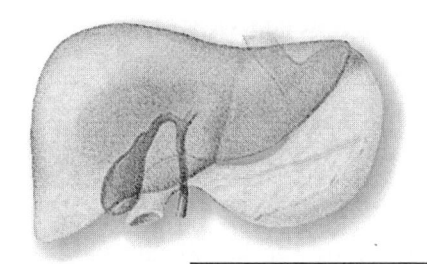

Referências Bibliográficas

01. BILCHIK AJ, WOOD TF, ALLEGRA D, TSIOULIAS GJ, CHUNG M, ROSE DM, RAMMING KP, MORTON DL. Cryosurgical ablation and radiofrequency ablation for unresectable hepatic malignant neoplasms: a proposed algorithm. Arch Surg. 2000 Jun; 135 (6):657-62; discussion 662-4.

02. BOWLES BJ, MACHI J, LIMM WM, SEVERINO R, OISHI AJ, FURUMOTO NL, WONG L, OISHI RH. Safety and efficacy of radiofrequency thermal ablation in advanced liver tumors. Arch Surg. 2001 Aug; 136 (8):864-9.

03. CHRISTIANS KK, PITT HA, RILLING WS, FRANCO J, QUIROZ FA, ADAMS MB, WALLACE JR, QUEBBEMAN EJ. Hepatocellular carcinoma: multimodality management. Surgery. 2001 Oct; 130 (4): 554-9; discussion 559-60.

04. CURLEY SA, IZZO F, ELLIS LM, NICOLAS VAUTHEY J, VALLONE P. Radiofrequency ablation of hepatocellular cancer in 110 patients with cirrhosis. Ann Surg. 2000 Sep;232(3):381-91.

05. CURLEY SA, IZZO F, DELRIO P, et al. Radiofrequency ablation of unresectable primary and metastatic hepatic malignancies. Results in 123 pacients. Ann Surg. 1999 Jul;230(1):1-8.

06. CURLEY SA, IZZO F. Laparoscopic radiofrequency. Ann Surg Oncol. 2000 Mar;7(2) : 78-9.

07. DE BAERE T, ELIAS D, DROMAIN C, DIN MG, KUOCH V, DUCREUX M, BOIGE V, LASSAU N, MARTEAU V, LASSER P, ROCHE A. Radiofrequency ablation of 100 hepatic metastases with a mean follow-up of more than 1 year. AJR Am J Roentgenol. 2000 Dec;175(6):1619-25.

08. DICK EA, TAYLOR-ROBINSON SD, THOMAS HC, GEDROYC WM. Ablative therapy for liver tumours. Gut. 2002 May;50(5):733-9.

09. GOLDBERG SN, GAZELLE GS, COMPTON CC, MUELLER PR, TANABE KK. Treatment of intrahepatic malignancy with radiofrequency ablation: radiologic-pathologic correlation. Cancer. 2000 Jun 1; 88 (11):2452-63.

10. HORIGOME H, NOMURA T, NAKAO H, ITOH M. Half-deployed method: percutaneous radiofrequency ablation therapy using clustered electrodes for malignant liver tumors proximal to large vessels. AJR Am J Roentgenol. 2001 Oct;177(4):948.

11. IANNITTI DA, DUPUY DE, MAYO-SMITH WW, MURPHY B. Hepatic radiofrequency ablation. Arch Surg. 2002 Apr;137(4):422-6.

12. IZUMI N, ASAHINA Y, NOGUCHI O, UCHIHARA M, KANAZAWA N, ITAKURA J, HIMENO Y, MIYAKE S, SAKAI T, ENOMOTO N. Risk factors for distant recurrence of hepatocellular carcinoma in the liver after complete coagulation by microwave or radiofrequency ablation. Cancer. 2001 Mar 1;91(5):949-56.

13. JIAO LR. Percutaneous radiofrequency thermal ablation for liver tumours. Lancet. 1999 Jul 31;354(9176):427-8.

14. MCGHANA JP, DODD GD 3rd. Radiofrequency ablation of the liver: current status. AJR Am J Roentgenol. 2001 Jan;176(1):3-16.

15. MELONI MF, GOLDBERG SN, LIVRAGHI T, CALLIADA F, RICCI P, ROSSI M, PALLAVICINI D, CAMPANI R. Hepatocellular carcinoma treated with radiofrequency ablation: comparison of pulse inversion contrast-enhanced harmonic sonography, contrast-enhanced power Doppler sonography, and helical CT. AJR Am J Roentgenol. 2001 Aug;177(2):375-80.

16. MEYERS WC, CALLERY MP, SCHAFFER BK, SHAH AS. Staging, resection, and ablation of liver tumors in Sabiston textbook of surgery: the biological basis of modern surgery practice, 16ª ed. - 2001 / Courtney M. Townsend, Jr, EUA:1035-43.

17. MORRIS DE, ABOULJOUD M. Short-term results of radiofrequency ablation in liver tumors. Am J Surg. 2000 Jun;179(6):527.

18. NAGATA Y, HIRAOKA M, AKUTA K, ABE M, TAKAHASHI M, JO S, NISHIMURA Y, MASUNAGA S, FUKUDA M, IMURA H. Radiofrequency thermotherapy for malignant liver tumors. Cancer. 1990 Apr 15;65(8):1730-6.

19. PEARSON AS, IZZO F, FLEMING RY, ELLIS LM, DELRIO P, ROH MS, GRANCHI J, CURLEY SA.

Intraoperative radiofrequency ablation or cryoablation for hepatic malignancies. Am J Surg. 1999 Dec; 178 (6): 592-9.

20. POON RT, FAN ST, TSANG FH, WONG J. Locoregional therapies for hepatocellular carcinoma: a critical review from the surgeon's perspective. Ann Surg. 2002 Apr; 235(4):466-86.

21. SIPERSTEIN AE, BERBER E. Cryoablation, percutaneous alcohol injection, and radiofrequency ablation for treatment of neuroendocrine liver metastases. World J Surg. 2001 Jun;25(6):693-6.

22. YAMASAKI T, KUROKAWA F, SHIRAHASHI H, KUSANO N, HIRONAKA K, OKITA K. Percutaneous radiofrequency ablation therapy with combined angiography and computed tomography assistance for patients with hepatocellular carcinoma. Cancer. 2001 Apr 1;91(7):1342-8. Conte, V. P. Carcinoma Hepatocelular – Parte 2 – Tratamento. Arq. Gastroenterologia. 2000 Apr 37(2):133-43.

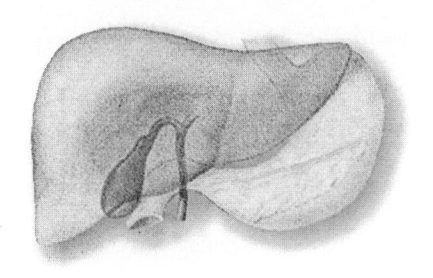

Tratamento das Metástases Hepáticas do Câncer Colorretal

capítulo 28

Gustavo Peixoto Soares Miguel
Maurício Iasi
Regina Gomes dos Santos

No Brasil, o câncer colorretal tem incidência estimada para o ano de 2001 em 16165 casos, sendo a 4ª neoplasia mais freqüente em mulheres e a 6ª em homens apresentando ao longo das últimas duas décadas aumento consistente no número de casos novos.

A despeito dos avanços no tratamento cirúrgico e na terapia adjuvante, 50 a 60% dos pacientes tratados de câncer colorretal com intenção curativa apresentarão recidiva da doença, podendo esta ser subdividida em local, regional e a distância. O estágio da doença é o fator de risco mais importante ao surgimento da recidiva, outros fatores de risco relacionados ao tumor são o grau de anaplasia, aneuploidia, produção de muco, invasão linfática e/ou venosa, obstrução e perfuração. Fatores técnicos como excisão incompleta do meso, implantes de células exfoliadas e localização do tumor também influem no risco de recidiva.

Nos pacientes com recidiva, 85% a apresentam nos primeiros 2,5 anos e 15% no período subseqüente. O fígado é o órgão mais comumente acometido a distância *(40 a 50%)* e este comprometimento é o principal determinante da sobrevida. Apenas 20 a 30% dos casos de metástases hepáticas de câncer colorretal serão candidatos à ressecção. Estes, apresentam sobrevida em 05 anos ao redor de 30%, enquanto os demais, raramente sobrevivem mais que 03 anos.

O potencial curativo da doença metástatica é hoje bem estabelecido. O estadiamento pré e intra-operatório adequados são fundamentais para o planejamento terapêutico das lesões sincrônicas *(detectadas até 06 meses após o diagnóstico da neoplasia colorretal)* que representam 10 a 25% dos casos. Por outro lado, o seguimento pós-operatório sistemático permite a detecção das lesões metacrônicas *(detectadas após período de 06 meses)* ainda assintomáticas, pequenas e potencialmente curáveis.

RECURSOS DIAGNÓSTICOS

A taxa de ressecabilidade das recidivas sintomáticas é de 20 a 30% e das diagnosticadas assintomáticas, em torno de 60%. Por isso, os pacientes operados de câncer colorretal com intuito curativo devem entrar em programa de seguimento pós-operatório por período mínimo de 05 anos.

O antígeno carcinoembrionário *(CEA)* é uma glicoproteína de 200.000 Daltons secretada na superfície calicial das células do epitélio intestinal. Sua dosagem é muito útil nos pacientes que o apresentavam em níveis elevados no pré-operatório e normais na aferição após 06 semanas da ressecção. A ausência de retorno do CEA aos níveis de referência sugere doença residual, sua elevação lenta e gradual sugere recidiva locorregional enquanto elevação rápida sugere envolvimento hepático ou pulmonar. Embora alguns pacientes com recidiva

Tabela 1 - *Exames de seguimento pós-operatorio em pacientes com ressecção curativa de câncer colorretal.*

	02 anos iniciais	03 anos subseqüentes
CEA sérico e USG fígado	03/03 meses	06/06 meses
Radiografia de tórax	06/06 meses	anualmente
Colonoscopia	após 01 ano	anualmente*
Tomografia computadorizada	anualmente**	anualmente**

CEA = antígeno carcinoembrionário, USG = ultrassonografia, * caso normal = 03/03 anos, ** primário em reto.

não apresentem elevação do CEA, esta ocorre em 80 a 90% quando há envolvimento hepático.

A dosagem do CEA é realizada inicialmente no pré-operatório e após 06 semanas da ressecção do tumor primário, a cada 03 meses nos dois primeiros anos e a cada 06 meses nos três anos subseqüentes *(Tabela 1)*. Exame ultrassonográfico do fígado é realizado com a mesma freqüência, na tentativa de diagnosticarmos lesões não produtoras de CEA.

Sendo os pulmões a segunda topografia da recidiva à distância *(10%)*, radiografia de tórax é realizada a cada 06 meses nos dois anos iniciais e anualmente até 05 anos.

Colonoscopia é realizada 01 mês após a ressecção nos casos de lesões estenosantes que não permitiram o estudo prévio adequado do cólon proximal, após 01 ano no restante dos casos. Repetida anualmente em caso de detecção de pólipos adenomatosos e a cada 03 anos quando normal.

Tomografia computadorizada é realizada anualmente nos pacientes com tumor primário em reto. Quando o tumor primário é localizado no cólon, a realizamos apenas em pacientes com elevação do CEA e topografia da recidiva ainda em investigação. Realizada sempre no estadiamento pré-operatório de ressecção da recidiva diagnosticada por outro método, sendo examinados tórax, abdome e pelve *(Figura 1)*. Tomografia de crânio e cintilografia óssea são realizadas em pacientes com sintomas indicativos de lesão nestas regiões.

O custo de programa de seguimento pós-operatório é elevado. Porém, a sobrevida e a qualidade de vida a longo prazo dos pacientes com detecção de metástase hepática ressecável, justificam tal investimento.

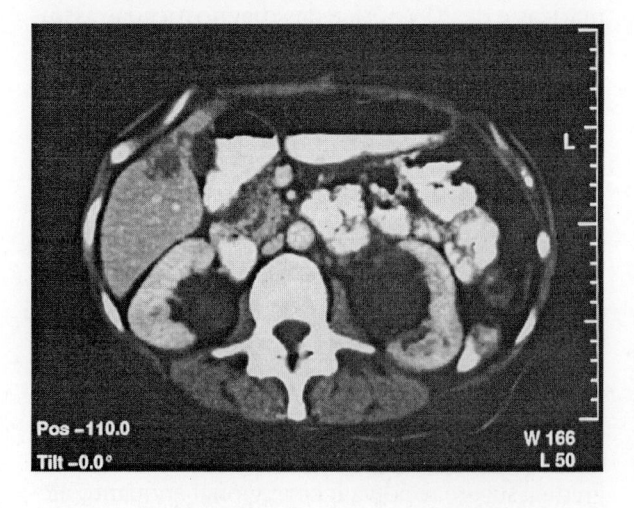

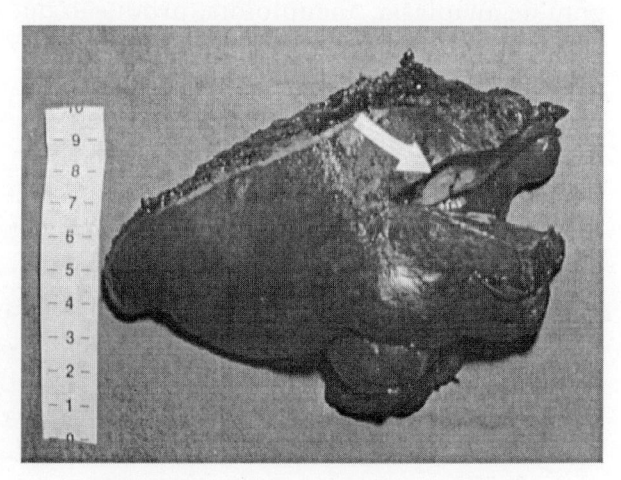

Fig. 1 - *Tomografia pré-operatória e produto da ressecção dos segmentos V e IVb,ressecados por metástase sincrônica de câncer colorretal.*

Tabela 2 - *Sobrevida e mortalidade operatória (séries >200 pacientes) da ressecção hepática de metástase de câncer colorretal).*

Referências	Casuítica	Sobrevida 05 anos	Mortalidade
Hughes et al., 1988	859	33%	* ND
Scheele et al., 1991	219	37%	06%
Rosen et al., 1992	280	25%	04%
Nordlinger et al., 1996	1568	28%	2.3%
Fong et al., 1999	1001	37%	2.8%
Moriya et al., 2001	418	42%	* ND

* não disponível

RESSECÇÃO HEPÁTICA

Consiste no tratamento de escolha para lesões metastáticas do câncer colorretal. O primeiro relato foi feito por *Cattell* em 1940, porém, devido à grande morbidade e mortalidade relacionados à cirurgia hepática, esta conduta terapêutica foi pouco utilizada durante anos.

A melhora dos recursos diagnósticos, com detecção precoce de metástases hepáticas; surgimento de novas tecnologias *(dissecção ultrassônica, dissecção por jato d'água, circuitos de infusão rápida)*; melhora do suporte intensivo pós-operatório e do conhecimento da anatomia cirúrgica do fígado contribuiram para a diminuição da morbidade e mortalidade associados à ressecção hepática. Tais fatores, associados ao conhecimento da história natural das metástases hepáticas do câncer colorretal não ressecadas com sobrevida média de 10,6 meses e sobrevida em cinco anos inferior a 1%, proporcional à carga tumoral, levaram os cirurgiões a expandir progressivamente os critérios para tal procedimento. Inicialmente, com ressecção de lesões solitárias e, posteriormente, ressecção de lesões múltiplas com grande discrepância nos resultados obtidos em pequenas séries de casos.

A partir da criação do registro de metástases hepáticas em 1984, com a participação inicial de 24 instituições, pode-se analisar os fatores prognósticos relacionados à doença, determinar o grupo de pacientes que seria beneficiado pelo tratamento cirúrgico e o tipo de ressecção a ser empregada.

Pacientes com 04 lesões hepáticas ou mais, linfonodos hilares extra-hepáticos comprometidos ou com doença extra-hepática irressecável, devem ser excluídos, a princípio, do grupo com indicação de ressecção. Esta, deverá ter como objetivo principal a manutenção de margem de segurança superior a 1 cm, com o sacrifício da menor quantidade possível de parênquima hepático. Tumores periféricos e aqueles menores que 04 cm, geralmente são tratados com ressecções em cunha ou segmentectomias *(Figura 1)*. Enquanto, tumores centrais ou maiores que 04 cm são ressecados, amiúde, por ressecções maiores *(lobectomias, trissegmentectomias)*.

A morbidade geral é de 10 a 31%, proporcional à extensão e complexidade da ressecção. Das complicações pós-operatórias, as infecciosas correspondem a 28%, biliares 13%, insuficiência hepática 11% e sangramento 7%. A mortalidade relatada em grandes séries é inferior ou próxima a 5%, com sobrevida em 05 anos nos pacientes ressecados de 25 a 42% e a sobrevida em 05 anos livre de doença de 15 a 35% *(Tabela 2)*.

RESSECÇÃO DE NOVA RECIDIVA HEPÁTICA

Os pacientes submetidos à ressecção, apresentam nova recidiva em 60 a 75% dos casos, um terço destas, restrita ao fígado. A re-ressecção completa de nova metástase hepática restitui o prognóstico de sobrevida *(16 a 41% em 05 anos)* com morbidade e mortalidade similares às da ressecção hepática inicial. Como não há outra alternativa terapêutica que permita a cura ou sobrevida a longo prazo tal procedimento é justificado, e nos lembra da importância de sermos econômicos na primeira ressecção.

REABORDAGEM DE METÁSTASE INICIALMENTE IRRESSECÁVEL

Metástase hepática única, volumosa e considerada irressecável a princípio pela relação anatômica com estruturas nobres de ambos lobos hepáticos ou com a veia cava inferior, pode tornar-se ressecável após tratamento quimioterápico sistêmico ou regional, isolado ou associado a complementação ablativa *(radiofreqüência, alcoolização, criocirurgia)*, com benefício na sobrevida a longo prazo, desde que a doença esteja restrita ao fígado. Tentativa de regredir o estágio da doença permitindo a ressecção também pode ser empregada na presença de lesões bilobares.

Recentemente, outras terapias multimodais vêm sendo empregadas como a infusão de quimioterapia através artéria hepática associada à embolização portal ou não, na tentativa de tornar essas lesões extirpáveis. Entre 16 a 40% dos casos, a ressecção torna-se possível com sobrevida em 05 anos de 17 a 40%.

Esses recursos devem ser utilizados em pacientes com doença confinada ao fígado e boa condição clínica pré-operatória.

RESSECÇÃO NA PRESENÇA DE DOENÇA EXTRA-HEPÁTICA

Muitos pacientes apresentam de forma simultânea ou seqüencial lesões extra-hepáticas. Através da melhora progressiva dos resultados da cirurgia hepática e avanços no tratamento quimioterápico, pacientes com doença extra-hepática podem ser tratados atualmente com intuito curativo.

Metástase pulmonar ressecável não constitui contra-indicação à ressecção de lesão hepática. A cirurgia pode ser realizada em um ou dois tempos, dependendo da magnitude e da presença de lesões em ambos pulmões. A sobrevida em 05 anos dos pacientes submetidos à retirada seqüencial de metástases em fígado e pulmão, varia de 21 a 30%.

A recidiva locorregional restrita ocorre em até 15% dos pacientes submetidos à laparotomia exploradora para ressecção de metástase hepática. Nos pacientes onde ela pode ser extirpada sem resíduo macroscópico, a única perspectiva de sobrevida a longo prazo *(20 a 25% em 05 anos)* é a ressecção de ambas lesões, embora indique um pior prognóstico.

RESSECÇÃO DAS METÁSTASES SINCRÔNICAS

A presença de lesão hepática sincrônica é relacionada à sobrevida a longo prazo inferior às lesões metacrônicas, sobretudo quando comparamos em relação às metacrônicas detectadas após dois anos da ressecção do tumor primário. Pacientes com metástase hepática sincrônica ressecada apresentam sobrevida em 05 anos de 21 a 34% *(Tabela 3)* e inferior a 1%, quando não ressecadas. Portanto, a metástase hepática sincrônica é um fator de risco, e não uma contraindicação, ao tratamento cirúrgico.

Quando a detecção da metástase ocorre no período pré-operatório do tumor primário, há controvérsia sobre ressecção de ambas lesões no mesmo ato cirúrgico. Devido ao edema no território drenado pelo sistema porta causado pela manobra de *Pringle*, prolongamento do tempo operatório, somatório de possíveis complicações da cirurgia hepática e da colorretal e, muitas ve-

Tabela 3 - *Resultado da ressecção de metástase hepática sincrônica.*

Referências	Casuítica	Sobrevida 05 anos
Foster, 1981	136	21%
Adson, 1984	27	26%
Colbourn, 1987	70	34%
Scheele, 1990	85	32%

zes, a falta de capacitação para execução de ambas cirurgias, classicamente, resseca-se o tumor primário e, após 01 a 03 meses, a lesão metastática. Nesse intervalo, o paciente entra em programa de quimioterapia sistêmica. Por outro lado, diversas publicações demonstram a segurança e eficiência da ressecção simultânea com morbidade, mortalidade e sobrevida a longo prazo similares às da ressecção em dois tempos, com benefício ao paciente que submete-se à apenas um estresse cirúrgico. A decisão da ressecção em um só tempo, deve basear-se na magnitude da intervenção sobre o tumor primário e metástase, nas condições clínicas do paciente e na experiência do cirurgião.

Iniciamos a ressecção sempre pelo tumor primário. Nos pacientes com boa condição clínica, tumor de cólon e reto alto onde a cirurgia transcorreu sem intercorrências e o tratamento da metástase requer no máximo hepatectomia direita ou esquerda, preferimos realizar a ressecção no mesmo ato cirúrgico. Em caso de condição clínica desfavorável, idosos, tumor de reto médio ou baixo, cirurgias sobre o tumor primário extensas e tumultuadas ou necessidade de realização de trissegmentectomia hepática, a realizamos em dois tempos.

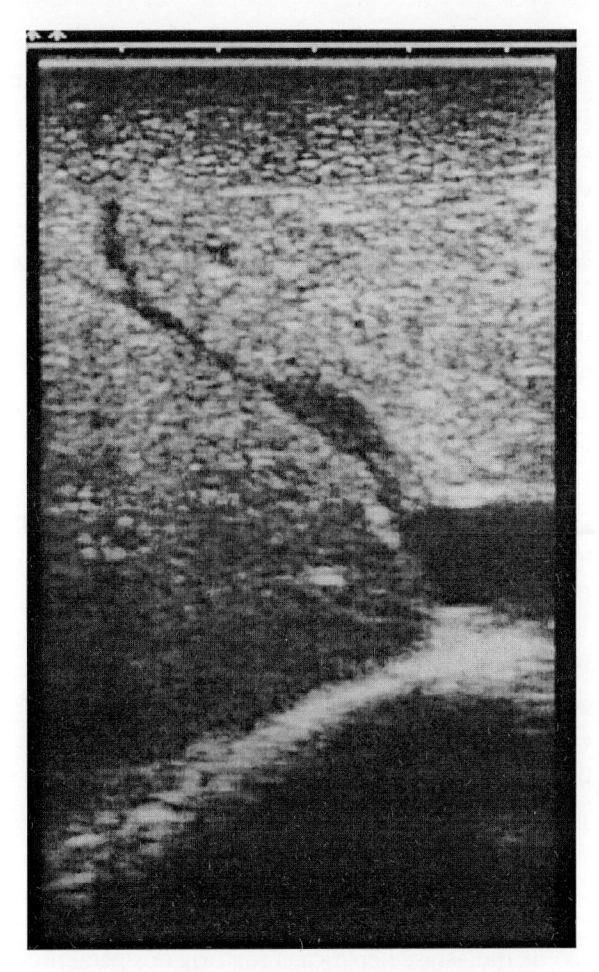

Fig. 2 - *Ultrassonografia intra-operatória com localização das estruturas vasculares.*

RECURSOS INTRA-OPERATÓRIOS DE AUXÍLIO À RESSECÇÃO

Dissecção ultrassônica, por jato d'água, selante de fibrina e diversas outras inovações tecnológicas têm contribuído para o avanço da cirurgia hepática. Contudo, os principais recursos utilizados são: controle vascular e ultrassonografia intra-operatória *(Figura 2)*. Este, por permitir em até 20% dos casos a detecção de lesão metastática adicional mudando a conduta operatória, além de poder indicar ao cirurgião a localização precisa de estruturas vasculares e biliares maiores. Aquele, por minimizar o sangramento durante a ressecção propriamente dita. O controle vascular pode ser utilizado com exclusão hepática total sem preservação do fluxo na veia cava inferior, com preservação do fluxo venoso caval ou ser utilizado como controle parcial, através da manobra de *Pringle* ou suas variações seletivas, conforme a magnitude da operação proposta.

FATORES PROGNÓSTICOS

Os fatores de risco associados à recorrência e óbito podem ser relacionados ao tumor primário, à metástase ou ao procedimento cirúrgico. Seu conhecimento pode contribuir para a seleção racional e objetiva dos pacientes candidatos à ressecção e à terapia multimodal.

Com o objetivo de subdividir os pacientes em grupos de baixo, médio e alto risco, sistemas de pontuação vêm sendo empregados. Modelo preliminar baseado no número de metástases, intervalo livre de doença após a ressecção do tumor primário, nível de CEA e margem de ressecção foi descrito por *Cady* e cols. com grande concordância na sobrevida quando todos os critérios estavam presentes ou ausentes. Porém, poucos pacientes ocupam estes extremos. Na tentativa de graduar o risco nos casos intermediários, *Nordlinger* e cols. propõe um sistema de pontuação, baseado no estudo da evolução de 1568 pacientes de 85 instituições. Os fatores associados de forma independente à menor sobrevida foram idade superior a 60 anos, extensão do tumor primário na serosa ou além desta, comprometimento linfático, intervalo livre de doença inferior a 02 anos, mais do que 03 lesões metastáticas, tamanho da maior lesão > 05 cm, margem de segurança inferior a 01 cm. Cada um destes 07 critérios valendo 01 ponto, temos o grupo de baixo risco *(0-2)* com sobrevida em 02 anos de 79%, o de médio *(3-4)* e alto risco *(5-7)* com sobrevidas de 60% e 43% respectivamente. Fong e cols. sugerem que, baseado em sistema de pontuação, pacientes de alto risco deveriam ser incluídos em protocolos experimentais de terapia multimodal.

Aspectos histológicos *(presença de hepatócitos dentro das metástases)*, ultrassonográficos *(hipoecogenicidade)* e tomográficos *(projeção de tecido hepático no interior da metástase)*, também têm sido relacionados a pior prognóstico.

TRATAMENTO QUIMIOTERÁPICO

Apesar dos benefícios e segurança da ressecção de metástase hepática, a maioria dos pacientes morrerá por doença metastática. Tanto pela impossibilidade de extirpação, quanto pela recidiva da doença no fígado e à distância. Estes pacientes podem beneficiar-se do tratamento quimioterápico, que pode ser sistêmico ou regional.

A quimioterapia sistêmica *(QTS)* foi extensivamente estudada com eficácia limitada. A maioria dos esquemas incluem a associação de 5-fluorouracil *(5-FU)* e leucovorin com taxa de resposta de 23% e sobrevida média de 11.5 meses nos casos não ressecados.

A infusão regional de agentes quimioterápicos *(QTR)* pode ser realizada por radiologia intervencionista ou pela instalação de catéter de longa duração ao nível da bifurcação da artéria hepática, através da artéria gastroduodenal. Devido à baixa retirada de circulação do 5-FU na primeira passagem pelo fígado, a droga mais apropriada seria a fluorodeoxiuridina *(FUDR)*. Essa modalidade oferece taxa de resposta de 42 a 62%, com tendência de sobrevida prolongada na maioria dos estudos e estatisticamente superior em outros, quando comparada à QTS. Podem ser obtidas altas concentrações de quimioterápicos ao nível das lesões hepáticas com menores repercussões sistêmicas, No entanto, esse procedimento

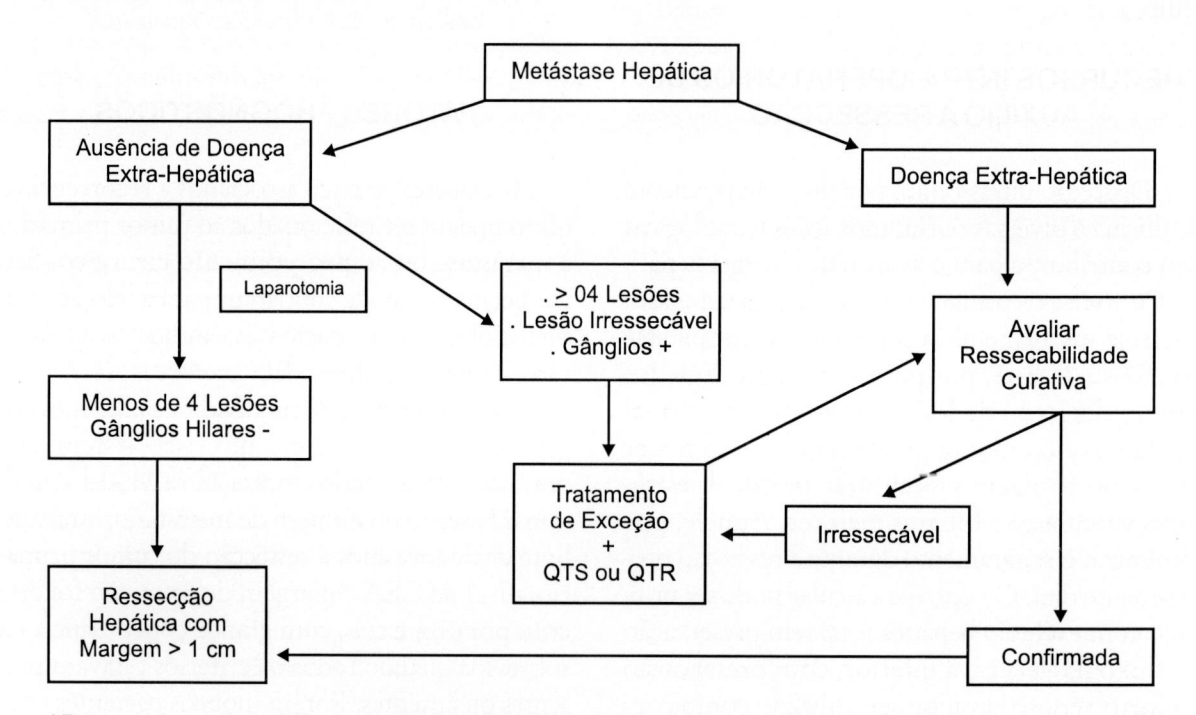

* *Tratamento de exceção = crioterapia, alcoolização, radiofreqüência. QTS = quimioterapia sistêmica. QTR = quimioterapia regional (intrarterial).*

Fig. 3 - *Tratamento das metástases hepáticas do câncer colorretal.*

está relacionado com o surgimento de complicações como hepatite química, esclerose biliar, doença ulcerosa duodenal e gástrica, além das advindas da instalação e uso do catéter. A recorrência extra-hepática tende a ser maior do que na QTS.

A QTS e a QTR podem ser utilizadas de forma isolada ou associada com intuito neo-adjuvante, permitindo a diminuição do tamanho e do número das lesões hepáticas metastáticas irressecáveis a princípio, tornando-as passíveis de ressecção, com sobrevida similar ao grupo geral.

Mesmo com a utilização da ultrassonografia intra-operatória associada à palpação pelo cirurgião, algumas lesões podem ser pequenas demais para serem detectadas, permanecendo no fígado residual. O uso da QTS e da QTR com o intuito adjuvante, após tratamento cirúrgico com intuito curativo, pode aparentemente aumentar a sobrevida a longo prazo por retardar o crescimento ou diminuir a carga tumoral. Porém, estudos prospectivos e randomizados são necessários para comprovação dessas tendências.

O tratamento agressivo das metástases hepáticas do câncer colorretal, através da associação de modalidades terapêuticas, pode aumentar a taxa de ressecabilidade e a sobrevida em grupos selecionados de pacientes. Estes, devem ser tratados conforme algoritmos que ponderem sobre vários aspectos da doença e sejam flexíveis à incorporação de novos tratamentos *(Figura 1)*.

TRATAMENTO ABLATIVO

Várias técnicas podem ser utilizadas com o propósito de destruir ou citorreduzir tumores irressecáveis. Consideramos essas técnicas como tratamento de exceção, visto que o tratamento de eleição é a ressecção com margem ≥ 01 cm. Destacamos a ablação por radiofreqüência, criocirurgia e alcoolização das lesões metastáticas, que podem ser utilizadas de maneira isolada ou complementar à ressecção, por laparotomia ou percutânea guiada por ultrassonografia.

Na ablação por radiofreqüência, ocorre a destruição térmica localizada das lesões pela elevação da temperatura acima de 50°C com desnaturação proteica e destruição da membrana celular do tecido em extensão previamente determinada pelo diâmetro entre os eletrodos de radiofreqüência.

Resposta completa ocorre em até 85% dos casos, nos tumores menores que 05 cm, com sobrevida em 05 anos de até 22%. Complicações leves e graves ocorrem em respectivamente 10-15% e 3,5% dos pacientes. Óbito decorrente do procedimento é raro, geralmente relacionado à lesão de vaso de grande calibre ou lesão de víscera oca pela presença de eletrodo de radiofreqüência em posição extra-hepática. Esse método contribui efetivamente para o aumento da sobrevida dos pacientes não ressecados, quando comparado com a história natural da doença ou com esquemas clássicos de QTS. Refinamentos técnicos recentes do seu uso, como a associação com QTR, talvez contribuam para a melhora nos resultados.

Na crioterapia, através do rápido congelamento dos tecidos pela utilização de nitrogênio líquido, ocorre a destruição tumoral *"in situ"*. Com sobrevida de 55% e 13% em 02 e 03 anos respectivamente. Sua principal limitação são as lesões próximas a vasos sangüíneos maiores, onde a margem de segurança não pode ser respeitada.

A alcoolização de lesões hepáticas é largamente empregada no carcinoma hepatocelular. Devido à diferença de consistência entre a metástase e o tecido hepático *(usualmente não cirrótico)*, vários grupos acreditam que o álcool difunde-se preferencialmente no tecido sadio, com ação limitada sobre a metástase. No entanto, são descritas taxas de resposta total de até 56.3%, com sobrevida média de 21 meses e sobrevida actuarial de 39% em 03 anos. O volume empregado por sessão não deve ultrapassar 10 ml e o volume total a ser utilizado pode ser calculado pela fórmula $V = 4/3 \pi (r+0.5)^3$.

Essas técnicas são ainda consideradas de exceção. Contudo, sobrevida a longo prazo tem sido descrita em pacientes submetidos a estes procedimentos, principalmente em caso de tumor menor que 03 cm. São úteis principalmente nos pacientes inoperáveis devido à condição clínica e naqueles com lesão bilobar, onde realizamos hepatectomia e ablação da lesão contralateral. Atualmente, a ablação por radiofreqüência tem sido progressivamente mais utilizada em nosso meio pela vantagem de prevermos a extensão na destruição tecidual com precisão.

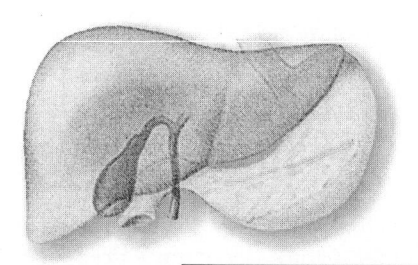

Referências Bibliográficas

01. AZOULAY D; CASTAING D; SMAIL A; ADAM R; CAILLIEZ V; LAURENT A; LEMOINE A; BISMUTH H. Resection of nonresectable liver metastases from colorectal cancer after percutaneous portal vein embolization. Ann Surg; 231(4):480-6, 2000 Apr.

02. BARTOLOZZI C; LENCIONI R. Ethanol injection for the treatment of hepatic tumours. Eur Radiol; 6(5):682-96, 1996.

03. BECKER D; HANSLER JM; STROBEL D; HAHN EG. Percutaneous ethanol injection and radio-frequency ablation for the treatment of nonresectable colorectal liver metastases - techniques and results. Langenbecks Arch Surg; 384 (4): 339-43, 1999 Aug.

04. BISMUTH H; ADAM R. Surgical Treatment of Colorectal Metastatic Liver Disease. In: Arroyo V; Bosch J; Bruguera M; Rodés J; Tapias JMS. Treatment of Liver Diseases. Masson. 369-381,1999.

05. BOLTON JS; FUHRMAN GM. Survival after resection of multiple bilobar hepatic metastases from colorectal carcinoma. Ann Surg; 231(5): 743-51, 2000 May.

06. CHUNG MH; YE W; RAMMING KP; BILCHIK AJ. Repeat hepatic cryotherapy for metastatic colorectal cancer. J Gastrointest Surg; 5(3):287-93, 2001 May-Jun.

07. D'ALBUQUERQUE LAC; GARCIA CE; MENICONI MTM; SOUSA MVA; QUIREZE JÚNIOR C; SILVA AO. Metástases Hepáticas: Visão Cirúrgica. In: Silva AO; D'Albuquerque LAC. Doenças do Fígado. Revinter. 87, 892-909, 2001.

08. DE BAERE T; ELIAS D; DROMAIN C; DIN MG; KUOCH V; DUCREUX M; BOIGE V; LASSAU N; MARTEAU V; LASSER P; ROCHE A. Radiofrequency ablation of 100 hepatic metastases with a mean follow-up of more than 1 year. AJR Am J Roentgenol; 175 (6): 1619-25, 2000 Dec.

09. DOKO M; ZOVAK M; LEDINSKY M; MIJIC A; PERIC M; KOPLJAR M; CULINOVIC R; RODE B; DOKO B. Safety of simultaneous resections of colorectal cancer and liver metastases. Coll Antropol; 24(2):381-90, 2000 Dec.

10. FIGUERAS J; VALLS C; RAFECAS A; FABREGAT J; RAMOS E; JAURRIETA E. Resection rate and effect of postoperative chemotherapy on survival after surgery for colorectal liver metastases. Br J Surg; 88(7):980-5, 2001 Jul.

11. FONG Y. Surgical therapy of hepatic colorectal metastasis. CA Cancer J Clin; 49(4):231-55, 1999 Jul-Aug. Comment In:CA Cancer J Clin. 1999 Jul-Aug;49(4):199-201.

12. FONG Y; FORTNER J; SUN RL; BRENNAN MF; BLUMGART LH. Clinical score for predicting recurrence after hepatic resection for metastatic colorectal cancer: analysis of 1001 consecutive cases. Ann Surg; 230(3):309-18, 1999 Sep.

13. FUJITA S; AKASU T; MORIYA Y. Resection of synchronous liver metastases from colorectal cancer. Jpn J Clin Oncol; 30(1) Abstract, 2000 Jan.

14. GIACCHETTI S; ITZHAKI M; GRUIA G; ADAM R; ZIDANI R; KUNSTLINGER F; BRIENZA S; ALAFACI E; BERTHEAULT-CVITKOVIC F; JASMIN C; REYNES M; BISMUTH H; MISSET JL; LEVI F. Long-term survival of patients with unresectable colorectal cancer liver metastases following infusional chemotherapy with 5-fluorouracil, leucovorin, oxaliplatin and surgery. Ann Oncol; 10(6):663-9, 1999 Jun.

15. GILLAMS AR; LEES WR. Survival after percutaneous, image-guided, thermal ablation of hepatic metastases from colorectal cancer. Dis Colon Rectum; 43(5):656-61, 2000 May.

16. HESLIN MJ; MEDINA-FRANCO H; PARKER M; VICKERS SM; ALDRETE J; URIST MM. Colorectal hepatic metastases: resection, local ablation, and hepatic artery infusion pump are associated with prolonged survival. Arch Surg; 136(3):318-23, 2001 Mar.

17. JAECK D; BACHELLIER P; GUIGUET M; BOUDJEMA K; VAILLANT JC; BALLADUR P; NORDLINGER B. Long-term survival following resection of colorectal hepatic metastases. Association Francaise de Chirurgie. Br J Surg; 84(7):977-80, 1997 Jul.

18. KEMENY MM. Surgical Management of Metastatic Colorectal Cancer of the Liver. In: Wanebo HJ. Surgery

for Gastrointestinal Cancer: A Multidisciplinary Approach. Lippincott-Raven. 47,525-531,1997.

19. KEMENY N; FATA F. Arterial, portal, or systemic chemotherapy for patients with hepatic metastasis of colorectal carcinoma. J Hepatobiliary Pancreat Surg; 6 (1):39-49, 1999.

20. KETTENISS M; SCHUTZ G; ULRICH B. Costs and efficiency of a tumor follow-up program for the detection of colorectal liver metastases. Int J Colorectal Dis; 16(1):28-31, 2001 Feb.

21. KOBAYASHI K; KAWAMURA M; ISHIHARA T. Surgical treatment for both pulmonary and hepatic metastases from colorectal cancer. J Thorac Cardiovasc Surg; 118 (6):1090-6, 1999 Dec.

22. KOEA JB; KEMENY N. Hepatic artery infusion chemotherapy for metastatic colorectal carcinoma. Semin Surg Oncol; 19(2):125-34, 2000 Sep-Oct.

23. LEHNERT T; KNAEBEL HP; DUCK M; BULZEBRUCK H; HERFARTH C. Sequential hepatic and pulmonary resections for metastatic colorectal cancer. Br J Surg; 86(2):241-3, 1999 Feb.

24. LINK KH; PILLASCH J; FORMENTINI A; SUNELAITIS E; LEDER G; SAFI F; KORNMANN M; BEGER HG. Downstaging by regional chemotherapy of non-resectable isolated colorectal liver metastases. Eur J Surg Oncol; 25(4):381-8, 1999 Aug.

25. MERIC F; PATT YZ; CURLEY SA; CHASE J; ROH MS; VAUTHEY JN; ELLIS LM. Surgery after downstaging of unresectable hepatic tumors with intra-arterial chemotherapy. Ann Surg Oncol; 7(7): 490-5, 2000 Aug.

26. Ministério da Saúde.Instituto Nacional de Câncer. http://www.inca.org.br/ Câncer no Brasil: Estimativas. Setembro 2001.

27. MURATORE A; POLASTRI R; BOUZARI H; VERGARA V; FERRERO A; CAPUSSOTTI L. Repeat hepatectomy for colorectal liver metastases: A worthwhile operation? J Surg Oncol; 76(2):127-32, 2001 Feb.

28. NAGAKURA S; SHIRAI Y; HATAKEYAMA K. Computed tomographic features of colorectal carcinoma liver metastases predict posthepatectomy patient survival. Dis Colon Rectum; 44(8):1148-1154, 2001 August.

29. NAGAKURA S; SHIRAI Y; YAMATO Y; YOKOYAMA N; SUDA T; HATAKEYAMA K. Simultaneous detection of colorectal carcinoma liver and lung metastases does not warrant resection. J Am Coll Surg; 193(2):153-60, 2001 Aug.

30. NORDLINGER B; GUIGUET M; VAILLANT JC; BALLADUR P; BOUDJEMA K; BACHELLIER P; JAECK D. Surgical resection of colorectal carcinoma metastases to the liver. A prognostic scoring system to improve case selection, based on 1568 patients. Association Francaise de Chirurgie. Cancer; 77(7):1254-62, 1996.

31. PORTA C; DANOVA M; ACCURSO S; TINELLI C; GIRINO M; RICCARDI A; PALMERI S. Sequential intrahepatic and systemic fluoropyrimidine-based chemotherapy for metastatic colorectal cancer confined to the liver. A phase II study. Cancer Chemother Pharmacol; 47(5):423-8, 2001.

32. RIVOIRE M; DE CIAN F; MEEUS P; GIGNOUX B; FRERING B; KAEMMERLEN P. Cryosurgery as a means to improve surgical treatment of patients with multiple unresectable liver metastases. Anticancer Res; 20(5C):3785-90, 2000.

33. RUERS TJ; JOOSTEN J; JAGER GJ; WOBBES T. Long-term results of treating hepatic colorectal metastases with cryosurgery. Br J Surg; 88(6):844-9, 2001 Jun.

34. SHANKAR A; LEONARD P; RENAUT AJ; LEDERMAN J; LEES WR; GILLAMS AR; HARRISON E; TAYLOR I. Neo-adjuvant therapy improves resectability rates for colorectal liver metastases. Ann R Coll Surg Engl; 83(2):85-8, 2001.

35. SOLBIATI L; IERACE T; TONOLINI M; OSTI V; COVA L. Radiofrequency thermal ablation of hepatic metastases. Eur J Ultrasound; 13(2):149-58, 2001.

36. SPITZ F; BOUVET M; YAHANDA AM. Hepatobiliary Cancers. In: Feig BW; Berger DH; Fuhrman GM. The M.D. Anderson Surgical Oncology Handbook. Lippincott Williams e Wilkins. 232-238,2nd ed. 1999.

37. THIRION P; WOLMARK N; HADDAD E; BUYSE M; PIEDBOIS P. Survival impact of chemotherapy in patients with colorectal metastases confined to the liver: a re-analysis of 1458 non-operable patients randomised in 22 trials and 4 meta-analyses. Meta-Analysis Group in Cancer. Ann Oncol; 10(11):1317-20, 1999.

38. TONO T; HASUIKE Y; OHZATO H; TAKATSUKA Y; KIKKAWA N. Limited but definite efficacy of prophylactic hepatic arterial infusion chemotherapy after curative resection of colorectal liver metastases: A randomized study.. Cancer; 88(7):1549-56, 2000.

39. VAN RIEL JM; VAN GROENINGEN CJ; ALBERS SH; CAZEMIER M; MEIJER S; BLEICHRODT R; VAN DEN BERG FG; PINEDO HM; GIACCONE G. Hepatic arterial 5-fluorouracil in patients with liver metastases of colorectal cancer: single-centre experience in 145 patients. Ann Oncol; 11 (12): 1563-70, 2000.

40. WAISBERG, J; BROMBERG, S; SORBELLO, A A; BARRETO, E; SILVA, O L B V; ZAVADINACK NETTO, M; GODOY, A C; GOFFI, F S. Ressecçao hepatica por metastase de cancer colorretal: analise de sete casos / Hepatic resection of metastases from colorretal cancer: an analysis of seven cases. Rev. bras. colo-proctol; 12 (2):56-60, abr.-jun. 1992.

41. WANEBO HJ; CHU QD; VEZERIDIS MP; SODERBERG C. Patient selection for hepatic resection of colorectal metastases. Arch Surg; 131 (3): 322-9, 1996.

42. WALLACE JR; CHRISTIANS KK; PITT HA; QUEBBEMAN EJ. Cryotherapy extends the indications for treatment of colorectal liver metastases. Surgery; 126 (4):766-72, 1999.

43. YAMAGUCHI J; YAMAMOTO M; KOMUTA K; FUJIOKA H; FURUI JI; KANEMATSU T. Hepatic resections for bilobar liver metastases from colorectal cancer. J Hepatobiliary Pancreat Surg; 7 (4): 404-9, 2000.

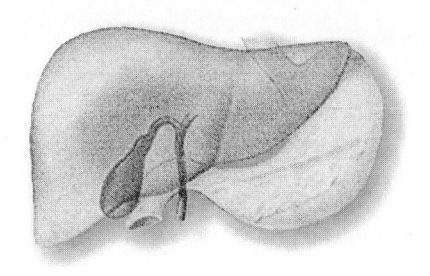

Colangiocarcinoma

capítulo 29

Adhemar Monteiro Pacheco Júnior
Ronaldo Elias Carnut Rêgo
Rodrigo Altenfelder Silva

INTRODUÇÃO

As neoplasias malignas das vias biliares são de ocorrência rara e estão associadas à estase do fluxo normal da bile ou situações predisponentes à infecção da via biliar. Em geral, 95% são adenocarcinomas de pequeno tamanho, com crescimento lento e invadem com freqüência estruturas vasculares do pedículo hepático - veia porta e artéria hepática, impossibilitando a extirpação cirúrgica na maioria dos doentes. A dor e o emagrecimento não são sintomas habituais no início do quadro, ao contrário da obstrução biliar com icterícia progressiva, prurido, colúria e acolia fecal, concomitante à hepatomegalia.

O primeiro relato na literatura de câncer da árvore biliar é de 1889, *Musser* descreveu 18 casos de câncer primário do ducto biliar extra-hepático. Contudo, apenas em 1965, *Klatskin* definiu as características do colangiocarcinoma da junção dos ductos hepáticos direito e esquerdo em 13 doentes. E, em 1975, *Bismuth* e *Corlette* propuseram uma classificação, dependente do local desses tumores em relação à confluência dos ductos hepáticos, que orienta o tratamento cirúrgico.

INCIDÊNCIA

A incidência aumenta com a idade, não havendo nítida distinção quanto ao sexo. Estima-se uma freqüência anual de 1:100.000 indivíduos nos EUA, com maior prevalência *(6,5:100.000)* entre os indígenas americanos, 7,3:100.000 em Israel e 5, 5:100.000 no Japão. Estudos realizados em necrópsias, demonstraram que a ocorrência do colangiocarcinoma varia de 0.01% a 0.46%.

PATOGENIA

A hepatolitíase, infestações parasitárias do fígado *(freqüentes na Ásia)*, alterações císticas congênitas da via biliar associadas ou não à anomalia da junção pancreato-biliar, colangite esclerosante primária, retocolite ulcerativa, radionuclídeos, carcinógenos químicos e drogas são fatores predisponentes do colangiocarcinoma *(Tabela 1)*.

O dióxido de tório *(Thorotrast)*, empregado no princípio da metodologia de imagem com radiocontrastes, está relacionado à patogenia desses tumores e pode ser um indício de que haja participação de outros outros radionuclídeos - radon. O tório tem meia-vida longa, emite energia de partículas alfa e fixa-se ao sistema retículo-endotelial, sendo que indivíduos expostos a este radionuclídeo apresentam na maioria das vezes colangiocarcinoma intra-hepático.

Em modelos animais de experimentação, tem sido possível o desenvolvimento de colangiocarcinoma quando estes animais são expostos a radio-

Tabela 1 - *Fatores predisponentes do colangiocarcinoma.*

Hepatolitíase	Carcinógenos químicos
Chlonorchis sinensis e *Opisthorchis viverrini*	asbestos
Cistos coledocianos	dioxina
Doença de Caroli	nitrosaminas
Colangite esclerosante primária	Drogas
Retocolite ulcerativa	isoniazida
Radionuclídeos	metildopa
dióxido de tório, radon, plutônio e amerício	anovulatório

nuclídeos *(plutônio ou amerício)* e nitrosaminas. Ainda não está claro se fatores genéticos ou ambientais têm alguma importância patogenética.

ANATOMIA PATOLÓGICA

Adenocarcinoma é o tipo histológico mais freqüente, em mais de 95% dos casos e os aspectos de diferenciação celular são muito variáveis. Alguns outros tipos histológicos são relatados e incluem tumores escamosos, mucoepidermóides, carcinóides, leiomiosarcomas, rabdomiosarcomas, cisto-adenocarcinomas e carcinomas de células granulosas. Os adenocarcinomas nodulares apresentam-se com componente fibrótico importante à microscopia ótica.

No colangiocarcinoma bem diferenciado dos ductos biliares é muitas vezes difícil estabelecer a malignidade. Recentemente, outros critérios de comportamento maligno são analisados, incluindo alargamento intra-citoplasmático, variação do tamanho do núcleo e invasão neural. Métodos imuno-histoquímicos demonstraram que o colangiocarcinoma tem reação positiva ao antígeno carcinoembriogênico *(CEA)* e também aos antígenos de carbohidratos *(CA 50 e CA 19/9)*.

Estudos envolvendo a biologia molecular dos colangiocarcinomas definiram características do oncogene *K-ras*, tendo sido estes detectados nos codons 12, 13 ou 61 em até 70% dos tumores intra-hepáticos e peri-hilares. Identificaram-se ainda, anormalidades nos cromossomas 5 e 17, definindo as características *HLA-DR* e documentaram as presenças do oncogene *c-erb*, do fator de crescimento epidérmoide e proliferação de antígenos nucleares.

Em 15% a 30% dos doentes portadores de neoplasmas malignos da árvore biliar, submetidos à exploração cirúrgica, encontram-se metástases hepáticas ou peritoneais não diagnosticadas no estadiamento pré-operatório. E, em 80% de doentes que morrem por colangiocarcinoma, observa-se doença metastática à necrópsia. As metástases ocorrem em linfonodos regionais, no parênquima hepático e no peritônio. As metástases pulmonares acometem até 15% dos doentes, ósseas em 10% e em 3% dos casos encontram-se no cérebro e rins.

Quanto à classificação TNM, definem-se 4 estádios para os colangiocarcinomas:

1. **Estádio I:** Tumor limitado à camada mucosa ou muscular;

2. **Estádio II:** Invasão peri-tumoral, sem comprometimento linfonodal;

3. **Estádio III:** Apresenta invasão linfonodal regional;

4. **Estádio IVa e b:** Invasão peri-tumoral e de linfonodos ou metástases à distância.

DIAGNÓSTICO

No doente ictérico é necessário estabelecer, o mais precoce possível, se há obstrução ao fluxo biliar e uma padronização sequencial que orienta esse diagnóstico é apresentado na forma de um algoritmo *(Figura 1)*.

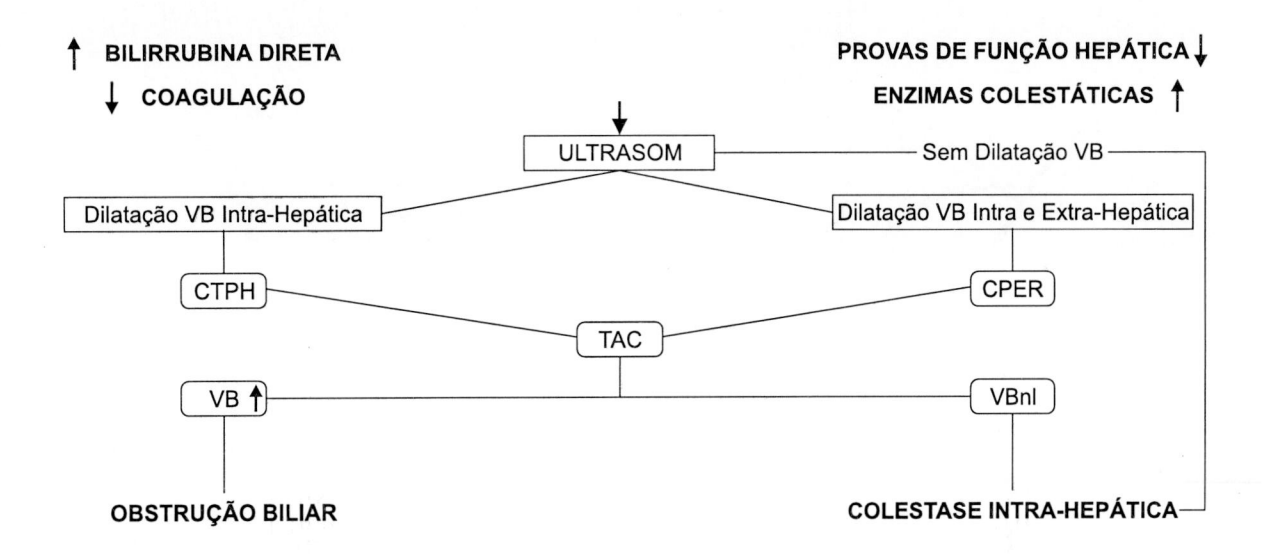

Fig. 1 - *Algoritmo de orientação diagnóstica.*

Propedêutica Clínica

A icterícia progressiva por obstrução do fluxo da bile ocasiona prurido, colúria, acolia fecal e manifesta-se precocemente nos tumores da via biliar extra-hepática. Todavia, o retardo no diagnóstico da causa da icterícia obstrutiva impede a ressecção cirúrgica em até 70% dos doentes, que se encontram com doença avançada, havendo com freqüência invasão das estruturas vasculares do pedículo hepático.

A localização anatômica dos tumores da árvore biliar é de grande importância na escolha do tratamento e na avaliação do prognóstico. Embora algumas classificações quanto à localização do colangiocarcinoma sejam encontradas na literatura, a mais adequada é ainda a proposta por *Bismuth* e *Corlette* em 1975 *(Figura 2)*. Os tumores são denominados de intra-hepáticos, peri-hilares, distais ou difusos. Em até 60% dos casos são de localização peri-hilar e no ducto hepático comum. Os que se localizam na via biliar intra-hepática são considerados como tumores primários do fígado e os que acometem o colédoco distal são tratados como tumores da região peri-ampolar. A forma de acometimento difusa é muito rara, sendo desalentador qualquer tipo de tratamento.

O colangiocarcinoma acomete principalmente indivíduos na sexta década e, apesar da icterícia ocorrer no estádio inicial da doença, decorrente da colestase extra-hepática determinada pela obstrução da via biliar, o diagnóstico precoce é eventual, pois muito desses doentes ainda são tratados como portadores de lesão hepato-celular. É importante salientar que, a ultrasonografia abdominal deve ser exame rotineiro em doentes ictéricos, orientando assim a necessidade de outros métodos de imagem - tomografia abdominal, colangio-pancreato-ressonância, colangiografia percutânea ou transpapilar - que permitirão definir o local ou a causa da obstrução da árvore biliar.

Os sintomas iniciais de doença maligna, inapetência - adinamia - prurido - perda de pêso sem causa aparente - dor abdominal incaracterística, são muito vagos e a colangite não é freqüente. Nos tumores localizados acima da confluência dos ductos hepáticos direito e esquerdo, esses sintomas inespecíficos sobressaem e a icterícia não é habitual, encontrando-se aumento do lobo hepático comprometido e aumento das enzimas canaliculares.

Ao exame físico, a icterícia acentuada e hepatomegalia são sinais freqüentes, sendo raro a palpação de tumor no hipocôndrio direito, exceto se houver maior acometimento do fígado. Em geral, como na maioria das vezes a obstrução é acima da junção colédoco-cístico, raramente a vesícula biliar estará distendida.

Tipo I

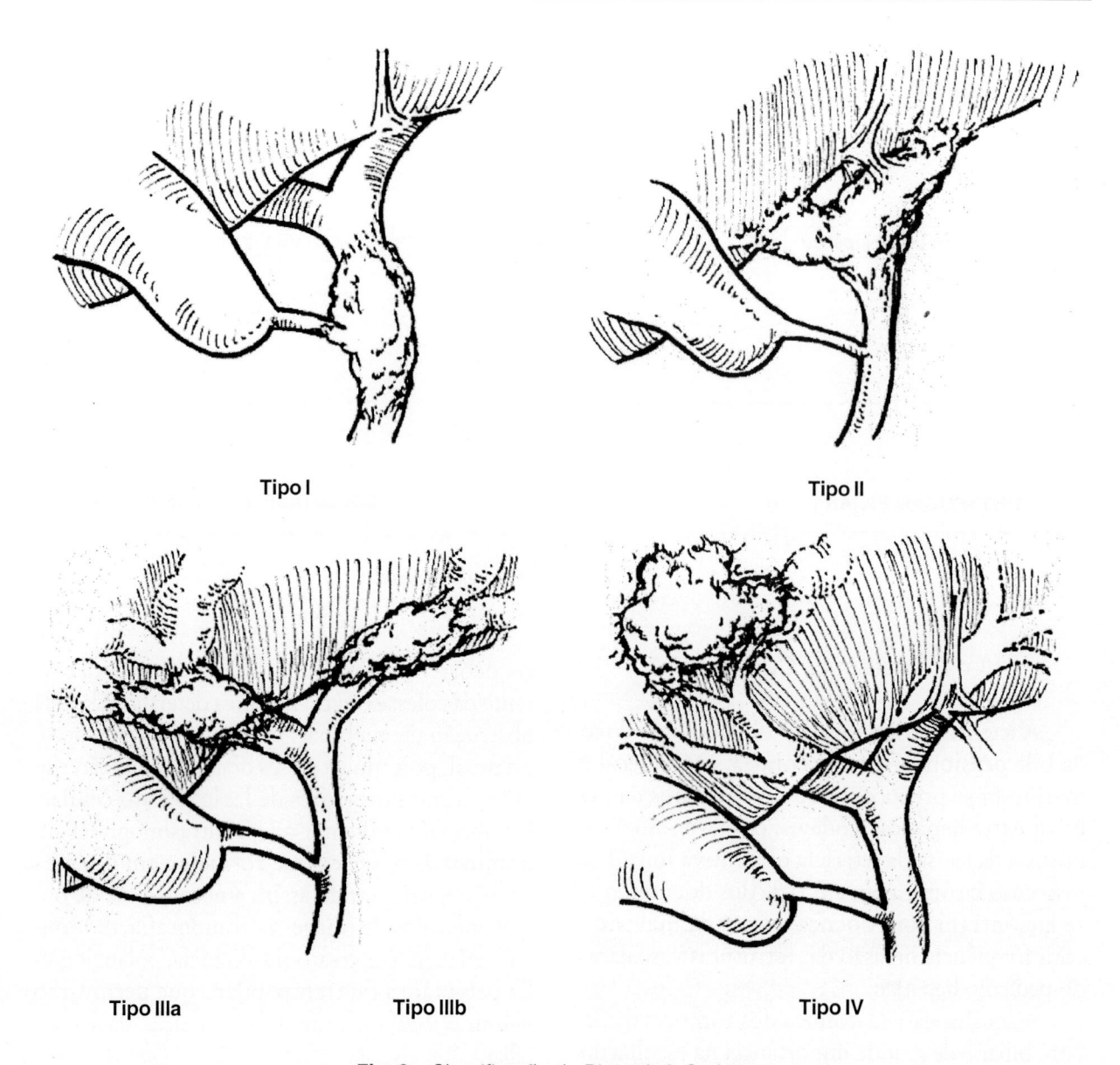

Tipo II

Tipo IIIa

Tipo IIIb

Tipo IV

Fig. 2 - *Classificação de Bismuth & Corlette.*

PROPEDÊUTICA LABORATORIAL

Além de exames para avaliação geral, é necessário analisar as condições cardio-circulatórias, respiratórias, renais e metabólicas, pois em geral são doentes idosos. A icterícia obstrutiva irá determinar o aumento das bilirrubinas, principalmente da fração conjugada, discreta alteração das enzimas hepato-celulares *(transaminases: TGP/ALT e TGO/AST)*, acentuação das enzimas canaliculares *(fosfatase alcalina e gamaglutamil-transferase)*, anormalidades da coagulação sanguínea por redução da atividade da protrombina e comprometimento da síntese protêica com redução dos níveis de albumina plasmática. Os marcadores tumorais dosados no sangue, alfafeto-proteína *(AFP)* e CEA, em geral são normais e o CA 19/9 e CA 50, embora elevados, apresentam redução com qualquer método que determine a desobstrução da via biliar.

PROPEDÊUTICA ARMADA

Os exames de imagem no período pré-operatório devem permitir avaliar a extensão local do tumor, definir o envolvimento dos ductos biliares, do fígado, dos vasos portais e de metástases à distância.

A ultrasonografia percutânea é um exame indispensável para qualquer doente portador de icterícia, pois além de demonstrar sinais indiretos de obstrução biliar, decorrente do achado de dilatação das vias biliares intra- e/ou extra-hepática com possível localização do ponto de oclusão, propicia estudo adequado da vesícula biliar, que na maioria dos doentes portadores de colangiocarcinoma não se apresenta distendida. É ainda possível a detecção de implantes metastáticos.

A tomografia computadorizada é importante na avaliação da extensão da doença, porém são os exames contrastados da via biliar que melhor definem o local da obstrução biliar. Nos tumores de localização junto ao hilo hepático, a colangiografia percutânea auxilia no planejamento cirúrgico e, nas obstruções distais é preferível a realização da colangiografia transpapilar. As angiografias, para o estudo do comprometimento dos vasos do pedículo hepático, além de invasivas, não são mais essenciais após a introdução dos novos métodos de exames.

Recentes estudos demonstram aumento de sensibilidade no diagnóstico de tumores pequenos e avaliação do comprometimento vascular com novos métodos de imagem: ultrasonografia duplex, endoscópico ou intra-ductal, tomografia helicoidal e a colangio-ressonância magnética *(Figura 3)*.

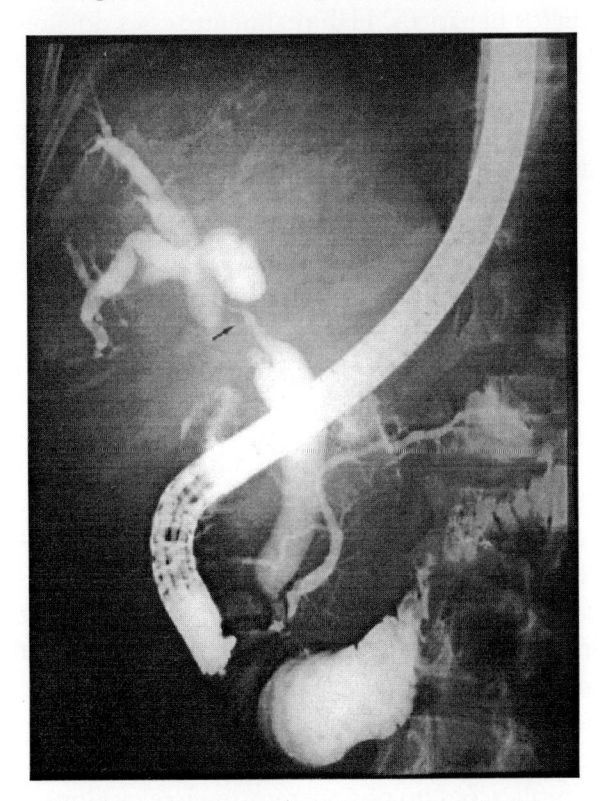

Fig. 3 - *Colangiopancreatografia endoscópica retrógrada com falha de enchimento junto à confluência dos ductos hepáticos.*

Esses novos métodos de diagnóstico tem permitido a obtenção de material do tumor através de punção aspirativa com agulha fina ou coleta da bile, que podem contribuir para a realização de diagnóstico citológico ou imuno-citológico desses tumores em até 2/3 dos doentes no período pré-operatório.

Para muitos doentes, a vídeo-laparoscopia diagnóstica seguida ou não da exploração cirúrgica é necessária. Pois, apesar do avanço nos exames subsidiários, com freqüência não se estabelece o diagnóstico definitivo da etiologia ou da extensão da obstrução biliar. O cirurgião poderá realizar exames anatomopatológicos de congelação e avaliar a possibilidade de ressecção do tumor ou, se julgar conveniente, a colangiografia e o ultrasom intra-operatório permitirão maior acurácia na investigação da invasão e disseminação do tumor.

TRATAMENTO DO TUMOR PRIMÁRIO

Os critérios de ressecabilidade do câncer dos ductos biliares incluem fatores gerais relacionados ao doente *(idade, condições clínicas, funções cardio-respiratória, renal e hepática, alterações da coagulação, comprometimento nutricional e sepse)* e aspectos intrínsecos dos tumores *(invasão hepática, colônica, duodenal e de estruturas vasculares; metástases no fígado, peritoneal e à distância)*.

A drenagem biliar interna, através da colocação de próteses transtumorais percutâneas ou endoscópicas transpapilares, com o intuito de melhorar as condições clínicas no pré-operatório, tem sido indicada aos doentes que necessitarão ser submetidos a ressecções hepáticas.

Como salientado anteriormente, a classificação de *Bismuth* e *Corlette* define o tratamento ressectivo dos colangiocarcinomas *(Figura 2)*, sendo:

1. **Tipos I e II:** Extirpação do tumor e anastomose bílio-digestiva em Y de Roux;

2. **Tipos IIIa e IIIb:** Hepatectomia direita ou esquerda com reconstrução biliar;

3. **Tipo IV:** Tumor irresecável por comprometimento hepático bilateral.

Indubitavelmente, a extirpação do colangiocarcinoma e o restabelecimento adequado do fluxo biliar é a conduta de eleição. O acesso amplo à cavidade peritoneal é obtido com a incisão subcostal bilateral, sendo necessário uma avaliação criteriosa da possibilidade de ressecção, pois em até 15% dos doentes, encontram-se metástases hepáticas, linfonodais regionais ou implantes peritoneais no intra-operatório.

Em tumores localizados no ducto hepático proximal, a via biliar distal deve ser isolada da veia porta e artéria hepática, prosseguindo-se a dissecção cranialmente em direção ao hilo hepático e, após isolamento do tumor, faz-se a secção do colédoco junto ao duodeno. O colédoco distal deve ser transfixado com fio inabsorvível junto à borda duodenal superior e o método ideal de reconstrução do fluxo biliar para o tubo digestivo deve ser com o jejuno em Y de Roux.

Vários são os métodos de anastomose bílio-entérica descritos na literatura e os resultados, desde que respeitados os preceitos técnicos cirúrgicos, são bastante semelhantes.

Em nosso grupo, após a extirpação do tumor, a 1ª alça jejunal exclusa é transposta ao andar supra-mesocólico, através de orifício no mesocólon à direita do tronco médio dos vasos cólicos e em situação retro-gástrica, obtendo-se um trajeto mais curto. Conseqüentemente, evita-se tanto a distensão do pedículo vascular mesenterial da alça jejunal exclusa, quanto uma possível compressão desta sobre o arco duodenal *(Figura 4)*.

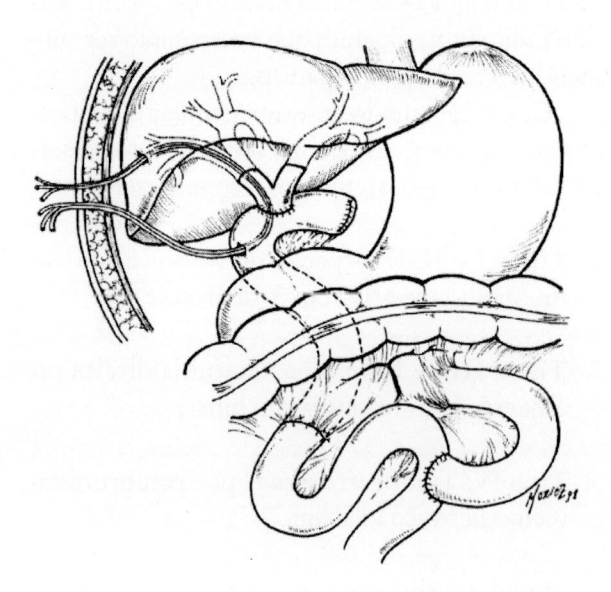

Fig. 4 - *Método de reconstrução bílio-digestiva.*

A anastomose bílio-digestiva término-lateral é feita em dois planos de sutura com pontos separados, empregando fio absorvível sintético no plano total e fio inabsorvível no sero-muscular. Se houver necessidade, o prolongamento da incisão na face anterior do ducto hepático esquerdo, proposto por *Hepp-Couinaud*, permite uma ampliação muito satisfatória da boca proximal do ducto biliar.

Nos tumores de *Klatskin*, localizados no hilo hepático e passíveis de ressecção, será necessário praticar-se a anastomose dos ductos biliares direito e esquerdo na alça jejunal isolada. Nesta situação, temos utilizado apenas o plano total de sutura e 2 a 3 drenos de silicone de calibre fino nos ductos hepáticos trans-anastomóticos em "U" *(Figura 4)*, método divulgado por *Praderi*, que permanecem em geral acima de 6 meses. As vantagens são: facilitação na confecção da anastomose em ductos sem dilatação, redução da tensão na linha de anastomose, drenagem por capilaridade, moldagem da anastomose com prevenção da estenose tardia e estudo radiológico contrastado no pós-operatório.

Raro será a possibilidade de praticar-se a hepatectomia direita ou esquerda em portadores de colangiocarcinomas localizados nos respectivos ductos hepáticos. Habitualmente, esses doentes apresentam-se em estádio avançado da doença e com invasão de estruturas vasculares, pois a icterícia não ocorre em fases precoces da obstrução ductal unilateral.

TRATAMENTO PALIATIVO

Cirurgico

Em alguns doentes a paliação cirúrgica será necessária, decorrente da impossibilidade de acesso aos métodos menos invasivos, ou do insucesso no emprego destes, ou ainda, quando apenas durante o ato cirúrgico ficar definido a impossibilidade da ressecção do tumor. O escopo do tratamento deverá ser sempre a obtenção de uma drenagem biliar interna, quer através de coledocotomia e tentativa de intubação trans-tumoral ou por meio de anastomoses hepato-jejunais periféricas em Y de Roux - técnica de *Longmire* ou *Couinaud-Soupault*. Os índices de complicações no pós-operatório são elevados e a mortalidade é alta, o que favorece o esforço de indicação de métodos menos agressivos.

NÃO CIRÚRGICO

Está indicado aos doentes sem condições clínicas de suportar o procedimento cirúrgico ou se houver diagnóstico de doença metastática no período pré-operatório. Se, no entanto, não houver possibilidade de avaliação e diagnóstico nessa fase, a agressão mínima da vídeo-laparoscopia torna o procedimento ideal para o estadiamento local e obtenção de biópsias.

O aprimoramento de técnicas de radiologia intervencionista, através de punção percutânea da árvore biliar e de métodos endoscópicos transpapilares com finalidade terapêutica proporcionaram a possibilidade de paliação não cirúrgica. A colocação de próteses trans-tumorais, plásticas ou metálicas, que podem aliviar a icterícia por uma drenagem biliar interna definitiva, são procedimentos de mínima agressão e devem ser indicados à maioria dos doentes portadores de tumores irressecáveis, embora não sejam intervenções isentas de riscos e complicações. Esses métodos devem também ser indicados aos doentes sépticos, nos quais se suspeita da associação de colangite aguda grave *(Figura 5)*.

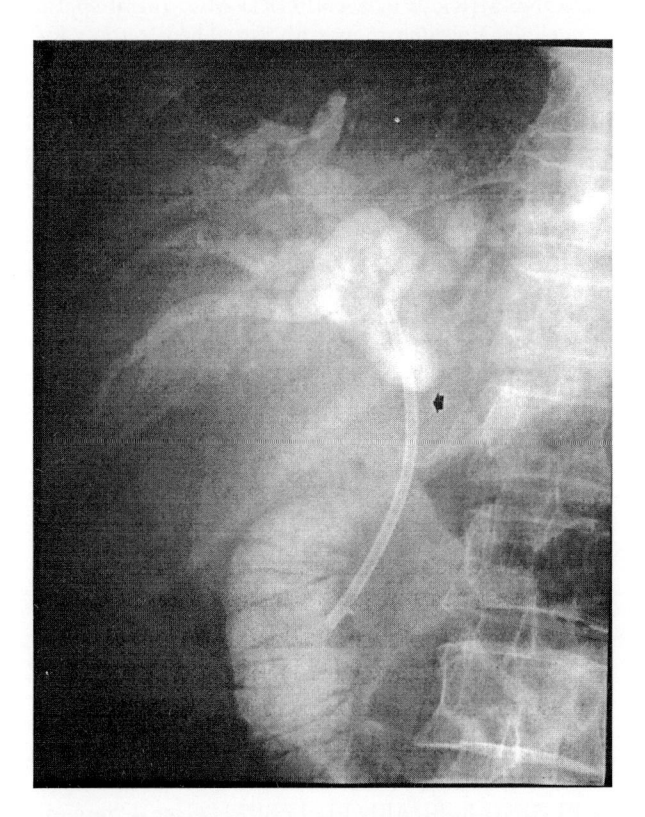

Fig. 5 - *CPER e colocação de prótese plástica trans-tumoral.*

A drenagem biliar externa, mesmo de caráter temporário, deve ser contra-indicada, em decorrência da má qualidade de vida que determina aos doentes.

TRATAMENTO ADJUVANTE

Até o momento, nenhuma das terapêuticas adjuvantes *(imunoterapia, quimioterapia, radioterapia intra- ou pós-operatória e braquiterapia)* mostraram qualquer eficácia no tratamento das neoplasias malignas da via biliar. Vários protocolos de estudo são publicados, porém a sobrevivência de 5 anos não tem sido modificada.

RESULTADOS

Em função da evolução silenciosa e do diagnóstico tardio do colangiocarcinoma, mais de 70% dos doentes apresentam-se com a doença em estádio avançado e são encaminhados ao tratamento paliativo, tendo sobrevida média de apenas 9 meses. Nesses doentes, quando for possível a ressecção paliativa, a média de sobrevivência situa-se em torno de 20 meses. E, a sobrevida de 5 anos, mesmo nas extirpações consideradas como curativas, encontra-se abaixo 5%. Alguns relatos sugerem o emprego de cirurgias ampliadas de ressecção para os tumores da via biliar, ou de transplante de fígado em portadores de colangiocarcinoma, porém os resultados não são significantes e a recidiva da doença ocorre precocemente.

Definir e acompanhar grupos de doentes com os citados fatores predisponentes, realizando um diagnóstico e tratamento cirúrgico ressectivo precoce, ainda é a única maneira de obter bons resultados em doentes portadores de colangiocarcinoma. Novos protocolos de tratamentos tem sido realizado com quimioterápicos neoadjuvantes, associados a outras modalidades terapêuticas, como os antagonistas dos receptores da colecistocinina, porém os resultados do emprego na prática clínica não estão definidos. Espera-se, como nas diversas áreas da Medicina, que a Biologia Molecular possa permitir a seleção de grupos de riscos para o desenvolvimento desses tumores.

Agradecemos a *André de Moricz*, Pós-Graduando do Grupo de Vias Biliares e Pâncreas, pela realização das ilustrações *(Figuras 2 e 4)*.

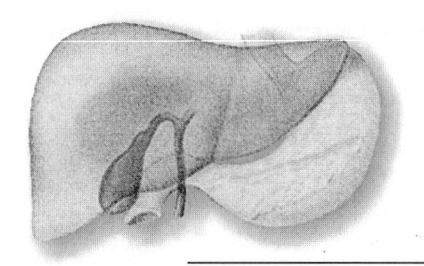

Referências Bibliográficas

01. BLUMGART LH. Hilar and intrahepatic biliary anastomosis. Surg Clin north Am 1994; 74: 845-863.

02. BLUMGART LH, THOMPSOM SN. The management of malignant strictures of the bile duct. Curr Prob Surg 1987; 24: 74-127.

03. BISMUTH H, CORLETTE MB. Intrahepatic cholangioenteric anastomosis in carcinoma of the hilus of the liver. Surg Gynecol Obstet 1975; 140: 170-176.

04. CAMERON JL, PITT HA, ZINNER MJ, et al. Management of proximal cholangiocarcinomas by surgical resection and radiotherapy. Am J Surg 1990; 159: 91-98.

05. CASAVILLA FA, MARSH JW, IWATSUKI S, et al. Hepatic resection and transplantation for peripheral cholangiocarcinoma. J Am Coll Surg 1997; 185: 429-436.

06. CHIJIIWA K, ICHIMIYA H, KUROKI S, et al. Late development of cholangiocarcinoma after the treatment of the hepatolithiasis: immunohistochemical study of mucin carbohydrates and core proteins in hepatolithiasis and cholangiocarcinoma. Int J Surg 1993; 55: 82-91.

07. DAYTON MT, LONGMIRE Jr. WF, TOMPKINS RK. Caroli's disease: a premalignant condition? Am J Surg 1983; 145: 41-47.

08. FLEISCHMANN D, RINGL H, SCHOFL R, et al. Three dimensional spiral CT cholangiography in patients with suspected obstrutive biliary disease: comparison with endoscopic retrograde cholangiography. Radiology 1996; 198: 861-868.

09. GORDON S, OUTWATER EK. Imaging the pancreatic and biliary ducts with MR. Radiology 1994; 122: 19-21.

10. HADJIS N, BLENKARN J, ALEXANDER N, et al. Outcome of radical surgery in hilar cholangiocarcinoma. Surgery 1990; 107: 597-604.

11. HASWELL-ELKINS MR, SATARUG S, ELKINS DB. Opisthorchis viverrini infection in Northeast Thailand and its relationship to cholangiocarcinoma. J Gastroenterol Hepatol 1992; 7: 538-548.

12. HEPP J, COUINAUD C. L'abord et l'utilisation du canal hépatique gauche dans le reparations de la voie biliaire principale. Presse Méd 1956; 64: 947.

13. ITO Y, KOJIRO M, NAKASHIMA T, et al. Pathomorphologic charactristics of 102 cases of Thorotrast-related hepatocellular carcinoma, cholangiocarcinoma and hepatic angiosarcoma. Cancer 1988; 62: 1153-1158.

14. KLATSKIN G. Adenocarcinoma of the hepatic duct at its bifurcation within the porta hepatis: an unusual tumour with distinctive clinical and pathological features. Am J Med 1965; 38: 241-247.

15. KOZU T, SUDA K, TOKI F. Pancreatic development and anatomical variation. Gastrointest Endosc Clin north Am 1995; 5: 1-30.

16. LONGMIRE WP, SANFORD MC. Intrahepatic cholangiojejunostomy with partial hepatectomy for biliary obstruction. Surgery 1948; 128: 330-347.

17. MONTEMAGGI P, MORGANTI AG, DOBELBOWER RR, et al. Role of intraluminal brachytherapy in extrahepatic bile duct and pancreatic cancers: is it just for palliation? Radiology 1996; 199: 861-866.

18. NIMURA Y HAYAKAWA N, KAMIYA J et al. Combined portal vein and liver resection for carcinoma of the biliary tract. Br J Surg 1991; 78: 727-731.

19. NORDBACK IH, PITT HA, COLEMAN JA, et al. Unresectable hilar cholangiocarcinoma: percutaneous versus operative palliation. Surgery 1994; 115: 597-603.

20. PACHECO Jr. AM, CASAROLI AA. Ictericias cirúrgicas. Clin Bras Cir 1995; 1: 69-79.

21. PITT HA, DOOLEY WC, YEO CJ, et al. Malignancies of the biliary tree. Curr Prob Surg 1995; 32: 7-90.

22. PRADERI RC, ESTEFAN AM, TISCORNIA E. Transhepatic intubation in benign and malign lesions of the biliary ducts. Curr Prob Surg 1985; 22:1.

23. REDING R, BUARD J-L, LEBEAU G, et al. Surgical management of 552 carcinomas of the extrahepatic

bile ducts (Gallbladder and periampullary tumors excluded). Ann Surg 1991; 213: 236-241.

24. SHER L, IWATSUKI S, LEBEAU G, et al. Hilar cholangiocarcinoma associated with clonorchiasis. Dig Dis Sci 1989; 34: 1121-1126.

25. SHERLOCK S, DOOLEY J. Tumours of the gallbladder and bile ducts. In: Sheila Sherlock & James Dooley - Diseases of the liver and biliary system. Blackwell Science, London, 1997, 10th ed. pp 641-649.

26. SONS HU, BORCHARD F. Carcinoma of the extrahepatic bile ducts: postmortem study of 65 cases and review of the literature. J Surg Oncol 1987; 34: 6-12.

27. SOUPAULT R, COUINAUD C. Sur un procédé nouveau de dérivation biliaire intra-hépatique: les cholangio-jejunostomie gauche sans sacrifice hépatique. Presse Méd 1957; 65: 1157-1159.

28. ROSSI RL, TSAO JI. Biliary reconstruction. Surg Clin north Am 1994; 74: 825-841.

29. TAMADA K, IDO K, UENO N, et al. Preoperative staging of extrahepatic bile duct cancer with intraductal ultrasonography. Am J Gastroenterol 1995; 90: 239-246.

30. TASHIRO S, TSUJI T, KANEMITSU K, et al. Prolongation of survival for carcinoma at the hepatic duct confluence. Surgery 1993; 113: 270-278.

31. TIO TL. Proximal bile duct tumors. Gastrointest Endosc Clin north Am 1995; 5: 773-780.

32. VOYLES CL, SMADJA C, SHANDS WC, et al. Carcinoma in choledocal cysts: age-related incidence. Arch Surg 1983; 118: 986-991.

33. WATERHOUSE JC, MUIR P, CORREA S. Cancer incidence in five countries. Lyon (France): VO3 TARC Scientific Publishers, International Agency for Research in Cancer, 1976.

34. YEO CJ, PITT HA, CAMERON JL. Cholangiocarcinoma. Surg Clin north Am 1990; 70: 1429-1447.

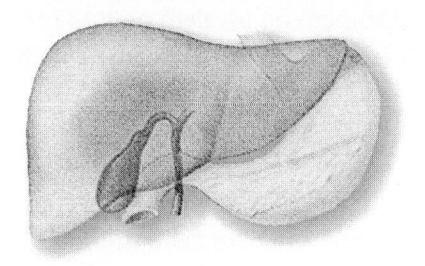

Ressecções Hepáticas

capítulo 30

Sergio San Gregório Favero

As ressecções do fígado são freqüentemente denominadas hepatectomias, que na realidade correspondem a um tipo particular de ressecção. Nesse capítulo, consideramos o termo "ressecção hepática" ao invés de "hepatectomia" por ser mais abrangente. As ressecções parciais são utilizadas para remoção de tumores que envolvem o fígado, primários ou secundários. Os principais tipos de ressecção são:

- Hepatectomia direita;
- Hepatectomia esquerda;
- Lobectomia direita;
- Lobectomia esquerda;
- Trissegmentectomia direita;
- Trissegmentectomia esquerda;
- Segmentectomias e sub-segmentectomias, que são procedimentos entre as ressecções maiores e as ressecções menores *(ressecção em cunha)*;
- Ressecções complexas, para tumores localizados no hilo, com obstrução biliar, e/ou no lobo caudado.

ANATOMIA E CLASSIFICAÇÃO

É de grande importância o conhecimento anatômico do fígado, de seus vasos e canais biliares para se entender qualquer tipo de ressecção parcial. O fígado é dividido em setores, formados por segmentos, supridos por ramos da tríade portal e drenados por veias hepáticas. Assim, a ressecção parcial é definida como a remoção de um ou mais segmentos pelo isolamento do pedículo portal revelante e veia hepática a veia hepática associada. O principio da ressecção segmentar e sub-segmentar já foi descrito de modo brilhante juntamente com técnicas de ultra-som intra-operatório, para identificar estruturas intra-hepáticas, refinou o conhecimento anatômico dessas estruturas, promovendo grande avanço nesse tipo de cirurgia.

DIVISÃO ANATÔMICA DO FÍGADO

A linha de *Cantlie* é uma estrutura anatômica importante para a orientação cirúrgica, que vai da margem medical da vesícula à veia cava, posteriormente. Cada uma dessas porções do fígado direito e esquerdo é subdividida em segmentos. O ligamento Teres divide o fígado esquerdo. A porção esquerda do ligamento Teres é o lobo esquerdo, e à direita, o lobo direito.

Os ramos da veia porta e da artéria hepática determinam os segmentos *(organização segmentar)* e situam-se entre essas porções de tecido hepático. Entre os setores, as veias hepáticas de drenagem convergem posteriormente ao encontro da veia cava e marcam a "cisura principal" do fígado.

O propósito prático da anatomia segmentar é a determinação de cinco tipos ressecções *(Tabela 1)*, ressaltam a importância da fissura umbilical. A nomenclatura alternativa correspondente é citada.

Uma terceira classificação, também relacionada com a divisão segmentar do fígado é mostrada.

Os ramos da veia porta e da artéria hepática se dividem no hilo hepático. Após a abertura do peritônio que os envolvem, esses vasos podem ser isolados separadamente. A confluência dos ductos biliares também ocorre fora do hilo hepa'tico. No delta da veia porta principal o ramo direito é curto e seu primeiro ramo geralmente sai póstero-inferiormente, sendo fácil sua lesão durante o isolamento do ramo direito da veia porta. Ao contrário, o esquerdo é mais longo e horizontal e é mais fácil de ser de ser dissecada. O ligamento falciforme corre para dentro da fissura umbilical. Na sua base existem os ramos vasculares e biliares esquerdos do fígado. Após entrar na fissura umbilical, o ramo portal esquerdo *(II e III)*, mas junto com ramos da artéria hepática, para o segmento IV *(lobo quadrado)* do fígado esquerdo.

O fígado está situado anteriormente à veia cava, logo abaixo do diafragma, e o cueso das veias hepáticas é curva para dentro da veia cava. A veia hepática direita e,erge da cisura direita e, freqüentemente, penetra na veia cava separadamente. A veia hepática esquerda corre entre a cisura do II e III e, freqüentemente, une-se com a veia hepática média, que ocupa a cisura principal, antes de juntar-se com a veia hepática esquerda ou à veia cava.

O lobo caudado está aplicado justamente à esquerda da veia cava, drenando diretamente para dentro dela. Várias pequenas veias do lobo caudado drenam, em número variável, para a veia cava na região posterior do fígado.

A principio, as ressecções hepáticas maiores podem ser conduzidas por isolamento dos vasos suplentes e ductos biliares da área a ser removida, fora do parênquima hepático, determinando-se unicamente uma isquemia local.

Mais recentemente o controle vascular intra-hep;atiço foi preconizado. Pode ser obtido por digitoclasia euso de pinças vasculares. A sigitoclasia é a fratura digital do parênquima hepático, expondo os vasos e ductos, que são ligados individualmente. Na prática, a maioria dos cirurgiões combina estas táticas cirúrgicas.

O isolamento inicial dos vasos do hilo, fora do fígado, seguido da ligadura e secção dessas estruturas e subseqüente dissecção do parênquima tem sido nossa preferência. Para grandes tumores e massas que comprimem ou invalem no hilo preferimos a ressecção hepática com isquemia total do fígado.

INVESTIGAÇÕES PRÉ-OPERATÓRIAS

Tem por finalidade determinar o tipo de tumor que invade o fígado e predizer o índice de ressecabilidade.

Uma vez que as ressecções hepáticas têm o risco de determinar hemorragia ou fístula biliar, em situações especiais há a necessidade de estudo prévio da anatomia da rede arterial do fígado ou da arvore biliar. Isso pode ser feito com o uso da angiografia. A angiografia fornece dados a respeito das alterações e variações da artéria hepática e seus ramos. Por ser um método invasio e não isento de riscos, não é preconizada sua realização sistemática por alguns autores, porém outros a consideram necessária e de valor.

A ressonância magnética é um método desenvolvido recentemente, pouco invasivo e que pode fornecer dados semelhantes à angiografia quanto ao comprometimento tumoral intravascular. A colangia-ressonância mostra a anatomia da árvore biliar intra-hepática com bastante nitidez, sem a necessidade de administração de contraste magnético. A ressonância tem a possibilidade de fornecer imagens do tumor ou dos vasos em aspecto tridimensional.

A ultra-sonografia, por ser um método de imagem barato e relativamente de fácil execução, é realizada em quase todos os casos de tumores hepáticos. Em alguns casos evita a necessidade da realização da angiografia, principalmente para o colangiocarcinoma hilar. Atualmente, vem se desenvolvendo a técnica da ultra-sonografia intracaval, que fornece imagens muito interessantes dos tumores hepáticos. A ultra-sonografia é também utilizada no intra-operatório. É considera necessária para execução de ressecções de tumores nos doentes cirróticos, uma vez que a quantidade de parênquima a ser ressecada deve ser a mínima possível, permitindo também uma margem de ressecções livre de tumor.

Um tipo de exame que se mostra quase indispensável para avaliação do tipo e da ressecabilidade tumoral é a tomografia computadorizada espiral *(Figura 1)*. É de grande valor e geralmente traz inú-

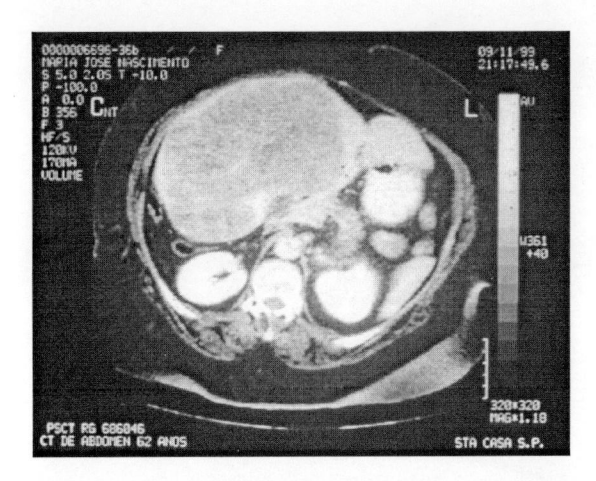

Fig. 1 - *Tomografia hepática evidenciando extensa massa tumoral (hepatocarcinoma) em fígado direito.*

meras informações como invasão vascular, invasão do diafragma, comprometimento hilar, invasão bilobar e até o padrão vascular do tumor. Combinada com a angiografia, denominada arterio ou porto-tomografia, dependendo do ramo arterial cateterizado, aprimora a detecção de nódulos pequenos *(0,5 a 1 cm)* e traz grande probabilidade diagnostica.

A colangiografia transpapilar ou percutânea é um exame que pode trazer informações importantes quanto ao comprometimento ou invasão da via biliar, principalmente na presença de icterícia.

A biópsia hepática é inconveniente, podendo determinar rotura, sangramento ou disseminação tumoral se a massa for ressecável. Para tumores grandes, que dão sintomas importantes para os doentes, praticamente a biópsia fica dispensável, uma vez que necessariamente a massa deve ser extirpada. A ocorrência de fístula biliar ou hemobilia tem sido relatada. No entanto, pode ser o único método disponível após tentativas diagnosticas com outros recursos que resultaram infrutíferos. Os tipos de biópsias são:

- Percutânea;
- Aberto.

Para nódulos pequenos pode haver necessidade da orientação da agulha com métodos de imagem como a ultra-sonografia ou tomografia computadorizada para se coletar eficientemente o tecido tumoral. A biópsia é importante para se determinar o tipo histológico e diferenciação do tumor, na eventualidade de terapêuticas complementares *(quimioterapia)*. Quando indica, preferentemente temos utilizado a biópsia percutânea com agulha do tipo TRU-CUT, de calibre fino disparada com pistola e guiada por método de imagem. Nos doentes com atividade de protombina abaixo de 50% e plaquetas abaixo de $50.000/mm^3$, deve ser realizada a reposição de fatores de coagulação e plaquetas previamente e durante a execução da biópsia. Na presença de ascite, temos indicado a biópsia opor via videolaparoscópica ou em cunha, por via aberta, devido ao risco de sangramento após o procedimento.

AVALIAÇÃO DE RESSECABILIDADE

A avaliação da ressecabilidade assume grande importância para o tratamento cirúrgico tumores hepáticos. Algumas lesões não dão dúvidas quanto à ressecabilidade *(longe de grandes vasos, únicas e pequenas) (Figura 2)*. Outras são claramente irresecáveis como as mestástases bilobares ou de outros locais extra-hepáticos.

Duas situações causam problemas quanto à ressecabilidade:

1. Tumores no hilo;

2. Comprimindo ou envolvendo a veia cava.

Essas situações não contra-indicam absolutamente a ressecção. A configuração dos tumores nos exames de imagem tem relação muito próxima com a subsequente ressecabilidade. Os tumores que empurram estruturas e os tumores pediculados são freqüentemente ressecáveis, ao contrário daqueles com margem pouco definida ou claramente do tipo invasio.

Pacientes jovens com hepatocarcinoma, principalmente do tipo fibromelar, mesmo de grandes dimensões, deveriam ser avaliados detalhadamente para serem submetidos ao transplante ortotópico de fígado. O transplante vem sendo adotado como medida terapêutica, embora manipilações cirúrgicas prévias o dificultem tecnicamente. O tamanho do tumor não é contra-indicação para ressecção. De fato, existem hoje técnicas para se lidar com o envolvimento de tumores que envolvem a cava e o hilo hepático.

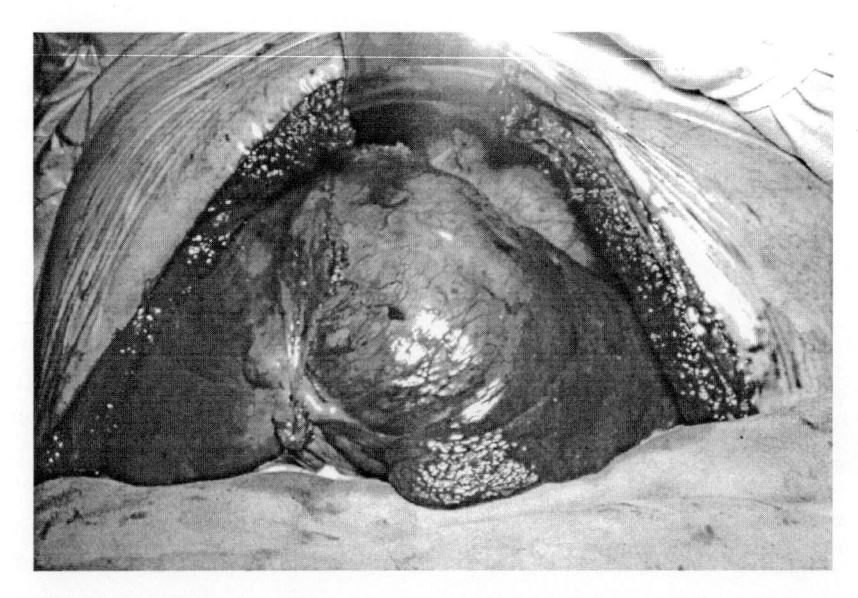

Fig. 2 - *Complementação da avaliação da ressecabilidade do lobo direito no intra-operatório.*

A invasão de ductos biliares por hepatocarcinoma ou a invasão portal por colangiocarcinoma também não contra-indicam a ressecção, Nesses casos pode haver necessidade de colangiografia, arteriografia e portografia *(tempo tardio)* que indicam 20% dos pacientes potencialmente ressecáveis.

Preparo Pré-Operatório

O preparo peri-operatório para as ressecções hepáticas consiste basicamente em:

- Correção da perda sangüínea e volume;
- Correção de coagulopatia;
- Vitamina K;
- Profilaxia antimicrobiana.

Anestesia

O anestesiologista que conduzirá seu procedimento para uma ressecção hepática deve incluir em seus cuidados os seguintes itens:

- Monitorização: deve ser rigorosa durante todo o ato cirúrgico devido ao risco de hemorragia.
- Habitualmente, são necessárias vias de infusão de volume calibrosas.
- Possibilidade de acesso torácico: os eletros são posicionados na região dorsal do tórax. A toratocomia pode ser necessária para controle vascular intratorácico.
- A pressão venosa central deve ser mantida acima de 5 mm Hg e durante a manipulação das veias hepáticas ou da veia cava é conveniente que o doente seja mantido na posição de trendelemburg a 15° para minimizar o risco de embolia aérea em caso de escape de ligadura ou pinça vascular.
- Correção de hipotermia sistêmica com injeção de sangue, derivados cristalóide aquecidos, além de dispositivos de manutenção de temperatura doente com manta ou colchão térmico. A hipotermia determinam a ocorrência de coagulopatias e arritmias cardíacas.

Procedimentos Operatórios

Os seguintes procedimentos são requeridos para se iniciar a cirurgia:

a) Posição supina com braço direito em 90°;
b) Campos expondo todo o tórax e abdome até abaixo da cicatriz umbilical e lateralmente à linha médio-axiliar;
c) Afastador do transplante de fígado tipo Rochard;
d) Incisão de Mercedez *(subcostal bilateral com prolongamento mediano)*;
e) Liberação dos ligamentos hepáticos e mobilização ampla do fígado;
f) Secção do ligamento umbilical;
g) Exploração da cavidade para massa ou gânglios;
h) Palpação do lobo caudado e hilo hepático.

TIPOS DE RESSECÇÕES HEPÁTICAS

A seguir descreveremos os tempos dos principais tipos de ressecções hepáticas e citaremos os problemas especiais e tipos específicos de ressecção.

HEPATECTOMIA DIREITA

1. Ligadura do ducto e artéria cística;

2. Exposição lateral da veia porta pela direita;

3. A artéria hepática saindo do tronco da artéria mesentérica superior é encontrada póstero-lateral ao ducto biliar nesse ponto de dissecção;

4. Dissecção do ducto hepático direito, observamos a emergência do esquerdo;

5. Divisão e ligadura transfixante do ducto;

6. Se os ductos segmentares do lado direito se confluem no esquerdo, devem ser ligados separadamente;

7. Na dúvida, devem ser mantidos e ligados dentro do parênquima no momento da hepatotomia;

8. Ligadura da artéria hepática e secção;

9. Verificar o fluxo da artéria hepática esquerda;

10. Exposição da veia porta;

11. A veia é localizada látero-posteriormemente;

12. Decúbito lateral esquerdo;

13. Dissecção do ramo direito da veia porta com exposição de boa quantidade de veia;

14. Isolamento de ramo direito da veia porta tendo-se o cuidado de não lesar o primeiro ramo póstero-infeiror;

15. Aplicação do pinça vascular para transecção;

16. Sutura contínua da veia com fio de prolene;

17. Como medida de segurança, nesse momento pode se aplicar a oclusão do hilo hepático *(manobra de Pringle)*;

18. Percebe-se o fígado direito fica cianótico, demarcando-se a área de ressecção;

19. Hepatotomia após isolamento da veia hepática direita fora do parênquima. Se o tumor envolve a cava ou as hepáticas, as veias serão isoladas após a dissecção do parênquima;

20. Nesse momento, podemos controlar a veia caba supra e infra-hepática, como é realizado durante a exclusão vascular hepática total;

21. Dissecção da veia hepática direita;

22. Exposição da veia hepática direita seccionando o ligamento venocaval inferior;

23. Aplicação da pinça vascular na veia hepática;

24. Sutura do coto da veia hepática com fio de prolene;

25. Divisão do fígado por digitoclasia., ligadura de vasos e ductos intra-hepáticos. Durante o procedimento o auxiliar comprime o fígado esquerdo em suas mãos;

26. Para a secção do parênquima pode ser usado o ultra-som de corte ou jato de água de alta velocidade;

27. Abertura da fissura resultante pela mão esquerda do operador que segura o fígado direito;

28. Hemostasia por coagulação e ligaduras. Para a área temos utilizado o bisturi de argônio;

29. Sutura para hemostasia quando persiste o sangramento *(Figura 2)*;

30. Realização da drenagem com dreno fechado. Alguns autores propõem o fechamento da cavidade sem drenagem.

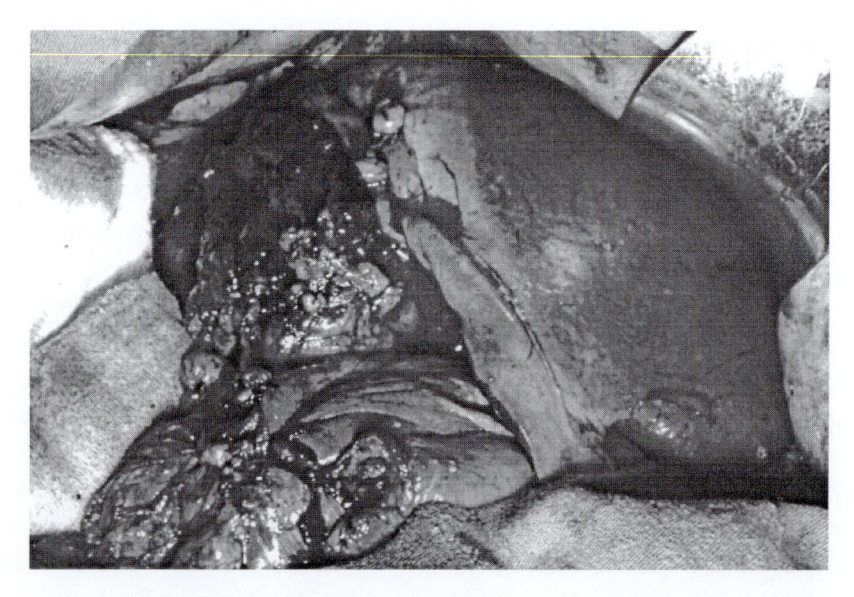

Fig. 3 - *Retirado o lobo direito hepático, a foto evidencia a área cruenta tratada para hemostasia.*

LOBECTOMIA HEPÁTICA DIREITA

1. Procede-se da mesma maneira como a hepatectomia direita, inclusive veia hepática direita;

2. Mobilização e desvacularização do segmento IV e, opcionalmente, remoção do segmento I:

a) Localizar a fissura umbilical. Na maioria dos casos deve-se seccionar uma porção do tecido que liga o II e III ao IV;
b) Separar o ramo esquerdo da veia porta da fissura;

3. Não dividir as estruturas na fissura, com risco de haver dano na irrigação dos segmentos II e III;

4. Ligar apenas os vasos que vão para o segmento IV. Seu remo segmentar será normalmente ligado. Começar anteriormente e ir para região posterior da fissura umbilical, até a veia cava;

5. Encontra-se a veia média no meio do parênquima e esta é ligada.

HEPATECTOMIA ESQUERDA

Análoga à hepatectomia direita, o procedimento é realizado com ligaduras do ducto hepático esquerdo, artéria hepática esquerda e veia porta esquerda. O tronco da artéria hepática esquerda é ligado assim com qualquer outro ramo acessório também proveniente da artéria gástrica esquerda ou do tronco celíaco, que deve ser visto no momento menor na base da fissura umbilical. Se o lobo caudado tiver que ser preservado, a ligadura do ramo da veia porta esquerda deve ser feita após a emergência do ramo para o caudado. Com a desvacularização aparece uma região cianótica que se inicia na fossa da vesícula para a esquerda. Realiza-se a hepatectomia nessa linha indo em direção à veia caba. As veias hepáticas média e esquerda podem ser dissecadas próximas à entrada da veia cava e serão pinçadas, seccionadas e suturadas.

HEPATECTOMIA ESQUERDA AMPLIADA

Alguns temores ocupam o lado esquerdo do fígado ultrapassam a linha de *Cantlie* para dentro dos segmentos V e VIII *(setor anterior do fígado)*. A hepatectomia esquerda deve ser realizada com ressecção desses segmentos. Raramente é indicada e se utilizam para aqueles tumores que parecem ser irressecàveis.

Envolve a ressecção dos segmentos II, III, IV, V e VIII. É conhecida também como trissegmentectomia hepática esquerda. O segmento I pode ser retirado opcionalmente. A colangiografia endoscópica transpilar é muitas vezes necessária para se adotar esse tipo de ressecção. Esse exame caracteriza a anatomia dos ductos e, às vezes, há o ducto diretio que parte do lado esquerdo para região posterior. Mas essa característica anatômica não contra-indica a ressecção.

Mobilização de todo o fígado para avaliar o segmento VII e idebtificar o plano de dissecção.

A dissecção é realizada de modo igual a da hepatectomia esquerda. Gira-se o fígado esquerdo para a direita e a tríade portal é manipulada nessa posição. O ponto de ligadura dos vasos esquerdos é ditado pelo envolvimento ou não do lobo caudado. Se o segmento I for retirado, então todos os elementos esquerdos são ligados na sua emergência. Se permanecer, as estruturas são dissecadas preservando a circulação para o segmento I.

Controle da veia hepática com dissecção da veia cava supra hepática esquerda. A pinça vascular é posicionada na veia hepática esquerda e média e se realiza sua secção com sutura com fio de prolene. Noventa e cinco por cento das veias hepática média e esquerda têm um curso extra-hepático. Mas ambas podem ser dissecadas durante a transecção do parênquima.

O plano da dissecção é horizontal e lateral ao sulco vesicular. Preconiza-se iniciar a dissecção digital acima da veia supra hepática onde esta entra na veia cava, mas em realidade, deve-se evitar a lesão dos ramos portais que vão para o setor posterior do fígado direito.

LOBECTOMIA HEPÁTICA ESQUERDA

Na lobectomia hepática esquerda, o lobo esquerdo é seccionado próximo ao ligamento falciforme na fissura umbilical.

Problemas Técnicos Especiais

1. Na invasão da veia porta não há necessidade de bomba ou perfusão. Os ramos são dissecados e excisados conforme a necessidade. A reconstrução da via biliar pode ser necessária com hepático-jejunostomia;

2. Técnicas de isolamento e perfusão hipotérmica podem ser utilizadas em grandes tumores que envolve o hilo ou a veia cava. É imprescindível o completo controle dos vasos. O fígado pode ser perfundido com soluções geladas mas sem muitas vantagens em termos de ressecção ou mortalidade. A isquemia normotémica na exclusão vascular hepática total pode ser segura por carca de uma hora, tempo suficiente para se realizar qualquer ressecção complexa do fígado;

3. Na invasão da cava não há necessidade de toracotomia. Todo o procedimento pode ser realizado por via abdominal;

4. A exclusão vascular hepática total simula a situação anepática do transplante de fígado sob o ponto de vista hemodinâmico. Ocorre diminuição acentuada do débito cardíaco com aumento da resistência vascular periférica. Portanto, não é tolerado por alguns doentes e a reperfusão pode ocasionar sérios danos. A preferência atual, quando se quer realizar ressecção sob isquemia é limita-la à porção do fígado a ser ressecado *(exclusão vascular hepática seletiva)*;

5. Utiliza-se a ressecção para hemangiomas quando houver:

- Sintomas importantes;
- Dúvida diagnostica;
- Grandes dimensões *(geralmente maior que 10 cm)*;
- Coagulopatias associadas;

SEGMENTECTOMIA HEPÁTICA

As segmentectomias hepáticas estão compreendidas entre as ressecções em cunha e as grandes ressecções. São ressecções deum ou mais dos oito segmentos:

- Unissegmentectomia;
- Plurissegmentectomia;
- Segmentectomia: I; IV; IV e V; IV, V e VI

A ressecção do segmento IV é utilizada nos casos de retirada de lesões benignas, exposição da via biliar devido estenoses e reconstruções, e ressecção de neoplasias malignas ou colangiocarcinoma biliar. No carcinoma de vesícula é habitual a ressecção dos segmentos IV e V e, eventualmente, o IV. Neses casos, para lesões mais extensas a lobectomia hepática ou até hepatectomia direita é utilizada.

A ressecção do segmento I pode ser necessária quando o segmento é comprometido unicamente por tumor ou com hepatectomias direita e esquerda, lobectomia direita ou trissegmentectomia esquerda.

Nos casos de cirrose, as segmentectomias preservam o parênquima, proporcionando uma chance menor de insuficiência hepática.

Segmentectomia do I (Ressecção do Caudado)

É muito trabalhoso quando realizada exclusivamente. Pode ser tempo integrante das outras ressecções. O fígado deve ser mobilizado e realizado seu deslocamento da veia cava *(piggyback)* até as veias hepáticas. Ramos portais e da artéria hepática, ambos esquerdos, que vão para o caudado são ligados na fissura umbilical *(base)*. Promove-se a oclusão do hilo e separação do caudado do lobo direito.

A alternativa é exposição do caudado pelo ligamento gastro-hepático pela esquerda e com técnica modificada.

Segmentectomia do IV (Ressecção do Lobo Quadrado)

Para a ressecção do segmento IV os seguintes passos são realizados:

- Dissecção do ligamento teres e falciforme e a porção inferior é exposta;
- Abaixamento de placa hilar;
- Divisão do parênquima hepático à direita do ligamento Teres;
- Divisão do parênquima hepático no plano principal;
- Transecção da substância hepática entre estas duas incisões prévias.

1º. Divisão do III e IV na base da fissura umbilical. O parênquima é dividido por eletrocoagulação;

2º. Abaixa-se a placa hilar;

3º. Secção ligando todos vasos e ductos que vão da esquerda para o IV profundamente no parênquima e de baixo para cima até encontrar a veia cava;

4º. Com relação à cisura principal, procede-se da mesma forma que a ressecção anterior. Ligar a veia média após incisão transversa no topo do IV;

5º. Separa-se o segmento IV do I com secção do tecido e ligaduras.

Retirada dos Segmentos IV e V

Esse tipo de ressecção é utilizada para tumores de vesícula que invadem esses segmentos. Procede-se a ressecção do segmento IV e, medialmente ao ramo direito da veia porta, faz-se incisão oblíqua para o segmento V.

Ressecção Hepática para o Colangiocarcinoma Hilar

Na eventualidade de invasão dos ramos na placa hilar *(invasão vascular e obstrução biliar)* há possibilidade de ressecção do parênquima com construção dessas estruturas. Muitas vezes a colangiografia é importante para avaliar a extensão e invasão do tumor. as opções podem ser:

- **Tumor pequeno**: ressecção local não regrada com margem;
- **Tumor grande**: ressecções maiores regradas com retirada completa do tumor;
- **Multicêntrico**: exclui a possibilidade de ressecção.

Realiza-se a biópsia ou aspiração intra-operatória para as áreas suspeitas.

O primeiro passo é a exploração e abaixamento da placa hilar incisão segundo a tecnica de *Hepp & Couinaud (1956)*. Observa-se a invasão além do lobo quadrado. Nessa fase há possibilidade pela decisão entre segmentectomia IV ou a hepatectomia. No caso de comprometimento do lobo caudado, deve-se proceder à retirada desse segmento. A ressecção do caudado é de rotina para alguns autores. O ducto biliar comum é seccionado acima do duodeno, tendo-se já realizado a manobra de *Kocher*. Dissecta-se o ducto em direção ao fígado, limpando linfonodos e fáscias. Se tumor invadir bifurcação da porta, a veia deve ser seccionada, mantendo-se a mergem para o tronco portal e para o ramo esquerdo da porta, local onde deve ser incorporado uma prótese de politetrafluoetileno, ou sutura primária venosa. É mantida íntegra a circulação arterial para o segmento lateral esquerdo. A reconstrução biliar se faz com uma natomose hepático-jejunal em Y de *Roux*.

APRESENTAÇÃO DA CÁPSULA DE GLISSON PARA RESSECÇÕES

A Cápsula de *Glisson* é o tecido conectivo que recobre o fígado. Na entrada dos elementos a cápsula acompanha vasos e ductos para dentro do fígado. Cada uma dessas bainhas pode ser dissecada e pinçada dentro do fígado estabelecendo-se a linha de secção. Apresentação da cápsula de Glisson é o mesmo que a abertura da placa hilar.

EXCLUSÃO VASCULAR HEPÁTICA TOTAL (EVHT) PARA RESSECÇÃO EXTENSAS

Esse procedimento foi originalmente proposto por *Heaney e colaboradores* em 1966, para as ressecções hepáticas em condições hepáticas em condições exangues. De fato, a EVHT adveio do recptor. Trata-se de um isolamento circulatório total do fígado, com pinçamento seqüencial do hilo hepático *(manobra de Pringle)*, veia infra-hepática e veia cava supra-hepática. Em alguns doentes, há pouca tolerância ao procedimento, com diminuição do débito cardíaco. Obloqueio do fluxo aórtico no hiato aórtico foi proposto para reverter os efeitos do pinçamento venoso, porém levou a conseqüências indesejáveis como isquemia-reperfusão mais intensas com insufiência renal, intestinal - com aumento da traslocação bacteriana - e isquemia da medula espinhal. Atualmente, quem opta por esse tipo de procedimento, não utiliza de rotina o bloqueio aórtico. A reposição de volume intravascular pode solucionar esse problema, assim como uso da bomba de derivação venovesa, com desvio do sangue portal e do território da veia cava infra-hepática, para a veia axilar ou jugular do doente. De qualquer modo, o tempo máximo de EVHT permitido sem danos hepáticos acentuado varia entre 60 a 85 minutos em condições normotérmicas do órgão. Temos utilizado a EVHT para grandes tumores centro-hepáticos e com relação intima com a veia cava retro-hepática. Na medida do possível, desejamos a exclusão vascular seletiva e não utilizamos isolamentos vasculares para o doente cirrótico.

No caso da secção da veia cava infra-hepática ou veia cava supra-hepática durante a EVHT, há possibilidade de retirada di fígado de dentro da cavidade abdominal do doente. Esse procedimento permite o acesso de regiões posteriores do fígado e é denominada de ressecção exsitu in-vivo. Quando os elementos portais são seccionados, a ressecção pode ser feita na bancada, fora do doente, e depous reimplantado. Essa ressecção é denominada ex-situ ex-vivo. Raramente é realizada devido ao alto índice de complicações nas anastomoses hiliares.

RESSECÇÃO NO CIRRÓTICO

Os doentes cirróticos são candidatos à ressecção, porém o risco de falência hepática é maior do que osnao cirróticos. Habitualmente, a hepatotomia é mais trabalhosa devido à fibrose. Como regra, sangramento intra-operatório é resultante de falência na hemostasia e não coagulopatia. A falência hepática é traduzida por excesso de sangramento no intra-operatório. Há uma nítida significância entre mortalidade com a perda sangüínea e o aumento da bilirrubina total no pós-operatório. A ressecção no cirrótico aumenta a pressão portal, uma diferença importante do que ocorre em casos de fígado normal, onde a pressão quase não se eleva. A hemorragia digestiva aumenta a possibilidade de infecções no pós-operatório, Assim achamos que só devem ser submetidas à resseção aqueles doentes compensados e com o controle de varizes com escleroterapia no pré-operatório. A possibilidade de indicação direta do transplante de figadonao deve ser afetada ou protelada. Desse modo, como propõem alguns autores, a cirurgia deve ser em nódulos grandes e *Child-Pugh* maior ou igual a 8.

O ultra-som intra-operatória pode ser de muita valia para ressecar pouco parênquima com 1 centímetro de livre de tumor.

O uso da EVHT e EVH seletiva fou demonstrado, com resultados promissores em alguns trabalhos isolados.

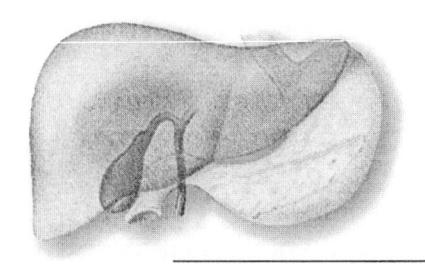

Referências Bibliográficas

01. ADSON M. Weiland Resection Of primary solid hepatic tumors. Am J Surg 141: 18-21. 1981.

02. BAER HU, GERTSCH PH, MATTHEWS JB. Resectability of large focal focal liver lesions. British Journal of Surgery 76: 1042-1045. 1989

03. BALASEGARAM M, JOISHY SK. Hepatic resection: Pillars of success built on a foundation of 15 years of experience. Am J Surg 141: 360-365. 1981

04. BISMUTH H, CASTAING D L'. Echographe peroperatoire dans le chirurgie hepato-biliare. Bulletin del Académie Nationale de Medicine 168: 98-103, 1984.

05. BISMUTH H, HOUSSIN D, CASTAING D. Major and minor segmentectomies 'reglees' in liver surgery. World J Surg 6: 10-24. 1982.

06. BLUMGART LH. 1980 Hepatic resection. In: Taylor S (ed) Recent advances in surgery. Churchill Livingtone, Edinburgh, vol 10, p 1-26.

07. BLUMGART LH. Biliary tract obstruction - new approaches to old problems. Am J Surg 135: 19-31. 1978.

08. BLUMGART LH, BAER HU, CZERNIAK A, ZIMMERMAN A, DENNISON AR. Extended left hepatectomy: technical aspects of an elvolving procedure. Brit J Surg 80: 903-906.1993

09. BLUMGART LH, BAER HU, CZERNIAK A, ZIMMERMAN A, DENNISON AR. Exterded left hepatectomy: technical aspects of an envolving procedure, British Journal of Surgery 80: 903-906. 1995.

10. BLUMGART LH, HADJIS NS, BENJAMIN IS, BEAZLEY R. Surgical approaches to cholangiocarcinoma at confluence of hepatic ducts. Lancet I: 66-70. 1984

11. CASTAIGN D, GARDEN OJ, BISMUTH H. Segmental liver resection using ultrasound guided selective portal venous occlusion. Annals of surgery 210: 20 - 23. 1989.

12. CASTAING D, KUNSTLINGER F, HABIB N, BISMUTH H. Intra-operative ultrasound study of the liver: methodology and anatomical results. Am J Surg 149: 676-682, 1985.

13. COUINAUD C. Bases anatomiques des hepatectomies gauche et droite reglees. Techiniques qui en decoulent. Journal de Chirurgie 70: 933-966. 1954

14. COUINAUD C. Estudes anatomiques et chirurgicales. Masson, Paris, p 400-409. 1957.

15. CUNNINGHAM J, FONG Y, MENENDEZ-BOTET C, MARX, BLUMGART LH. Control of Intraoperative bleeding during hepatic resection employing low central venous pressure and preliminary extrahepatic venous control. In preparation. 1993.

16. CZERNIAK A, SHABTAI M, AVIGAD I, AYALON A. A direct approach to the left and middle hepatic veins during left-sided hepatectomy. Surg Ginecol Obsted 177: 303-306. 1993

17. DALTON-CLARKE HJ, PEARSE E, KRAUSE T, MCPHERSON GAD, BENJAMIN IS, BLUMGART LH. Fine needle aspiration cytology and exfoliative biliary cytology in the diagnosis of hiliar cholangiocarcinoma. Clinical Oncology, Submitted. 1986.

18. DELVA E, BARBEROUSSE JP, NORDLINGER B et al. Hemodynamic and biochemical monitoring during major liver resection with use of hepatic vascular exclusion. Surgery 95: 309-318. 1984.

19. ELIAS D, LASSER P, DESCRUENNES E, MANKARIONS H, JIANG Y. Surgical approach to sgment I for malignant tumors of the liver. Surg Ginecol Obstet 175: 17-24. 1992.

20. FORTNER JG, SHIU MH, KINNE DW et al. Major hepatic resection using vascular isolation and hypothermic perfusion. Ann Surg 180: 644-652. 1974

21. FOSTER JH, BERMAN MM. 1977 Solid Liver tumours. In: Ebert P (ed) Major problems in clinical surgery, 1. W B Sounders, London, p 342.

22. FRANCO D, CAPISSOTI, SMAJA C et al. Resection of hepatocellular carcinoma: results in 72 European patients with cirrhosis. Gastroenterology 98: 733-738. 1990.

23. FRANCO D, KARAA A, MEAKINS L, BORGONOVO G, SMADJA C, GRANGE D. Hepatectomy Without abdominal drainage. Ann Surg 210: 748-750. 1989a

24. GOFF RD, EISENBERG MM, WOODWARD ER. Interlobar intrahepatic approach to biliary tract reconstruction. Annals of Surgery 165: 624 - 627. 1967

25. GOLDSMITH NA, WOODBURNE RT. The surgical anatomy pertaining to liver resection. Surg Ginecol Obsted 105: 310-318. 1957

26. HEALEY JE, SCHROY PC. Anatomy of the biliary ducts within the human liver. Arch Surg 66: 599-616, 1953.

27. HEPP J, COUINAUD C. Lábord et l'utilisation du canal hepatique gauche dans les reparations de la voie biliare principale. Presse Medicale 64: 9470-948. 1956

28. HODGSON WJ, DELGUERCIA LR. Preliminary experience in liver surgery using the ultrasonic scalpel. Surgery 95: 230-234. 1984

29. HUGUET C, NORDLINGER B, GALOPIN JJ, BLOCH P, GALLOT D. Normothermic hepatic vascular occlusion for extensive hepatectomy. Surg Ginecol Obsted 147: 689-693. 1978.

30. ISHIYAMA S, SEO N, IZAWA H et al. The hemodinamics during hemodilution and its influence on the liver function after hepatectomy for hepatocellular carcinoma with liver cirrhosis. Nippon Geka Gakkai Zasshi 92: 957 - 963. 1991

31. LAUNOIS B, JAMEISO GG. The importance of Glisson's capsule and its sheaths in the intrahepatic approach to resection of the liver. Surg Ginecol Obstet 174: 7-10. 1992.

32. LERUT J, GRUWEZ J, BLUMGART LH. Resection of the caudate lobe of the liver. Surg Ginecol Obsted 171: 160-162. 1990.

33. LOTART-JACOB JL, ROBERT HG. Hépatectomie droite réglée. Presse Méd 60: 549-51. 1952.

34. MCINDOE AH, COUSELLER VS. The bilaterality of the liver. Arch Surg 15: 589-594, 1927.

35. MIZUMOTO R, KAWARADA Y, SUZUKI H. Surgical treatment of hilar carcinoma of the bile duct. Surg Ginecol Obsted 162: 153-158. 1986.

36. MIZUMOTO R, KAWARADA Y, SUZUKI H. Surgical Treatment of hilar carcinoma of the bile duct. Surg Gynecol Obsted 162: 153-158. 1986

37. NAGASUE N, YUKAY H, OGAWA Y, HIROSE S, OKITA M. Segmental and subsegmental resections of the cirrhotic liver under hepatic inflow and outflow occlusion. Brit J Surg 72: 565-568, 1985.

38. NIMURA Y, HAYAKAWA N, KAMIYA J, KONDO S, SHIOMAYA S. Hepatic segmentectomy with caudate lobe resection for bile duct carcinoma of the hepatic hillus. World J Surg 14: 533-544, 1990.

39. OKAMOTO E, TANAKA N, VAMANAKA N, TOYOSAKA A. Result of surgical treatments of primary hepatocellular carcinoma. Some aspects to improve long-term survical. World J Surg 8: 360-366. 1984

40. PAPPAS G, PALMER WM, MARTINEAU GL et al. Hemodynamic alterations caused during orthotopic liver transplantation in humans. Surgery 70: 872-875. 1971.

41. SCHEELE J 1989 in: Lygidakis NJ Tytgat GNJ (eds.) Segment oriented resection of the liver: rationale and techniques in hepato-biliary and pancreatic malignancies. Thime, Sttudgart.

42. SHIMAMURA Y, GUNVEN P, TAKENARA Y. Selective portal branch pcclusion by ballon catheter during liver resection. Surgery 100: 938-941. 1986.

43. SOREID O, CZERNIAK A, BLUMGART LH. Larger Hepatocellular cancers: resection or liver transplant _ which treatment when. Brit Med Journal 291: 853-857. 1985

44. STARZL TE, BELL RH, BEART RW, PUTNAM CW. Hepatic Trisegmentectomy and other liver resections. Surg Ginecol Obsted 141: 429-438. 1975.

45. STARZL TE, IWATSUKI S, SHAW BW et al. Left hepatic trisegmentectomy. Surg Gynecol Obstet 155: 21-27. 1982.

46. STEELE G, OSTEE NR, WILSON R et al. Patterns of failure after surgical cure of large liver tumors. Am J Surg 147: 554-559. 1984.

47. STONE HH, LONG WD, SMITH RB, HAYNES CD. Physiologic considerations in major hepatic resections. American Journal of Surgery 117: 78-84. 1969.

48. TAKANAKA K, KAREMATSU T, FUZAWA K, SUGIMACHI K. Can hepatic failure after surgery for hepatocellular carcinoma in cirrhotic patients be prevented? World Journal of Surgery 14: 123-127. 1990

49. TEMPLETON JY, DODD GD. Anatomical separation of the right and left lobes of the liver for intrahepatic anastomosis of the biliary ducts. Ann Surg 157; 287-291, 1963.

50. THOMPSON JN, GILBSON R, CZERNIAK A, BLUMGART LH. Focal liver lesion: a plan for management. Brit Med Journal 290: 1643-1644. 1985

51. TON THAT TUNG, QUAND ND. A new techinique for operation on the liver. Lancet I: 192-193. 1963

52. WOOD CB, CAPPERAULD I, BLUMGART LH. Bioplast fibrion buttons for the control of haemorhage of the liver following biopsy and partial resection. Annals of the Royal Coll Surg Engl 58: 401-404. 1976

53. YAMAMOTO J, TAKAYAMA T, KOSUGE T et al. An isolated caudate lobectomy by the trashepatic approach for hepatocellular carcinoma in cirrhotic liver. Surgery 111: 699-702. 1992.

54. YAMAOKA Y. OZAWA K, KUMUDA K. Total vascular exclusion for hepatic resection in cirrhosis patients. Application of venovenous bypass. Archives of Surgery 127: 276 - 280. 1992.

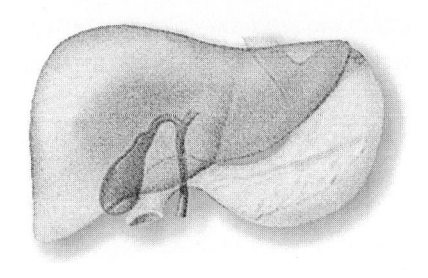

Captação e Transplante de Órgãos

capítulo 31

Marta B. P. Isensee
Luiz Arnaldo Szutan

ASPECTOS GERAIS

A intervenção cirúrgica para retirada de órgão, tecido ou partes do corpo encontra registros lendários e bíblicos.

Na Bíblia, Gênesis 2,21, "O Senhor Deus disse: Não é bom que o homem esteja só, vou dar-lhe uma ajuda... Então o Senhor Deus mandou ao homem um profundo sono; enquanto ele dormia, tomou-lhe uma costela e fechou com carne o seu lugar. E da costela que tinha tomado do homem, o Senhor Deus fez uma mulher, e levou-a para junto dos homens."

A estória dos Santos *"Cosme e Damião"* é muito bela, exerciam medicina por caridade; numa passagem transplantaram a perna de um negro etíope falecido para um paciente que havia perdido a sua.

Também nas escrituras religiosas do hinduismo há cerca de 1200 anos a.C. a lenda de *Ganesha* é talvez a mais popular e documentada a cerca de xenotransplante. *Parvati* esposa de *Shiva*, criou *Vighneshawara (nome de Ganesha antes do transplante)* para agir como seu guarda fiel junto à porta de seus aposentos, a fim de evitar visitas inoportunas de seu marido e amigos, porém, numa destas visitas, *Ganesha* para defender a determinação de *Parvati*, perdeu a cabeça numa batalha com *Shiva*. Ao saber do ocorrido *Parvati* ficou furiosa e decidiu destruir o universo. Para evitar isso, *Shiva* aceita a proposta de *Parvati* de dar a vida novamente a *Ganesha* e dar-lhe poderes divinos, porém, ao recolherem o corpo de *Ganesha*, não acharam sua cabeça. *Shiva* então, ordenou que trouxessem a cabeça do primeiro ser vivente que encontrassem. Assim encontram um elefante. Removida a cabeça do animal, *Shiva, Vishinu* e *Brahma* conjugaram seus poderes e fixaram a cabeça do elefante ao tronco decapitado de *Ganesha*, devolvendo vida ao corpo, constituindo-se assim o primeiro xenotransplante.

A partir do final do século XIX e inicio do século XX já encontramos registros concretos de cirurgias de transplante, como a primeira tentativa de transplante ósseo realizada em *Glasgow, Escócia* em 1890 e o marco histórico em 3 de dezembro de 1967 na *Cidade do Cabo, África do Sul*, o primeiro transplante de coração pelo médico *Christian Barnard*.

A idéia da substituição de órgãos doentes por outros sadios acompanha a humanidade de longa data, porém somente nas últimas décadas graças ao desenvolvimento de novas técnicas cirúrgicas, a evolução dos métodos de assepsia, aos cuidados intensivos, ao sucesso da introdução de drogas imunossupressoras e ao uso de soluções de preservação mais eficientes é que conseguimos, uma ascensão ao prolongamento da vida humana e melhores resultados.

O transplante de órgãos, tecidos ou partes do corpo humano é uma das mais notáveis conquistas da medicina moderna.

Garcia (2000, p.19) diz que "para a maioria dos pacientes urêmicos crônicos, o transplante oferece a melhor oportunidade de sobrevida a longo prazo e de reabilitação com menor custo social que a diálise. Para aqueles enfermos com cardiopatia, hepatopatia ou pneumopatia terminal, é ainda, de maior valor, por ser a única opção terapêutica capaz de evitar a morte certa, em poucos meses oferecendo a expectativa de uma nova vida"

Infelizmente, a demanda por tecidos, órgãos e partes do corpo humano é maior que a oferta na quase totalidade dos paises que realizam transplantes. No Brasil, também a cada dia o número de pessoas que necessitam de um transplante aumenta e o número de doadores ainda é limitado, em função da inexpressiva notificação de pacientes em morte encefálica às centrais.

ASPECTOS LEGAIS E SOCIAIS

A primeira manifestação legislativa a respeito do assunto no Brasil é a Lei 4280 de 6 de novembro de 1963, segundo *Sá (2002, p.409)* esta lei tratava da disposição de órgãos e partes do corpo humano morto, subordinando a extirpação à autorização escrita do *de cujus* ou à não oposição do cônjuge ou parentes até o segundo grau, ou corporações religiosas ou civis responsáveis pelo destino dos despojos.

A Lei 5479 de 10 agosto de 1968 revoga o dispositivo anterior e permite à pessoa absolutamente capaz a disposição de tecidos e de órgãos, inclusive, do corpo vivo *(consentimento informado)*.

Em 1988, nossa constituição no parágrafo 4° de seu Art. 199, traz em seu bojo dispositivo específico sobre o assunto.

A partir de 1997, a Lei 9434, cria o Sistema Nacional de Transplante e para cada estado brasileiro uma Central de Notificação, Captação e Distribuição de Órgãos *(CNCDO)*, descentralizando o processo de doação – transplante. Define, a *doação presumida* como forma de consentimento à doação de órgãos. Como consentimento, definimos a anuência expressa do doador ou de sua família. O consentimento presumido, baseia-se no princípio de que todo cidadão é doador de órgãos. Caso não seja deverá ele fazer a opção negativa. Esse registro era realizado em algum documento de identificação civil *(RG)* ou do Departamento de Trânsito *(Carteira Nacional de Habilitação)*, portanto, os que não registrassem essa negativa em vida, eram considerados um potencial doador.

Como a doação presumida gerou grande polemica perante as comunidades médica e jurídica e frente a realidade brasileira de falta de informação e conhecimento da lei, modificou-se a redação da lei.

Para alterar esta lei, foi publicada a Lei n° 10211 de 23/03/2001, definindo o consentimento informado como forma de manifestação à doação. E a família do doador a responsável pela definição final desta decisão.

Também foi a partir da lei 9434 que se tem a criação dos Cadastros Técnicos para a distribuição dos órgãos doados conhecidos como Lista Única.

Recursos Financeiros foram destinados para o pagamento de todo o processo de doação. Conseqüentemente novos centros transplantadores foram criados e o número de transplantes, especialmente em São Paulo cresceu em 100%, *Pereira (2002, p.13)*. A portaria Ministerial 270 de 24/6/1999 é que estabelece a cobrança dos procedimentos de busca ativa do doador de órgãos *(incluídos nesta Autorização de Internação Hospitalar - AIH todos os procedimentos de detecção do potencial doador e de remoção de órgãos e tecidos para transplantes)*, de transplantes, de acompanhamento pós-transplante e de distribuição de certos medicamentos financiada pelo Fundo de Ações Estratégicas e Compensação *(FAEC)* e não será incorporada ao teto financeiro dos estados.

A maioria dos valores estão próximos à realidade dos hospitais, alguns como a busca ativa e acompanhamento pós-transplante necessitam ser revistos.

A portaria GM/MS, n° 905/2000 cria as Comissões Intra-hospitalares de Transplantes, no intuito de fortalecer a participação dos hospitais nas notificações de seus potenciais doadores.

SISTEMA ESTADUAL DE TRANSPLANTE EM SÃO PAULO

Em São Paulo, foram constituídas duas CNCDOs, uma na capital e outra no interior.

O processo de identificação e efetivação de potenciais doadores foi descentralizado com a criação das OPO *(Organização de Procura de Órgãos)* responsáveis por áreas geográficas pré determinadas.

Estas centrais foram denominadas como Organização de Procura de Órgãos *(OPO)* baseada na resolução SS 103 de 01/08/1997 que trata da Estrutura Organizacional e na Lei Federal 9434 de 04/02/97. Remoção de Órgãos, Tecidos e partes do Corpo Humano, destinados a transplante. *("Lei" dos transplantes).*

Assim, foram criadas 6 OPOs no interior e na capital 4 OPOs localizadas na Escola Paulista de Medicina, Instituto Dante Pazzanese de Cardiologia, Hospital das Clínicas de São Paulo e Santa Casa de Misericórdia de São Paulo.

Esta divisão foi realizada em função do grau de complexidade, extensão territorial e tamanho da população de São Paulo e número de pacientes em lista de espera.

A partir, de Outubro de 1997, a Central de Transplantes da Secretaria de Estado da Saúde de São Paulo, passou por profundas reformulações em seus critérios operacionais na sistemática de captação e distribuição de órgãos para transplantes, facilitando o controle e a participação dos hospitais notificantes.

De uma forma resumida é atribuição da OPO proceder á procura e identificação de potenciais doadores de órgãos na sua área territorial de atuação, providenciar a remoção desse doador, promover a manutenção clínica e o preparo do doador, realizar o diagnóstico de morte encefálica, notificar a Central de Transplantes, cooperar na retirada dos órgãos e desenvolver atividades educativas e de orientação à população.

CAPTAÇÃO, PROCESSO INICIAL DO TRANSPLANTE

É iniciado quando um profissional de saúde, comunica à CNCDO sobre um paciente em morte encefálica ou com identificação de potencial doador. Essa identificação é obrigatória desde 1992, porém não ocorre com a freqüência esperada.

Há duas formas de identificação de potenciais doadores ou seja de pacientes com diagnósticos de morte encefálica: a notificação passiva e a busca ativa.

A notificação Passiva é aquela onde o médico comunica a CNCDO o paciente em morte encefálica.

A busca ativa corresponde a visitar as UTIs, Pronto Socorros e Semis Intensivas para a identificação de potenciais doadores realizada pelos enfermeiros. Procura-se identificar os pacientes com danos cerebrais severos, com *escala de glasgow* de 3 sem sedação e hemodinamicamente estável.

A *escala de Glasgow* é baseada na observação da resposta a parâmetros distintos como abertura ocular, ausência de resposta verbal e motora. A identificação destes pacientes, possibilita de acordo com os critérios estabelecidos na Resolução do Conselho Federal de Medicina número 1480, de 8 de agosto de 97 a realização de exame clínico para diagnostico de morte encefálica.

A morte encefálica segundo o Conselho Federal de Medicina compreende a parada total e irreversível das funções encefálicas. Considera-se tanto os hemisférios cerebrais como o tronco encefálico. É caracterizada através da realização de exames clínicos e complementares durante intervalos de tempo variáveis próprios para determinadas faixas etárias *(Artigo 1)*. Lembramos que ainda não há consenso de critérios para crianças menores de 7 anos e prematuros. Os parâmetros clínicos *(Artigo 4)* são: coma aperceptivo com ausência de atividade motora supra espinal e apneia.

Antes de ser iniciado o exame todo um preparo do doente deve ser realizado como: controle hidroeletrolitico, otimização respiratória e estabilização hemodinamica. Deve-se também afastar a hipotermia antes da avaliação neurológica e também como causa do coma; afastar o uso de fármacos, benzodiazepinicos, análogos da morfina, bloqueadores musculares, barbitúricos e outros sedativos que podem mascarar as respostas adequadas no exame neurológico.

Posteriormente com o exame clínico *(coma arreativo e arresponsivo ausência dos reflexos e apneia frente a hipercabia)* e exames gráficos se constata a lesão do Sistema Nervoso Central e conseqüentemente a Morte Encefálica.

As causas mais freqüentes de Morte Encefálica são em função de Acidente Vascular Cerebral, Traumatismo Crânio Encefálico, Tumor do Sistema Nervoso Central e Encefalopatias pós anóxias.

O exame clínico deve ser realizado sempre por médicos distintos, um deles neurologista e sempre por 2 médicos não pertencentes a equipe de transplantadoras.

Os exames são realizados em intervalos que variam de acordo com a idade do potencial doador.

A família tem o direito a uma segunda opinião se vulgar necessário por um médico de sua confiança ou de um indicado pelo Estado.

Uma vez confirmado a Morte Encefálica, o paciente estará declarado morto legalmente, ainda que esteja com sua condição cardio pulmonar mantida artificialmente. A hora que deve constar no atestado de óbito de acordo com o parecer do CREMESP nº 29650/95 é a hora da caracterização da Morte Encefálica.

Não havendo impedimentos legais *(morte violenta, suspeita de homicídio culposo ou doloso)* pode-se preencher o atestado de óbito antes mesmo do clampeamento da aorta. Pacientes vitimas de morte violenta são obrigatoriamente autopsiados. Após a retirada dos órgãos, o atestado de óbito é fornecido por médicos legistas *(IML)*. Pacientes com morte natural, recebem o atestado de óbito no hospital.

Toda a documentação deve ser preenchida completamente, como o termo de declaração de morte encefálica, exames clínicos, exames gráficos, folha de notificação e laudos assinados.

Exames complementares à confirmação do diagnóstico da Morte Encefálica são obrigatórios, mesmo que o paciente não seja um doador. São métodos gráficos que documentam e comprovam o diagnostico clínico, demonstram a ausência do fluxo sanguineo cerebral ou a ausência de atividade elétrica cerebral ou metabólica.

Os mais utilizados atualmente são angiografia dos quatro vasos, o Doppler Transcraniano e o Eletroencefalograma. Também podem ser utilizados a cintilografia radioisotopica, monitorização da pressão intra-craniana, tomografia computadorizada com xenônio, tomografia por emissão de fóton-único e a tomografia por emissão de positrons.

Além disso realiza-se exame clínico geral e específico, exames laboratoriais: tipagem, bioquímica e sorologias em especial para afastar doenças infecto-contagiosas e a investigação de antecedentes pessoais e familiares.

São contra indicações absolutas à doação de órgãos: doenças neoplasicas atuais ou passadas, portadores de HIV, sepsis bacteriana, tuberculose ativa e a enfermidade de *Creutzfeldt-Jakob*.

ABORDAGEM FAMILIAR

Cabe a equipe médica do hospital notificador manter a família e o responsável legal informados sobre o estado e evolução do doente.

A OPO, através de seus enfermeiros, conversa com a família. A enfermagem está ativamente envolvida neste processo de doação e transplante.

É a responsável pela operacionalização da captação de órgãos. Essa conversa é o ponto principal e inicial de todo o processo.

A família será informada oficialmente da morte encefálica de seu ente querido e dentro deste processo de emoção, sofrimento e tensão familiar é que a equipe de forma humanizada e ética aborda a família e conhece a opinião dos mesmos sobre doação de órgãos. A doação representa possibilidade de transformação; de dar a alguém que não conhecemos a oportunidade de permanecer vivo.

Porém se a família não concordar, sua opinião deve ser respeitada.

A família deve ser orientada quanto aos direitos e os trâmites legais da doação. Além disso ela terá o direito de despedir-se do seu ente querido antes da retirada de órgãos ou transferência para outro hospital; respeitando-se suas crenças e ritos. Atualmente a maioria das religiões é favorável à doação de órgãos.

A retirada de órgãos ou tecidos para transplantes depende da autorização escrita *(termo de autorização de doação)* do parente ou do cônjuge. Esse tipo de consentimento é definido como consentimento informado.

Após a autorização formal da família, a Central de Transplante é informada. Ela possui os nomes dos primeiros receptores da lista única regional para a averiguação de compatibilidade de diversos parâmetros entre receptor e doador. Com os receptores para cada órgão já identificados, a Central contata as equipes para a realização dos transplantes.

Esta operacionalização de Captação de órgãos, Doação e Transplante é uma série de atividades administrativas, assistências que necessitam ser planejadas, desenvolvidas, controladas e avaliadas. Esse processo exige dinamismo e estrutura de apoio, dedicação e profissionalismo, trabalho em equipe e gastos financeiros.

MANUTENÇÃO DO DOADOR

Registrar e manter os parâmetros hemodinâmicos os mais estáveis possíveis como:

1. Monitoramento cardíaco continuo e da pressão arterial;

2. Monitoramento da saturação de oxigênio;

3. Monitoramento da pressão invasiva e ventilatória *(volume, saturação, PEEP)*;

4. Sondagem vesical de demora *(controle de diurese)*;

5. Cateter venoso central para mensuração de PVC e administração de drogas para correção da volemia;

6. Sondagem nasogastrica *(aberta)*;

7. Controle da temperatura corporal *(destruição do centro termorregulador hipotalâmico)*;

8. Manter atenção para:

- Hipotensão em função da perda do tônus simpático venoso e arterial;
- Hipotemia;
- Diabetes insipidus com uso prévio de diuréticos
- Reposição de eletrólitos *(hipocalemia)*;
- Distúrbio acido básico *(prevenir acidose metabólica)*;
- Hiperglicemia.

9. Fazer tratamentos com infusões aquecidas; uso de focos de luz e manta térmica se possível *(36° a 37°C)*;

10. Manter uso de antibióticos *(profiláticos ou não)*;

11. Transfusões *(evitar se possível)*;

12. Proteção ocular para manter as palpebras fechadas, evitando ulcerações das córneas.

A HISTÓRIA DA OPO - SANTA CASA

Uma das características mais marcantes no mundo atual é a velocidade volátil das mudanças da comunicação e da tecnologia.

As empresas hospitalares que anseiam por sucesso, necessitam compreender tais mudanças, tirar proveito das mesmas e seus dirigentes administrativos, desempenharem, um papel crucial na integração das variáveis tecnológicas, humanas, financeiras e no planejamento estratégico da empresa, bem como na gestão adequada dessas demandas. Seu papel deve ser inovador criativo, eficiente e facilitador.

A gestão da inovação é algo complexo numa equipe multidisciplinar de profissionais num hospital multifuncional.

As empresas públicas, filantrópicas como a Santa Casa, vivem em situação financeira crítica e sempre em ameaça de sua sobrevivência empresarial.

A administração do conhecimento da tecnologia e da inovação cria oportunidades que de forma inteligente podem ser transformadas em vantagens competitivas frente às ameaças financeiras.

Essa competência, traduzida em forma de conceitos, atitudes, habilidades, parcerias, criatividade, espírito de união e vontade é que fez da OPO Santa Casa em meio a crise financeira de sua instituição, sobreviver, crescer e alavancar os demais elos de sua cadeia produtiva.

O NASCIMENTO DA OPO SANTA CASA E SUA ESTRUTURAÇÃO

O início dos trabalhos voltados a captação e transplantes na Irmandade da Santa Casa de Misericórdia de São Paulo ocorreu em 1995 quando da contratação de uma enfermeira voltada a desenvolver as atividades do *SICO (Serviço Interno de Captação de Órgãos)*.

Nesse processo inovador, a Santa Casa por ser um hospital Universitário, multidisciplinar, não se omitiu e aceitou o convite da Secretaria em ser uma OPO.

A princípio a OPO não contava com um espaço físico próprio nem recursos humanos exclusivos. Contou com o apoio da Diretoria de Enfermagem, de sua estrutura administrativa, telefone, sala para reuniões, escriturários e das chefes de enfermagem e supervisoras para divulgação e busca-ativas internas, visto que apenas contávamos com uma enfermeira.

Quanto a equipe médica, também não havia um quadro exclusivo porém os envolvidos estavam motivados, com idéias audaciosas e com perspectivas para um grande desenvolvimento técnico cientifico. Aumentou-se a jornada de especialistas da Instituição em anestesia, cirurgia geral e infantil, nefrologistas e urologistas, num total de 720 horas distribuídas em plantões à distancia.

Em outubro 1997 ocorre a contratação de mais três enfermeiros para cobertura de 24 horas de plantão e a partir de 1998, a OPO se instala numa sala exclusiva com linha telefônica e estrutura mais adequada.

Como as atividades desenvolvidas na OPO são extremamente especializadas e requerem longo tempo de preparo para as novas componentes, tornou-se a contratação das enfermeiras um processo lento e difícil.

PARCERIAS: A BUSCA DE OPORTUNIDADES

Manter uma OPO, implica além de se ter profissionais qualificados, aumento de custos hospitalares, equipamentos específicos para os diagnósticos e trabalho em equipe. Como a Santa Casa possuía varias dificuldades estruturais, optou-se por um Contrato de Ajuda Mutua e em agosto de 1998 foi firmado entre os *Hospitais Alemão Oswaldo Cruz, Sírio Libanês* e *Samaritano*, um contrato de parceria junto a Santa Casa de São Paulo a fim de colaborar com o desenvolvimento e implementação das atividades OPO Santa Casa na captação de órgãos.

Estes hospitais conveniados se propuseram a doar equipamentos e materiais para exames laboratoriais, bem como efetuar o pagamento de exames gráficos comprobatórios do diagnóstico de morte encefálico, o salário e encargos trabalhistas de uma enfermeira visto que o quadro de enfermagem existente não atendia a demanda necessária nem cobertura de férias, folgas, licenças, nem fornecia condições assistenciais e à pesquisa. Os hospitais cooperadores também disponibilizaram duas enfermeiras por período de 24 horas semanais para atuarem junto a OPO Santa Casa nas atividades educativas.

Os equipamentos doados seriam para montar dois leitos de Semi Intensiva para a manutenção de doadores.

Incorporou-se ao quadro, quatro escriturários também para a cobertura de 24 horas na escala.

Devido as dificuldades de adaptação e horário de trabalho noturno, a rotatividade e o absenteismo foram elevados chegando a dispensa de três profissionais em um ano de trabalho.

Como a Instituição passava por um processo financeiro difícil, não se podia ampliar serviços nem alterar os processos já existentes.

Muitas dificuldades foram enfrentadas: os exames laboratoriais de comprovação de morte encefálica: CAGE, cintilografia radio isotópica ou o ECG também não estavam disponíveis nas 24 horas diárias; além disso, os equipamentos não eram portáteis, tendo que locomover os doentes aos centros de diagnóstico, gerando manipulação no transporte do doador e riscos. Apesar de tantas dificuldades, em nenhum momento a equipe médica e de enfermagem desistiu de suas metas e continuaram na procura de seus ideais.

Durante o ano de 98, a primeira apostila com orientações básicas sobre o atual sistema de captação de órgãos, notificação e manutenção do potencial doador foi criada. Patrocinadas por um laboratório e distribuídas entre os hospitais de nossa grade.

Aulas, palestras e reuniões foram iniciadas, primeiramente dentro da Santa Casa e depois aos hospitais da área de abrangência, às equipes de enfermagem e médica. Desenvolvemos um trabalho com a Educação Continuada para que todos os funcionários recém admitidos na Santa Casa de todas as áreas, recebessem treinamento sobre doação de órgãos e transplantes.

Grande era o trabalho educativo junto as escolas de auxiliar, de técnico de enfermagem e de medicina da Santa Casa.

A presença do enfermeiro da OPO nas unidades produzia um efeito positivo de relacionamento entre as equipes cuidadoras e captadoras. Seu papel de educador quanto aos questionamentos ao processo de captação, distribuição de órgãos e transplante foi primordial, especialmente no Pronto Socorro, UTI Pediátrica, RPA e UCC na Santa Casa.

Dificuldades com as equipes medicas também foram enfrentadas especialmente com Neuroclínica e Neurocirurgia no que se refere às provas clínicas de diagnóstico de morte encefálica em função da presença de reflexos medulares, nos pacientes desconsiderando-se a resolução CFM nº

1480 de 8/8/97, tanto internamente como nos hospitais da grade.

O processo de comunicação e avaliação era realizado em reuniões quinzenais onde se discutia os problemas relacionados à captação de órgãos, levantados pelas enfermeiras e médicos plantonistas.

O Conselho Consultivo foi estabelecido à partir da parceria entre *Santa Casa* e os Hospitais Cooperadores. Constituía-se pelos representantes destes hospitais que se reuniam mensalmente e os resultados, metas e problemas eram discutidos nestas reuniões.

As dificuldades técnicas operacionais enfrentadas eram diárias: subnotificação de potenciais doadores, más condições clínicas do potencial doador no momento da notificação, transferência de potenciais doadores para outras OPO por falta de leitos de UTI, falta de Kits para sorologia e falta de recursos humanos *(enfermeiros)* para dar andamento ao processo. Outra dificuldade foi a Recusa Familiar, que até hoje vem sendo o principal fator de insucesso nas captações. Antigamente como as mudanças demoravam para ocorrer, as pessoas tinham tempo para corrigir suas rotas. Era muito fácil planejar. Era até possível administrar sem planejar. Hoje, sem um planejamento rigoroso, sem o estabelecimento prévio de metas, não se consegue muita coisa. Alias consegue-se ser vencido pelo insucesso, pela frustração ou pela concorrência. No nosso caso o preço pago foi o não planejamento adequado da Instituição, a falta de abertura ou visão de alguns profissionais que talvez não conseguiam ver as mudanças, os processos de ampliação de horizontes que a OPO estava trazendo para a Instituição. 1999, foi um ano de grande turbulência e mudanças na estrutura administrativa e política da Santa Casa com a implantação de um modelo de gestão baseado em Unidades Estratégicas de Serviço.

A entrada de um Gestor, trouxe à OPO um canal direto à Diretoria da Instituição. Muitos pontos negativos estruturais foram sanados e um maior apoio foi dado a OPO pela Diretoria da Irmandade.

Não basta ter uma OPO no Hospital, o Hospital é a OPO, cada um tem que saber que existe um setor que cuida dos transplantes e das doações de órgãos. Cada funcionário tem que ser conscientizado e esclarecido sobre o tema. Cada profissional da saúde deve ser um educador de saúde. Uma OPO deve criar uma imagem "de qualidade" na Instituição, mas esta conquista deve ser iniciada no coração das pessoas e ter o apoio de seus diretores.

Vários instrumentos normativos foram implantados, formulários e protocolos para preenchimento dos prontuários; o manual de atribuições; normas e rotinas escritas, planilhas de controle, rateio de custos e apropriação de receitas.

A reforma da Semi Intensiva de Neurocirurgia com a agregação de dois leitos para transferência de doadores notificados por hospitais de nossa área de abrangência para a *Santa Casa* foi relevante neste ano.

Um ponto positivo foi o processamento de sorologias e exames nas 24 horas além da realização do Doppler Transcraniano portátil, que nos propiciou segurança no diagnóstico da Morte Encefálica bem como agilidade no processo visto a disponibilidade nas 24 horas e a facilidade de transporte. Outro fator que colaborou no processo consiste em o exame não ser invasivo e os familiares ou responsáveis legais poderem acompanhar a execução do mesmo o que atribui maior credibilidade e segurança no diagnóstico.

A maior dificuldade enfrentada neste ano foi a manutenção do quadro de enfermagem. A rotatividade e o índice de licença maternidade e licenças médicas chegou a 50% do quadro. Além disso, a entrada de duas enfermeiras dos Hospitais Cooperadores e sua adaptação a *Santa Casa*, instituição pública, filantrópica foi muito difícil, gerando vários conflitos, dificuldades de relacionamento e de comunicação. Uma troca de experiências e um crescimento amplo para o grupo foi estabelecido; a adaptação à *Santa Casa* ocorreu, porém, como não havia um vinculo empregatício formal os confrontos frente a uma subordinação hierárquica, confronto de valores e filosofias foram mais fortes e 2 anos depois essas enfermeiras retornaram para seus hospitais de origem.

Apesar disso, a cooperação da equipe de enfermagem em dar continuidade às atividades em dias de folgas ou em dobras de plantões foi uma prova de comprometimento e dedicação. Por outro lado, as buscativas e as notificações aumentavam e conseqüentemente os transplantes *(ver os dados estatísticos no anexo)*. Foi necessário novo empreendimento e busca de novos parceiros. Assim em

Outubro 2000, novo convênio firmado com a *Real e Benemérita Sociedade de Beneficiência Portuguesa*, que arcou com a responsabilidade de manter a contratação mensal de mais três enfermeiros, sanou nosso quadro deficitário.

A *Beneficiência Portuguesa* colocou também sua estrutura de Laboratório e Centro Cirúrgico como apoio às necessidades assistenciais em se tratando de doadores/receptores daquela Instituição.

Na parte educativa, permanece o incentivo a palestras e aulas em faculdades, hospitais da grade *Santa Casa* e em escolas. A troca de experiência com calouros nas escolas de Enfermagem, de Medicina, e de outros universitários, formadores de opinião foi muito motivante. O contato com crianças e sua simplicidade e abertura foi especial.

Novos médicos foram contratados e a divisão da jornada médica alterada.

Em 2000, apesar do aumento do quadro, nova reestruturação foi realizada, distribuindo-se a jornada dos profissionais em 12X36 e em duplas fixas. Também os escriturários que trabalhavam num regime de 8 horas, foram readequados para 12X36 minimizando a questão das horas extras executadas.

Iniciamos também um trabalho mais direcionado às Comissões Intra-Hospitalares de Transplante, estabelecidas este ano pelo Ministério da Saúde – Coordenação Nacional do SNT, ajudando nesta reestruturação e trabalhando com os coordenadores destas comissões em cada hospital de nossa grade.

Do ponto de vista assistencial percebemos um aumento de 24% de nossas captações em relação aos anos anteriores e o trabalho agora mais refinado e estruturado era voltado a diminuição das PCR que ainda se mantinham elevadas, recusa familiar e a diminuir o tempo entre a hora da notificação até a entrega do corpo a família. Este processo levava em torno de 32 horas e nossa meta era diminuir em 30% este tempo.

Com a OPO mais organizada e amadurecida tanto no ponto de vista do quadro funcional como estrutural, iniciamos em 2001 uma Campanha Educativa Agressiva envolvendo marketing e conseqüentemente necessitamos de auxilio financeiro.

Novas parcerias foram realizadas com Centros Universitários Particulares, com a Federação Paulista de Futebol e outras empresas para realização deste evento.

Realizamos a I Jornada de Enfermagem em Doação de Órgãos e Transplantes e o I Curso de Introdução a Doação de Órgãos para leigos.

Montamos *Stands* de esclarecimento nos *Shopping Center Norte, Higienópolis*, na *Santa Casa* e *Parque Vila Lobos* onde eram distribuídos *bottons, cartões vale vida, adesivos, camisetas* e *material educativo*. Também realizamos um evento no *Parque da Aclimação* "Musica pela Vida" onde através de apresentações musicais, buscamos a divulgação e conscientização da população pela doação de órgãos.

Ampla divulgação nos órgãos de comunicação foi realizada com o apoio da *Gerência de Comunicação e Marketing da Santa Casa, ABTO, Rotary, Hospitais Cooperadores e ONGs*.

Um ponto culminante e emocionante na Campanha foi o Ato Ecumênico, onde representantes de diversas religiões se pronunciaram sobre o tema "doação de órgãos".

Estavam presentes familiares de doadores, transplantados e autoridades nacionais.

Criou-se um vídeo para divulgação da Campanha e um jogo de Futebol entre duas grandes equipes Paulistas foi realizado, onde crianças transplantadas entraram com os jogadores no campo de futebol.

De lá para cá todas as campanhas tem sido trabalhadas no mesmo estilo.

Nem sempre os enfermeiros de Captação tem o contato com o doente transplantado. Como na Santa Casa a sala da OPO é localizada na unidade de transplante, esse contato ocorre. Essa situação é muito positiva para esses profissionais que podem ver de perto o resultado de seu trabalho. Nas campanhas educativas, sempre procuramos envolver os transplantados, médicos, enfermeiros e voluntários.

Nas palestras, stands nos shoppings, etc, nossos pacientes também participam e além de motivar a equipe de profissionais, se sentem úteis e agradecidos.

Em 2002, realizamos o I Curso de aperfeiçoamento teórico prático *(em porcos)* sobre transplante e perfusão de órgãos, em nossa Unidade de Técnica Cirúrgica e Cirurgia Experimental.

Do início de sua estruturação até a presente data o aspecto técnico operacional dos transplantes e das OPO´s, tem evoluído rapidamente. A ciência farmacêutica trouxe enorme contribuição neste sentido, especialmente nas drogas de preservação dos órgãos e de outras que combatem a rejeição. Apesar de todo este avanço, ainda há escassez de órgãos disponíveis para transplantes. Isso transcorre porque os avanços e investimentos na área técnica para a realização desta prática, andaram mais rapidamente do que aqueles direcionados à informação e preparo da Sociedade para assimilá-los. Muitos tabus foram derrubados, porém outros necessitam ser vencidos e este é o principal papel social dos profissionais das OPO's.

Estamos trabalhando para essas mudanças diárias através de ações educativas, sociais e profissionais, porém muito se tem por fazer, em especial pelo aprimoramento dos profissionais atuantes nesta área.

Tudo o que um sonho precisa para ser realizado é alguém que acredite que ele possa ser realizado. Um médico transplantador, um enfermeiro de uma OPO é alguém que acredita na transformação, alguém que faz "algo" interessante, que não desiste; que acredita nos seus resultados.

Por fim, o futuro da OPO Santa Casa é ser um centro de referência multidisciplinar e formador, é incentivar seus profissionais a formarem associações de especialistas, é quebrar paradigmas como aproximar familiares de doadores com receptores, é valorizar atividades interdisciplinares e a busca pelo aprimoramento a nível nacional e internacional.

É fundamental por fim entender que para ser feliz dentro de um hospital, você precisa ter a certeza de que a nossa missão como ser vivo é cuidar, seja de alguém, seja de alguma coisa: esse cuidar, seja ele do administrador, do médico, da enfermagem precisa ser saudável, humano equilibrado. O profissional precisa aprender a cuidar de si para cuidar dos outros, para acreditar no poder da transformação e o transplante é uma transformação viva.

DADOS ESTATÍSTICOS

Tabela 1 - *Distribuição anual de Notificações e Captações efetivas de 1998 a Setembro 2002, OPO Santa Casa, ISCMSP, 2002*

ANO	NOTIFICAÇÃO	CAPTAÇÃO EFETIVA
1998	163	35
1999	178	39
2000	215	46
2001	229	54
2002	225	48
Total	**1010**	**222**

Dados até dezembro / 2002

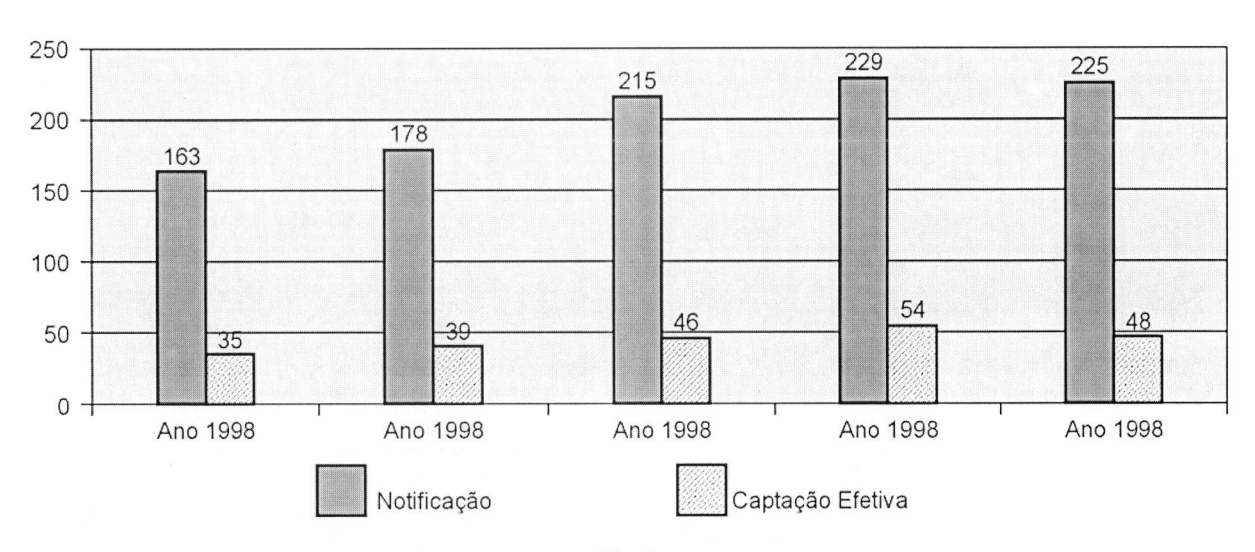

Fig. 1

Tabela 2 - *Transplantes Realizados na Santa Casa de 1998 a Setembro de 2002, ISCMSP, 2002.*

ÓRGÃO	1998	1999	2000	2001	2002
Rim	29	19	28	34	23
Fígado	6	13	15	17	15
Pâncreas/Rim	-				4
Intestino	-		1		

Dados até Dezembro 2002

Tabela 3 - *Órgãos Ofertados a Central de transplantes pela OPO Santa Casa e transplantados, ISCMSP, 2002.*

ÓRGÃO	1998	1999	2000	2001	2002
Coração	10	08		13	40
Fígado	21	36	41	39	43
Rim	45	60	77	77	90
Pâncreas	23		11	20	38
Pulmão	12			08	65

Tabela 4 - *Perfil das notificações na área de abrangência da OPO Santa Casa e causas de não efetivação, ISCMSP, 2002.*

OCORRÊNCIAS	1998	1999	2000	2001	2002
Negativa expressa	16	-	-	-	09
Recusa Familiar	59	60	70	72	63
Descartado	19	-	-	-	37
PCR	35	41	57	56	42
Soro positivo	07	10	06	06	08
Outros	27	28	36	41	17

* Dados até Setembro 2002

Tabela 5 - *População na Área de Abrangência da OPO Santa Casa, ISCMSP, 2002.*

MUNICÍPIOS	POPULAÇÃO
Guarulhos	1.072.017
Itaquaquecetuba	279.942
Mariporã	60.111
Arujá	59.185
Santa Isabel	43.740
Total	**1.507.995**

Fonte: Censo Demográfico populacional – 2000 – IBGE

- População total na Cidade de São Paulo   3.700.342 habitantes
- Número de notificações PMP/OPO-SC2001   60 PMP ano
- Número de captações PMP/OPO-SC 2001   14,86 PMP ano

Ideal Segundo Indicadores da Espanha: 60 - 80 notificações PMP/ ano
  30 - 40 captações PMP/ ano

Tabela 6 - *Perfil do doador - OPO Santa Casa, segundo sexo, ISCMSP, 2002.*

SEXO	1998	1999	2000	2001	2002
Masculino	18	25	24	26	27
Feminino	12	17	23	28	21

Tabela 7 - *Perfil do Doador OPO - Santa Casa, segundo cor, ISCMSP, 2002.*

COR	1998	1999	2000	2001	2002
Branca	23	32	32	40	39
Parda	06	08	11	08	09
Negra	0	0	02	04	0
Amarela	01	2	02	02	0

Tabela 8 - *Perfil do Doador OPO - Santa Casa, segundo idade, ISCMSP, 2002.*

IDADE	1998	1999	2000	2001	2002
Até 15 anos	04	05	12	10	08
16 à 35 anos	09	20	12	14	15
36 à 55 anos	14	13	17	23	21
56 à 65 anos	03	04	06	07	0

Tabela 9 - *Perfil do Doador OPO - Santa Casa, segundo o diagnóstico de morte, ISCMSP, 2002.*

DIAGNÓSTICOS	1998	1999	2000	2001	2002
TCE	07	11	14	15	11
AVCH – AVCI	11	16	22	21	19
Outros	07	08	06	11	12
FAF	05	07	05	07	06

Tabela 10 - *Perfil do Doador OPO - Santa Casa, segundo o diagnóstico de morte, ISCMSP, 2002.*

OPOS	JAN	FEV	MAR	ABR	MAI	JUN	JUL	AGO	SET	OUT	NOV
Dante Pazzanese	16	18	23	19	30	15	26	20	22	10	19
EPM	38	29	38	32	35	24	34	24	20	31	37
HC	15	22	24	22	34	21	22	32	30	21	20
Santa Casa SP	18	21	19	33	18	15	24	16	15	19	20

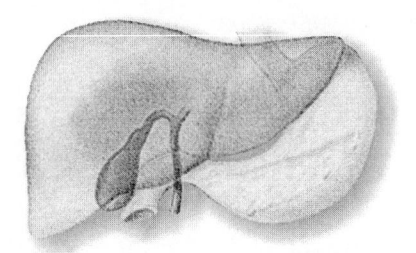

Referências Bibliográficas

01. CENTRAL DE TRASNPLANTES DE SÃO PAULO. Doação de Órgãos e Tecidos. São Paulo, CNCDO - Capital, 2002.

02. GARCIA, Valter Duro. Por uma Política de Transplantes no Brasil. São Paulo: Office, 2000.

03. MEDINA, Paulo R. G. Doação presumida de órgãos do corpo humano. Revista da OAB, ano XXVI, n.63, jul/dez, 1996.

04. PORTER, Michael. Vantagem competitiva: criando e sustentando um desempenho superior. Rio de Janeiro: Campus, 1989.

05. ROZA, B. A.; NAVARRO, G.; ODIERNA, M. T. Captação de Órgãos. Revista do COREN, São Paulo, n.35, jul/ago, 2000.

06. SÁ, Mª de Fátima Freire, et al. Biodireito. Belo Horizonte: Del Rey, 2002.

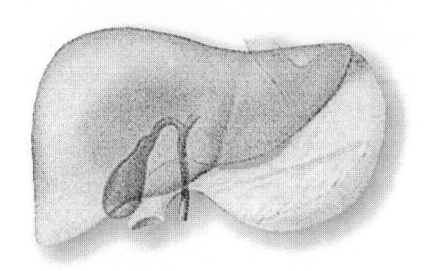

# Indicação e Resultado do Transplante Hepático em Adultos

capítulo 32

Luiz Sérgio Leonardi
Ilka de Fátima Santana Ferreira Boin
Marilia Iracema Leonardi

A indicação do transplante hepático está reservada aos portadores de insuficiência hepática crônica terminal que têm expectativa de vida inferior a 20% ao final de 12 meses se não forem transplantados; a progressão da doença hepática naqueles não transplantados resulta em mortalidade que excede aquela decorrente do próprio transplante.

Basicamente a indicação do transplante hepático tem por objetivo prolongar a vida do paciente proporcionando satisfatória qualidade de vida e recuperação da capacidade de trabalho. Desde a introdução da ciclosporina nos anos 80 resultados cada vez melhores vem sendo observados de modo que a sobrevida dos pacientes transplantados é sensivelmente superior a outras formas de tratamento da insuficiência hepática.

Este fato tem permitido a indicação mais precoce do transplante hepático nos portadores de menor risco operatório, expandindo assim as indicações deste tratamento. Considera-se que os candidatos à espera do transplante hepático atendam a 4 requisitos fundamentais:

a) Estabelecimento de diagnóstico específico da doença;
b) Demonstração inequívoca da gravidade da doença mediante provas documentadas;
c) Identificação de possível complicação que poderá prejudicar a sobrevida do paciente;
d) Estimativa da sobrevida do paciente submetido ou não ao transplante.

As indicações estão grupadas em 6 categorias básicas de doença hepática *(Tabela 1)*.

Uma vez identificado o paciente como candidato potencial ao transplante, parâmetros clínicos e bioquímicos devem ser pesquisados a fim de que as funções de excreção e síntese, as alterações metabólicas e os distúrbios psicossociais possam ser avaliados para justificar o momento da realização do procedimento *(Tabela 2)*. Assim, algumas destas indicações necessariamente devem estar presentes no candidato. Por outro lado, contra indicações ao transplante hepático de ordem absoluta e relativa estão bem definidas *(Tabela 3)*. Neste aspecto convém salientar que com o aumento da experiência clínica as contra-indicações de ordem absoluta vem diminuindo, enquanto que as contra-indicações de ordem relativa aumentam. Assim, por exemplo, a idade acima de 60 anos, o alcoolismo crônico, e a doença renal crônica podem não contra-indicar o transplante se cuidados especiais forem adotados. Quanto ao futuro do candidato potencial ao transplante, deve-se questionar a realização de cirurgias prévias ao transplante tais como derivações venosas no tratamento da hipertensão portal ou derivações bíleo-digestivas para controlar problemas biliares, uma vez que estes procedimentos dificultam tecnicamente a execução do transplante, pela formação de aderência e neoformação vascular.

Tabela 1 - *Indicações de transplante hepático em adultos.*

A) Doenças Hepáticas Colestáticas Crônicas

    a.1.) Cirrose Biliar Primária
    a.2.) Cirrose Biliar Secundária
    a.3.) Colangite Esclerosante Primária

B) Doenças Hepatocelulares Crônicas

    b.1.) Hepatite Crônica Viral
    b.2.) Hepatite Crônica Autoimune
    b.3.) Hepatite Crônica Tóxica
    b.4.) Insuficiência Hepática Fulminante
    b.5.) Cirrose Alcoólica
    b.6.) Cirrose Criptogenética

C) Doenças Hepáticas Metabólicas

    c.1.) Hemocromatose avançada, em fase cirrótica
    c.2.) Doença de Wilson (fulminante ou crônica avançada)
    c.3.) Deficiência de Alfa-1-Antitripsina
    c.4.) Outras Doenças Hepáticas menos comuns

D) Doenças Hepáticas Vasculares

    d.1.) Síndrome de Budd-Chiari
    d.2.) Doença Hepática Veno-Oclusiva
    d.3.) Cirrose Cardíaca

E) Neoplasia Primária do Fígado ou Árvore Biliar

F) Miscelânia (inclui trauma e acidentes cirúrgicos)

In: Maddrey W.C., Sorrell M.F. - <u>Transplantation of the Liver</u>, 2ª Ed., p. 6-7,1995, Appleton & Lange

Tabela 2 - *Parâmetros clínicos e bioquímicos para indicação de transplante hepático.*

A) Insuficiência Hepática Aguda

    a.1.) Bilirrubina total > 20mg/dl
    a.2.) Tempo de Protrombina > 30s acima do normal
    a.3.) Encefalopatia Hepática Progressiva (grau 3)

B) Doença Hepática Crônica

    b.1.) Doença Colestática
        b.1.1.) Bilirrubina Total > 12,5mg/dl
        b.1.2.) Prurido clinicamente intratável
        b.1.3.) Doença Óssea clinicamente intratável

    b.2.) Doença Hepatocelular
        b.2.1.) Albumina sérica < 2,5g/dl

Tabela 2 - *Continuação.*

    b.2.2.) Encefalopatia hepática
    b.2.3.) Tempo de Protrombina > 5s acima do normal

b.3.) Parâmetros comuns aos dois tipos de Doença Hepática
    b.3.1.) Síndrome Hepatorrenal
    b.3.2.) Peritonite Bacteriana Espontânea Recorrente
    b.3.3.) Ascite refratária a tratamento clínico
    b.3.4.) Episódios recorrentes de sepse biliar
    b.3.5.) Hepatocarcinoma

Dindzans V.J. - Liver Transplantation: A Primer for Practicing Gastroenterologists, Part I. Digest.Dis.Science, 34(1):2-8, 1989.

Tabela 3 - *Contra-indicações para transplante hepático.*

A) Contra Indicações Absolutas
    a.1.) Metástase hepatobiliar ou em outros órgãos
    a.2.) Doença cardiopulmonar avançada
    a.3.) Infecção ativa extra-hepática

B) Contra Indicação Relativas
    b.1.) Etilismo
    b.2.) Uso abusivo de drogas
    b.3.) Sorologia positiva para HIV
    b.4.) Positividade para DNA do vírus da hepatite B
    b.5.) Doença Renal Crônica Avançada

Maddrey W.C.; Sorrell,M.F. - In: Transplantation of the Liver, 2ª Ed., 1995, p. 7, Appleton & Lange.

SELEÇÃO DOS PACIENTES

Na seleção do paciente para a realização do transplante hepático é fundamental escolher dentre os portadores de insuficiência hepática terminal aqueles que embora preenchendo as condições para o transplante não sejam portadores de outras doenças concomitantes que tenham curta expectativa de vida. É fundamental que o candidato tenha ciência não somente quanto aos riscos do procedimento operatório em si, bem como, aceitar a correr estes riscos. É importante também a avaliação de fatores extrahepáticos que possam aumentar os riscos do transplante ou reduzir a probabilidade de sobrevida. Algumas condições clínicas não usuais precisam ser lembradas, tais como: síndrome hepatopulmonar, sintomas decorrentes da pressão do fígado policístico, colecistite recorrente em cirrose hepática descompensada dentre outras. Em algumas ocasiões, embora presentes alterações médicas e bioquímicas que recomendam o transplante, o paciente pode estar no momento totalmente assintomático e nestas condições não está capacitado a assumir os riscos do transplante dada a falta de evidência subjetiva da enfermidade. Por outro lado é recomendável o transplante nos casos em que a expectativa de vida embora favorável, a presença de sintomas decorrentes da doença hepática agravam de tal modo a qualidade de vida que nestas circunstâncias o paciente é mais sensível a aceitar os riscos do procedimento.

Também, tem sido verificado que a recuperação da capacidade de trabalhar e a volta às atividades sociais após o transplante é mais fácil quando não ocorre período de incapacitação antes da cirurgia. Assim, do ponto de vista sócio-econômico é melhor recomendar o transplante mais cedo para o paciente com doença renal progressiva que alcançou o momento do transplante hepático. Na seleção do paciente ao transplante hepático a avaliação cardiocirculatória é fundamental, uma vez que, durante o ato operatório haverá alterações hemodinâmicas e do débito cardíaco. A presença de cardiopatia ou mesmo de cirurgia coronária prévia, necessariamente não contra indica o transplante, se o enfermo apresentar razoável expectativa de vida. A melhor previsão de tolerância cardíaca frente às alterações hemodinâmicas inerentes a cirurgia do transplante é a história clínica, o exame físico associado a angiografia e ecocardiograma. A doença coronariana deve ser igualmente afastada sobretudo nos hipertensos, portadores de valvuloplastias, fumantes, obesos, cirróticos com colestase e hiperlipidemia e sobretudo nos cirróticos com restrição a deambulação que podem apresentar a enfermidade a nível sub-clínico.

A hipertensão pulmonar que pode estar associada a hipertensão portal deve ser diagnosticado no pré-operatório, uma vez que, não contra-indica o transplante mas necessita de tratamento clínico complementar pois aumenta a mortalidade.

A evidência de capacidade pulmonar restritiva ou obstrutiva que não possa ser explicada pela elevação diafragmática devida a ascite é contra indicação ao transplante sobretudo nos mais velhos. Igualmente a presença da síndrome hepatopulmonar é reversível com o transplante hepático embora seja responsabilizada por morbidade maior.

A presença de diabetes melitus raramente é contra indicação ao transplante hepático. É importante avaliar o prognóstico do diabete que poderá contra indicar o transplante. Outras condições que acompanham o diabete devem ser avaliados, tais como, doença coronariana, nefropatia, neuropatia, retinopatia, arteriopatia, resistência a infecção. A obesidade não aumenta a mortalidade peroperatória embora possa haver maior incidência de doença tromboembólica, deiscência de parede e menor expectativa de vida, aliás, como acontece em outros tipos de cirurgia geral.

A desnutrição é fator de risco ao transplante embora se constitua em indicação do mesmo. A melhora do estado nutricional deve ser objetivo a ser perseguido pela equipe transplantadora, mas não a ponto de postergar a cirurgia na expectativa de diminuir os riscos operatórios.

A idade avançada, isto é, pacientes acima de 65 anos apresentam risco operatório maior e recuperação pós-operatória mais lenta, conceito este que parece ser devido a presença de outras doenças não reconhecidas. Assim na ausência de outras afecções a indicação de transplante pode constituir-se em problema ético, embora resultados recentes tem recomendado a sua prática em doentes com idade superior a 65 anos com sobrevida de 80% no 1º ano e 75% no 3º ano.

É de fundamental importância que o paciente idoso seja transplantado antes que se estabeleçam as manifestações terminais da cirrose tais como insuficiência renal, encefalopatia grave e principalmente caquexia hepática.

A sobrevida anual superior a 75% sugere que atualmente é mais fácil pesquisar fatores responsáveis pela mortalidade do que previsíveis pela sobrevida.

Independentemente da qualificação e experiência do grupo transplantador a gravidade do estado clínico do receptor por ocasião do transplante é fator que influi quanto a morbimortalidade.

Da mesma forma a natureza da hepatopatia empobrece os resultados do transplante como acontece com a hepatite B, as doenças malignas e a insuficiência hepática fulminante de qualquer etiologia.

Por outro lado, os resultados do transplante observados nos portadores de doenças colestáticas indicam melhor sobrevida. Igualmente os pacientes alcoólatras selecionados apresentam resultados de sobrevida igualmente bons não obstante a complexidade da doença.

Doenças que atingem os grupos etários mais avançados *(cardiorespiratória, renais)* contribuem para reduzir a sobrevida. Fatores diretamente relacionados ao doador tais como idade, alterações hemodinâmicas, tempo de isquemia fria do enxerto, infiltração gordurosa do fígado e doadores marginais também podem empobrecer o prognóstico quanto a sobrevida. Os efeitos colaterais das drogas imunossupressoras e as complicações hepatobiliares podem prejudicar a qualidade de vida dos transplantados.

A experiência tem recomendado nos cirróticos, cuidadosa avaliação cardiológica pré-operatória que inclui medida do débito cardíaco, cálculo do *shunt* pulmonar e da resistência vascular sistêmica. Assim valores elevados para o shunt pulmonar com resistência vascular sistêmica baixa constituem fatores de risco ao transplante. O débito cardíaco baixo que não responde a sobrecarga de volume e a hipoxemia *(PO$_2$ < 50mmHg)* constituem contra-indicação à cirurgia.

A avaliação pré-operatória da permeabilidade da veia porta através do Ecodoppler abdominal informa sobre a presença de tromboflebite que se não é contra-indicação absoluta ao transplante pode ser causa de sangramento per-operatório. As vezes não é fácil ao Centro Transplantador escolher o paciente que apresenta maior chance de sobrevida em detrimento de outro cujo prognóstico é mais reservado. Convém lembrar que aspectos ético-morais além da avaliação clínica são parâmetros fundamentais na seleção do receptor. A equipe transplantadora, muitas vezes, luta para não excluir o receptor de alto risco. Todavia a presença concomitante da insuficiência renal, sepsis e coma profundo que não respondem clinicamente aos cuidados dos intensivistas limitam sobremaneira o sucesso da cirurgia.

A sobrevida atual vem progressivamente aumentando, alcançando 60 - 70% em 5 anos, caracterizada pela boa qualidade de vida que oferece aos pacientes, oferecendo ainda completa reabilitação sócio-econômica.

O principal fator que influencia a sobrevida do transplante é o carácter eletivo ou de urgência da operação.

Certamente a escolha do paciente a ser transplantado e a experiência da equipe cirúrgica influenciam no resultado.

A avaliação pré-operatória das funções fisiológicas do receptor constitui fator preponderante quanto a sobrevida do paciente. A gravidade das condições clínicas do pré-operatório guardam relação com a insuficiência múltipla de órgãos do pós-operatório. Deste modo é importante identificar os candidatos a transplante que apresentam melhor reserva fisiológica, aos quais se deve dar prioridade na alocação de órgãos, com o propósito de melhorar a sobrevida.

Todavia, doentes graves com reserva fisiológica comprometida, também devem ser encaminhados ao transplante como tentativa válida de tratamento que é sem sombra de dúvidas superior a outras modalidades de terapêutica.

DOENÇAS HEPÁTICAS MAIS COMUNS DO TRANSPLANTE HEPÁTICO

Cirrose Biliar Primária

Os portadores da cirrose biliar primária são mulheres com idade ao redor de 40 anos.

A questão nesta doença se resume na identificação de fatores que possam complicar o quadro clínico, agravando o prognóstico. É considerada doença de bom prognóstico para o transplante oferecendo sobrevida de 70% aos 5 anos. A sobrevida de 5 anos em grandes séries de transplantados varia de 60% a 80%.

As indicações para o transplante incluem icterícia progressiva *(bilirrubina > 10mg)*, varizes de esôfago sangrantes, ascite incontrolável, osteodistrofia progressiva, prurido intratável e encefalopatia. A recidiva da cirrose biliar no fígado transplantado ainda é objeto de investigações.

Colangite Esclerosante Primária

Os portadores desta afecção costumam ser bons candidato ao transplante hepático; geralmente são adultos do sexo masculino com idade entre 20 e 40 anos, muitas vezes, portadores também de retocolite ulcerativa. As indicações clínicas são semelhantes às de cirrose biliar primária.

Nos portadores de colangite esclerosante a presença do colangiocarcinoma e do carcinoma do intestino grosso podem estar presentes. A sobrevida costuma alcançar a 85% em 1 ano e 75% em 3 anos.

A possível recidiva da doença no fígado transplantado é controvertida.

Cirrose Hepática

Geralmente estes pacientes são portadores de hepatopatia crônica de longa duração que determinam importantes alterações clínicas em todo o organismo responsáveis pela falta de resistência que estes doentes revelam no pós-operatório imediato.

Em decorrência destes fatos a sobrevida é bem menor aos 5 anos, ou seja, em torno de 60%.

A cirrose hepática é a principal indicação do transplante hepático *(70% - 90% das indicações)*. Ao lado do uso do álcool os vírus da hepatite são a sua principal causa. O vírus B acompanhado ou não do vírus Delta e do vírus C determinam formas crônicas de hepatite cuja fase final é o estabelecimento da cirrose hepática em 20% - 50% dos casos. As indicações do transplante em pacientes portadores de cirrose são comuns a qualquer tipo de cirrose. Devem ser transplantados pacientes com expectativa de vida inferior a 1 ano, devendo-se incluir no programa de transplante pacientes que reúnam algumas das indicações relacionadas na tabela 3. A recorrência da doença viral no fígado transplantado é também a regra, independentemente do emprego de terapêutica preventiva, nos casos em que a replicação do vírus B está presente no pré-operatório.

A recorrência do vírus B costuma ser mais grave do que a recidiva secundária ao vírus C, praticamente presente em 100% dos casos transplantados.

Protocolos para prevenção constam do emprego da imunoglobulina, interferon e principalmente de drogas antivirais como ganciclovir. Recentemente o emprego do nucleosideo lamivudine tem se mostrado eficiente na inibição e prevenção da replicação do vírus B. Outra droga, o *Fanciclovir*, um novo nucleosideo também tem sido empregado com sucesso.

Os portadores de cirrose por hepatite autoimune apresentam melhor prognóstico para a cura com o transplante.

Síndrome de *Budd-Chiari*

Os pacientes portadores desta síndrome *(trombose das veias hepáticas)* podem necessitar do transplante se não for possível o controle da ascite ou ocorrer insuficiência hepática. Estes pacientes necessitam ser acompanhados no pós-operatório com terapêutica anticoagulante. Os portadores desta síndrome podem apresentar associadamente policetemia vera e doença micloproliferativa.

Alcoolismo

Embora os resultados iniciais do transplante hepático em alcoólatras não se mostravam satisfatórios, trabalhos mais recentes demonstram que os resultados em 5 anos são comparáveis ao dos pacientes com doenças colestáticas e parenquimatosas exceto a hepatite B e que a volta ao uso do álcool era inferior a 15%, sem que isto represente necessariamente dependência ou abuso. Atualmente procura-se discriminar dentre os alcoólatras candidatos ao transplante, aqueles que tenham deixado o uso do álcool há pelo menos 6 meses, o que seria garantia para a abstinência pós transplante.

Outros estudos revelam que 80% dos transplantados recuperam a capacidade de voltar ao trabalho e ao contato social e familiar 89%.

A recorrência ao uso do álcool costuma ser maior naqueles que haviam deixado de beber em período de tempo inferior a 6 meses antes do transplante e que esta recorrência é também maior nos casos de hepatite alcoólica do que nos casos de cirrose.

Insuficiência Hepática Fulminante

A indicação do transplante em pacientes com insuficiência hepática fulminante de etiologia viral apresenta caráter de urgência por causa da rapidez com que se desenvolve edema cerebral grave responsável por 40% das mortes. Estes pacientes também apresentam elevado risco de desenvolver infecções bacterianas ou fúngicas que podem contra-indicar o transplante.

Foram elaborados critérios que permitem a indicação precoce do transplante em pacientes com alta probabilidade de morte apesar do tratamento médico intensivo, reduzindo o risco de incluir casos com possibilidade de recuperação espontânea.

O transplante hepático nestas circunstâncias somente está contra-indicada em situações de sépsis e quando o eletroencefalograma é plano, além dos viciados ativos com o uso de drogas. A orientação mais adequada para os casos de insuficiência hepática fulminante independentemente da etiologia *(vírus, drogas)* recomenda enviar o paciente ao Centro Transplantador assim que surjam os primeiros sinais de encefalopatia. O transplante é indicado quando fatores de coagulação e particularmente o fator V está abaixo de 20% em associação com estado de coma ou confusão importante.

A indicação cirúrgica deve ser a mais rápida possível nos pacientes com níveis de fator V abaixo de 20% e com idade inferior a 30 anos e naqueles acima de 30 anos e com níveis de fator V menor que 30% a mortalidade é superior a 90%.

Tumor de Fígado

Estudos do transplante hepático para o carcinoma hepatocelular tem demonstrado sobrevida de 18% a 35% em 5 anos. Embora estes números possam indicar sucesso do ponto de vista oncológico esta sobrevida não é aceitável para o transplante hepático, onde os doadores são limitados e o transplante hepático para doença benigna oferece sobrevida de 5 anos entre 65% a 75%.

Na verdade os melhores resultados são referidos para tumores menores que 5cm, ou preferivelmente de 3cm unifocal, incidental sem invasão vascular ou do tipo fibrolamelar.

A recidiva do carcinoma hepatocelular tem alcançado a cifra de 65% em 93 transplantes consecutivos. Por razões ainda não totalmente esclarecidas o carcinoma hepatocelular pós transplante tende a crescer mais rapidamente. O transplante hepático somente deve ser considerado em situações de não ressecabilidade do tumor ou por causa da baixa reserva funcional do órgão como acontece nos casos mais avançados de cirrose. Nos casos de carcinoma hepatocelular pequeno em portadores de cirrose não avançada a ressecção hepática ainda é o procedimento de escolha.

Pacientes submetidos ao transplante hepático por apresentarem insuficiência hepática terminal por cirrose avançada e nos quais foram achados pequenas neoplasias apresentaram sobrevida de 88% em 5 anos.

A realização do transplante hepático em casos de portadores de tumor hepático sem sinais de insuficiência hepática deve ser avaliada tendo em vista os bons resultados observados por.

Indicações Não Usuais

O transplante hepático resultou em cura da hemofilia A da mesma forma que o transplante combinado fígado-pâncreas e o multivisceral vem sendo objeto de estudos e protocolos ainda de carácter investigatório, principalmente na Universidade de *Pittsburgh*.

RETRANSPLANTE

Com excessão da rejeição crônica as indicações para o retransplante são urgentes: rejeição aguda *(muito rara)*, ausência de função do enxerto e trombose da artéria hepática.

Deste modo acredita-se que atualmente o transplante hepático revestido de sua enorme complexidade constitui-se apenas em uma das formas de tratamento dos hepatopatas terminais. É conveniente também ressaltar que a moderna hepatologia tem por objetivo tornar o transplante desnecessário, contando para tanto com outros recursos de terapêutica convencionais e outras ainda em fase de experimentação como o fígado artificial e a terapêutica gênica.

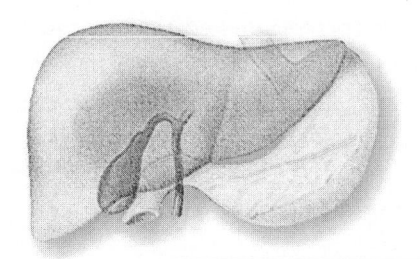

Referências Bibliográficas

01. ADAMS, P.C.; GHENT, C.N.; GRANT, D.R. et. al. - Employment following liver transplantation. Hepatology 21:140-144, 1995.

02. BELGHITI, J.; NOUN, A.; SAUVANET, F. et. at. - Transplantation for fulminant and subfulminant hepatic failure with preservation of portal and caval flow. B. J. Surg. 82:986-989, 1995.

03. BELLE, S.H.; BERINGER, K.C.; DETRE, K.M. - Liver transplantation in the United States: Results from the National Pitt unos liver transplant registry. In: Clinical Transplants. Terasaki P.I., Cecka J.M. Eds. Los Angeles, pp. 19-35, 1995.

04. BERLAKOVICH, G.A.; STEININGER, R.; HERBST, F. et al - Efficacy of liver transplantation for alcoholic cirrhosis with respect to recidivism and compliance. Transplantation 58:560-565, 1994.

05. BERNUAU, J.; SAMUEL, D.; DURAN, F. et. al. - Criteria for emergency liver transplantation in patients with acute viral hepatitis and fator V (FV) below 50% of normal: a prospective study. Hepatology 14: 49A, 1991.

06. BIRD, G.L.; O' GRADY, J.G.; HARVEY, F.A. et al - Liver transplantation in patients with alcoholic cirrhosis: selection criteria and rates of survival and relapse. Br. Med. J. 301:15-17, 1990.

07. BISMUTH, H.; SAMUEL, D.; GUGENHEIN, J. et.al. - Emergency liver transplantation for fulminant hepatitis. Ann. Int. Med. 107:337-341, 1987.

08. BONET, H.; GAVALER, J.S.; WRIGHT, H.I. et. al. - The effect of continued alcohol use on allograft rejection following liver transplantation for alcoholic liver disease. Gastroenterology 104: 1878, 1993.

09. BONSEL, G. J.; ESSINK, B.; KLOMPMAKER, I. J. et. al. - Assessment of the quality of life before and following liver transplantation: First results. Transplantation, 53:796-800, 1992.

10. BOURGEOIS, N.; SZNAJER, Y.; BOTEMBE, N. et. al. - Hepatitis C infection after liver transplantation. J. Hepatol. 18:518, 1993.

11. BRONSTHER, O. - Prioritization and organ distribution for liver transplantation. JAMA 271:140-143, 1994.

12. CHRISTENSEN, E.; NEUBERGER, J.; CROWE, J. et. al. - Beneficial effect of azathioprine and predection of prognosis in primary cirrhosis: final results of an international trial. Gastroenterology 89:1084-1091, 1985.

13. DELLA MATA, M.; GONZALEZ, R.; FRAGA, E. et. al. - Viral recurrence after liver transplantation for acute fulminant liver disease caused by hepatitis B virus. J. Hepatol. 18:571, 1993.

14. DICKSON, E.R.; GRAMBSCH, P.M.; FLEMING, T.R. et. al. - Prognosis in patients with primary biliary cirrhosis: model for decision making. Hepatology 10:1-7, 1989.

15. DINDZANS, V.J.; SCHADE, R.R.; VAN THIEL, D.H. - Medical problems before and after transplantation. Clin. Gastroenterol., 17:19-31, 1988.

16. DINDZANS, V.J.; SCHADE, R.R.; GAVALER, J.S. et. al. - Liver transplantation: A primer for practicing gastroenterologists, Part I. Digestive Diseases and Science, 34(1):2-8, 1989.

17. ESQUIVEL, C.O.; BERNARDOS, A.; DEMETRIS, A.J. et. al - Liver transplantation for primary biliar cirrhosis. Gastroenterology, 94:1206-1207, 1988.

18. FARGES, O.; MALASKAGNE, B.; SEBAGH, M. et. al. - Primary sclerosing cholangitis: liver transplantation or biliary surgery. Surgery 117:146-155, 1995.

19. GISH, R.G.; LEE, A.H.; KEEFE, E.B. et al - Liver transplantation for alcoholic liver disease. Am. J. Gastroenterol. 88:1337-1342, 1993.

20. GRELLIER, L.; MUTIMER, D.; AHMED, M. - et. al. - Lamivudine prophylaxis against reinfection in liver transplantation for hepatitis B cirrhosis. The Lancet 348:1212-1215, 1996.

21. HOPF, U.; MULLER, B.; KUTHER, D. et. al. - Long-term follow up of postransfusion and sporadic chronic hepatitis non A non B and frequency of circulating antibodies to hepatitis C virus (HCV). J. Hepatol. 10:69-76, 1990.

22. IWATZUKI, S.; STARZL, T.E.; TODO, S. et. al. - Experience in 1000 liver transplants under cyclosporine therapy: a survival report. Transpl. Proc 20 (suppl. 1):498-504, 1988.

23. KEEFE, E.B.; GETTIS, C.; ESQUIVEL, C.O. - Liver transplantation in patients with severe obesity. Transplantation 57:309-311, 1994.

24. KONERU, B.; TZAKIS, A.G.; CASSAVILLA, A. et al - Postoperative surgical complications. Biliary strictures post operative. Clin. Gastroenterol. 17:71-91, 1988.

25. KRON, R.A.F. - Liver transplantation and alcohol: who should get transplants? Hepatology 20:285-325, 1994.

26. KROWKA, M.J.; - Hepatopulmonary sindrome. Current concepts in diagnostic and therapeutic considerations. Chest 153:1528-1537, 1994.

27. KRUGER, M.; TILMAN, H.L.; TRANTWEIN, C. et. al. - Treatment of hepatitis B virus reinfection after liver transplantation with fanciclovir. Hepatology 22:449A, 1995.

28. KUMAR, S.; STAMBER, R.E.; GAVRLER, J.S. et al - Orthotopic liver transplantation for alcoholic liver disease. Hepatology 11:159-164, 1990.

29. LANGE, P.A.; STOLLER, J.K. - The hepatopulmonary sindrome. Ann. Int. Med. 122:521-529, 1995.

30. LANGANS, A.N.; GRAZI, G.L.; STRATTA, R.J. et. al. - Primary sclerosing cholangitis: the emerging role for liver transplantation. Am. J. Gastroenterol. 85:1136-1141, 1991.

31. LIAW, Y.F.; TAI, D.I.; CHU, C.M. et. al. - The development of cirrhosis in patients with chronic type B hepatitis: A prospective study. Hepatology 8:493-496, 1988.

32. LOWELL, J.A.; SHAW, B.W. - Selected topics in the critical care of liver transplant recipients. In: Maddrey WC, Sorrell MF eds. Transplantation of the liver 2nd edition, pp. 571-603, Norwalk Connect, Appleton and Lange 1994.

33. LUCY, M.R.; MERION, M.R.; HENLEY, K.S. et. al. - Selection for and outcome of liver transplantation in alcoholic liver disease. Gastroenterology 102:1736-1741, 1992.

34. O' GRADY, J.G.; PLOSON, E.J.; ROLLES, K. et. al. - Liver transplantation for malignant disease. Results in 93 consecutive patients. Ann. Surg. 207:373-379, 1988.

35. OKUDA, K. - Liver transplantation for hepatocelular carcinoma in transplantation of the liver. Maddrey WC & Sorrell M. Feds, Appleton & Lange, Conect, 2nd edition, pp. 605-617, 1995.

36. OSORIO, R.W.; ASCHER, N.L.; AVERY, M. et. al. - Predicting recidivism after orthotopic liver transplantation for alcoholic liver disease. Hepatology 20:105-110, 1994.

37. OTTE, J.B. - Recent developments in liver transplantation: Lessons from a 5 - year experience. J. Hepatol. 12: 386-393, 1991.

38. PIKUL, J.; SHARPE, M.; LOUNDES, R. et al - Degree of preoperative mal nutrition in predictive of postoperative morbidity and mortality in liver transplant recipients. Transplantation 57:469-472, 1993.

39. PIRSH, J.D.; KALAYOGLU, M.D.; D' ALESSANDRO, A.M. et. al. - Orthotopic liver transplantation in patients 60 years of age and older. Transplantation 51:431-433, 1991.

40. RINGE, B.; QUADRENNI, A.L. - Review on liver transplantation. Amer. J. Gastroenterology 89 (8): 518, 526, 1994.

41. ROLANDO, N.; HARVEY, F.; BRAHM, J. et. al. - Prospective study of bacterial infection in acute liver failure: an analysis of fifty patients. Hepatology 11:49-53, 1990.

42. SAMUEL, D.; MULLER, R.; ALEXANDER, G. et. al. - Liver transplantation in european patients with hepatitis B surface antigen. New England J. Med. 329:1842-1847, 1993.

43. SCHAFFNER, F. - An overview of transplantation of the liver. In: Fabry TL, Klion FM, eds. Guide to Liver Transplantation. New York, Igaku-Shoin, p. 1-12, 1992.

44. SHAPIRO, J.M.; SMITH, H.; SCHAFFNER, F. - Serum billirubin: a prognostic factor in primary biliary cirrhosis. Gut 20:137-140, 1979.

45. SHAW Jr., B.W. - Liver transplantation. In: Moody FG, ed. Surgical Treatment of Digestive Disease. Chicago, Year Book Medical Publishers Inc., 2nd Ed., p. 423-454, 1990.

46. STARZL, T.E.; VAN THIEL, D.; TZAKIS, A.G. et. al. - Orthotopic liver transplantation for alcoholic cirrhosis. JAMA 260:2542-2544, 1988.

47. STARZL, T.E.; TODO, S.; TZAKIS, A. et. al. - Abdominal organ cluster transplantation for the treatment of upper abdominal malignancies. Ann. Surg. 210:374-386, 1989.

48. STEIBER, A.C.; GORDON, R.D.; TODO, S. et. al. - Liver transplantation in patients over sixty years of age. Transplantation 51:271-273, 1991.

49. VAN THIEL, D.H.; SCHADE, R.R.; GAVALER, J.S. et. al. - Medical Aspects of liver transplantation. Hepatology 4:793-835, 1984.

50. YOKOYAMA, I.; CARR, B.; SAITSU, H. et al - Accelerated growth rates of recurrent hepatocelular carcinoma after liver transplantation. Cancer 68:2095-2100, 1991.

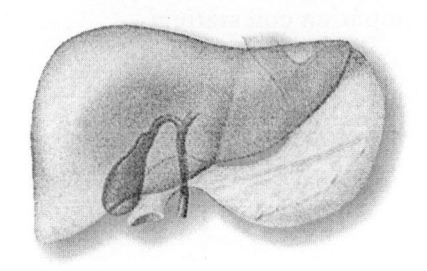

Indicações de Transplante de Fígado em Pediatria

capítulo 33

Nancy T. Barbagallo Cordovani
Maurício Iasi

INTRODUÇÃO

Os primeiros transplantes de fígado foram realizados experimentalmente em cães por *Welch (1955-heterotópico)*, por *Moore (1959-ortotópico)* e por *Starzl (1960-ortotópico)*.

Em 1963, *Thomas Starzl* realizou o primeiro transplante hepático ortotópico em seres humanos, numa criança de 3 anos de idade, portadora de atresia biliar *(AB)*, que veio a falecer em conseqüência de hemorragia. Três anos depois, ele obteve o mérito de ter sido o cirurgião do primeiro transplante de fígado ortotópico bem sucedido em humanos.

Somente depois de quase 20 anos, em junho de 1983, durante o *National Institutes of Health (NIH) - Consensus Conference on Liver Transplantation*, o TXF deixou de ser considerado um procedimento experimental, especialmente para algumas patologias hepáticas pediátricas, mas sim terapêutico, para adultos e crianças em estágio final de doença hepática. Esse fato, aliado ao advento da ciclosporina *(1979-Calne, na Inglaterra)*, imunossupressor que melhorou sobremaneira a sobrevivência dos transplantados, fez com que houvesse um aumento nos centros de transplante em todo o mundo.

Há uma melhora na qualidade de vida na maioria dos pacientes após o procedimento. As crianças passam a apresentar uma retomada no desenvolvimento e na velocidade de crescimento.

A taxa de sobrevivência vem se elevando nos últimos anos, em conseqüência ao aperfeiçoamento técnico das equipes cirúrgicas, aos cuidados de terapia intensiva, ao controle da imunossupressão e à prevenção e controle das infecções. Em crianças, a sobrevivência em 1 ano chega a 86% e em 5 anos varia entre 64 a 78%. E menor naqueles que foram transplantados em caráter de urgência e naqueles com idade inferior a 12 meses *(65% em 1 ano)*. Os resultados são piores nos pacientes que já apresentavam retardo de crescimento por ocasião do TXF: maior índice de infecções, de complicações cirúrgicas e de retransplantes.

Resultados relatados pela *Universidade de Pittsburgh* mostram sobrevivência de 77,1%, 72,6%, 69,4%, 65,8% e 64,4% respectivamente em 1, 5, 10, 15 e 20 anos. A taxa de sobrevivência aumentou em 20% nos últimos 12 anos com o uso do Tacrolimus.

CRITÉRIOS DE INDICAÇÃO DE TRANSPLANTE DE FÍGADO EM PEDIATRIA

São consideradas indicações de transplante de fígado, patologias incuráveis clínica ou cirurgicamente:

1. Doença hepática progressiva em estágio avançado;

2. Doença hepática estável, porém de evolução reconhecidamente fatal;

3. Doença metabólica potencialmente fatal;

4. Doença hepática avançada com incapacidade social.

As indicações de transplante de fígado são baseadas tanto no comprometimento da qualidade de vida como na gravidade da doença.

INDICAÇÕES RELACIONADAS COM O COMPROMETIMENTO DA QUALIDADE DE VIDA

1. Ascite intratável: é a mais comum;

2. Encefalopatia: é a segunda indicação mais freqüente;

3. Fadiga;

4. Hemorragias digestivas por sangramento de varizes gastro-esofágicas;

5. Nas formas colestáticas:

- Sepse biliar recidivante: pode ocorrer em doenças como Atresia de Vias Biliares *(AVB)*, Doença de Caroli e Colangite Esclerosante Primária *(CEP)*;
- Prurido intratável: pode levar a tentativas e/ou suicídios, especialmente em adolescentes;
- Doença óssea metabólica: pode levar a fraturas de repetição;
- Neuropatia xantomatosa: não é comum.

INDICAÇÕES RELACIONADAS COM A GRAVIDADE DA DOENÇA

1. **Em doença hepatocelular crônica:**

- Síndrome hépato-renal;
- Peritonite bacteriana espontânea *(PBE)* recidivante;
- Albumina sérica inferior a 2,5 g/dl;
- Tempo de protrombina *(TP)* prolongado, acima de 5 segundos *(não corrigível)* ou INR (*International Normalized Ratio*) acima de 1,4%;
- Bilirrubina total acima de 5,0 mg/dl.

2. **Em doença hepática colestática:**

- Bilirrubina total acima de 10 mg/dl;
- Modelos prognósticos da *Clínica Mayo* para Cirrose Biliar Primária *(CBP)* e Colangite Esclerosante Primária *(CEP)*.

3. **Em pacientes pediátricos:**

- Índices prognósticos de Malatack, para avaliação do risco de morte em 6 meses para crianças com colestase. Consideram-se como fatores de mau prognóstico: níveis de bilirrubina indireta elevados *(acima de 102 mmol/l ou 6 mg/dl)*, colesterol total baixo *(inferior a 2,6 mmol/l ou 100 mg/dl)*, história de presença de ascite e tempo de protrombina alargado;
- Retardo do desenvolvimento pôndero estatural.

Sempre houve uma grande preocupação das equipes quanto ao momento ideal para a realização do transplante hepático. Para tal, é de suma importância o conhecimento da história natural da doença. Uma das conclusões do *National Institutes of Health (NIH) Consensus Development Conference*, em Junho de 1983, foi que o procedimento não deve ser realizado em momento muito precoce, para que se possa oferecer ao paciente a oportunidade de uma estabilização ou mesmo melhora da doença, nem deve ser muito tardio, para que haja uma possibilidade maior de sucesso cirúrgico. Teoricamente, o momento adequado seria quando o paciente começasse a apresentar sinais de descompensação hepática, porém, não deveria ser retardado até o aparecimento de manifestações do estágio final, como hemorragias digestivas altas ou encefalopatia. *Em crianças, manifestações como fadiga, diminuição da atividade e retardo de crescimento podem ser indicadores de falência hepática.*

É importante estimar a gravidade da doença. Existem vários modelos matemáticos visando estabelecer critérios prognósticos. Entretanto, predições precisas quanto ao risco de morte são extremamente difíceis. As melhores predições referem-se à insuficiência hepática aguda e às doenças colestáticas, principalmente CBP e CEP. Os critérios de *Malatack* para avaliação do risco de morte em seis meses para crianças com doenças colestáticas, não são muito utilizados atualmente.

Existem novos modelos de critérios para alocação de fígado. A *United Network for Organ Sharing (UNOS)*, nos *Estados Unidos*, desenvolveu um novo sistema para priorização de pacientes aguardando um transplante de fígado, aprovado em novembro de 2001. É baseado em fórmulas estatísticas e em escalas numéricas que visam determinar o risco do paciente vir a morrer nos próximos três meses, enquanto aguarda o transplante hepático. Os valores obtidos variam de 6 a 40, em ordem crescente de gravidade.

- **MELD:** modelo usado para adultos com doença hepática em fase final *("Model for End-Stage Liver Disease – MELD")*. É baseado nos valores de bilirrubina, *INR (International Normalized Ratio)* e creatinina.
- **PELD:** modelo usado para candidatos a transplante hepático com idade menor de 18 anos (*"Pediatric End-Stage Liver Disease – PELD"*). É baseado nos valores de bilirrubina, *INR,* albumina, déficit de crescimento e idade ao ser listado para transplante, que são considerados os fatores que melhor podem predizer a mortalidade em crianças.

Esses "*scores*" não determinam a possibilidade de realmente realizar o transplante, já que esse depende também da disponibilidade de órgãos e de critérios regionais de distribuição.

Em nosso meio, os candidatos a receptores de fígado, com doador cadáver, devem ser incluídos no Cadastro Técnico de Receptores de Fígado *("lista única")* das Centrais de Notificação, Captação e Distribuição de Órgãos *(CNCDO)*, existindo legislação específica para tal. Os critérios atualmente vigentes para cadastramento na "lista única", para pacientes pediátricos, são:

- Serão aceitos, para constituição dos cadastros técnicos das CNCDOs de candidatos a receptores de transplante hepático – doador cadáver, as inscrições dos doentes com idade inferior a 18 anos que preencherem, no momento da inscrição, pelo menos um dos seguintes critérios clínicos, devidamente documentados:

1. Paciente portador de cirrose hepática, classificado como Child-Pugh A *(menor do que 7 pontos)*, com pelo menos uma das seguintes complicações:

a) Hemorragia digestiva alta, secundária a hipertensão portal, com dois ou mais episódios distintos e necessidade de reposição sangüínea;
b) Síndrome hepato-pulmonar com manifestações clinicas;
c) Déficit do crescimento/desenvolvimento, primariamente causado pela insuficiência hepática, determinado por posição inferior ao 5º percentil para peso e altura, ou perda de 1,5 desvio padrão no escore para o crescimento esperado, baseado nas *tabelas National Center for Health Statistics, do US Department of Health and Human Service,* Estados Unidos da América;
d) Encefalopatia porto-sistêmica;
e) Osteodistrofia hepática.

2. Paciente portador de cirrose hepática, classificado como Child-Pugh B ou C *(igual ou acima de 7 pontos)*, independente de complicações;

3. Paciente portador de atresia de vias biliares nas seguintes condições:

a) Ausência de cirurgia de *Kasai* em crianças com idade igual ou superior a 4 meses.
b) Ausência de fluxo biliar após cirurgia de *Kasai*.
c) Hipoplasia portal progressiva documentada por ecografia.
d) Dois ou mais episódios de colangite.

4. Paciente portador de outras doenças com colestase progressiva, nas seguintes condições:

a) Déficit do crescimento/desenvolvimento primariamente causado pela insuficiência hepática, determinado por posição inferior ao 5º percentil para peso e altura, ou perda de 1,5 desvio padrão no escore para o crescimento esperado, baseado nas tabelas *National Center for Health Statistics, do US Department of Health and Human Service*, Estados Unidos da América.
b) Má qualidade de vida determinada por prurido intenso e incapacitante ou fraturas de repetição ou hiperlipidemia com risco de doença cardiovascular, mediante avaliação e autorização da câmara técnica/CNCDO.

5. Paciente portador de insuficiência hepática aguda grave com descompensação definida pelos seguintes critérios:

a) *De O'Grady*, do *King's College Hospital, Londres, Grã-Bretanha* ou;
b) *De Clichy*, do *Hôpital Beaujon, Clichy, França*;
c) INR > 4 em crianças menores de 10 anos.

6. Paciente portador tumor hepático na ausência de metástases e envolvimento vascular, não ressecável após quimioterapia.

7. Pacientes portadores de defeitos congênitos do metabolismo e não cirróticos, nos seguintes casos:

a) Doença de *Wilson* nas seguintes situações:

• Insuficiência hepática de apresentação aguda grave;
• Índice prognóstico para *Wilson* maior que 9.

b) Glicogenose com grave prejuízo no desenvolvimento estatural, múltiplos adenomas em evolução e com progressivo comprometimento extra-hepático *(coração e rins)* sem resposta a outros tratamentos.
c) Síndrome de *Crigler-Najjar* não responsivo a medidas para redução da hiperbilirrubinemia.
d) Paciente portador de outros defeitos congênitos do metabolismo, não cirrótico, mediante avaliação e autorização da câmara técnica/CNCDO.

Na "lista única", o critério estabelecido para convocação do candidato para a realização do transplante de fígado, é a cronologia de ingresso à lista, exceto em casos de insuficiência hepática aguda *(hepatite fulminante)* e de retransplantes nos primeiros 30 dias. Nessas situações, há priorização e o paciente torna-se o primeiro da lista.

A escassez de órgãos tem sido compensada pelo emprego de segmentos hepáticos obtidos através de técnicas de redução a partir de doadores cadáveres (fígado reduzido e "*split liver*") ou de doadores vivos relacionados.

INDICAÇÕES DE TXF EM PEDIATRIA

A principal indicação para TXF em menores de 18 anos tem sido Atresia de Vias Biliares, seguida por doenças metabólicas. Dessas, a mais freqüente é Deficiência de Alfa-1 Antitripsina. Faremos a seguir uma breve exposição das indicações mais comuns em crianças e adolescentes, sendo que patologias que predominam em adultos, tais como as cirroses por vírus B e C e os tumores serão mais bem discorridas em outro capítulo.

ATRESIA DE VIAS BILIARES *(VER CAPITULO)*

É a causa mais comum de colestase crônica em crianças, sendo também a mais freqüente indicação de TXF nessa faixa etária *(geralmente em torno de 50%, podendo oscilar entre 35 a 67%)*. Em nossa casuística, correspondeu à cerca de 40% das crianças referidas ao Programa de Transplante de Fígado para avaliação e a 55% dos transplantes pediátricos. Afeta 1 em cada 8000 a 12000 nascidos vivos. A incidência costuma ser maior no sexo feminino. De etiologia e patogênese ainda não bem determinadas, apesar dos inúmeros estudos e teorias existentes, caracteriza-se por fibrose e obliteração do trato biliar, de caráter rapidamente progressivo, comprometendo tanto os ductos extra como os intra-hepáticos, culminando com o desenvolvimento precoce de cirrose, com conseqüente deterioração da função hepática e o aparecimento de hipertensão portal. Manifesta-se clinicamente sob duas formas, de acordo com *Schweizer* e *Desmet*:

1. **Tipo embriônico ou fetal** *(10-35% dos casos)*: o início da colestase neonatal é precoce, não existindo período anictérico após o término da icterícia fisiológica; não há ductos biliares remanescentes no ligamento hepatoduodenal; costuma haver associação com anomalias congênitas em 10 a 20% dos casos *(poliesplenia, asplenia, defeitos cardiovasculares, situs inversus, malrotação intestinal, veia porta pré-duodenal, anomalias da artéria hepática e da veia cava inferior, dos sistemas gastrointestinal e urinário, etc)*; as alterações esplênicas são quase sempre associadas a outras malformações *(síndrome de atresia biliar e malformações esplênicas ou síndrome de atresia biliar e poliesplenia)*.

2. **Tipo perinatal** *(65-90% dos casos)*: o início da colestase neonatal é tardio, podendo haver período anictérico após o desaparecimento da icterícia fisiológica; há estruturas remanescentes de ductos biliares no ligamento hepatoduodenal; não há associação com anomalias congênitas.

Quando não tratada, a AB é de evolução reconhecidamente fatal, com a morte geralmente ocorrendo dentro dos dois primeiros anos de vida. A partir de 1959, com a introdução da hepatoportoenterostomia pelos cirurgiões japoneses *Morio Kasai* e *Suzuki (dissecção do hilo hepático seguido por portoenterostomia)*, houve uma alteração na evolução dessa doença. Os resultados relatados por *Kasai (10 anos de sobrevivência em 74% dos pacientes operados antes de 60 dias de vida)*, foram superiores aos alcançados por outros cirurgiões. Num estudo realizado em 2013 crianças operadas em 49 instituições do *Japão*, antes de 1978, apenas 15,9% sobreviveram por mais de 10 anos e somente 7,8% sobreviveram por mais de 10 anos sem icterícia e sem cirrose hepática. Em várias comunicações, a sobrevivência pós-cirúrgica oscila entre 47 e 60% aos 5 anos e ao redor de 30% aos 10 anos. Vários fatores tem sido relacionados a um pior prognóstico pós-cirúrgico:

- Pouca experiência do cirurgião;
- Idade por ocasião da cirurgia maior que 60 dias;
- Raça caucasiana;
- Severidade no comprometimento de ductos biliares intra-hepáticos;
- Ausência de ductos biliares no hilo hepático ou tamanho menor que 150 mm dos ductos remanescentes;
- Presença de cirrose na biópsia inicial;
- Grau de alterações na biópsia hepática pré-cirúrgica, relativas à inflamação lobular, células sinciciais gigantes, necrose focal, necrose em ponte e colangite;
- Episódios repetidos de colangite.

Apesar de vários padrões histológicos terem sido propostos como indicadores prognósticos, não há ainda um modelo universalmente aceito.

Alguns autores obtiveram efetividade da hepatoportoenterostomia em 70 a 82% de seus pacientes, em poucos centros selecionados, quando operados antes de 60 dias vida. Sabe-se que, quando submetidos à cirurgia entre 60 e 90 dias, a drenagem biliar ocorre em 45 a 59% dos casos, diminuindo para 10 a 28% entre 90 a 120 dias.

De um modo geral, aproximadamente 1/3 dos pacientes submetidos à cirurgia de *Kasai* apresentam boa evolução, apesar da possibilidade de existir algum grau de comprometimento hepático, e 2/3 acabam necessitando de transplante hepático *(1/3 precocemente, geralmente dentro dos dois primeiros anos de vida e 1/3 em idade maior)*. Portanto, a cirurgia de *Kasai* não é efetiva em cerca de 33% dos pacientes a ela submetidos. Muitas dessas crianças evoluem rapidamente para insuficiência hepática e acabam morrendo antes de conseguir um órgão, a menos que haja a possibilidade de realização de um transplante intervivos relacionados e desde que consigam atingir um peso adequado. Em aproximadamente 33% dos casos, essa cirurgia é parcialmente efetiva e o paciente consegue sobreviver vários anos com o fígado nativo, antes que esse necessite ser substituído. Portanto, o procedimento de *Kasai*, apesar de ser considerado paliativo, desempenha papel importante no prolongamento da vida, permitindo que parte dessas crianças possa alcançar o momento do transplante.

Os resultados após a cirurgia de *Kasai* em crianças com AB associada à síndrome de malformações esplênicas são controversos: alguns autores consideram o prognóstico pior *(morte ou necessidade de transplante)*, porém, em outros relatos, a drenagem biliar e a sobrevivência em 5 anos são equivalentes aos apresentados por aqueles sem a síndrome. Na experiência da *Universidade de Nebraska (USA)*, não houve associação entre o tipo de anomalia encontrada e a evolução, nem diferença significativa na sobrevivência em 10 anos dos pacientes ou dos enxertos quando comparados os grupos com e sem a síndrome *(no caso, todos apresentavam poliesplenia)*.

Após o transplante de fígado, aproximadamente 20% dos pacientes submetidos previamente à cirurgia de *Kasai* necessitam de cirurgia por perfuração intestinal e 14% por sangramento em cavidade abdominal.

De qualquer maneira, uma taxa elevada de sucesso tem sido obtida quando o TXF é realizado como terapêutica seqüencial e complementar à cirurgia de *Kasai*, quando esta falha. Esse é o procedimento terapêutico aceito na maioria dos serviços, porém, alguns centros optam pelo transplante como opção primária para aqueles pacientes onde o diagnóstico de AB foi realizado tardiamente e/ou quando já há cirrose estabelecida. Em nosso serviço, a portoenterostomia é realizada até cem dias de vida.

A taxa de sobrevivência em 1 ano pós TXF varia entre 75 e 80% *(tendo chegado a 90% em alguns centros)* e, em 5 anos, entre 64 e 82%. Os piores resultados foram obtidos naqueles que realizaram o transplante em caráter de urgência e/ou com órgãos não inteiros *(de doadores cadáveres)*.

Recomenda-se portanto que a cirurgia de *Kasai* seja realizada antes dos dois meses de idade, daí a. importância de um diagnóstico precoce. Sempre deve ser investigada a causa da persistência de icterícia em lactentes após os 14 dias de vida.

Preconiza-se a realização do transplante hepático antes do desenvolvimento de déficit pôndero-estatural, de hipocolesterolemia e do aparecimento de sinais de descompensação hepática ou de complicações irreversíveis.

Erros Inatos do Metabolismo

São responsáveis por cerca de 10% dos transplantes hepáticos em adultos e por mais de 1/3 dos realizados na infância. As indicações de TXF ortotópico podem ocorrer por comprometimento hepático grave, pela possibilidade do surgimento de neoplasias malignas e para correção de manifestações extra hepáticas. Quando bem sucedido, oferece a única oportunidade de cura para muitas doenças antes consideradas fatais. Na maioria dos erros inatos do metabolismo, há regressão das alterações metabólicas com o procedimento, adquirindo o receptor o fenótipo do doador. A sobrevida geral é cerca de 85 % em 5 anos. A principal causa metabólica levando a TXF em crianças é a deficiência de a1 AT.

Deficioência de Alfa-1 Antitripsina (a1 at)

A alfa -1 antitripsina é uma glicoproteina da família das proteases conhecidas como SERPINS *(serine protease inhibitors)*. É produzida e liberada principalmente pelos hepatócitos e em menor quantidade pelos monócitos e macrófagos broncoalveolares. Atua no controle da degradação tecidual, sendo sua ação inibitória mais importante contra a elastase neutrofílica, protease que degrada a elastina das paredes alveolares e proteínas estruturais de vários tecidos. É a maior proteína plasmática e representa cerca de 80% da banda de alfa-1 na eletroforese de proteínas.

O gene que codifica a a1 AT localiza-se no braço longo do cromossomo 14, no segmento 14q32.1. De transmissão autossômica recessiva, seus dois alelos, de expressão codominante, resultam num fenótipo inibidor de proteases *(Pi)*. Cada um deles teria a função de controlar a produção de seu próprio tipo de molécula de a1 AT. Mais de 90 variantes genéticas já foram descritas. Os alelos mais comuns pertencem ao grupo M *(M1, M2 e M3)*, codificando proteínas de função normal. Os alelos mutantes S e Z são os mais freqüentemente associados à deficiência da alfa-1 antitripsina e o alelo nulo à sua ausência total. O alelo S é caracterizado pela substituição de valina por ácido glutâmico na posição 264 e o alelo Z, que é o mais comumente associado à doença clínica *(95% das mutações)*, pela substituição de lisina por ácido glutâmico na posição 342, o que resulta na diminuição da secreção e acúmulo de uma molécula estruturalmente alterada de a1 AT no retículo endoplasmático. Foi descrito um novo alelo, o Pi Zbristol, associado a propriedades eletroforéticas diferentes.

A retenção dessa proteína alterada causa dano ao parênquima hepático. A redução de sua secreção causa falta de inibição da protease, levando a enfisema pulmonar.

A deficiência de alfa-1 antitripsina, também conhecida como deficiência do inibidor da alfa - 1 antiprotease, é a causa metabólica mais freqüente de doença hepática em crianças e de enfisema em adultos. É a principal doença genética levando a transplante de fígado em pediatria *(PiZZ)*, sendo indicação rara entre os adultos.

Afeta 1 em 1714 nascimentos na Suécia e 1 em 7000 nos *Estados Unidos*. A prevalência no *Norte da Europa* é estimada em 1 em 1600 e em caucasianos norte americanos 1 em 2850. Prevalece em caucasianos, principalmente de origem norte-européia. É rara em africanos e orientais, não tendo sido descrita em estudos entre negros africanos do *Zaire*.

Caracteriza-se por redução nos níveis séricos de a1 AT, doença hepática crônica e desenvolvimento gradual de enfisema pulmonar *(geralmente em adultos)*, cuja instalação é mais precoce e grave em fumantes.

Deficiência enzimática grave resulta em manifestações clínicas hepáticas na infância em cerca de

10 a 15% dos afetados, parte dos quais poderá desenvolver cirrose.

Pode apresentar-se na forma de colestase neonatal, tendo sido esta a principal forma de apresentação em alguns relatos. De história natural não previsível, cerca de 5% das crianças PiZZ com colestase persistente poderão evoluir rapidamente para cirrose e insuficiência hepática no primeiro ano de vida, enquanto que em outras a evolução é mais lenta. Nas demais, em cerca de 25% o quadro hepático resolve-se completamente; 25% morrem em conseqüência de complicações da cirrose em idades que variam entre 6 meses a 17 anos; 25% sobrevivem os primeiros 10 anos, apesar da cirrose e 25% apresentam função hepática alterada, porém sem cirrose.

Em muitos casos, a doença é descoberta durante a investigação etiológica de hepatoesplenomegalia. Em parte dos pacientes *(1 a 2%)*, cursa insidiosamente, de maneira anictérica, apresentando-se já na forma de cirrose.

O mais importante estudo sobre a história natural desta patologia, foi realizado por *Sveger*, na *Suécia*, que acompanhou prospectivamente 127 recém nascidos PiZZ até a idade de 12 anos:

a) 14 *(11%)* com icterícia obstrutiva prolongada *(grupo I)*;

- 3 faleceram em conseqüência da hepatopatia antes dos 8 anos de idade;
- 1 faleceu por outras causas;
- 10 pacientes vivos aos 12 anos *(5 com transaminases alteradas e 5 normais)*;

b) 8 *(6,3%)* com alterações hepáticas discretas *(grupo II)*;

c) 105 *(82,7%)* com manifestações pulmonares *(grupo III)*, 50% com transaminases alteradas.

Aos 12 anos, 15% das crianças dos grupos II e III permaneciam com níveis elevados de transaminases. Este estudo indicou que nessa idade, cerca de 75% das crianças PiZZ não apresentavam evidência de dano hepático.

Uma revisão realizada no *Departamento de Pediatria da Universidade de Minnesota*, em 98 pacientes afetados, num período de 20 anos, mostrou que as meninas tiveram um prognóstico pior do que os meninos. Este estudo considerou também que os valores iniciais de ALT, TP e a1 AT poderiam ter valor prognóstico.

A maioria dos adultos é heterozigota, apresentando-se com cirrose e hipertensão portal, porém, o enfisema pulmonar é o comprometimento mais evidente. O risco de hepatocarcinoma é elevado.

À histologia, a identificação de grânulos com coloração eosinofílica *(PAS+)*, no retículo endoplasmático dos hepatócitos e à imunohistoquímica, são dados importantes no diagnóstico, correspondendo a depósitos de a1 AT. Podem não estar presentes em crianças menores de 12 semanas. A microscopia eletrônica é também útil na confirmação diagnóstica.

Há relatos de comprometimento renal associado, sendo a presença de glomerulonefrite em crianças portadoras de deficiência de a1 AT mais comum do que se supunha, o que poderá influir na evolução pós TXF.

Apesar do fenótipo PiZZ ser o mais relacionado à doença hepática, esta também tem sido descrita em indivíduos PiMZ e PiSZ.

Como terapêutica de reposição em pacientes que começam a apresentar sintomas de enfisema, foi produzido um concentrado de a1 AT *(Alpha1-Proteinase Inhibitor)* para uso endovenoso, cuja ação limita-se apenas a retardar a progressão da doença pulmonar, não atuando sobre o fígado.

O transplante hepático está indicado para pacientes com cirrose, seguindo os critérios anteriormente descritos. Corrige a deficiência enzimática, adquirindo o receptor o fenótipo do doador. Não há descrição do desenvolvimento de comprometimento pulmonar pós TXF, parecendo que este preveniria o aparecimento de doenças associadas. Há relatos de hipertensão severa no pós-operatório de crianças transplantadas, sendo que todas elas já apresentavam comprometimento renal antecedendo o procedimento. A sobrevivência em 1 ano é descrita como em torno de 73% para adultos e de 87% para crianças. A sobrevivência em 5 anos para crianças tem sido cerca de 80% ou mais e em 10 anos, de 74%. Esses resultados são semelhantes àqueles obtidos em transplantes realizados em cirroses de outras etiologias, porém a incidência de hipertensão é maior.

Em pessoas jovens, com comprometimento pulmonar severo, pode haver necessidade de transplante pulmonar ou mesmo cardíaco e pulmonar associados.

Doença de Wilson (DW)

A DW é um erro inato do metabolismo do cobre, de transmissão autossômica recessiva, causado por mutação no gen ATP7B, localizado no braço longo do cromossomo 13, no segmento 13q14.3. Esse gen codifica uma proteína transportadora de cobre, a adenosina trifosfatase 7B *(ATPase7B)*, localizada principalmente no complexo de Golgi *(enquanto sua forma curta está presente no citosol)*. Mais de 200 mutações genéticas já foram identificadas e outras estão sendo identificadas. A mais comum e a His1069Gli, freqüentemente encontrada em pacientes originários do norte e leste europeu. Entre pacientes de 5 grupos populacionais estudados, essa mutação representou aproximadamente 38% dos cromossomos DW na *América do Norte, Rússia e Suécia*. Em chineses, as mutações principais são Arg778Leu *(37,7%)* e Thr935Met *(10%)*. A doença afeta cerca de 1: 30 000 pessoas no mundo, em todas as raças e nacionalidades. Portadores heterozigotos podem apresentar leves alterações no metabolismo do cobre, que não necessitam tratamento. Até o momento, não existe nenhum teste disponível para rastreamento pré-natal.

O cobre é um elemento essencial em eucariócitos e pró-cariócitos. A ATPase7B agiria como reguladora do transporte do cobre, tanto no intracelular, como na sua passagem do citosol para o extra celular. A alteração no transporte de cobre intracelular é associada à redução na sua excreção biliar e na sua incorporação à ceruloplasmina. Pequenas quantidades de cobre são essenciais, porém portadores da DW não conseguem excretar o cobre que está em excesso e esse passa a acumular-se imediatamente após o nascimento, causando dano, inicialmente ao fígado e posteriormente a outros órgãos e tecidos, como cérebro *(gânglios basais e tálamo)*, rins *(túbulos proximais)*, olhos *(córnea)*, esqueleto, miocárdio, sangue, etc. No fígado, causa necrose hepatocelular, inflamação portal e peri-portal e fibrose. Necrose hepatocelular maciça pode levar à insuficiência hepática fulminante. A liberação para a circulação de quantidades elevadas de cobre a partir da necrose de hepatócitos, pode provocar hemólise. Com o passar do tempo, esse metal passa a acumular-se em outros tecidos, entre eles a córnea, onde seu depósito na membrana de Descemet traduz-se como um halo castanho, eventualmente visualizado a olho nu, porém na maioria das vezes apenas através do exame oftalmológico com lâmpada de fenda *(anel de Kayser-Fleischer)*. Catarata em girassol também pode ser detectada. O acúmulo no cérebro leva ao aparecimento de sintomas neurológicos e/ou psiquiátricos.

A DW pode ser detectada antes do aparecimento de sintomas ou sinais, durante rastreamento realizado em familiares de paciente com diagnostico de DW ou em pessoas em investigação da etiologia de alterações laboratoriais da função hepática.

A apresentação clínica é bastante variável, muitas vezes retardando seu diagnóstico.

Pode ocorrer na forma de manifestações hepáticas, como hepato e/ou esplenomegalia detectada durante exame médico de rotina, "hepatite aguda", hepatite crônica, litíase biliar, insuficiência hepática fulminante, cirrose, acompanhada por distúrbios de coagulação, amenorréia e retardo puberal. A forma "fulminante" e mais freqüente na segunda década de vida e no sexo feminino, cursando com hiperbilirrubinemia importante, anemia hemolítica *(Coombs negativo)* e níveis relativamente baixos de transaminases e de fosfatase alcalina *(relação fosfatase alcalina: bilirrubina < 2)*, cobre urinário elevado e ceruloplasmina sérica baixa, geralmente em pacientes já com alterações hepáticas mas que não apresentavam manifestações clínicas.

Podem ocorre manifestações extra-hepáticas, neurológicas e/ou psiquiátricas. As manifestações neuropsiquiátricas são: disfonia, disartria, perda de saliva, tremores, coréia, rigidez, contraturas, alterações do equilíbrio e da marcha, retração do lábio superior, agressividade, depressão, distúrbios de conduta e comportamento anti-social, deterioração do rendimento escolar, alterações de escrita, etc. As alterações psiquiátricas podem ser confundidas com alterações psicológicas presentes na adolescência. O comprometimento renal pode causar hipercalciúria, nefrocalcinose, calculose renal, Síndrome de Fanconi *(raquitismo, acidose metabólica hiperclorêmica, hipofosfatemia, hipocalemia, hipouricemia)*, etc. Anemia, alterações articulares e miocárdicas podem também ocorrer.

Em estudo multicêntrico japonês realizado entre 425 pacientes, o início da sintomatologia naqueles com manifestações neurológicas e hepatoneurológicas foi geralmente com 6 anos de idade ou mais. O sintoma inicial mais freqüente foi disartria, sendo que distúrbios de marcha, tremores e a presença do anel de *Kayser-Fleischer* também foram comuns. De um modo geral, o comprometimento hepático e a hemólise costumam ocorrer mais precocemente do que as manifestações neuro e/ou psiquiátricas.

Pensar sempre em DW na investigação etiológica de hepatopatias, principalmente em maiores de 5 - 6 anos e em adolescentes, porém, lembrar que em certas mutações genéticas o comprometimento hepático pode manifestar-se muito precocemente, já nos primeiros anos de vida, época em que habitualmente esta patologia não costuma ser considerada no diagnóstico diferencial.

A comprovação diagnóstica é feita por:

1. **Cobre urinário *(urina de 24 horas)* acima de 100 microgramas /24hs**: Entretanto, elevação na excreção do cobre urinário pode ocorrer também em indivíduos com insuficiência hepática aguda, em casos de cirrose com colestase e na síndrome nefrótica. Em pacientes com DW, ainda não tratados, ocorre importante aumento do cobre urinário após a administração de penicilamina *(acima de 1500 microgramas /24hs)*. Esse fato pode auxiliar o diagnostico;

2. **Ceruloplasmina sérica inferior a 20 mg% *(em 95% dos pacientes)***: Essa redução deve ser considerada para pacientes com idade superior a 1 ano, pois os níveis de ceruloplasmina são baixos ao nascimento e só atingem os valores de adulto apos o primeiro ano de vida. Níveis sericos reduzidos dessa proteína também podem ocorrer em cerca de 20% dos heterozigotos para DW, em pacientes com grave deficiência de cobre, em casos de insuficiência hepática aguda *(hepatite fulminante)* de outra etiologia, em pacientes com nefropatia ou enteropatia perdedora de proteína e em portadores de hipo ou aceruloplasminemia. hereditária. Processos inflamatórios ou infecciosos, administração exógena de estrógenos ou estimulo hormonal durante a gravidez podem elevar os valores da ceruloplasmina, mesmo em afetados por DW;

3. **Cobre hepático acima de 250 mmg/g de tecido seco *(biópsia hepática)***: e o principal exame para o diagnóstico de DW. Os valores normais são menores de 40 m g/g de tecido seco. Valores intermediários podem ser detectados em heterozigotos. Níveis acima de 250 mmg/g podem ser encontrados também em fígados de indivíduos portadores de colestase crônica e em toxicose idiopatica por cobre. Entretanto, as manifestações clinicas e histológicas auxiliam no diagnóstico diferencial dessas entidades. São alterações histológicas sugestivas de DW: acúmulo de glicogênio no núcleo, esteatose e fibrose. Na insuficiência hepática fulminante, há corpúsculos de *Mallory* e áreas extensas de necrose *(em muitos casos em que a apresentação clínica sugeriu insuficiência hepática fulminante, podem ser detectadas alterações histológicas compatíveis com comprometimento crônico, que passou clinicamente despercebido)*;

4. **Anel de Kayser-Fleischer *(detectado geralmente por lâmpada de fenda)***: pode estar ausente na fase inicial da doença e em crianças. Está quase sempre presente *(90%)* quando há sintomas neurológicos e/ou psiquiátricos e em cerca de 50% dos pacientes com doença hepática e 50% dos indivíduos com hepatite fulminante.

A Tomografia computadorizada de crânio e ressonância magnética podem mostrar dilatação do terceiro ventrículo, lesões focais no tálamo, putamen e globo pálido. Em T2 *(mesencéfalo)* pode haver imagem sugestiva de "panda gigante"

A terapia consiste em remover o excesso de cobre dos tecidos e impedir seu reacúmulo. Pode ser feita com drogas quelantes de cobre, que aumentam sua excreção urinária *(penicilamina, trientine e tetratiomolibdato)*, ou com drogas que bloqueiam a absorção intestinal de cobre, como o zinco *(mais recentemente na forma de acetato)*. Preferentemente, usam-se drogas quelantes como primeira escolha, sendo o uso de zinco reservado como terapia de manutenção para pacientes intolerantes aos quelantes, em grávidas e como terapia inicial apenas nos casos em que há manifestações neurológicas *(nestes casos pode-se usar o tetratiomolibdato)*, pois alguns quelantes podem provocar piora inicial na sintomatologia pela rápida mobilização do cobre tecidual. Pode ser utilizado também em pacientes pré-sintomáticos diagnosticados por rastreamento familiar. Retardo na introdução da medicação, assim como a diminuição na dosagem, podem levar a progressão desnecessária da doença. Sua interrupção pode precipitar a morte.

Comprometimento hepático grave pode necessitar transplante de fígado. Foram desenvolvidos índices prognósticos para pacientes com cirrose descompensada, baseados no grau de alteração do TP, AST e bilirrubinas à época da instituição da terapia, na tentativa de prever quais pacientes necessitariam de TXF. Recidivas por interrupções na terapêutica com drogas raramente respondem a reintrodução da medicação, sendo o transplante de fígado geralmente necessário nesses casos. Na insuficiência hepática fulminante como forma de apresentação, mesmo a terapia medicamentosa pode não ser efetiva, sendo o TXF medida salvadora. O receptor adquire o fenótipo do doador, sendo que os níveis séricos de ceruloplasmina e a excreção urinária de cobre costumam normalizar-se rapidamente. A sobrevivência em 1 ano foi relatada em 87,5%. As manifestações neurológicas geralmente regridem *(em tempo variável)*, porém tem sido descritos casos em que elas persistem.

É indispensável o rastreamento em familiares de pacientes portadores de DW, objetivando o diagnóstico e terapêutica precoces, ainda numa fase assintomática, visando impedir a progressão da doença.

Tirosinemia Tipo I

É uma doença autossômica recessiva *(cromossomo 15q23-q25)*, caracterizada pela deficiência de fumarilacetoacetase hidrolase *(FAH)*, que é a última enzima na degradação da tirosina, com conseqüente acúmulo de metabólitos tóxicos no fígado e rins, que são os dois principais órgãos onde a tirosina é degradada. Mais de 20 mutações genéticas já foram determinadas. Há elevação nos níveis séricos e urinários de tirosina e de succinilacetona e diminuição da atividade de FAH na cultura de linfócitos e fibroblastos de pele. Os níveis de alfafetoproteína costumam estar bastante aumentados. É endêmica no Canadá.

Sua apresentação clínica é bastante variável: insuficiência hepática aguda precoce na infância com grave coagulopatia, cirrose lentamente progressiva com presença de múltiplos nódulos e grau variável de comprometimento renal e função hepática normal com insuficiência renal. Há elevada incidência de desenvolvimento de hepatocarcinoma. Na *Universidade de Montreal, no Canadá*, a freqüência de hepatocarcinoma tem sido descrita como menos do que 10% *(Departamento de Cirurgia)* a 1/3 dos casos *(Departamento de Pediatria)*. O comprometimento renal evidencia-se por hipertensão, hematúria, dilatação tubular renal e síndrome de Fanconi *(acidose tubular renal e raquitismo hipofosfatêmico)*. Freqüentemente há também alterações neurológicas: irritabilidade, sonolência progressiva, episódios de neuropatia periférica, paralisias, hipertonia de extensores, etc. Pode haver cardiomiopatia, anemia, hemorragias, crises porfiria "like", déficit de crescimento, febre, odor peculiar *(repolho)*, auto mutilação, dor severa em membros, fraqueza muscular, hipertrofia de ilhotas pancreáticas, hipoglicemia, etc.

O tratamento, feito com restrição dietética de fenilalanina e tirosina e uso de NTBC *(2-(2-nitro-4-trifluoro-methyl-benzoyl)-1,3-cyclohexanedione)*, um inibidor da 4-hidroxi-fenilpiruvato dioxigenase, pode não impedir a progressão da doença e nem o desenvolvimento de hepatocarcinoma.

A tirosinemia é causa rara de TXF em todo o mundo, com exceção do Canadá, onde é responsável por cerca de 1/3 dos transplantes hepáticos realizados no *Departamento de Cirurgia da Universidade de Montreal*. A sobrevida em 36 meses relatada nesse serviço é de 87%, maior portanto do que nos transplantes realizados por outras causas *(74%)*. É importante o controle rigoroso e indicação de transplante de fígado antes do aparecimento de HCC. A taxa de filtração glomerular melhora pós TXF em parte dos pacientes, porém, em outros, a nefropatia progride apesar do mesmo. Quando o comprometimento renal é grave, transplante combinado rim-fígado pode ser necessário.

Outros Erros Inatos do Metabolismo

Muitas outras doenças metabólicas podem beneficiar-se do transplante de fígado:

1. **Doença hepática em fase final ou pela possibilidade do desenvolvimento de neoplasias malignas:**

a) **Doença de acúmulo de ferro idiopática neonatal** *(DAFIN)*, também conhecida como **hemocromatose neonatal ou hemocromatose perinatal**: os portadores desta patologia nascem com depósito de ferro em vários órgãos, incluindo o fígado, cursando com insuficiência hepática progressiva, hipoglicemia, encefalopatia, ascite, severa coagulopatia com fenômenos hemorrágicos *(o que pode inviabilizar a biópsia hepática)* e insuficiência renal. Pode haver hiperferritinemia associada à anemia, hipoproteinemia e plaquetopenia já detectados antes do nascimento, em análises do sangue do cordão. Os pacientes já nascem com cirrose avançada, tornando-se sintomáticos nas primeiras 24 a 48 hs de vida. Os níveis de ferritina geralmente são bastante elevados, porém, há casos descritos onde os valores são pouco aumentados ou mesmo normais. Sua etiologia não está definida, porém, diferentemente da hemocromatose hereditária *(rara em crianças e adolescentes)*, o HLA-A3 não tem sido associado com a DAFIN. Alguns erros inatos do metabolismo de sais biliares podem manifestar-se por grave colestase e insuficiência hepática no período neonatal associada a hemocromatose, como foi descrito na deficiência de D 4-3- oxosteróide 5 b redutase, enzima que cataliza um dos passos da síntese de ácido biliar primário a partir do colesterol. Tratamento clínico com deferoxamine ou com "*cocktail*" antioxidante-quelante *(deferoxamine, vitamina E, N- acetilcisteína, selênio e prostaglandina -E1)*, não tem melhorado a evolução nos pacientes estudados, sendo o TXF uma opção terapêutica e, quando bem sucedido, considerado curativo.

b) **Erros inatos do metabolismo de hidratos de carbono:**

- **Galactosemia**: de transmissão autossômica recessiva, caracteriza-se por deficiência de galactose 1-fosfato-uridil transferase e acúmulo de galactose -1-fosfato nos tecidos, começando já *in útero* e apresentando-se poucos dias após o início da ingestão de leite, com quadro de vômitos, diarréia, acidose hiperclorêmica, hipoglicemia, icterícia, hepatoesplenomegalia, insuficiência hepática e síndrome de Fanconi, podendo ocorrer à morte em poucas semanas. Há desenvolvimento de catarata. Encontra-se galactose *(uma substância redutora)* na urina. A eliminação do leite da dieta pode ser medida salvadora. As várias mutações genéticas existentes são responsáveis pela diversidade clínica, podendo ocorrer formas menos graves. Em alguns pacientes, mesmo com restrição dietética, pode haver evolução para cirrose e carcinoma hepatocelular;

- **Intolerância hereditária à frutose**: deficiência de frutose 1-fosfato aldolase, de transmissão autossômica recessiva, manifesta-se nos primeiros meses de vida, após a introdução de frutose na dieta, num quadro clínico semelhante ao da galactosemia, porém com hiperuricemia e sem a presença de catarata, geralmente com total recuperação após a retirada daquele açúcar. Há também variabilidade clínica e alguns pacientes podem evoluir para cirrose;

- **Doenças de acúmulo de glicogênio** *(DAG)*: principalmente nos tipos Ia e Ib *(doença de Von Gierki)*, mas também no tipo III *(doença de Cori)*, o déficit de crescimento pode ser grave e o controle das alterações metabólicas *(hipoglicemia, hiperlipemia, hiperuricemia, acidose lática, etc.)* pode ser difícil, apesar do tratamento clínico. Fibrose ocorre principalmente no tipo III, porém pode ocorrer também nos tipos I e VI *(doença de Hers)*. Adenomas desenvolvem-se principalmente nos tipos I e III, podendo haver transformação maligna. O tipo IV *(doença de Andersen)*, de transmissão autossômica recessiva, onde há deficiência da enzima de ramificação amilo 1,4-1,6 transglicosidase, é caracterizado por cirrose, evoluindo para óbito nos primeiros anos de vida. Comprometimento renal *(tipo I)*, cardíaco *(tipo I e principalmente tipo III, onde pode haver morte súbita por insuficiência cardíaca)*, infecções por disfunção em neutrófilos *(tipo Ib)* e déficit de crescimento, são outras manifestações das DAG. O transplante hepático corrige as alterações metabólicas, havendo retomada no crescimento, porém há descrição de uma criança portadora do tipo IV, em quem o comprometimento cardíaco foi progressivo *(acúmulo de amilopectina)*, mesmo após o procedimento.

b) **Doenças de acúmulo de lípides:**

- **Doença de Gaucher**: lisossomopatia onde a deficiência de glicocerebrosidase provoca acúmulo de glicosilceramida em células reticuloendoteliais. Pode haver desenvolvimento de cirrose. Atualmente a terapia de substituição enzimática pode alterar a evolução da doença. Apesar do relato de aumento na atividade da glicocerabrosidase hepática pós TXF em alguns pacientes, em outros houve o aparecimento de células de *Gaucher* no enxerto e níveis de glicosilceramida mais elevados do que em indivíduos normais;

- **Doença de Niemann-Pick**: no tipo I há deficiência de esfingomielinase ácida *(tipos A e B)* e no tipo II alteração na regulação intracelular de colesterol *(tipos C e D)*, com acúmulo de esfingomielina ou de colesterol não esterificado em lisossomos. Pode haver evolução para cirrose e associação a hepatocarcinoma. Há relatos de progressão da doença, com comprometimento do fígado transplantado *(tipos A e B)* e de progressivo comprometimento neurológico e oftalmoplegia supranuclear pós TXF em caso portador da variante síndrome do histiócito azul-marinho;
- **Doença de Wolman**: é uma grave deficiência de lipase ácida lisossomal, caracterizando-se por importante hepatoesplenomegalia, vômitos, diarréia, distensão abdominal e calcificações adrenais, ocorrendo morte geralmente no primeiro ano de vida;
- **Doença de depósito de colesterol**: deficiência leve de lipase ácida, manifesta-se na adolescência ou em adultos jovens, evoluindo com fibrose e hipertensão porta em alguns pacientes. O TXF foi realizado com sucesso em casos com sangramentos incontroláveis de varizes de esôfago e com comprometimento extra-hepático mínimo.

c) **Protoporfiria eritropoiética**: evolui para cirrose, porém o transplante não corrige os altos níveis de protoporfirina em eritrócitos e fezes;

d) **Fibrose cística**: 10 a 20% desenvolvem cirrose na adolescência ou na idade adulta. Infecções pulmonares crônicas são freqüentemente agravadas pela imunossupressão no pós-operatório, podendo levar a sepsis e morte. A sobrevida tem sido descrita como sendo de 70% em 72 meses e de 62% em 5 anos, com melhora na qualidade de vida e na função respiratória.

2. **Para correção de manifestações extra-hepáticas:**

a) **Síndrome de Crigler-Najjar tipo I**: de transmissão autossômica recessiva, rara, caracterizada por deficiência de UDP - glicuronil transferase, levando a hiperbilirrubinemia indireta não responsiva a fenobarbital e pouco responsiva à fototerapia e colestiramina, podendo evoluir para *kernicterus* em algumas semanas ou meses. O transplante de fígado, realizado em época adequada, pode impedir o desenvolvimento de lesões neurológicas;

b) **Deficiências enzimáticas do ciclo da uréia e outros erros inatos com hiperamonemia**: as enzimas envolvidas na biosíntese da uréia estão localizadas no fígado e sua deficiência manifesta-se geralmente logo após o nascimento com hiperamonemia, letargia, irritabilidade, convulsões, coma e grave comprometimento neurológico. O transplante de fígado tem demonstrado ser uma terapia definitiva, com cura do transtorno metabólico, entretanto, questiona-se a ética de sua realização em crianças com déficit neurológico já estabelecido. Preconiza-se, portanto, para preservação da integridade neurológica, um agressivo controle médico da hiperamonemia no pré-operatório e a realização precoce do TXF, quando este estiver indicado. Na deficiência de ornitina carbamoiltransferase, já foi realizado o transplante auxiliar, que consiste em manter *in situ* este órgão e colocar um enxerto parcial em posição ortotópica ou heterotópica, já que o fígado é estruturalmente normal, apesar de enzimaticamente deficiente;

c) **Hipercolesterolemia familiar**: o tipo IIa é de transmissão autossômica recessiva, sendo que a forma heterozigota leva a arteriosclerose coronariana prematura após a 3ª ou 4ª décadas, porém pode ser suspeitada em crianças pela presença de níveis elevados de LDL colesterol *(> 200 mg/dl)* ou pela presença de tendinite aquiliana em adolescentes. A forma homozigota, rara, manifesta-se precocemente, com a presença xantomas e níveis muito elevados de LDL colesterol *(> 600mg/dL)* desde o nascimento, arteriosclerose coronariana antes dos 10 anos de idade, podendo ocorrer morte por infarto agudo do miocárdio geralmente na 2ª

ou 3ª décadas. A forma homozigota é refratária ao tratamento medicamentoso. O TXF foi efetivo em alguns casos onde ele foi realizado, havendo normalização nos níveis séricos de colesterol, e regressão dos xantomas. Pode ser necessário transplante cardíaco concomitante ou seqüencial ao de fígado;
d) **Hiperlipoproteinemia tipo II homozigótica;**
e) **Oxalúria primária tipo I**: pode ser necessário também transplante renal;
f) **Distúrbios primários da coagulação;**
g) **Mitocondriopatias da cadeia respiratória;**
h) **Mucopolissacaridoses**: há descrição de caso em que houve progressão da doença após o TXF. O transplante de medula óssea poderia ser uma melhor opção para esses casos;
i) **Polineuropatia amiloidótica familiar primária (PAF)**: manifesta-se em adultos. Como o fígado é estruturalmente normal e a evolução da doença é lenta, o fígado retirado tem sido utilizado no transplante de pacientes portadores de vírus B, neoplasias, em idosos ou em casos que necessitem com urgência do transplante *(transplante em "repique" ou "dominó")*.

INSUFICIÊNCIA HEPÁTICA AGUDA - IHA (HEPATITE FULMINANTE-HF) (V. CAP.)

O termo insuficiência hepática aguda exprime o rápido início de grave disfunção hepatocelular, acompanhada por encefalopatia, em um indivíduo sem hepatopatia prévia. A definição mais aceita *(Trey & Davidson, 1970)* considera o intervalo de tempo decorrido entre o início da icterícia *(ou dos primeiros sintomas da doença)* e o aparecimento da encefalopatia como sendo de até 8 semanas. Várias outras classificações tem sido propostas, baseadas também neste intervalo de tempo:

1. *Bernuau & Benhamou (1986)*:

a) **Insuficiência hepática fulminante**: até 2 semanas;
b) **Insuficiência hepática subfulminante**: de 2 a 12 semanas.

Estes autores sugeriram também o termo insuficiência hepática aguda severa quando a insuficiência hepática não está acompanhada por encefalopatia, porém, caracteristicamente há profundo comprometimento nos fatores de coagulação *(II e V)*.

2. *Gimson et al (1986)*:

a) **Insuficiência hepática de início tardio**: 8 a 24 semanas *(corresponde à necrose hepática sub-aguda, segundo outros autores)*.

3. *O' Grady et al (1993)*:

a) **Insuficiência hepática hiperaguda**: até 7 dias;
b) **Insuficiência hepática aguda**: de 8 a 28 dias;
c) **Insuficiência hepática subaguda**: de 29 dias a 12 semanas.

Chamamos a atenção para o fato de que em crianças, as manifestações de encefalopatia podem ser sutis e às vezes de difícil diagnóstico clínico.

O momento de indicação do transplante de fígado é crítico e motivo de grande preocupação entre as equipes, pois o procedimento não deve ser feito muito precocemente, de forma a tirar do paciente a chance de uma recuperação espontânea, nem deve ser tardio, a ponto de ter reduzidas ou mesmo inviabilizadas as suas chances de sucesso. Os critérios de indicação de TXF mais utilizados são:

4. *O'Grady et al (1989 - (King's College - Londres)*:

a) **Não associada ao uso de Paracetamol**: *TP> 100 seg. (INR> 6,5): independente do grau de encefalopatia.* **ou** *presença de 3 dos seguintes critérios*:

- Idade; < 10 anos ou > 40 anos;
- Itiologia: não A, não B ou induzida por droga/halotano;
- Bilirrubinas: > 18 mg/dl *(> 300 µmol/l)*;
- Tempo entre o aparecimento da icterícia e a encefalopatia: > 7 dias;
- TP > 50 seg. *(INR>3,5)*.

b) **Associada ao uso do Paracetamol**: Ph arterial < 7,3 ou *presença dos seguintes critérios juntos*:

- TP > 100 seg. *(INR> 6,5)*;
- Encefalopatia grau III / IV;
- Creatinina > 3,4 mg/ dl *(300 µmol/L)*.

5. **Bernuau et al (1986 -França):** Em presença de encefalopatia:

- Idade < 30 anos e fator V < 20%;
- Idade > 30 anos e fator V < 30%.

6. **Universidade de Chicago (1991):** De acordo com a terapia médica em 24-48 horas: encefalopatia grau IV e necessidade de administração contínua de plasma fresco congelado para manter o TP.

A legislação vigente em nosso meio modificou os critérios de O'Grady na indicação de transplante hepático, em casos não relacionados ao uso do paracetamol: não considera os fatores idade e etiologia (1 e 2).

A IHF pode ter várias etiologias, sendo as mais freqüentes: vírus, drogas/toxinas e doenças metabólicas.

É fato conhecido que o prognóstico é melhor naqueles que desenvolvem sinais precoces de encefalopatia, dentro dos primeiros sete dias da doença e naqueles que são mais rapidamente referidos a centros transplantadores. A sobrevivência com tratamento clínico é respectivamente cerca de 36%, 7% e 14% nos casos de manifestação hiperaguda, aguda e subaguda.

O prognóstico é bastante sombrio sem o transplante: a morte ocorre em cerca de 80% dos pacientes. Com o transplante, a sobrevida de 1 ano varia entre 50 e 80%. Atualmente, cerca de 7% dos transplantes de fígado são realizados por insuficiência hepática fulminante. Novas modalidades terapêuticas tem sido desenvolvidas, tais como fígado de apoio extracorpóreo, transplante de hepatócitos, transplante de fígado auxiliar e xenotransplante, atuando como medidas de suporte até que haja recuperação espontânea ou que um órgão esteja disponível para o transplante.

Há relatos de hepatite crônica pós-transplante, principalmente naqueles transplantados por hepatites soronegativas e também descrição de comprometimento do fígado transplantado em caso de intoxicação por tetracloreto de carbono.

OUTRAS CAUSAS DE COLESTASE CRÔNICA EM CRIANÇAS

Colangite esclerosante primária

Rara em crianças, acometendo geralmente homens após 20 ou 30 anos, freqüentemente associada à doença inflamatória intestinal, havendo risco aumentado de colangiocarcinoma (às vezes de difícil diagnóstico). Em adultos, a sobrevida de 5 anos após o transplante chegou a ser descrita como de 72,4%, entretanto, esta pode ser reduzida pela presença de colangiocarcinoma.

Hipoplasia de Vias Biliares Intra-hepáticas

1. **Sindromática ou Síndrome de Alagille *(displasia arteriohepática)*:** é uma doença autossômica dominante, mas com expressividade bastante variável, causada por mutações ou deleções no gen JAG1 *(homólogo do Jagged1 do rato)*, caracterizada por colestase intra-hepática, *fascies* típico, malformações cardíacas, *(principalmente estenose pulmonar periférica)*, esqueléticas *(vértebras em asa de borboleta)* e alterações oculares *(embriotoxon posterior)*. Em alguns pacientes podem ocorrer alterações neurológicas secundárias a déficit de vitamina E ou a elevados níveis séricos de manganês. A maioria das crianças com *Síndrome de Alagille* não necessita de transplante, porém parte delas pode vir a se beneficiar do procedimento *(prurido intratável, fraturas patológicas, hepatocarcinoma, grave comprometimento nutricional, hipertensão porta, etc.)*, com regressão do prurido, dos xantomas e melhora do estado nutricional e da qualidade de vida. A mortalidade tem sido maior entre aqueles com grave comprometimento cardíaco e naqueles com cirurgia de *Kasai* prévia *(indicação inadequada)*. Há risco aumentado de hemorragias intracranianas no pós-operatório;

2. **Não sindromática:** o prognóstico é mais reservado do que no grupo acima, com evolução mais freqüente para cirrose e suas complicações. Pode estar associada à deficiência de alfa-1 antitripsina.

Doença de Byler

É uma colestase intra-hepática familiar, de transmissão autossômica recessiva, que evolui rapidamente para cirrose, sendo o transplante geralmente necessário nos primeiros anos de vida.

Doença de Caroli

É caracterizada por dilatações segmentares múltiplas nos ductos biliares, podendo haver colangites de repetição com deterioração progressiva na função hepática. Pode ocorrer associada à Fibrose Hepática Congênita *(Síndrome de Caroli)*. Na fibrose hepática congênita, associada ou não à doença de Caroli, hipertensão portal não controlável, colocando em risco a vida do paciente, também se constitui em indicação para TXF. Quando há comprometimento renal associado, pode ser necessário também o transplante renal.

Colestase associada à nutrição parenteral prolongada

Ocorre principalmente em prematuros com baixo peso e em crianças com síndrome do intestino curto, secundária a ressecções intestinais extensas, podendo evoluir para cirrose. O transplante hepático pode ser associado ao intestinal em vários casos.

OUTRAS CAUSAS DE CIRROSE EM PEDIATRIA

Além das causas já relatadas, gostaríamos de salientar que a cirrose alcoólica, patologia habitualmente típica do adulto, apesar de rara em crianças e adolescentes, deve ser investigada nesta faixa etária. Em crianças, a administração de etílicos pode ser feita pelos próprios pais ou responsáveis.

INDICAÇÕES CONTROVERSAS

Cirrose Secundária a Hepatite Viral B e C

Estas indicações, por serem pouco comuns em crianças, serão mais bem discutidas no capítulo referente a indicações de transplante de fígado em adultos. Quando há replicação viral no momento do transplante, o risco de reinfecção por vírus B é de 80% a 100% quando não é realizada profilaxia, sendo maior em doenças crônicas do que em hepatites fulminantes e naqueles sem coinfecção com vírus delta. A imunoprofilaxia passiva anti-HBs prolongada no pós-transplante, reduz a recorrência da doença a cerca de 30% naqueles com cirrose e a cerca de 10% naqueles com hepatite B fulminante. O uso de doses elevadas de imunoglobulina anti-HBs associada a drogas antivirais *(lamivudine)* tem melhorado muito o prognóstico *(sobrevida de 93% em 1 ano)*, entretanto, além do custo elevado do tratamento, há o risco de resistência viral ou de mutações. Há equipes que optam por não realizar o procedimento quando há replicação viral *(discutível)*.

Cirrose Secundária a Hepatite Autoimune

Há alguns relatos de recorrência da doença após o transplante, entretanto, em outros, os resultados tem sido bons.

Síndrome de Budd-Chiari

A decisão pode ser difícil, mas de um modo geral, preconiza-se que pacientes com lesão hepática potencialmente reversível, levando principalmente a complicações de hipertensão portal, como ascite intratável, mas com função hepática estável, devem ser submetidos à cirurgia descompressiva *(shunt venoso)*. Quando a forma é fulminante ou quando a evolução é crônica, progressiva, com comprometimento hepático irreversível ou quando a cirurgia para descompressão venosa falhou, deve-se optar pelo transplante de fígado. A sobrevida em 1 e 10 anos tem sido descrita como em torno de 69%.

Neoplasias Hepáticas

São indicações raras em pediatria *(ver capítulo referente a adultos)*. De um modo geral, o transplante para HCC não ressecável e não metastático apresenta baixos índices de sucesso *(entretanto, entre crianças, tem sido descrita taxa de sobrevida da ordem de 83%)*, o que melhora quando se associa a quimioterapia perioperatória, quimioembolização ou alcoolização. Considera-se contra-indicação para TXF a presença de metástases hepáticas de neoplasias extrahepáticas disseminadas *(com exceção a tumores carcinóides, que crescem lentamente)*, presença de tumor primário do fígado em estágio avançado e com metástases, presença de colangiocarcinoma e hemangiosarcoma. Por outro lado, carcinoma fibrolamelar, hemangioendotelioma epitelióide, hepatoblastoma e metástases de tumores endócrinos apresentam uma resposta mais favorável ao procedimento. Tumores benignos, tais como hemangioma e pseudotumor inflamatório, quando não ressecáveis e sintomáticos, só devem ser considerados para transplante na total ausência da possibilidade de outra modalidade terapêutica.

CONTRA-INDICAÇÕES AO TRANSPLANTE DE FÍGADO

Na Conferência de Consenso em Indicações para Transplante de Fígado, realizada em *Paris* em junho de 1993, foram consideradas apenas as contra-indicações:

Absolutas

1. Insuficiência de órgão extrahepático, a menos que esse órgão possa também ser cotransplantado;

2. Imunodeficiência *(congênita ou adquirida)* incontrolável;

3. Infecção extrahepática incontrolável.

Relativas

1. **Idade:** não foi considerada uma contra-indicação. No paciente idoso, deve-se considerar a idade biológica e não a cronológica, associada aos benefícios do procedimento quanto à duração e qualidade da sobrevida. Não deve existir também a determinação de uma idade mínima, entretanto, crianças muito pequenas devem ser operadas por equipes capazes de solucionar os problemas técnicos pertinentes;

2. **Saúde mental e comportamental:** foram considerados fatores importantes na predição de aderência ao tratamento.

Em nosso meio, de acordo com a legislação vigente, não serão aceitas inscrições, para constituição dos cadastros técnicos das CNCDOs, de candidatos pediátricos a receptores de transplante de fígado *(doador cadáver)*, dos doentes, com idade inferior a 18 anos, portadores das seguintes condições clínicas:

a) Tumores metastáticos de qualquer origem, exceto os neurendócrinos.
b) Infecção extra-hepática não controlada.
c) Doença cardíaca ou pulmonar ou neurológica avançada não relacionada à hepatopatia.

CONSIDERAÇÕES FINAIS

Aperfeiçoamentos técnicos cirúrgicos, nos cuidados pós-operatórios e o desenvolvimento de novas drogas imunossupressoras, têm melhorado sobremaneira os resultados dos transplantes hepáticos.

O transplante de fígado tem se tornado uma opção terapêutica para muitas patologias outrora incuráveis, entretanto, novas modalidades terapêuticas que vem se desenvolvendo, podem vir a servir de "ponte" em pacientes que aguardam o transplante, como o transplante de hepatócitos ou mesmo o xenotransplante. Progressos na terapia gênica podem vir a substituir o TXF, principalmente no tratamento de doenças metabólicas.

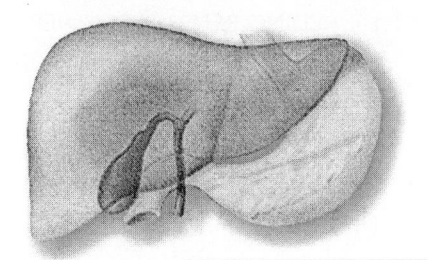

Referências Bibliográficas

01. ALTMAN, R.P.; LILLY, J.R.; GREENFELD, J.; WEINBERG, A.; VAN LEEUWEN, K.; FLANIGAN, L. - A Multivariable risk factor analysis of the portoenterostomy (Kasai) procedure for biliary atresia: twenty-five years of experience from two centers. Ann. Surg. 226 (3): 348-53, 1997.

02. APPLETON & LANGE, 1995. 640 p.

03. AZAROW, K.S.; PHILLIPS, M.J.; SANDLER, A.D.; HANGERSTRAND, I.; SUPERINA, R.A. - Biliary atresia: should all patients undergo a portoenterostomy? J. Pediatr. Surg. 32 (2): 168-74, 1997.

04. BALISTRERI, W.F.; GRAND, R.; HOOFNAGLE, J.H.; SUCHY, F.J.; RYCKMAN, F.C.; PERLMUTTER, D.H.; SOKOL, R.J. - Biliary atresia: current concepts and research directions. Summary of a symposium. Hepatology 23: 1682-92, 1996.

05. BILLINGSLEY, G.D.; WALTER, M.A.; HAMMOND, G.L.; COX, D.W. - Physical mapping of four serpin genes: alpha-1-antitrypsin, alpha-1-antichymotrypsin, corticosteroid-binding globulin and protein C inhibitor, within a 280 KB region on chromosome 14q32.1. Am. J. Hum. Genet. 52: 343-353, 1993.

06. CALNE, R. - Contraindications to liver transplantation. Hepatology 20: 3S - 4S, 1994.

07. Consensus statement on indications for liver transplantation: Paris, June 22 -23, 1993. Hepatology 20: 63S - 68S, 1994.

08. DESMET, V. J. - Congenital diseases of intrahepatic bile ducts: variation on the theme " Ductal Plate Malformation". Hepatology 16: 1069 - 83, 1992.

09. GARTNER, J.C.; BERGMAN, I.; MALATACK, J.; ZITELLI, B. J.; JAFFE, R.; WATKINS, J. B.; SHAW, B.W.; IWATSUKI, S.; STARZL, T. E. - Progression of neurovisceral storage disease with supranuclear Ophthalmoplegia following orthotopic liver transplantation. Pediatrics 77: 104 - 106, 1986.

10. GRACEY, M. & BURKE, V. - Pediatric Gastroenterology and Hepatology. 3 ed. Boston, Blackwell Scientific Publications, 1993. 1152 p.

11. HASEGAWA, T.; FUKUI, Y.; TANANO, H.; KOBAYASHI, T.; FUKUZAWA, M.; OKADA, A. - Factors influencing the outcome of liver transplantation for biliary atresia. J. Pediatr. Surg. 32 (11):1548-51,1997.

12. HASEGAWA, T.; TZAKIS, A. G.; TODO, S.; REYES, J.; NOUR, B.; FINEGOLD, D.N.;STARZL,T.E. Orthotopic liver transplantation for ornithine transcarbamylase deficiency with hiperammonemic encephalopathy. J. Pediatr. Surg. 30 (6): 863 -65, 1995.

13. HICKS, J; BARRISH, JAMES B.S.; MIERAU, G.-[Alpha] 1-antitrypsin deficiency in liver disease in infancy and childhood: complementary role of immunocytochemical and ultrastructural evaluation. Pathology 7(6): 257-266, November/December 2002

14. HOWARD, H. R. - Extra hepatic biliary atresia: a review of current management. Br. J. Surg. 70: 193- 97, 1983. IBARGUEN, E.; GROSS, C. R.; SAVIK, S. K.; SHARP, H. L - Liver disease in alpha -1 - antitrypsin deficiency: prognostic indicators. J. Pediatr. 117 (6): 864 - 70, 1990.

15. INOMATA, Y.; OIKE, F.; OKAMOTO, S.; UEMOTO, S.; ASONUMA, K.; EGAWA, H KIUCHI, T.; OKAJIMA, H.; TANAKA, K - Impact of the development of a liver transplant program on the treatment of biliary atresia in an Institution in Japan. J. Pediatr. Surg. 32 (8): 1201-5, 1997.

16. JAIN A, MAZARIEGOS G, KASHYAP R, KOSMACH-PARK B, STARZL TE, FUNG J, REYES J. - Pediatric liver transplantation. A single center experience spanning 20 years. Transplantation 73(6):941-7, 2002.

17. KASAI, M. - Treatment of biliary atresia with special reference to hepatic portoenterostomy and its modifications. Prog. Pediatr. Surg. 6: 50-52, 1974.

18. KASAI, M.; SUZUKI, M. - A new operative procedure (hepatic portoenterostomy) "for incorrectable type" of the congenital biliary atresia. J. Surg. 13: 733 -39, 1959.

19. KASAI, M.; MOCHIZUKI, I., OHKOHCHI, N., CHIBA, T., OHI, R. - Surgical limitations for biliary atresia: indications for liver transplantation. J. Pediatr.Surg. 24: 851- 54, 1989.

20. KOK - JENSEN, A.; DIRKSEN, A.; EVALD, T.; KEITTELMANN, S.; VISKUM, K. - New therapeutic possibilities in alpha 1 - antitrypsin deficiency. Ugeskr Laeger 152 (13): 906 -8, 1990.

21. KRANTZ, I.D.; COLLITON, R.P.; GENIN, A.; RAND, E.B.; PICOLI. D. A.; SPINNER, N.B. - Spectrum and frequency of jagged1 (JAG1) mutations in Alagille syndrome patients and their families. Am. J. Hum. Genet. 62 (6): 1361-69, 1998.

22. LEE, H.; VACANTI, J.P. - Liver transplantation and its long-term management in children. Pediatr. Clin. North Am. 43 (1): 99 -124, 1996.

23. LEE, W.M. & WILLIAMS, R. - Acute liver failure. New York, Cambridge Press, 1997. 305 p.

24. LOVEGROVE, J. U.; JEREMIAH, S.; GILLETT, G. T.; TEMPLE, I. K.; POVEY, S. WHITEHOUSE, D. B. -A new alpha 1 - antitrypsin mutation, Thr - Met 85, (PI Zbristol) associated with novel electrophoretic properties. Ann. Hum. Genet. 61 (Pt 5): 385 - 91, 1997.

25. LUKS, F. I.; ST-VIL, D.; HANCOCK, B. J.; LABERGE, J. M.; BENSOOOUSSAN, A. L.; RUSSO, P.; MITCHELL, G.; LAMBERT, M.; BLANCHARD, H. - Surgical and metabolic aspects of liver transplantation for tyrosinemia. Transplantation 56 (6): 1376-80, 1993.

26. MADDREY, W.C. & SORRELL, M.F. - Transplantation of the liver. 2ed. Norwalk - Connecticut,

27. MAKSOUD, J. G.; FAUZA, D. O.; SILVA, M. M.; PORTA, G.; MIURA, I.; ZERBINE, M. C. N. - Management of biliary atresia in the liver transplantation era: A 15 - year, single - center experience. J. Pediatr. Surg. 33: 115 - 18, 1998.

28. MALATACK, J.; SCHAID, D. J.; URBACH, A. H.; GARTNER, J. C.; ZITELLI, B. J.; ROCKETTE, H.; FISCHER, J.; STARZL, T. E.; IWATSUKI, S.; SHAW, B. W. - Choosing a pediatric recipient for orthotopic liver transplantation. J. Pediatr. 111 (4): 479 - 89, 1987.

29. MEERMAN, L.; ZIJLSTRA, J.G.; SCHWEIZER, J.J.; VERWER, R.; SLOOFF, M.J.; HAAGSMA, E.B. - Acute liver failure: spontaneous recovery or transplantation? Scand. J. Gastroenterol. Suppl. 223: 55-59, 1997.

30. MIDDLESWORTH, W.; ALTMAN, R.P. - Biliary atresia. Curr. Opin. Pediatr. 9 (3): 265-69, 1997.

31. NICOLETTE, L.; BILLMIRE, D.; FAULKENSTEIN, K.; PIERSON, A.; VINOCUR, C.; WEINTRAUB, W.; DUNN, S. - Transplantation for acute hepatic failure in children. J. Pediatr. Surg. 33(7): 998-1002, 1998.

32. NOBLE - JAMIESON, G.; BARNES, N. D.; THIRU, S.; MOWAT, A. P. - Severe hypertension after liver transplantation in alpha 1 antitrypsin deficiency. Arch. Dis. Child. 65 (11): 1217 -21, 1990.

33. OTTE, J.; GOYET, J. V. REDING, R.; HAUSLEITHNER, V.; SOKAL, E.; CHARDOT, C.; DEBANDE, B. - Sequential treatment of biliary atresia with Kasai portoenterostomy and liver transplantation: a review. Hepatology 20 (1): 41S- 48S, 1994.

34. PARADIS, K. -Tyrosinemia: the Quebec experience. Clin. Invest. Med. 19 (5): 311-16, 1996.

35. PICHLMAYR, R.; WEIMANN, A.; RIINGE, B. - Indications for liver transplantation in hepatobiliary malignancy. Hepatology 20: 33S - 40S, 1994.

36. Portaria GM/MS n.º 541, de 14 de março de 2002. Imprensa Nacional - Diário Oficial n.º 51-Seção 1, 15 de março de 2002.

37. RINGE, B.; LANG, H.; OLDHAFER, K. J.; GEBEL, M.; FLEMMING, P.; GEORGH, A.; BORST, H.G.; PICHLMAYR, R. - Which is the best surgery for Budd-Chiari Syndrome: venous decompression or liver transplantation? A single-center experience with 50 patients. Hepatology 21: 1337 - 44, 1995.

38. SAMUEL, D.; FERAY, C.; BISMUTH, H. - Hepatitis viruses and liver transplantation. J. Gastroenterol. Hepatol. 12 (9-10): S335-S341, 1997.

39. SANDLER, A.D.; AZAROW, K.S. SUPERINA, R.A. - The impact of a previous Kasai procedure on liver Transplantation for biliary atresia. J. Pediatr. Surg. 32 (3): 416-19, 1997.

40. SCHILSKY, MICHAEL L. - Diagnosis and treatment of Wilson's disease. Pediatr. Transpl. 6 (1): 15-19, 2002.

41. SHERLOCK, S. & DOOLEY, J. - Diseases of the liver and biliary system. 10 ed. London, Blackwell Science Ltd., 1997. 714p.

42. SHIMIZU, N.; SUZUKI, M.; YAMAGUCHI, Y.; AOKI, T.; MATSUDA, I.; ARIMA, M. - [A nation-wide survey for neurologic and hepato-neurologic type of Wilson disease: clinical features and copper content]. No To Hattatsu 28(5): 391-97, 1996.

43. SIAFAKAS, C.G.; JONAS, M.M.; PEREZ-ATAYDE, A.R. - Abnormal bile acid metabolism and neonatal Hemochromatosis: a subset with pour prognosis. J. Pediatr. Gastroenter.Nutr. 25: 321 -26, 1997.

44. SIGURDSSON, L.; REYES, J.; KOCOSHIS, S. A.; HANSEN, T. W. R.; ROSH, J.; KNISELY, A. S. -Neonatal hemochromatosis: Outcomes of pharmacological and surgical therapies. J. Pediatr. Gastroenterol. Nutr. 26: 85-9, 1998.

45. STEINDL, P.; FERENCI, P.; DIENES, H. P.; GRIMM G.; PABINGER, I.; MADL, C.; MAIER DOBERSBERGER, T.; HERNETH, A.; DRAGOSICS, B.; MERYN, S.; KNOFLACH, P.; GRANDITSCH, G.; GANGL, A. - Wilson's disease in patients presenting with liver disease: a diagnostic challenge. Gastroenterology 113 (1): 212 18, 1997.

46. SVEGER, T. - The natural history of liver disease in a1-antitrypsin deficiency in children. Acta Paediatr Scan 77: 847-51, 1988.

47. VARELA - FASCINETTO, G.; CASTALDO, P.; FOX, I. J.; SUDAN, D.; HEFFRON, T. G.; SHAW, B. W.; LANGNAS, A. N. - Biliary atresia - polysplenia syndrome: surgical and clinical relevance in liver transplantation. Ann. Surg. 227 (4): 583 - 89, 1998.

48. VENNARECCI, G.; GUNSON, B. K.; ISMAIL, T.; HUBSCHER, S.G.; KELLY, D. A.; McMASTER, P.; ELIAS E. - Transplantation for end stage liver disease related to alpha 1 antitrypsin. Transplantation 61 (10): 1488 - 95, 1996.

49. WALKER, W. A.; DURIE, P R.; HAMILTON, J.R.; WALKER-SMITH, J.A.; WATKINS, J.B. - Pediatric Gastrointestinal Disease. 2 ed. St. Louis, Mosby, 1996. 997 p.

50. WILLIAMS, R.; PORTMANN, B.; TAN, K.C. - The Practice of liver transplantation. Edinburgh, Churchill Livingstone, 1995. 304 p.

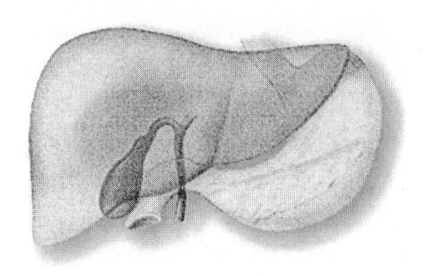

Anestesia em Pacientes com Doença Hepática e no Transplante de Fígado

capítulo 34

José Carlos Rittes
Flávia S. Souza
José Ricardo P. Pedro
Waldemar M. Gregori
Lígia AST Mathias

O paciente com doença hepática tem risco aumentado de desenvolvimento de complicações intra e pós-operatórias e a decisão de: **se e quando** o procedimento cirúrgico deve acontecer, deve ser baseada nas conseqüências de se postergar ou evitar o procedimento versus a importância do quadro agudo e a reversibilidade do processo hepático. É importante reconhecer a doença hepática, visto que o risco de cirurgia aumenta quando esta não é diagnosticada.

É fundamental no manuseio do paciente com hepatopatia, o conhecimento das principais alterações que os diferentes tipos de doenças causam, de importância para o ato anestésico, que são:

- Inadequação do suprimento de oxigênio ao fígado: qualquer situação que reduza o oxigênio no sangue, limite o suprimento de sangue ao fígado ou aumente a necessidade de oxigênio pelo fígado pode resultar em diminuição da função hepática. A redução do oxigênio no fígado, resultante de alteração do fluxo sangüíneo no fígado já doente, é, portanto, uma consideração peroperatória importante. A hipercarbia agrava a lesão hepática induzida pela hipóxia, que pode piorar devido também a: distorções na arquitetura hepática, hipertensão portal com redução do fluxo sangüíneo portal e aumento da pressão venosa central. A redução da pressão arterial sistêmica e do fluxo sangüíneo hepático pode acontecer com a maioria das técnicas anestésicas gerais e regionais.

- Alteração da função de conversão de fármacos inativos na forma ativa, de fármacos lipossolúveis em hidrossolúveis e redução da atividade enzimática microssomal, especialmente da atividade do citocromo P_{450}. No caso de etilista crônico não cirrótico, há indução enzimática pelo efeito do álcool no fígado. Esta indução é responsável pela resistência de pacientes etilistas crônicos não intoxicados ao diazepam, quando a inativação da droga parece ocorrer assim que administrado, assim como pode ocorrer com agentes inalatórios que sofrem defluorinação muito rapidamente nesses casos. Os agentes anestésicos de per si podem induzir atividade enzimática microssomal, levando a uma variável adicional na resposta à administração de medicamentos peri-operatória. A alteração na biotransformação ou metabolismo de fármacos próprio da doença hepática afeta inúmeros anestésicos, incluindo barbitúricos, benzodiazepínicos, opióides e relaxantes musculares. No entanto, a maioria dos agentes inalatórios não requer metabolismo para produzir efeito, sendo geralmente lipossolúveis e devendo ser transformados em hidrossolúveis para eliminação pela bile. Assim quando há redução do metabolismo hepático, deve-se esperar ação prolongada dos inalatórios.

- Alteração da ligação dos fármacos às proteínas: a globulina aumenta e a albumina decresce, provocando mudança do potencial de ligação protéica. A redução da concentração da proteína de ligação provoca aumento da ação farmacológica dos relaxantes musculares na junção mioneural, pelo aumento da fração de droga livre. Com isso, muitas vezes ocorre tempo aumentado de paralisia muscular, que pode ser atenuada utilizando-se agentes que não são metabolizados no fígado. A diminuição das proteínas provoca também aumento da sensibilidade aos hipnóticos, benzodiazepínicos, opióides e fenotiazínicos, levando a aumento da duração do efeito e prolongamento da depressão da consciência após o uso dos mesmos.
- Alteração do fluxo sangüíneo portal ou *shunt* porto-cava, podendo aumentar a biodisponibilidade de drogas administradas por via oral por redução do metabolismo de primeira passagem. Geralmente as drogas tendem a produzir um efeito mais profundo e prolongado que o normal. É recomendado conseqüentemente que as doses iniciais sejam reduzidas em proporção à gravidade da doença hepática e tituladas contra a resposta observada, prevendo-se sensibilidade aumentada dos agentes com ação central.

Parte da decisão em relação ao momento ideal da cirurgia requer o entendimento dos fatores de risco que o paciente enfrentará no ato anestésico-cirúrgico e os cuidados pré-operatórios para assegurar que estes fatores de risco modificáveis foram controlados antes da cirurgia, quando possível.

O risco de cirurgia durante hepatite viral é aproximadamente 10%, sendo assim cirurgias eletivas devem ser postergadas nesses pacientes e naqueles com hepatite alcoólica. A presença de cirrose, mesmo com testes de função hepática normais, está associada a aumento da morbidade. Os exemplos acima mostram que no preparo pré-operatório do paciente com doença hepática deve-se investigar os diferentes tipos de doença hepática e, com essa finalidade, é necessária uma história clínica e exame físico cuidadosos, pesquisando-se icterícia, referência a drogas sabidamente indutoras de doença hepática, sintomas sugestivos de doença hepática, evidências de ingestão alcoólica e utilização de exames subsidiários, tais como exames de função hepática *(bilirrubinas, albumina, tempo de protrombina)* e técnicas diagnósticas disponíveis para definir a atividade da doença. Além disso, são particularmente importantes no período pré-operatório, a avaliação criteriosa e otimização da volemia, do *status* renal, dos níveis séricos dos eletrólitos, do sistema cardiovascular, da encefalopatia e do estado nutricional.

O risco anestésico nestes pacientes está associado com o risco de agravamento de doença hepática subjacente, de complicações extra-hepáticas, de alteração da função de síntese e da biodisponibilidade de fármacos.

Os pacientes com doença hepática, submetidos à cirurgia do trato biliar parecem ter risco particularmente alto de complicações e óbito devidos à cirurgia, enquanto os pacientes que submetidos a transplante hepático tem mortalidade menor que aqueles com doença hepática similar submetidos a cirurgias menos agressivas, por possuírem um fígado *(transplantado)* mais saudável e mais funcional.

A maioria dos agentes anestésicos, inclusive os administrados por via raquídea ou peridural, reduzem o fluxo sangüíneo hepático e resultam em diminuição da retirada de oxigênio pelo fígado e órgãos esplâncnicos. Além disso, muitos anestésicos são metabolizados pelo fígado e, portanto, podem comportar-se diferentemente no paciente com doença hepática. Qualquer agente, por conseguinte, pode aumentar a disfunção hepática e por isso foi sugerido que pacientes com disfunção hepática grave, por representarem risco quase proibitivo, não deveriam ser submetidos a cirurgias eletivas. No entanto, pacientes de todas as categorias podem necessitar cirurgia de emergência e pacientes com doença hepática conhecida, estável, submetidos a cirurgias com cuidado para minimizar isquemia hepática e hepatotoxicidade, podem ter taxas de morbidade quase normais.

Assim, na indicação dos cuidados per-anestésicos, o item de maior importância parece ser não a técnica anestésica ou o anestésico em si, mas sim a manutenção das condições hemodinâmicas durante o intra-operatório, evitando hipotensão, hipóxia e qualquer lesão hepática adicional, sendo também o fator principal do risco de disfunção hepática pós-operatória, associado ao grau de atividade de doença hepática pré-operatória.

ANESTESIA EM TRANSPLANTE HEPÁTICO

O Paciente Candidato ao Transplante Hepático

A sobrevida dos pacientes submetidos a transplante hepático aumentou drasticamente com o aperfeiçoamento contínuo das técnicas cirúrgicas, terapia imunossupressora, soluções de preservação de órgãos e o uso de agentes antivirais e pesquisas recentes demonstram os avanços nos cuidados per-operatórios destes pacientes. Os cuidados per-operatórios baseiam-se na avaliação pré-operatória acurada dos pacientes candidatos ao transplante hepático, que podem ser divididos em dois grupos principais, quanto ao risco:

Alto Risco Per-operatório

- Pacientes com doença hepatocelular destruição da arquitetura normal, hipertensão portal e coagulopatia;
- Grau variável de insuficiência hepática *(circulação hiperdinâmica)*;
- Acometimento renal;
- Comprometimento neurológico *(encefalopatia)*;
- Cirurgia abdominal prévia.

Baixo Risco Per-operatório

- Pacientes portadores de doenças que não produzem manifestações importantes;
- Polineurite amiloidótica familiar;
- Colangite esclerosante;
- Pediátrico.

Tradicionalmente, os pacientes portadores de doença hepática são classificados de acordo com a classificação de risco operatório proposta por *Child (A, B, C)*. A prioridade na destinação dos órgãos obtidos para os pacientes da lista de espera é estabelecida pela *United Network for Organ Shering (UNOS/USA/Canadá)*. No Brasil, a destinação dos órgãos é feita pela Secretaria de Saúde do Estado que controla as diversas OPO *(Organização de Procura de Órgãos)* dos Centros Transplantadores.

Preparo Pré-Operatório

Devido à grande variedade de alterações que os diversos órgãos e sistemas podem apresentar, a avaliação pré-operatória dos pacientes candidatos a transplante hepático deve ser detalhada, constando de avaliação dos sistemas cardiovascular, pulmonar, renal, neurológico, equilíbrio metabólico, hidroeletrolítico, avaliação da coagulação, sendo geralmente realizada por equipe multidisciplinar.

Muitas vezes depara-se com situações em que o quadro de falência hepática já está instalado, devendo-se chamar a atenção para as suas possíveis complicações:

1. **Edema cerebral:** 60% dos pacientes com falência hepática aguda evoluem com encefalopatia progredindo até grau III. A monitorização da pressão de perfusão cerebral *(PPC)*, pressão venosa central *(PVC)* e pressão intracraniana *(PIC)* faz-se necessária. A PIC pode ser monitorizada através da introdução de cateter no espaço subaracnóideo ligado a um transdutor de pressão ou mesmo através de ultrassonografia com Doppler transcraniano. A utilização de hiperventilação e diuréticos osmóticos são artifícios terapêuticos na profilaxia de herniação nes tes pacientes. Tão importante quanto prevenir o edema cerebral, é identificar aqueles pacientes com edema cerebral irreversível, os quais não devem ser transplantados;

2. **Insuficiência renal aguda:** a falência renal aguda na insuficiência hepática é semelhante àquelas vistas em outra situações críticas. Usualmente é reversível com o sucesso do transplante hepático. Em geral, é resultante da toxicidade de drogas ou da depleção do volume intravascular, às vezes por restrição hídrica para tratamento de ascite ou hiponatremia. A manutenção da PVC entre 12 e 15 cm de água, às custas de soluções colóides, previne ou reduz seus efeitos *(desde que não aumente o risco de edema pulmonar)*;

3. **Sepse:** é complicação freqüente no curso da falência hepática aguda, secundária à pneumonia aspirativa, infecção do trato urinário ou septicemia de origem não esclarecida. Uma por-

centagem significante dos pacientes cursa com fungemia. A cobertura antibioticoterápica de largo espectro e suporte cardiovascular e ventilatório tornam-se primordial enquanto se aguarda um doador compatível;

4. **Sangramento digestivo:** dentro das complicações da cirrose avançada, o sangramento de varizes esofagianas pode ser controlado por via endoscópica com escleroterapia. A associação de b-bloqueadores reduz o risco de sangramento e ressangramento;

5. **Ascite:** é praticamente universal entre os pacientes com indicação de transplante hepático. Distúrbios hidroeletrolíticos, infecção do líquido ascítico e restrições ventilatórias são as principais complicações da ascite refratária. Como medida de controle; a restrição de cloreto de sódio *(1-2 g/dia)* e a monitorização do sódio urinário podem ser efetivos. No entanto, quando se extrapola o volume ascítico, estes distúrbios se acentuam e sinais de restrição ventilatória até insuficiência respiratória podem surgir. Nessa situação, a paracentese é o procedimento terapêutico junto às compensações respiratórias e metabólicas. A infecção do líquido ascítico na cirrose não é fenômeno raro; essa complicação pode ser reduzida com baixas doses de antibióticos como norfloxacina ou sulfametoxazol-trimetropin;

6. **Desnutrição:** a desnutrição pré-operatória pode ser fator preditivo de complicações no pós-operatório.

Devido a todas estas complicações, o transplante de fígado é um procedimento de alta complexidade, às vezes de difícil controle per-operatório, principalmente naqueles pacientes que apresentam coagulopatia, hipertensão portal e de realização dificultada nos pacientes com cirurgias abdominais prévias; nestes pacientes deve-se prever grandes perdas sangüíneas com necessidade de reposição volêmica vultuosa.

MANUSEIO ANESTÉSICO

A diminuição da morbiletalidade no transplante hepático deve-se a vários fatores além da evolução técnica propriamente dita. O conhecimento dos devidos tempos da cirurgia e suas respectivas complicações, a monitorização e o entrosamento entre equipe cirúrgica, clínica e anestésica são fatores fundamentais no diagnóstico e terapêutica precoce das complicações.

Monitorização

A monitorização deve constar de eletrocardioscopia em duas derivações, para detecção de disritmias e isquemia; pressão arterial invasiva *(dando-se preferência à cateterização da artéria radial)*, saturação periférica de oxigênio, capnografia e capnometria *(monitor direto da ventilação e indireto do débito cardíaco e de possíveis complicações intra-operatórias)* analisador de gases *(para controle das concentrações dos anestésicos inalatórios)*, estimulador de nervos periféricos *(orientando a administração dos bloqueadores neuromusculares, sobretudo dos agentes de metabolismo hepático)*. No sentido de diminuir o gasto de fármacos um monitor importante é o índice bispectral *(BIS®)*, um monitor do grau de hipnose e conseqüentemente da necessidade de administração de agentes hipnóticos *(agentes inalatórios, benzodiazepínicos, propofol, entre outros)*. A monitorização da temperatura é mandatória, devido aos distúrbios decorrentes da hipotermia, que deve, portanto, ser evitada. O débito urinário também é monitor importante da função renal e do débito cardíaco.

No período per-operatório, os exames seriados dos gases arteriais, hematócrito, eletrólitos *(sódio, potássio, magnésio, cálcio ionizado)*, glicemia e provas de coagulação são de suma importância no diagnóstico e tratamento de alterações que podem comprometer o resultado do procedimento.

Em relação à coagulação, o tromboelastograma constitui-se monitor importante, sendo, na manipulação prática, juntamente com a observação clínica dos eventos do per-operatório, um método capaz de avaliar a coagulação e orientar a terapêutica específica. Entretanto, é importante ressaltar que é um método qualitativo e, embora rápido em comparação com outras provas laboratoriais, não é instantâneo, ou seja, há uma espera desde a detecção do problema até o resultado do mesmo.

A monitorização da pressão intracraniana é necessária naqueles pacientes com encefalopatia hepática.

A monitorização da pressão venosa central através de cateter duplo ou triplo lúmen auxilia na estimativa da volemia dos pacientes, além de servir como via de administração de drogas vasoativas e anestésicas.

Acesso vascular

Além do cateter central, devem estar à disposição pelo menos dois acessos calibrosos em veia periféricas ou jugulares externas, com cateteres 14 G ou cateter de infusão rápida *(RIC®)* para reposição volêmica.

Anestesia

A indução da anestesia é feita por via venosa, após pré-oxigenação e a escolha dos fármacos deve ser guiada pelas condições clínicas do paciente. A indução deve ser feita em seqüência rápida, uma vez que o doente com hepatopatia tem o tempo de esvaziamento gástrico aumentado, levando ao risco de aspiração de conteúdo gástrico, mesmo naqueles pacientes com história de ingestão alimentar há mais de 8 horas, devendo a intubação orotraqueal se realizada sob manobra de *Sellick*, com cuidado para não traumatizar a via aérea, que pode apresentar sangramento.

Propofol, tiopental, midazolam, etomidato ou quetamina, além dos hipnoanalgésicos, podem ser utilizados como drogas de indução, dependendo da condição cardiovascular do paciente. O bloqueador neuromuscular de escolha na indução é a succinilcolina *(1-2 mg/kg)*.

Após a intubação, o paciente é colocado sob ventilação mecânica controlada a volume *(adultos)* ou pressão *(crianças)*, em sistema com filtros hidrofílicos ou hidrofóbicos eficientes para retenção de agentes infectantes. Deve-se associar pressão positiva no final da expiração *(PEEP)* para evitar atelectasias e embolia aérea em virtude da exposição do leito venoso hepático e portal. O volume minuto deve ser ajustado de acordo com a capnometria adequada. Não é recomendado o uso de óxido nitroso que pode potencializar o risco de eventual embolia aérea e também aumentar o volume de distensão das alças intestinais, prejudicando o campo cirúrgico.

A manutenção da anestesia pode ser realizada através de infusão contínua de agentes venosos *(opióides, hipnóticos e bloqueadores neuromusculares)* com o auxílio da monitorização *(BIS e estimulador de nervos periféricos)* ou em bôlus intermitentes. O volume de distribuição e a depuração dos bloqueadores neuromusculares, como vecurônio, podem estar alterados em pacientes com hepatopatia grave e/ou submetidos a transplante hepático, fato que parece não acontecer com o rocurônio. Vários agentes bloqueadores neuromusculares podem ser usados, o pancurônio pela maior duração tem sido preferencialmente utilizado, em intervalos regulares, conforme resposta à estimulação de nervo periférico. A manutenção da hipnose pode ser feita também com o agente inalatório isoflurano *(de escolha por ter baixos índices de metabolização e pela estabilidade cardiovascular)*.

Para manutenção da homeotermia, deve-se utilizar manta térmica na porção superior do tronco e membros superiores e soluções aquecidas através de aquecedor de infusões, quando disponível.

Os hemoderivados, soluções colóides e cristalóides devem estar disponíveis para o pronto uso, assim como o laboratório.

A reposição volêmica deve levar em consideração o porte cirúrgico e as perdas sangüíneas e insensíveis, devendo ser realizada preferencialmente com soluções colóides *(albumina, gelatinas)* e hemoderivados. Os cristalóides devem ser usado com critério.

O transplante hepático pode ser dividido em quatro tempos:

1. **Hepatectomia:** Consiste na remoção do fígado doente, sendo algumas vezes a fase mais difícil e com maiores sangramentos e súbitos, sobretudo nos pacientes do grupo de alto risco operatório. O cirurgião deve manter diálogo com a equipe anestésica quanto a sangramentos e quanto a possíveis manobras que possam causar alterações hemodinâmicas. Se necessária, a administração de plasma fresco congelado deve ser simultânea à incisão da pele, procurando manter o INR < 2.
Desde o início, a função renal deve ser mantida com administração de diuréticos e dopamina em dose dopaminérgica, até o período pós-operatório;

2. **Fase anepática:** Começa imediatamente com o clampeamento da veia porta, cava infra-hepática, cava supra-hepática e encerra-se com o desclampeamento destas veias e reperfusão do fígado transplantado. Em caso de alteração hemodinâmica grave e persistente devido à queda do retorno venoso, pode-se instalar *by-pass* venoso. A principal preocupação nesta fase é o desenvolvimento de hipotermia, que pode levar a outros distúrbios graves;

3. **Fase de reperfusão ou neohepática:** Começa no instante em que o enxerto é revascularizado e pode cursar com alterações metabólicas importantes como acidose metabólica, hiperpotassemia, levando a disritmias, além de instabilidade hemodinâmica com hipotensão e queda do débito cardíaco. Essas alterações devem ser tratadas com correção adequada da acidose, reposição volêmica, soluções polarizadas com insulina, se necessário e drogas vaso ativas;

4. **Fase de conclusão:** Após o término das anastomoses, ainda procede-se à anastomose da via biliar, revisão da hemostasia, drenagem e lavagem da cavidade para o seu fechamento. Nesta fase, mantêm-se as funções básicas para a homeostasia, observando-se a ocorrência de distúrbios de coagulação, produção ou não de bile, coagulopatia e outras alterações que possam indicar o funcionamento adequado do enxerto.

Após o término da cirurgia, os pacientes devem ser encaminhados a uma Unidade de Terapia Intensiva, com seguimento preciso da função hepática, condições hemodinâmicas, do equilíbrio ácido-base e hidro-eletrolítico e da coagulação.

Muitos marcadores de função hepática já foram propostos, todos provando serem impraticáveis. Mais recentemente investigando-se com o mesmo propósito, o uso do vecurônio e, posteriormente do rocurônio, verificou-se correlação significativa entre aumento do tempo de bloqueio neuromuscular e grau de disfunção do fígado transplantado, considerando-se a duração do bloqueio neuromuscular induzido pelo vecurônio e pelo rocurônio como preditiva de função hepática no transplante hepático.

ANESTESIA PARA O DOADOR VIVO DE FÍGADO

O número de transplantes de fígado tem aumentado consideravelmente desde o início dos anos 80, sendo realizados atualmente mais de 4000 transplantes/ano nos EUA e número similar na Europa. No mesmo período o número de receptores potenciais cresceu em média a mais de 7000 por ano nos EUA. O número de pacientes em lista de espera aumentou desproporcionalmente em relação ao número de transplantes realizados. Apesar do número de doadores crescer a cada ano, de 5908 doadores em 1998, para 9235 em 1999, o crescimento a partir de 1990 tem sido atribuído principalmente ao aumento de doadores vivos. A primeira série realizada de transplantes de fígado a partir de doador vivo foi relatada em 1991, em crianças com peso inferior a 15 kg. Posteriormente, vários outros relatos têm surgido em crianças maiores e adolescentes e a partir de 1997 em adultos.

No transplante de fígado a partir de doador vivo, a limitação técnica mais importante é a disparidade entre o tamanho do enxerto e o receptor que na maioria das vezes é uma criança. O procedimento cirúrgico consiste na ressecção de um dos lobos hepáticos, com similar evolução pós-anestésica e pós-operatória, sendo as lobectomias esquerdas de menor risco devido ao menor volume retirado e mais difíceis tecnicamente que as direitas. A perda sangüínea aproximada descrita em várias publicações varia entre 700 e 900 ml, o tempo cirúrgico em média é de 5 h e o tempo anestésico de 6 h.

AVALIAÇÃO PRÉ-OPERATÓRIA

O doador vivo selecionado deve apresentar idade entre 18 e 55 anos e ausência de doenças associadas - ASA I *(classificação do estado físico da American Society of Anesthesiologists)* ou doenças associadas totalmente compensadas - ASA II. O critério de solicitação de exames subsidiários não segue a conduta padrão para pacientes em avaliação pré-anestésica; depende evidentemente da condição clínica do doador, mas também das necessidades de investigação da função hepática por parte da equipe clínico-cirúrgica. Deve-se sempre ter em mente e as referências de literatura têm mostrado que o risco anestésico-cirúrgico é reduzido para o doador vivo de fígado, que é um indivíduo hígido e que deve ter preferencialmente morbiletalidade nula.

Manuseio Anestésico

Monitorização

Deve ser instituída monitorização básica que inclui: monitor cardíaco contínuo, pressão arterial não invasiva, oximetria de pulso e fração expirada de CO_2. Deve ser cateterizada de preferência a artéria radial, para dosagem de gasimetria seriada, níveis séricos de cálcio ionizado e medida da pressão arterial. A medida da pressão venosa central, através de cateter venoso central fica a critério do anestesiologista, lembrando que não é um procedimento isento de risco, num paciente que não deve ter riscos adicionais.

Acesso venoso

O paciente doador vivo deve ter uma ou duas venoclises em veias periféricas de grosso calibre *(14G ou 16G)* e os líquidos a serem infundidos devem ser pré-aquecidos.

Posicionamento do paciente

O paciente deve ficar em decúbito dorsal horizontal, dando atenção especial à proteção das proeminências ósseas, como cotovelo e ombros, sempre visando diminuir o risco de lesão neuromuscular, associada ao mau posicionamento na mesa cirúrgica.

Anestesia

A técnica anestésica indicada é a anestesia geral associada a bloqueio peridural com a finalidade de garantir analgesia pós-operatória, não havendo contra-indicação de qualquer anestésico. Embora houvesse controvérsia em relação à realização de bloqueio peridural pela preocupação com a possibilidade de coagulopatia no pós-operatório, já está estabelecido que este fato não ocorre e que não há contra-indicação de bloqueio nesses pacientes.

O doador vivo é um indivíduo saudável, em fase da vida produtiva, em termos econômicos e sociais. A equipe anestésico-cirúrgica deve ter como objetivo o retorno destes pacientes às suas atividades no menor prazo, em condições de normalidade, devendo-se atentar ao fato de que hemotransfusões impõem situações de risco e, portanto, devem ser evitadas. Existem para isso algumas estratégias, que determinam as seguintes vantagens: imediata disponibilidade de sangue sem prévia tipagem sangüínea ou provas específicas *(importante nos casos de hemorragia aguda)*; isenção dos riscos de aloimunização e transmissão de doenças infecciosas.

1. **Sangue autólogo:** pode ser feito um pré-depósito de sangue, que deve ser colhido num prazo de 30 dias até 72 h antes da hepatectomia, lembrando-se que, quanto mais afastada a coleta, da cirurgia, maior o tempo de recuperação do hematócrito;

2. **Hemodiluição normovolêmica aguda:** consiste na drenagem de sangue do paciente após a indução anestésica e antes do início da cirurgia, seguida de adequada reposição de volume com cristalóide na proporção de 1:3. Outras soluções vêm sendo usadas como dextran 40, na proporção de 1:1, ou albumina humana. Deste modo todo sangramento intra-operatório se dá às custas de sangue hemodiluído, ou seja, com menor perda eritrocitária. Este sangue deve ser reposto no momento oportuno;

3. **Autotransfusão por recuperação de células *(cell saver):*** consiste na reposição de glóbulos vermelhos lavados em solução salina. Na vigência de hemorragia, o sangue é aspirado em circuito anticoagulado. Conforme a quantidade de detritos, esta técnica disponibiliza até 500 ml de sangue total a cada 15 minutos.

Além das vantagens já citadas, as técnicas de autotransfusão permitem a reposição de sangue com maiores níveis de 2,3 difosfoglicerato em relação a bolsas estocadas, disponibilizando maior quantidade de oxigênio para os tecidos.

De qualquer forma, todos os doadores devem ter duas unidades de sangue autólogo à disposição e quatro unidades tipadas e com provas cruzadas. Em caso de sangramento excessivo, será transfundido, a critério da equipe anestésico-cirúrgica, o sangue autólogo preferencialmente, lembrando que, mesmo a transfusão de sangue autólogo não é isenta de erro *(por exemplo: troca de identificação)*.

No período pós-operatório imediato, o doente deverá permanecer numa unidade de cuidados semi-intensivos até apresentar condições de alta.

ANESTESIA PARA O PACIENTE TRANSPLANTADO

Graças aos recursos da terapia imunosupressora, às técnicas cirúrgicas e aos cuidados per-operatórios, há hoje em dia um aumento progressivo da sobrevida de pacientes submetidos à transplantes em geral, inclusive hepático. Por esse motivo, os anestesiologistas passam a encontrar um número cada vez maior de pacientes previamente transplantados candidatos à cirurgias "não transplantes".

Os aspectos importantes no manuseio destes pacientes estão relacionados às alterações orgânicas funcionais ou fisiológicas do enxerto transplantado; função orgânica alterada secundária à terapia imunossupressora; potencial de ocorrência de rejeição do enxerto; risco aumentado de infecção apresentado por tais pacientes e, por último, interação entre os agentes imunossupressores e os agentes anestésicos.

Portanto, faz-se necessária uma avaliação pré-operatória dos pacientes transplantados visando excluir a presença de infecção, avaliar a função do enxerto, rastrear a rejeição e determinar a função dos outros órgãos e sistemas.

A infecção ainda é a principal causa de morbi-letalidade entre pacientes transplantados, tendo como agentes mais comuns as bactérias e o citomegalovírus.

Na visita pré-anestésica, a investigação de possíveis infecções deve ser enfatizada, principalmente no período pós-operatório precoce, quando o grau de imunossupressão é máximo e o quadro infeccioso pode apresentar-se de modo atípico. A ocorrência de febre não deve ser atribuída à causas não infecciosas *(por exemplo, rejeição)* até que a investigação seja completa. Em casos de suspeita de infecção ou rejeição, cirurgias eletivas deverão ser adiadas até que o diagnóstico seja feito.

De um modo geral, os fármacos imunossupressores devem ser mantidos no período per-operatório, tendo suas dosagens ajustadas conforme seus níveis séricos.

Na avaliação da função do enxerto, sabe-se que na ausência de trombose hepática e outras complicações similares, o fluxo sangüíneo hepático deve ser normal após o transplante, em situação de débito cardíaco adequado. Ao contrário de outros órgãos como o coração, o fígado denervado não tem alterações na sua hemodinâmica e a sua capacidade de síntese está usualmente normalizada cerca de duas semanas após o transplante. Entretanto, os níveis séricos de bilirrubinas e enzimas hepáticas podem levar um tempo maior para alcançar valores normais, assim como as dosagens de fosfatase alcalina e gama glutamil-transferase. Elevações anormais de bilirrubinas séricas por um período maior que três meses após a colocação do enxerto pode sugerir rejeição, obstrução da via biliar ou infecção por hepatite C. Por outro lado, os valores de aspartato aminotransferase *(AST)*, fosfatase alcalina *(FA)* e gama- glutamiltransferase *(GGT)* podem estar alterados numa grande parcela dos pacientes até 4 anos após o transplante.

Em relação à função da coagulação, todos os fatores pró-coagulantes apresentam atividade normal no terceiro dia pós-operatório, enquanto as proteínas anti-coagulantes *(proteína C e S, antitrombina III)* mostram retardo na recuperação de sua atividade. Espera-se que a coagulação esteja normalizada num prazo de duas semanas após a colocação do enxerto.

Outra alteração hematológica comum no período pós operatório imediato é a presença de pancitopenia, em parte devido à hemodiluição intraoperatória. A plaquetopenia, particularmente, pode estar relacionada à lesão endotelial vascular por ocasião das anatomoses do enxerto, podendo persistir até 5 dias. São raros os episódios de sangramentos devido à plaquetopenia, todavia, a transfusão de plaquetas pode ser necessária para evitar sangramentos espontâneos quando estas estiverem abaixo de 20.000.

Manuseio Anestésico

As cirurgias que ocorrem no período pós-operatório imediato são, geralmente, devido a complicações relacionadas ao transplante e o manuseio anestésico destes pacientes deve levar em consideração a possibilidade de ocorrência de alterações cardiovasculares, pulmonares, renais, eletrolíticas e da coagulação que existiam previamente ao transplante, e também infecção. Nestes casos, a avaliação pré-operatória visa melhorar as anormalidades fisiológicas e as condições de suporte no intra-operatório.

Em se tratando de cirurgias eletivas, a avaliação pré-anestésica deve constar de investigação minuciosa sobre a função do enxerto e presença de infecções. Deve-se indagar sobre a ocorrência de febre, mal-estar, novo episódio de icterícia, mudanças de cor da urina ou fezes, prurido, ganho súbito de peso, edemas. O exame físico deve procurar por sinais de disfunção hepática *(edema, ascite)* e sinais de efeitos colaterais da imunossupressão *(hipertensão, Síndrome de Cushing, infecção fúngica na pele)*. A avaliação laboratorial deve incluir:

- Dosagem de bilirrubinas;
- Dosagem de AST, ALT, FA, GGT, albumina;
- Tempo de protrombina e de tromboplastina ativado e INR.

Deve-se considerar a evolução das dosagens ao longo do tempo mais do que os valores absolutos.

Ao suspeitar-se de rejeição *(aumento da AST pós-transplante, aumento das bilirrubinas e tempo de protrombina; redução da albumina por três meses)*, deve-se adiar o procedimento cirúrgico.

A existência de mudanças significativas nos testes de função hepática deve levar à investigação pormenorizada da função do enxerto antes de se realizar qualquer procedimento cirúrgico eletivo.

Na presença de função normal do enxerto, a escolha da técnica anestésica deverá ser guiada pela natureza do procedimento cirúrgico e pela preferência do paciente. Anestésicos inalatórios e drogas metabolizadas pelo fígado podem ser seguramente administradas ao paciente com fígado transplantado com função normal. Por outro lado, deve-se evitar o uso de fármacos que diminuam o fluxo sangüíneo hepático como a cimetidina e o propranolol.

INTERAÇÃO IMUNOSSUPRESSORES E AGENTES ANESTÉSICOS

Há poucos estudos relacionados à interação entre imunossupressores e agentes anestésicos, a maior parte em modelos animais.

Brown et al. demonstraram que o isoflurano está relacionado a níveis séricos sub-terapêuticos de ciclosporina quando esta era administrada 4 horas antes do período per-operatório, provavelmente por dimiuir o tempo de esvaziamento gástrico e diminuir a absorção intestinal da droga. Entretanto, uma vez atingido o nível terapêutico da ciclosporina, o isoflurano não teve influência sobre a sua farmacocinética.

Alguns relatos mostram que a ciclosporina poderia potencializar ou prolongar o bloqueio neuromuscular do vecurônio e do pancurônio, por mecanismo não esclarecido. *Gramstad et al.* demonstraram em gatos a potencialização do bloqueio neuromuscular do atracúrio e do vecurônio pela ciclosporina.

É razoável admitir que pacientes que fazem uso de ciclosporina podem ser mais sensíveis aos relaxantes musculares não-despolarizantes, e que sua recuperação pode ser mais prolongada.

CONCLUSÃO

Pacientes com fígado transplantado candidatos à cirurgia "não transplante" estão tornando-se clientes mais freqüentes dos anestesiologistas. O manuseio adequado destes doentes inclui avaliação da função do enxerto e dos outros órgãos e sistemas, a investigação da presença de infecção e rejeição, que devem ser descartadas antes do procedimento cirúrgico eletivo.

Um contato com o centro transplantador do paciente pode ser de grande ajuda em avaliar as funções orgânicas do órgão transplantado e quanto às recomendações da terapia imunossupressora per-operatória.

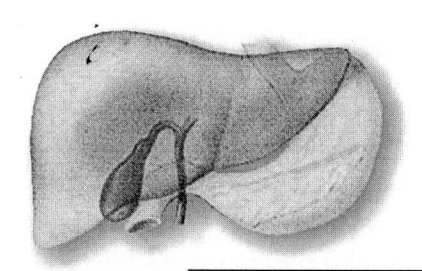

Referências Bibliográficas

01. AMAND MS, AL-SOFAYAN M, GENT C, WALL WJ. Liver transplantation. In: Anesthesia and Transplantation. Woburn, EUA, Butterworth-Heinemann, 1999; 171-200.

02. BEEBE DS, CARR R, et al. Livin liver donor surgery: report of initial anesthesia experience. J Clin Anesth. 2000; 12:157-61.

03. BHATIA S, YOUNOSSI ZM, BOPARAI N et al. Factors Associated with Mortality and Outcome in Acute Hepatic Failure. ASA Meeting Abstracts 2001:A-422.

04. BROWN MR, BRAJTBORD D, JOHNSON DW et al. Efficacy of oral cyclosporine given prior to liver transplantation. Anesth Analg 1989;69:773-5.

05. CAMMU G, TROISI R, CUOMO O et al. Anesthetic management and outcome in right-lobe living liver-donor surgery. Eur J Anaesthesiol 2002;19:93-8.

06. CARMICHAEL FJ, LINDOP MJ, FARMAN JV. Anaesthesia for hepatic transplantation: cardiovascular and metabolic alterations and their management. Anesth Analg 1985;64:108-16.

07. DERSHWITZ M, HOKE F, ROSOW CE et al. Pharmacokinetics and pharmacodynamics of remifentanil in volunteer subjects with severe liver disease. Anesthesiology 1996;84:812-20.

08. EDMOND J.C., et al: Annals of Surgery 1996,224:544.

09. FISHER DM, RAMSAY MAE, HEIN T et al. Pharmacokinetics of rocuronium during three stages of liver transplantation. Anesthesiology 1997;86:1306-16.

10. FRIEDMAN LS, MADDREY EC. Surgery in the patient with hepatic disease. Med Clin North Am 1987;71:453-6.

11. GRAMSTAD L, GJERLOW JA, HYSING ES et al. Interaction of cyclosporine and its solvent, Cremophor, with atracurium and vecuronium. Br J Anaesth 1986; 58: 1149-55.

12. LUKIN CL, HEIN T, SWYGERT TH et al. Duration of vecuronium-induced neuromuscular block as a preditor of liver allograft dysfunction. Anesth Analg 1995; 80: 526-33.

13. MARCEL RJ, RAMSAY MAE, HEIN T et al. Duration of rocuronium-induced block during liver transplantation: a preditor of primary allograft function. Anesth Analg 1997;84:870-4.

14. MONTENEGRO LM, WARD A, MCGOWAN FX, DAVIS PJ. New directions in perioperative management for pediatric solid organ transplantation. J Card Vasc Anesth 1998;12:457-92.

15. MOTSCHMAN TL, TASWELL HF, BRECHER ME et al. Intraoperative bloodmloss and patient and graft survival in orthotopic liver transplantation for acute liver failure. Mayo Clin Proc 1989;64:346-55.

16. MÜLLER CM, LANGENECKER S, ANDEL H et al. Forced-air warming maintains normothermia during orthotopic liver transplantation. Anaesthesia 1995; 50: 229-32.

17. NAKATSUKA M, MARCOS A, HAM J, FISHER R et al. Assessment of Liver Regeneration and Liver Function in Donors and Recipients Following Adult to Adult Living Donor Liver Transplant. ASA Meeting Abstracts 2000: A-432.

18. PELLEGRINI CA, ALLEGRA P, BONGARD FS et al. Risk of biliary surgery in patients with hyperbilirubinemia. Am J Surg 1987;154:111-3.

19. RAUCOULES-AIMÉ M, KAIDOMAR M, LEVRON JC et al. Hepatic disposition of alfentanil and sufentanil in patients undergoing orthotopic liver transplantation. Anesth Analg 1997;84:1019-24.

20. ROGERS EL. Evaluation of the patient with liver disease. In: Principles and practice of anesthesiology. St Louis, EUA, Mosby Year Book, 1998, 311-39.

21. SON BT, WELLMEYER E, SHARATCHANDRA R, et al. A-186 post-operative coagulation status following living-related liver donation. ASA Meeting Abstracts 2001:A354.

22. STEIB A, FREYS G, OTTENI JC. Anesthesia for non-specific surgery in a post-transplantation patient. Ann Fr Anesth Reanim 1993;12:27-37.

23. Tran S, Wellmeyer E, Sharatchandra R, Gadasally B, Steadman R. Post-operative coagulation status following living-related liver donation. ASA Meeting Abstracts 2001:A-186.

Impressão e Acabamento
Oesp Gráfica S.A. (Com Filmes Fornecidos Pelo Editor)
Depto. Comercial: Alameda Araguaia, 1.901 - Tamboré - Barueri - SP
Tel. 4195 - 1805   Fax: 4195 - 1384